神经系统疑难病案

解　析

（第2辑）

名誉主编　张微微

主　　编　戚晓昆　黄旭升　张金涛

副 主 编　胡怀强　张家堂　蔡艺灵

　　　　　刘建国　黎红华　姚　生

人民卫生出版社

·北京·

图书在版编目（CIP）数据

神经系统疑难病案解析. 第 2 辑/戚晓昆，黄旭升，张金涛主编. —北京：人民卫生出版社，2020.8

ISBN 978-7-117-30367-5

Ⅰ.①神… Ⅱ.①戚…②黄…③张… Ⅲ.①神经系统疾病–疑难病–病案–分析 Ⅳ.①R741

中国版本图书馆 CIP 数据核字（2020）第 153549 号

人卫智网 www.ipmph.com	医学教育、学术、考试、健康，购书智慧智能综合服务平台
人卫官网 www.pmph.com	人卫官方资讯发布平台

神经系统疑难病案解析　第 2 辑

Shenjing Xitong Yi'nan Bing'an Jiexi Di 2 Ji

主　　编：戚晓昆　黄旭升　张金涛
出版发行：人民卫生出版社（中继线 010-59780011）
地　　址：北京市朝阳区潘家园南里 19 号
邮　　编：100021
E - mail：pmph @ pmph.com
购书热线：010-59787592　010-59787584　010-65264830
印　　刷：北京盛通印刷股份有限公司
经　　销：新华书店
开　　本：787×1092　1/16　　印张：27
字　　数：674 千字
版　　次：2020 年 8 月第 1 版
印　　次：2020 年 9 月第 1 次印刷
标准书号：ISBN 978-7-117-30367-5
定　　价：188.00 元

打击盗版举报电话：010-59787491　E-mail：WQ @ pmph.com
质量问题联系电话：010-59787234　E-mail：zhiliang @ pmph.com

编　　者 （以姓氏拼音为序）

毕晓莹　中国人民解放军海军军医大学第一附属医院

蔡艺灵　中国人民解放军战略支援部队特色医学中心

曹秉振　中国人民解放军第九六〇医院

陈会生　中国人民解放军北部战区总医院

陈思宇　中国人民解放军总医院第一医学中心

崔　芳　中国人民解放军总医院海南医院

崔　敏　中国人民解放军中部战区总医院

崔永强　中国人民解放军战略支援部队特色医学中心

邓兵梅　中国人民解放军南部战区总医院

邓文婷　中国人民解放军南部战区总医院

刁东卫　中国人民解放军总医院第六医学中心

董春霞　中国人民解放军第九六〇医院

杜　娟　中国人民解放军战略支援部队特色医学中心

段文博　中国人民解放军战略支援部队特色医学中心

樊双义　中国人民解放军总医院第五医学中心

郭起峰　中国人民解放军第九〇三医院

郭万申　中国人民解放军总医院第五医学中心

何　涛　中国人民解放军陆军军医大学第二附属医院

侯晓军　中国人民解放军海军军医大学第一附属医院

胡　挺　中国人民解放军东部战区总医院

胡怀强　中国人民解放军第九六〇医院

胡祥铭　中国人民解放军南部战区总医院

黄旭升　中国人民解放军总医院第一医学中心

黄勇华　中国人民解放军总医院第七医学中心

黄宇靖　中国人民解放军新疆军区总医院

姜永军　中国人民解放军东部战区总医院

康健捷　中国人民解放军南部战区总医院

孔　艳　中国人民解放军第九六〇医院泰安院区

孔祥锴　中国人民解放军战略支援部队特色医学中心

黎红华　中国人民解放军中部战区总医院

李　靖　中国人民解放军第九六〇医院

李　杨　中国人民解放军总医院第四医学中心

李东岳　中国人民解放军第九六〇医院泰安院区

李一凡　中国人民解放军总医院第四医学中心

廖光昊　中国人民解放军中部战区总医院

林　琅　中国人民解放军中部战区总医院

刘　军　中国人民解放军第九八〇医院

刘　丽　中国人民解放军战略支援部队特色医学中心

刘海平　中国人民解放军海军军医大学第一附属医院

刘建国　中国人民解放军总医院第六医学中心

刘力学　中国人民解放军总医院第五医学中心

刘晓昀　中国人民解放军东部战区总医院

刘新峰　中国人民解放军东部战区总医院

路冬煦　中国人民解放军战略支援部队特色医学中心

罗忠伟　中国人民解放军总医院第六医学中心

彭凯润　中国人民解放军南部战区总医院

濮　捷　中国人民解放军中部战区总医院

戚晓昆　中国人民解放军总医院第六医学中心

齐　畅　中国人民解放军总医院第四医学中心

邱　峰　中国人民解放军总医院第六医学中心

邱恩超　中国人民解放军总医院第四医学中心

尚延昌　中国人民解放军总医院第二医学中心

申玉勤　中国人民解放军第九六〇医院

石　进　中国人民解放军空军医学特色中心

石文磊　中国人民解放军第九八〇医院

宋永斌　中国人民解放军新疆军区总医院

孙　博　中国人民解放军总医院第一医学中心

孙彬彬　中国人民解放军总医院第五医学中心

谭清澈　中国人民解放军总医院第四医学中心

唐吉刚　中国人民解放军第九六〇医院

唐取春　中国人民解放军火箭军特色医学中心

王　磊　中国人民解放军火箭军特色医学中心

王　帅　中国人民解放军总医院第六医学中心

王红芬　中国人民解放军总医院第一医学中心

王鲲宇　中国人民解放军总医院第六医学中心

王鲁宁　中国人民解放军总医院第二医学中心

王晴晴　中国人民解放军总医院第六医学中心

王庆军　中国人民解放军总医院第六医学中心

王伟英　中国人民解放军火箭军特色医学中心

王晓艳　中国人民解放军总医院第六医学中心

王新宇　中国人民解放军总医院第五医学中心

王雪笠　中国人民解放军第九八〇医院
王振福　中国人民解放军总医院第二医学中心
王志伟　中国人民解放军总医院第六医学中心
魏　微　中国人民解放军总医院第七医学中心
魏丙超　中国人民解放军第九六〇医院泰安院区
吴　乐　中国人民解放军中部战区总医院
吴　铮　中国人民解放军战略支援部队特色医学中心
武　强　中国人民解放军中部战区总医院
项　薇　中国人民解放军南部战区总医院
邢小微　中国人民解放军总医院第四医学中心
徐　芳　中国人民解放军火箭军特色医学中心
徐建春　中国人民解放军新疆军区总医院
玄　璠　中国人民解放军战略支援部队特色医学中心
杨　梅　中国人民解放军中部战区总医院
杨红军　中国人民解放军南部战区总医院
杨清武　中国人民解放军陆军军医大学第二附属医院
姚　生　中国人民解放军总医院第六医学中心
姚志国　中国人民解放军北部战区总医院
余鹏霄　中国人民解放军第九八〇医院
张晨光　中国人民解放军第九六〇医院泰安院区
张海玲　中国人民解放军海军军医大学第一附属医院
张家堂　中国人民解放军总医院第一医学中心
张金涛　中国人民解放军第九六〇医院泰安院区
张微微　中国人民解放军总医院第七医学中心
张照龙　中国人民解放军战略支援部队特色医学中心
赵建国　中国人民解放军火箭军特色医学中心
郑奎宏　中国人民解放军总医院第六医学中心
郑雅静　中国人民解放军战略支援部队特色医学中心
周　毅　中国人民解放军第九八〇医院
朱明伟　中国人民解放军总医院第二医学中心
朱武生　中国人民解放军东部战区总医院
朱宗红　中国人民解放军总医院第六医学中心

主编助理及学术秘书
王志伟　李　媛

主编简介

戚晓昆　1963 年 2 月生。本科毕业于中国人民解放军第四军医大学（现中国人民解放军空军军医大学）。1994 年在解放军医学院获得临床医学博士学位。现任中国人民解放军总医院第六医学中心神经内科主任、主任医师、教授、博士生导师。2011 年于瑞典卡罗林斯卡医学院访问留学。后在哈佛医学院日本国立神经病学与精神病学中心进行短期访问。

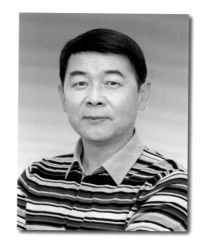

现任全军神经内科学专业委员会主任委员；中华医学会神经病学分会常务委员；中华医学会神经病学分会神经免疫学组副组长，北京医学会神经病学分会副主任委员兼神经免疫学组组长。任《中国神经免疫学和神经病学杂志》副主编、《中华神经科杂志》《中华医学杂志》《中华内科杂志》等编委、《中华医学杂志》英文版通讯编委。

从事神经科临床 30 余年，临床研究方向集中在神经免疫疾病（多发性硬化、视神经脊髓炎谱系疾病、瘤样脱髓鞘病等）、神经系统退变疾病（多系统萎缩、帕金森病等）、神经系统特殊感染等，擅长神经系统罕见病及疑难病的诊治，于神经系统疑难病多学科联合会诊中心共诊治 4 000 余例。2017 年获"京城好医生"称号。国内外发表文章 400 余篇，其中第一作者及通讯作者 217 篇，主编书籍 2 部。作为通讯作者及执笔人之一，2017 年参与国际首创瘤样脱髓鞘病诊断标准的编写工作，2019 年牵头制定《前庭性偏头痛多学科专家共识（2019）》。以第一作者荣获军队科技进步奖二等奖与军队医疗成果二等奖各 1 项、军队医疗成果三等奖 2 项、北京医学科技奖二等奖 1 项。

主编简介

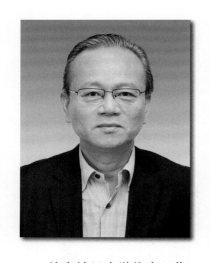

黄旭升　1963 年 10 月生。中国人民解放军总医院第一医学中心神经内科主任医师、教授、博士生导师。本科毕业于湖南医科大学（现中南大学湘雅医学院）。1996 年于解放军军医进修学院（现解放军医学院）获神经病学临床医学博士学位。

现任中华医学会神经病学分会常委、肌电图与临床神经生理学组副组长、神经遗传学组委员、肌萎缩侧索硬化协作组副组长、周围神经病协作组副组长；中国医师协会神经内科医师分会肌电图与神经电生理专业委员会副主任委员；北京医学会脑电图及神经电生理分会副主任委员、神经病学分会常委等学术职务。《中华神经科杂志》编委、《中华医学杂志》英文版通讯编委等。

从事神经病学临床工作 30 余年，主要研究方向为神经、肌肉病，运动神经元疾病，神经系统遗传病及临床神经电生理。主持多项国家、北京市及军队后勤科研课题。以第一及通讯作者身份发表 SCI 论文 49 篇。

主编简介

张金涛　1968 年 12 月生。1990 年毕业于山东第一医科大学临床医学系，获得学士学位；2005 年毕业于解放军军医进修学院（现解放军医学院），获得神经病学博士学位；2008 年首都医科大学宣武医院神经病学博士后出站。现担任中国人民解放军第九六〇医院泰安院区神经内科主任，主任医师，教授，兼任山东中医药大学及山东第一医科大学研究生导师。

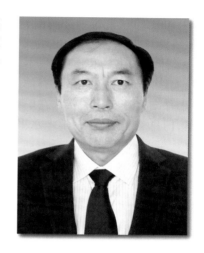

从事神经内科临床、科研工作 30 年，擅长老年痴呆疾病、脑血管疾病、脱髓鞘疾病等诊治和康复。主要学术职务为全军医学科学技术委员会神经内科学专业委员会常务委员，兼神经康复专业学组组长及认知障碍及相关疾病学组副组长；中华医学会神经病学分会痴呆与认知障碍学组委员；中国医师协会认知障碍疾病委员会委员；山东省老年医学学会神经损伤与修复专业委员会主任委员。担任《实用医药杂志》编委、《临床转化神经科学（英文）》杂志审稿专家。

作为科研项目总负责人和分中心负责人承担国家或军队后勤科研课题 10 项，国际合作项目 2 项，中国博士后基金会基金项目 1 项。近五年发表论文 SCI 论文 10 篇，累计影响因子 44.634 分（其中在 JAMA 杂志发表论文，影响因子 30.378），其他统计源期刊 16 篇，主编书籍 6 部。工作以来，荣立三等功 2 次，以第一完成人获军队医疗成果二等奖 2 项，军队科技进步奖三等奖 4 项，军队医疗成果三等奖 1 项，山东省科技进步奖三等奖 1 项，被表彰为"科技金星""身边的感动·十佳人物"，市级"人民满意的十佳医师"，学习成才先进个人等。

序

2012年《疑难神经病例》首辑问世，经过八年漫长的等待，终于迎来了第2辑——《神经系统疑难病案解析》的出版。

承继前书的写作风格，本辑作者通过一个个翔实的病例，系统介绍神经科诸多疑难、罕见病例的临床病史、系统查体以及神经影像、电生理、神经病理乃至分子遗传等辅助检查结果，并结合近年相关疾病在国内外研究的新进展进行综合分析、阐述，使得本书内容更加丰富，信息量更加饱满，学术水平再次提升。

与前辑相比较，本书增加了"专家点评"栏目，所有参加点评的专家均在本专业领域有着多年的临床实践经验，建树颇深。他们对每个案例的点评，无论是指导诊断思路，还是分析案例的核心特征，均言简意赅，为点睛之笔。细心领悟专家点评，将有助于读者深刻认识和理解这些疑难病案的精粹所在，使之豁然顿悟。

神经系统疾病的特点之一是疑难杂症及罕见病例颇多，这与神经系统缜密的解剖定位以及复杂的功能运作密切相关。认识这些疑难病症绝非一日之功，而通过阅读病案病例荟萃则可拓展思路，增加知识储备，是快速提升神经系统疾病诊断治疗水平的有效途径。但这些病案的获取却是一个艰辛的过程，作者需要认真的汇总病史，规范查体，尽其所能完成各项辅助检查取得可靠的诊断依据，有些病例还需要经过随访预后而得到时间验证。因此，衷心感谢为本书提供病案的每位作者，感谢他们将自己宝贵的经验与同道分享，使众多读者受益。

本书是在现代临床医学迅猛发展，医生需要不断补充新理论、掌握新技术，不断接受专业领域继续教育的形势下出版的，内容丰富，实用性强，可供神经科学以及相关领域的同道在不同知识层面参考。对于临床医生，本书是经验的传授，是业务能力提高的助推力；对于莘莘学子，这些案例是化为文字的老师、不可多得的生动教材；对于神经科学研究者，可从这些宝贵案例中获取灵感和启示。相信每位读者均会开卷有益。

该书的出版是神经科学界的又一幸事，本人读后深感收获颇丰，欣喜之余不免又多了几分期许，期望更多优质的病例得以总结汇集，源源不断地充实我们的神经科学园地。

中国人民解放军总医院第二医学中心　王鲁宁

前　　言

当年,导师朱克教授常常教诲我们,作为神经科临床医生,不能简单地依赖辅助检查结果而下诊断,要有扎实的神经科定位、定性基本功和临床思维,这样,遇到疑难病例时,即使离开影像学等辅助检查,也能精确定位、客观定性。至今,我们还能回忆起朱克教授、郭玉璞教授等老一辈专家临床病例讨论时给予的谆谆教诲。如今,也时常能和临床神经病理大家王鲁宁、卢德宏、李存江、魏东宁教授等一起探讨诸多疑难罕见病例,深得他们的启发与帮助。现在,我们也都成为研究生导师、临床神经病学专家,在教书育人的临床实践中,每当遇到一个个疑难病例时,就循着疑难病例的正确诊断思路去实践,每每都能派上用场。

这些年来,在临床工作中,我们遇到许许多多神经科疑难病例。2012 年组织国内神经病学专家出版了《疑难神经病例》一书。该书将病例的诊断思路详细介绍,将影像、病理图片等结合在一起进行最终确诊,深受神经科同仁的欢迎,甚至作为案头书珍藏。诸多前辈和同行建议,希望我们再积累更多的神经疑难病例出版,以满足临床的新需求。为此,我们军队医院神经科专家在中国人民解放军第十届医学科学技术委员会神经内科学专业委员会的领导和组织下,把近年来各自所积攒的诸多疑难病例进行了细致筛选和总结,共同编写了《神经系统疑难病案解析》(第 2 辑)。结合近年神经病学领域在功能神经影像、神经病理、蛋白组学、基因诊断及二代测序等方面的进展,本书内容更加丰富充实,更能满足广大神经病学临床医生和研究生的需要。

本书有以下几个特点:一是力求全面,系统地甄选神经病学诸多领域的疑难和罕见病例,有的病例是国内首次报道,涵盖脑血管疾病、神经免疫、脱髓鞘病、神经遗传疾病、认知障碍、中毒性疾病等诸多领域,有利于读者拓宽知识面;二是力求层次分明,由浅入深,抽丝剥茧,从病史采集到详细体检,从定位到定性,有影像、病理、基因检测等佐证,图文并茂,系统完整地展示疑难病例剖析过程,使读者犹如亲临其境,对所述疾病概貌了然于胸,同时将病例按病变受累的部位相对地分为三个章节进行归类;三是力求新颖,部分疑难病例是近年来才发现或才开始被学界所重视的,或者在诸如病因、发病机制、影像学改变、治疗和康复技术等方面具有新理论、新突破,结合本领域权威专家精彩点评,使读者在阅读中耳目一新。

在本书的编写过程中,所有编者都倾注了大量心血,反复修改,体现了一丝不苟、严谨的治学精神。在此,我们向他们表示衷心感谢! 由于水平有限,编写中难免还会有一些欠缺和不足,尤其是个别疾病的诊断尚存异议,只能在今后随访中加以求证。希望读者对本书予以批评指正!

戚晓昆　黄旭升　张金涛

2020 年 3 月 5 日

目　　录

第一章

脑病及相关疾病

病例 1

左侧颞枕部阵发性跳痛,伴发作性恶心、呕吐 12 天

【现病史】

患者女性,13 岁,初中学生。2012 年 3 月 16 日(12 天前)无明显诱因出现左侧颞枕部阵发性跳痛,伴发作性恶心、呕吐,无畏光、畏声,无发热、癫痫发作等。3 月 18 日(10 天前),当地医院行颅脑 MRI 提示左侧颞枕叶异常信号,诊断为"病毒性脑炎",治疗后病情无好转,并出现反应迟钝、言语含糊不清,3 月 28 日到笔者所在医院就诊。

【既往史】

否认"高血压、糖尿病"等慢性病病史;否认肝炎、结核等传染病病史;否认药物及食物过敏史;否认手术、外伤及输血史;预防接种史不详。

【个人史】

生于原籍,久居当地,无疫区居住史,否认疫水接触史;否认毒物及放射物接触史;否认冶游及吸毒史;足月顺产,运动耐力不及同龄人,学习成绩较差;尚无月经初潮。

【家族史】

父母健在,母亲有"头痛",自述儿时患过"脑炎";大舅幼时死于"脑炎";大姨 30 岁死于"发热";1 弟身体健康。

【查体】

体温:36.9℃,脉搏:86 次/min,呼吸:18 次/min,血压:100/56mmHg。身材矮小,发际低,身高 142cm,体重 32kg。心率 86 次/min,律齐,各瓣膜听诊区未闻及病理性杂音;无高足弓等。神经系统检查:意识清,精神差,反应迟钝,言语欠流利,不完全命名性失语,双侧瞳孔等大同圆,直径 3.0mm,对光反射灵敏,双眼底视乳头无水肿,无出血及渗出。双眼球同轴居中,各方向活动可。闭目、鼓腮、示齿正常,粗测听力左耳听力下降,无构音障碍、饮水呛咳、吞咽困难,转颈耸肩对称有力,伸舌居中,未见舌肌纤颤及萎缩。四肢肌力 5 级,肌张力正常。双侧指鼻稳准。双侧肱二头肌、肱三头肌肌腱反射(++),双侧膝腱及跟腱反射(++),双侧 Babinski 及 Chaddock 征(-)。颈软,Kernig 征(-)。简明精神状态量表(MMSE)17 分。蒙特利尔认知评估量表(MoCA)13 分。

【辅助检查】

1. 血尿常规 血常规正常,尿蛋白(++);

2. 血生化检查   肝功、肾功、血脂血糖、甲状腺功能五项均正常;血乳酸 3.2mmol/L(正常值范围:0~2mmol/L);肌酸激酶(CK)145.2U/L(正常值范围:25~145U/L),肌酸激酶同工酶 16.5U/L(正常值范围:0~25U/L),乳酸脱氢酶(LDH)184IU/L(正常值范围:140~271IU/L)。

3. 心电图和腹部彩超   正常。

4. 脑电图   各脑区可见 α 波,节律性差,调节调幅差,各极可见较多 4~5c/s、30~130μV 的 θ 波,头前区波幅可达 280μV。

5. 神经电生理检查   四肢运动、感觉神经传导速度及针极肌电图均正常。

6. 脑干诱发电位   电测听:左侧听力下降;听觉诱发电位:左侧 I、III 波分化不良。

7. 颅脑 MRI 检查   左侧颞枕叶大片长 T_1、长 T_2 信号(图 1-1)。

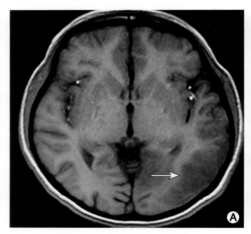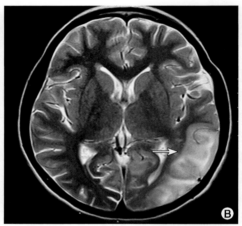

图 1-1   患者头颅 MRI 检查结果

注:A. 左侧颞枕叶可见大片长 T_1 信号(箭头);B. 左侧颞枕叶长 T_2 信号(箭头)

8. 脑脊液检查   压力 160mmH$_2$O,外观无色透明,潘迪试验(−),白细胞 0×10^6/L,蛋白 420mg/L,糖 4.0mmol/L,氯化物 128mmol/L。

【定位分析】

患者运动不耐受,定位在肌肉系统;学习成绩较差,反应迟钝、言语含糊不清,不完全命名性失语,MMSE 和 MoCA 提示认知障碍,定位在优势侧颞叶;电测听示左侧听力下降;听觉诱发电位示左侧 I、III 波分化不良,提示听神经和脑干受累;结合颅脑 MRI 左侧颞枕叶局灶性长 T_1、长 T_2 信号,定位在左脑颞枕叶;综合定位于肌肉和脑。

【定性讨论】

患者为少年女性,慢性病程,急性发作。虽足月顺产,但自幼运动不耐受,智力水平低下,发作性左侧颞枕部阵发性跳痛,伴发作性恶心、呕吐,颅脑 MRI 提示左侧颞枕叶异常信号,按脑炎治疗后病情无好转,仍反应迟钝、言语含糊不清,综合分析累及脑和肌肉系统。患者发际低,身材矮小,结合其母亲和舅舅幼时均曾患脑部疾病,因此,考虑患者为遗传代谢性疾病可能性大。

1. 线粒体脑肌病伴高乳酸血症和卒中样发作(mitochondrial encephalomyopathy with lactic acidosis and stroke-like episode,MELAS)   多 40 岁前起病,儿童青少年期起病更多见,临

床表现为卒中样发作伴偏瘫、偏盲或皮质盲、偏头痛、恶心、呕吐、反复癫痫发作、智力低下、神经性耳聋等。病情逐渐加重，头颅 CT 和 MRI 显示主要为颞枕叶脑软化灶，病灶范围不符合血管分布，也常见脑萎缩、脑室扩大和基底节钙化。血和脑脊液乳酸增高。患者临床符合上述特点，且有家族史，此病可能性大。

2. **单纯疱疹病毒性脑炎**　由 I 型单纯疱疹病毒引起，以侵及颞叶、额叶底部、岛叶皮质及扣带回为特征，典型病例始于一侧，随后不同程度累及对侧，临床表现急性起病，头痛高热，精神异常，癫痫发作，该患者病程无发热，病灶位于颞枕交界区，脑脊液细胞数正常，单纯疱疹病毒性脑炎可能性小。

3. **自身免疫性脑炎**（autoimmune encephalitis，AE）　泛指一大类由于免疫系统针对中枢神经系统产生反应而导致的疾病，急性或亚急性起病，以认知功能障碍、精神症状及癫痫发作为主要临床特点，脑脊液检查常规生化多为正常，部分表现为蛋白轻度升高，白细胞数多正常。头颅 MRI 检查部分患者在 FLAIR 及 T_2 序列可见颞叶内侧高信号，也可表现为正常，多无异常强化。患者有神经性耳聋，病灶位于颞枕交界区，且有可疑家族史，此病可能性小。

【诊治经过】

完善腰穿脑脊液检查：压力、白细胞及蛋白均正常；行左侧肱二头肌活检及线粒体脑肌病基因检测。

【病理结果】

肌肉活检病理（肱二头肌肌肉）：HE 染色（图 1-2A）未见坏死肌纤维，MGT 染色（图 1-2B）可见较多的不整红边纤维（RRF），SDH 染色可见部分肌纤维酶活性增高，呈深染（图 1-2C），ORO 染色可见部分肌纤维内脂滴增多，COX 染色可见部分深染肌纤维。

【基因检查】

基因检测（图 1-3）发现线粒体 DNA（mitochondrial DNA）3243 位点发生 A→G 突变、线粒体 DNA3206 位置 C→T 突变。因此，在基因水平上确诊患者为线粒体 DNA3243 位点发生突变所致的线粒体脑肌病，属 MELAS 型，合并神经性耳聋。

【临床讨论】

线粒体广泛存在于生物体细胞内，是人体能量的主要来源，线粒体基因或细胞核基因突变导致线粒体结构和功能异常的疾病，称线粒体病。累及骨骼肌时，称为线粒体肌病，如同时累及中枢神经系统，则称为线粒体脑肌病（mitochondrial encephalomyopathy）。

MELAS 是一种以卒中样发作和乳酸酸中毒为临床特征的线粒体脑肌病，系母系遗传，约 75% 的患者发现明确的家族史。散发患者也很多见。临床表现可以多种多样，主要症状包括：抽搐、间断性头痛、偏瘫、运动不耐受等。还可伴有肌肉萎缩、卒中样发作、轻偏瘫、偏盲、失语等；症状反复发作，逐渐出现智力下降甚至痴呆；部分患者伴有性早熟、身材矮小、弓形足、发际低等其他发育异常。

本例为少年女性，慢性病程，急性起病。幼时跑步不及同龄人，说明其肌肉亦受累；头痛，学习较差，智力评分异常，不完全命名性失语，均提示其脑部损害；而查体身材矮小、发际低、听力下降均符合线粒体脑肌病 MELAS 临床特征；询问病史发现其母系成员均因"脑炎"死亡，分析很可能也是 MELAS，但其生前未曾进行活检或遗传学检查证实。结合该患者血乳酸高，肌酸激酶高，MRI 在左侧颞枕叶局灶性夹层性坏死异常高信号，肌肉活检可见典型的不整红边纤维（RRF），线粒体 DNA 分析可见 3243 位置 A→G 热点基因突变，诊断 MELAS

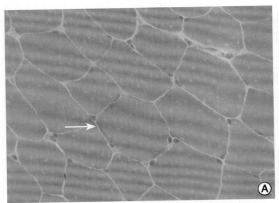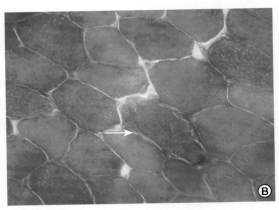

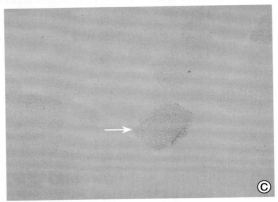

图 1-2 患者肌肉组织病理学检查结果

注:A.肌纤维大小基本一致,部分肌纤维深(箭头),HE×200;B.可见较多的不整红边纤维(RRF)(箭头),MGT×200;C.可见部分肌纤维酶活性增高,呈深染(箭头),SDH×200

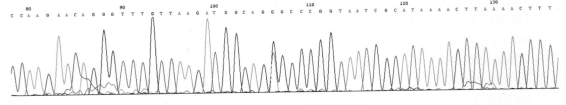

图 1-3 线粒体 DNA 检测结果

注:患者线粒体 DNA3243 位置 A→G 突变,线粒体 DNA3206 位置 C→T 突变

明确。

  MELAS 的发病机制是复杂的,涉及到线粒体基因组以及核基因组的突变,1984 年由 Pavlakis 等首次报道。本例患者虽然反复肌电图检查无异常,但是基因检查发现了 3243 位置 A→G 热点基因突变,对最后确诊起到关键作用。目前,该综合征已被证实可由 tRNA^{leu}、tRNA^{Phe}、tRNA^{Val}、tRNA^{Lys}、COX Ⅲ、ND1、ND5、rRNA 等基因的点突变或是细胞色素 b 基因的小范围缺失而引发。而在目前已公布的 MELAS 综合征相关的 mtDNA 突变中,80% 的 MELAS 综合征为 tRNA^{leu}(UUR)基因的 A3243G 点突变。线粒体 A3243G 突变不但干扰了 tRNA^{leu} 的三级构象,促进其同源二聚体的形成,而且还破坏了氨酰合成酶的识别位点;抑制

野生型 tRNA^{leu} 基因的氨酰化效率;导致线粒体 tRNA^{leu} 中第十位鸟苷酸(G10)的低甲基化,削弱了由细胞核基因编码的线粒体酶的功能;最终将导致 ATP 生成减少,细胞内钙离子稳态消失,无氧酵解供能比例上升;神经元过度兴奋而表现出卒中样发作。

邱峰、戚晓昆等人通过观察 MELAS 和 Leigh 病患者的影像学特点,发现两者有显著差异,前者以脑叶皮质及皮质下受累为主,而且病变范围较大,也不符合大脑动脉供血区分布。而 Leigh 患者主要病变部位在脑干、基底节,且病灶发展变化趋势有一定的规律性。FLAIR 与 DWI 是比较重要的扫描序列,另外 MRS 对线粒体脑病和线粒体脑肌病的诊断有重要价值,临床怀疑本病时应常规行上述序列扫描。线粒体脑肌病的 MRI 表现主要包括:①脑部 MRI 表现为颞顶枕叶皮质及皮质下白质部斑片状长 T$_1$、长 T$_2$ 信号灶,病灶多见于皮质,具有多发性、迁移游走、多变性,与血管分布区不一致,可消失和再现,病灶的大小和影像表现可随时间和病情变化而改变;②MRI 可见皮质层状异常信号,可能与大脑皮质的 3、4 层神经元变性或消失、小血管弥漫增生、星形胶质细胞增生及钙铁沉积等层状坏死有关,有助于与脑炎鉴别;③FLAIR 序列可去除脑脊液的干扰,适于显示皮质及皮质下隐匿病灶,DWI 序列易于显示早期细胞毒性水肿,早期诊断敏感性高;④MRS 是无创伤性观察活体组织代谢产物及生化变化的影像技术,MRS 检出乳酸双峰比 DWI 异常更为敏感,而且乳酸峰值高低与神经精神症状的严重程度呈正相关。

在临床诊断中虽然考虑到线粒体脑肌病,但是本例患者 2 次肌电图检查没有发现异常,而肌肉活检具有特征性的 RRF,结合 COX、ORO、SDH 等染色特殊改变和基因检查结果,均支持 MELAS。切记肌电图正常时不能排除肌肉损害,此外肌电图呈神经源性损害时也不能除外 MELAS。

【治疗及转归】

给予 ATP、辅酶 A、辅酶 Q10、左卡尼汀、丁苯酞等药物及高蛋白、高碳水化合物、低脂饮食治疗 2 周,头痛、恶心、呕吐消失,言语流利,病情好转出院。

【最终临床综合诊断】

线粒体脑肌病伴高乳酸血症和卒中样发作

(李东岳 张金涛)

【专家点评】

线粒体病是儿童及青中年期常见的遗传代谢病之一,但在神经内科为相对罕见的疾病,认识不足很容易误诊。线粒体病的遗传方式复杂,涉及到线粒体基因(mtDNA)的母系遗传和核基因(nDNA)的孟德尔遗传,遗传异质性强,给基因诊断带来困难。线粒体脑肌病可以脑部症状就诊,表现为发热、头痛、癫痫、头晕、呕吐,容易被误诊为病毒性脑炎,以卒中样症状起病易误诊为脑梗死。本病例的确诊在于按照脑炎治疗效果不佳时,能及时询问到家族史并想到线粒体疾病,及时行乳酸检测、肌电图、肌肉病理活检、基因检测。在病史中注意询问患者及家属母系成员有无运动不耐受、头痛、耳聋、糖尿病等,还应注意心电图检查是否有预激综合征。头颅影像注意有无脑干变小、小脑脑沟加深的表现。

(戚晓昆 张金涛)

【参考文献】

1. DERMAUT B,SENECA S,DOM L,et al. Progressive myoclonic epilepsy as an adult-onset manifestation of Leigh syndrome due to m. 14 487T>C[J]. J Neurol Neurosurg Psychiatry,2010,81(1):90-93.

2. PAVLAKIS SG,PHILLIPS PC,DM AURO S,et al. Mitochondrial myopathy,encephalopathy,lactic acidosis,and stroke like episodes:adistinctive clinical syndrome[J]. Ann Neurol,1984,16(4):481-488.

3. 邱峰,钱海蓉,姚生等. MELAS 综合征和 Leigh 病患者的影像学观察[J].脑与神经疾病杂志,2010,18(5):373-377.

4. 弗兰克.磁共振成像鉴别诊断学[M].郭启勇,译.沈阳:辽宁科学技术出版社,2007:96-97.

5. SANETO RP,FRIEDMAN SD,SHAW DWW. Neuroimaging of Mitochondrial Disease[J]. Mitochondrion,2008,8(5-6):396-413.

6. 戚晓昆,钱海蓉,郭玉璞,等.MELAS 型线粒体脑肌病的临床、病理及影像学研究[J].中华神经科杂志,2001,34(4),231-233.

7. 杨波,黎桂平,刘梦雨,等.线粒体脑病的 MRI 表现特征及其诊断价值[J].放射学实践,2008,23(4):368-371.

8. 张蔚,张东友,罗述祥,等.线粒体脑肌病的影像学诊断与鉴别诊断:附 2 例报告并文献复习[J].中国 CT 和 MRI 杂志,2006,4(1):36-37.

9. JOSEDA ROCHA A,TULIO BRAGA F,CARLOS MARTINS MAIA A JR,et al. Lactate detection by MRS in mitochondrial encephalopathy:optimization of technical parameters[J]. Neuroimaging,2008,18(1):1-8.

10. 戚晓昆,黄旭升,魏东宁,等.疑难神经病例[M].北京:人民卫生出版社,2012:1-10.

11. YASUTOSHI K,NATALIYA P,JUNKO N,et al. Molecular pathology of MELAS and L-arginine effects[J]. Biochim Biophys Acta,2012,1820(5):608-614.

12. WALCOTT BP,EDLOW BL,XIA Z,et al. Steroid Responsive A3243G Mutation MELAS:Clinical and Radiographic Evidence for Regional Hyperperfusion Leading to Neuronal Loss[J]. Neurologist,2012,18(3):159-170.

病例 2   头痛、头晕 2 个月,加重伴视物成双 20 天

【现病史】

患者女性,46 岁。患者于 2012 年 10 月 19 日(2 个月前)受到惊吓后出现阵发性左侧头面部刺痛,伴头晕,非旋转性,以及恶心、呕吐、烦躁、饮食差,无言语不清、肢体活动障碍、视物模糊等。就诊于当地医院,行颅脑 MRI 提示大脑皮质下多发缺血灶。2012 年 11 月 22 日(20 天前)患者出现视物成双、左眼外展不能,头痛性质同前,恶心、呕吐减轻。患者为进一步治疗就诊于笔者所在医院,2012 年 12 月 12 日门诊以"展神经麻痹"收住院治疗。患者自发病以来,意识清,体温正常,精神、睡眠及饮食差,体重下降 3kg,大小便正常。

【既往史】

否认"高血压、糖尿病"等慢性病病史;否认肝炎、结核等传染病病史;否认药物及食物过敏史;否认手术、外伤及输血史;预防接种史随社会。

【个人史】

无疫水、疫源接触史,无家禽鸽子接触史,无放射物、毒物接触史,无毒品接触史,无吸烟、饮酒史。月经婚育无特殊。

【家族史】

父亲已故,死于脑出血,母亲健在,其 1 哥、1 弟、1 妹及 1 女均体健;否认家族其他遗传

病及传染病病史。

【查体】

体温:36.7℃,脉搏:78 次/min,呼吸:19 次/min,血压:140/110mmHg。内科查体未见异常。神经系统检查:意识清,精神差,语言清晰,智力粗测正常。双眼视力、视野粗测正常。双侧瞳孔正大等圆,直径 2.5mm,对光反射灵敏。复视(左眼外展不能),无眼震。其余神经系统查体未见异常。

【辅助检查】

1. 血、尿、便常规检查　正常。

2. 血生化检查　肝功能白蛋白 32g/L、前白蛋白 122mg/L;肾功能、血脂、甲状腺功能五项均正常;空腹血糖 5.6mmol/L,餐后 2 小时血糖 6.0mmol/L。

3. 风湿免疫检查　ANA 及 ENA(-),血补体 C3、补体 C4 均正常。

4. 心电图检查　正常心电图。

5. 腹部超声检查　提示慢性胆囊炎。

6. 颅脑 MRI 平扫(图 2-1)　左侧鼻颅眶沟受压明显;左侧上颌窦、双侧蝶窦炎;颅脑MRV 未见明显异常。

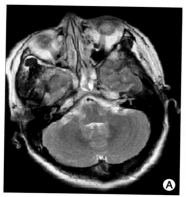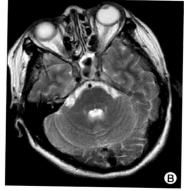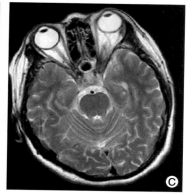

图 2-1　患者颅脑 MRI 检查结果
注:A~C.颅脑 MRI 示双侧蝶窦炎、左侧鼻颅眶沟受压明显

【诊治经过】

入院后,患者拒绝腰穿检查,给予地塞米松磷酸钠注射液 10mg×6d、5mg×6d 及对症止痛治疗,头痛及左眼外展无改善,2013 年 1 月出现左眼睑下垂、左侧瞳孔散大、左眼球固定、左眼视力下降,复查颅脑 MRI 左侧鼻颅眶沟占位性病变,2013 年 1 月 22 日全麻下左侧翼点开颅行海绵窦外侧壁活检术并部分切除术,切除标本送病理检查。

【定位分析】

患者发病初期仅左眼外展不能定位于左侧展神经,随疾病进展,出现左侧眼睑下垂,左侧瞳孔散大,左眼球固定,左眼视力下降,左侧头面部刺痛,累及Ⅱ、Ⅲ、Ⅳ、V₁、Ⅵ多组脑神经,符合眶尖综合征(orbital apex syndrome)。

【定性讨论】

1. 感染　①真菌感染:以毛霉菌和曲霉菌居多,多发生于免疫功能低下或缺陷者,如糖尿病酮症酸中毒、器官移植、长期应用糖皮质激素或抗肿瘤药物或广谱抗生素、放疗及 HIV

患者,真菌由鼻窦向眼眶、脑侵袭。特别是急性侵袭性真菌性鼻-鼻窦炎所致鼻-眶-脑真菌感染;②带状疱疹病毒感染:最常见的是三叉神经眼支带状疱疹病毒感染;③外伤或手术所致眼眶蜂窝织炎。该患者亚急性病程,符合感染性疾病病程,无带状疱疹及外伤手术史,且患者合并左侧上颌窦炎及双侧筛窦炎,激素治疗后病情加重,较符合鼻源性真菌感染累及鼻颅眶沟。

2. 肿瘤 原发于眼内、眶内的肿瘤、鼻旁窦肿物和中枢神经系统占位都可以波及眶尖。临床上可以引起眶尖综合征的肿瘤多为:垂体腺瘤、脑膜瘤、神经鞘瘤、淋巴瘤、鼻咽癌和转移癌等。患者颅脑 MRI 未见占位性病变,且病情发展较快,故不考虑肿瘤。

3. 痛性眼肌麻痹综合征(又称 Tolosa-Hunt 综合征) 此病系海绵窦、眶上裂或眼眶内非特异性炎症或肉芽肿病变,引起阵发性眼球后及眶周顽固性胀痛、刺痛或撕裂样疼痛,伴随动眼神经、滑车神经和/或展神经麻痹,糖皮质激素可缓解疼痛和眼肌麻痹,该患者不符合。

4. 眼肌型重症肌无力 病变仅限于眼外肌,出现上睑下垂和复视,但瞳孔括约肌不受累,但往往出现晨轻暮重,症状波动,该患者症状进行性加重未见明显症状波动,后期瞳孔散大、对光反射消失,且视力下降,不符合重症肌无力。

【病理结果】

所检组织炎性坏死,表面见大量真菌菌团,菌丝分枝并可见横隔(图 2-2)。经组织培养为镰刀菌。

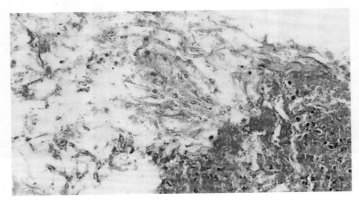

图 2-2　患者海绵窦外侧壁组织病理学检查结果
注:组织内炎性坏死,表面见大量真菌菌团,菌丝分枝并可见横隔,PAS×200

【临床讨论】

眶尖是眼部供应血管、神经和肌肉集中的部位,是眼眶与颅脑直接相通的地方。该处有两个重要结构,一是眶上裂,有眼静脉、脑膜中动脉的眶支、睫状神经节的交感根和感觉根、第Ⅵ脑神经以及第Ⅴ脑神经第一支通过,二是视神经孔,有视神经、眼动脉及来自交感神经的几个分支通过。眶上裂与视神经之间仅由一薄壁隔开并与中颅窝相通。眶尖综合征又称眶上裂视神经孔综合征,是由多种病因引起的一组复杂疾病,临床上定义为由于多种病变侵犯眶尖,引起一系列眶尖组织功能障碍的总称,包括动眼神经(Ⅲ)、滑车神经(Ⅳ)、展神经(Ⅵ)、三叉神经第一支(Ⅴ₁)的损伤同时伴视力障碍。总结眶尖综合征的病因主要有以下几种:①非感染性炎症:如痛性眼肌麻痹综合征(又称 Tolosa-Hunt 综合征),该病主要累及海绵窦区域,亦可向眶尖发展累及视神经出现眶尖综合征,糖皮质激素治疗有效。其他非特异性炎症,如:Wegener 肉芽肿、系统性红斑狼疮、巨细胞动脉炎等,需要有原发疾病的支持并排除其他诊断。②感染:第一,真菌感染,以毛霉菌和曲霉菌居多,多发生于免疫功能低下或缺陷者,如糖尿病酮症酸中毒、器官移植、长期应用糖皮质激素、抗肿瘤药物或广谱抗生素、放疗及 HIV 患者。真菌由鼻窦向眼眶、脑侵袭;其次,带状疱疹病毒感染,三叉神经眼支受累较为常见。③外伤或手术所致眼眶蜂窝织炎。④肿瘤:原发于眼内、眶内的肿瘤、鼻旁窦肿物和中枢神经系统占位都可以波及眶尖。临床上可以引起眶尖综合征的肿瘤多为:垂体腺瘤、脑膜瘤、神经鞘瘤、淋巴瘤、鼻咽癌和转移癌等。⑤其他:如外伤出血/医源性损伤,大多有确切的外伤史及病史。

眼眶与鼻窦的关系极为密切,除眼眶外侧壁外,其上、下、内三壁均为鼻窦所环绕,尤其是内壁后方、眶上裂和视神经孔与后组筛窦、蝶窦毗邻。一方面眶内壁存在泪筛窦间隙、蝶筛窦间隙等潜在空隙,另一方面眶纸板很薄,该区域静脉丰富又缺少瓣膜,血液在筛窦和眼眶之间可自由流通,这些特点构成了鼻源性眶尖综合征发生的解剖学基础。鼻源性眶尖综合征病因以真菌感染、鼻窦肿瘤、鼻内镜筛窦手术多见。该患者颅脑 MRI 提示左侧上颌窦、双侧蝶窦炎,考虑鼻源性真菌感染,术后病理证实为镰刀菌感染。

镰刀菌属(fusarium)是土壤中常见的腐生菌,适应性强,广泛分布于自然界土壤、植物。对于免疫力正常的人群来说,有些镰刀菌是机会致病菌,主要引起局部感染。可通过外伤或外来异物导致的软组织或黏膜的感染,或通过吸入镰刀菌孢子,导致真菌性鼻炎、鼻窦炎和肺炎。患者可能是通过吸入镰刀菌致真菌性鼻-鼻窦-所致眶尖真菌感染。

【治疗及转归】

给予注射用伏立康唑(0.2g/次,每 12 小时 1 次)抗真菌治疗 1 个月,意识清,精神好,头痛消失,体温正常,仍左眼上睑下垂,左眼球固定,左侧瞳孔直径 5mm,直接间接对光反射消失,无光感。

【最终临床综合诊断】

眶尖综合征(镰刀菌感染)

(张金涛 李东岳 张晨光)

【专家点评】

本病例最初仅限于单纯展神经损害,头颅 MRI 未能提供有效信息。随疾病进展,Ⅱ、Ⅲ、Ⅳ、Ⅴ₁、Ⅵ脑神经均累及,定位于眶尖。因无明显感染征象,无糖尿病、免疫异常性疾病,一般临床思路会考虑海绵窦病变(例如 CCF、局部肿瘤占位)或痛性眼肌麻痹。也要注意少见情况的鉴别如眶肌炎、局部硬脑膜肥厚炎症、局部淋巴组织增生症等。后期影像学提示鼻颅眶沟受压,最终由病理证实真菌感染,较为少见。本病例疑难之处在于,免疫力正常没有全身感染征象的患者,仍然可以发生鼻窦感染向海绵窦侵犯而导致眶尖综合征,这正是需要大家注意的,诊断思维需要全面考虑。

(戚晓昆 张金涛)

【参考文献】

1. 何妮,王淳,张萍,等. 6 例眶尖综合征的临床分析[J]. 临床医药文献电子杂志,2016,3(27):5502-5504.

2. 赵质彬,符征,牟忠林,等. 鼻源性眶尖综合征的临床分析[J]. 临床耳鼻咽喉头颈外科杂志,2010,24(2):66-68.

3. 边俊杰,刘大川. 眶尖综合征 83 例病因的临床分析[J]. 国际眼科杂志,2007,7(1):209-211.

4. KEANE JR. Cavernous sinus syndrome:analysis of 1519 cases[J]. Arch Neurol,1996,53(7):967-971.

病例 3　反复肢体抽动伴精神行为异常、认知功能下降 2 个月

【现病史】

患者男性,59 岁。2015 年 2 月初(2 个月前)患者无明显诱因出现睡眠后自言自语,伴有摸索、投掷、进食样动作,日间生活正常;数日后出现突然发笑、自语、转圈等动作,持续数秒;1 个月后突发四肢抽搐,颈部向右侧扭转,双眼上翻,向右侧凝视,持续 5 分钟停止,当地医院颅脑 MRI 示左侧尾状核、壳核异常信号;脑电图、肿瘤标志物、甲状腺功能七项、ANA+ENA 风湿系列抗体谱正常,血清叶酸、维生素 B_{12}、梅毒、HIV 抗体等正常。给予阿司匹林等药物治疗,病情无好转,出现翻找东西、反复叠被褥等异常行为,夜间不睡觉,言语混乱。患者家属放弃治疗,自行出院。出院后曾出现木僵状态。2015 年 4 月 21 日因出现频繁肢体抽搐就诊于笔者所在医院。病程中无发热,体重无下降。

【既往史】

否认"高血压、糖尿病"等慢性病病史;否认肝炎、结核等传染病病史;否认药物及食物过敏史;否认手术、外伤及输血史;预防接种史不详。

【个人史】

生于山东泰安市,久居于本地,无疫区居住史;无疫水、疫源接触史;无放射物、毒物接触史;吸烟史 30 年,约 10 支/d,饮酒史 30 年,54 度白酒约 500ml/d。婚育史:25 岁结婚,生育 1 子 1 女,配偶健康。

【家族史】

父亲已故,死于脑梗死;母亲健在;1 兄 1 妹患脑梗死;1 弟及子女均体健,否认家族遗传病及传染病病史。

【查体】

体温:36.5℃,脉搏:68 次/min,呼吸:18 次/min,血压:150/90mmHg。内科系统检查未见异常。神经系统检查:嗜睡,意识模糊,烦躁不安,无失语,双眼底视乳头无水肿,无出血及渗出,双侧瞳孔等大等圆,直径约 3mm,对光反射灵敏。双眼球同轴居中,各方向活动可。余脑神经未见异常。四肢肌力对称 5 级。双侧肱二头肌肌腱、肱三头肌肌腱、膝腱及跟腱反射(+),双侧 Hoffmann、Babinski 及 Chaddock 征(-)。颈软,Kernig 征(-)。

【辅助检查】

1. 血尿便及生化　肝功、肾功、电解质正常,空腹血糖 6.4mmol/L,白蛋白 35g/L,肌酸激酶 380U/L,肌酸激酶同工酶 17U/L,乳酸脱氢酶 252U/L。

2. 感染和免疫学检测　乙肝、梅毒、艾滋、血 TORCH 组套阴性;抗核抗体、抗甲状腺球蛋白抗体(anti-TGAb)、抗甲状腺过氧化物酶自身抗体(anti-TPOAb)正常。

3. 磁共振检查(2015-3-10)　左侧尾状核、壳核 T_1、T_2 及 FLAIR 序列高信号,内囊前肢未受累(图 3-1)。

4. 脑脊液检查　压力 150mmH$_2$O,外观无色透明,潘迪试验(-),红细胞 $0×10^6$/L,白细胞 $0×10^6$/L,蛋白 710mg/L,糖 3.0mmol/L,氯化物 120mmol/L。

5. 脑电图　双侧枕区 α 节律欠好,调节调幅差,各极以 4~7c/s、30~150μV θ 节律为

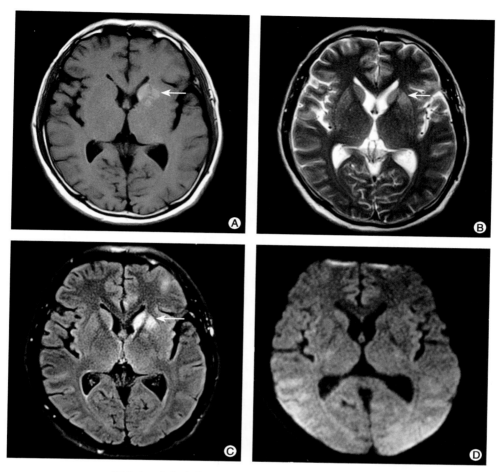

图 3-1 患者治疗前头颅 MRI（2015-3-10）检查结果

注：A. 左尾状核、壳核可见短 T_1 信号（箭头）；B. 左尾状核、壳核长 T_2 信号（箭头）；C. FLAIR 序列可见尾状核、壳核高信号（箭头）；D. DWI 未见明显高信号

主，左右基本对称，头前区波幅较高。

6. 认知评估　简明精神状态量表（MMSE）3 分（正常>26 分），蒙特利尔智能量表（Mo-CA）2 分（正常>22 分）。

7. 其他检查　心电图、胸片、腹部彩超正常；肺部 CT：肺气肿、肺大疱。

【诊治经过】

根据病史、查体和院外有关检查，入院后经检查，高度怀疑脑炎，不除外免疫介导，予阿昔洛韦及甲泼尼龙冲击（0.5g/d×5d）并逐渐减量，20 天后病情明显好转，出院时 MMSE 27 分，MoCA 26 分，未再出现癫痫发作，院外继续服用泼尼松治疗。2015 年 6 月下旬患者泼尼松减量至停用，2 周后再次出现精神行为异常，8 月 11 日再次入院，入院后观察到频繁出现面-臂肌张力障碍发作（faciobrachial dystonic seizures，FBDS），发作次数逐渐增多，表现为刻板迅速依次出现右上肢—右下肢—左上肢—左下肢伸展样动作，继之咂嘴、磨牙、双手摸索，历时 13 秒，发作 10 次/h；复查血钾 2.1mmol/L，血钠 121mmol/L，血氯 84mmol/L，动态脑电描记可见背景下各导联高幅高频肌电活动。送检血清和脑脊液自身免疫性脑炎抗体谱检测。

【定位分析】

根据患者临床表现为精神行为异常、认知功能下降、癫痫发作,定位于边缘叶系统。

【定性讨论】

1. 单纯疱疹病毒性脑炎　由Ⅰ型单纯疱疹病毒引起,以侵及颞叶、额叶底部、岛叶皮质及扣带回为特征,典型病例始于一侧,随后不同程度累及对侧,临床表现急性起病,头痛高热,精神异常,癫痫发作,该患者病程无发热,亚急性起病,脑脊液细胞数正常,单纯疱疹病毒性脑炎可能性小。

2. 克-雅病(Creutzfeldt-Jakob disease,CJD)　是由外来的朊蛋白或自身遗传突变引起的人类正常的C型朊蛋白(PrPc)发生异常折叠变成SC型(PrPsc)朊蛋白,由于不能被蛋白酶K所消化,PrPsc大量沉积于脑内,摧毁自身的中枢神经系统,造成大脑广泛的神经凋亡、脱失,形成海绵状脑病。临床表现亚急性或慢性病程,主要症状有睡眠紊乱,视力减退,性格改变,共济失调,进行性痴呆,肌阵挛等,进行性加重,多数1年死亡。该患者甲泼尼龙冲击治疗后症状显著改善,不符合其CJD临床病程。

3. 副肿瘤性边缘叶脑炎　是指由中枢神经系统外恶性肿瘤的远隔效应导致边缘系统损害,出现一系列精神神经症状为特征的副肿瘤综合征,主要临床表现为癫痫发作、进行性记忆缺失、智力减退和精神行为异常等,呈急性或亚急性起病,病程为数日到数月,多见于小细胞肺癌,少数由乳腺、卵巢、子宫、肾脏和睾丸恶性肿瘤引起。患者临床特征符合副肿瘤性边缘叶脑炎特点,但完善检查未见肿瘤迹象,仍需定期随访。

4. 自身免疫性脑炎(autoimmune encephalitis,AE)　泛指一类由自身免疫机制介导的有特异抗体的脑炎。AE合并相关肿瘤者称为副肿瘤性AE;而副肿瘤性AE中符合边缘叶脑炎(limbic encephalitis)者,称为副肿瘤性边缘叶脑炎。患者临床表现符合自身免疫性脑炎特点,特别是FBDS是抗LGI1抗体相关脑炎特征性发作症状,完善检查未见肿瘤迹象。

【自身免疫性脑炎抗体谱检测结果】

抗LGI1抗体:血清(-),脑脊液与LGI1转染细胞(HEK293)呈阳性反应(图3-2);抗NMDAR抗体、抗AMPA1R抗体、抗AMPA2R抗体、抗GABABR抗体、抗CASPR2抗体血清和脑脊液均(-);Hu、Ri、Yo、amphiphysin、Ma2抗体血清及脑脊液检测均(-)。

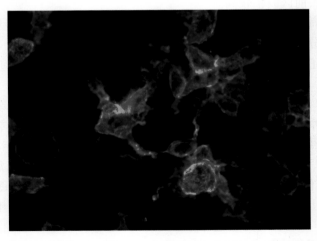

图3-2　患者的脑脊液与LGI1转染细胞(HEK293)检查结果

注:呈阳性反应,HE×400

【临床讨论】

富亮氨酸胶质瘤失活 1 蛋白抗体阳性自身免疫性脑炎（LGI1 antibody positive autoimmune encephalitis）是近年才被认识的一种自身免疫相关脑炎,以进行性加重的认知功能障碍、精神行为异常、频繁癫痫发作较为多见。Irani 等发现 FBDS 是该病比较有意义的临床特点,且较早出现。FBDS 常表现为短暂（通常小于 3s）、频发的同侧面部及肢体的肌张力障碍样发作,常累及上肢,下肢及躯干也可累及,69% 患者可双侧受累,而该患者既有癫痫全面性发作,又有 FBDS 样发作。文献报道部分病例表现为顽固性低钠血症,该患者发病初期多次复查电解质正常,发病 6 个月再次加重时才出现低钠、低氯、低钾血症,故早期血钠正常不能排除本病。脑脊液检查常规生化多为正常,部分表现为蛋白轻度升高,白细胞数多正常。头颅 MRI 检查部分患者在 FLAIR 及 T_2 序列可见颞叶内侧高信号,多无异常强化。PET/CT 较 MRI 更为敏感,疾病早期可表现为全脑普遍代谢减低背景下双侧壳核、尾状核、杏仁核和海马区代谢显著增高。该患者疾病早期（发病 1 个月）在 FLAIR 及 T_1、T_2 序列可见尾状核、壳核高信号,免疫治疗后病灶消失,临床症状却进行性加重,临床与影像不匹配,也是该病特点。

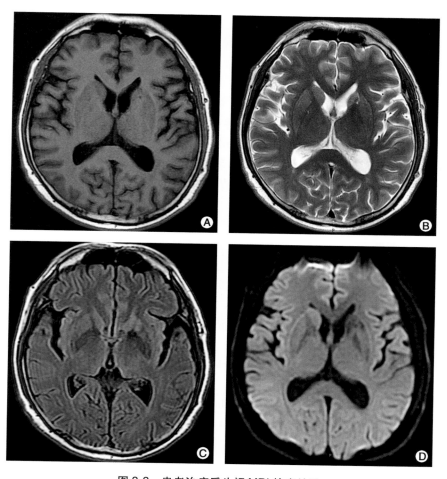

图 3-3　患者治疗后头颅 MRI 检查结果

注：A. T_1 序列尾状核、壳核病灶消失；B. T_2 序列尾状核、壳核病灶消失；C. FLAIR 序列尾状核、壳核病灶消失；D. DWI 未见明显高信号

与抗 NMDA 受体脑炎相比，本病大多数呈单相病程，多不伴有肿瘤，少数可有复发，复发多发生于免疫治疗减量或中断时。血清及脑脊液 LGI1 抗体是诊断本病的关键要素。文献报道血清阳性率高，脑脊液阳性率稍低，且其滴度为血清的 1%～10%。LGI1 脑炎血清和脑脊液抗体哪个更能反映病程、疗程及治疗效果和复发情况没有大样本前瞻性研究。Gresa-Arribas N 等在抗 NMDA 受体脑炎回顾性研究中指出抗体水平受免疫治疗影响，与血浆抗体水平相比，脑脊液滴度水平更密切反映临床进程，可作为免疫治疗疗程指标。患者初测血清抗体阴性考虑与免疫治疗有关，而临床症状却进行性加重，脑脊液 LGI1 抗体呈阳性，更支持本病。对于临床拟诊自身免疫性脑炎而又接受过免疫治疗患者，建议血清及脑脊液自身免疫性脑炎抗体谱检测务必同时送检，以免漏诊。

【治疗及转归】

因患者经济状况差，不能承担静脉丙种球蛋白或血浆置换费用，经与患者家属知情同意再次给予甲泼尼龙冲击（减量至 10mg/d 维持至 6 个月）联合环磷酰胺（800mg/月×12 个月）。2017 年 4 月随访，精神行为异常消失，无癫痫发作，生活自理，复查头颅磁共振病灶基本消失（图 3-3）。

【最终临床综合诊断】

富亮氨酸胶质瘤失活 1 蛋白抗体阳性自身免疫性脑炎

（张金涛　李东岳　张晨光）

【专家点评】

LGI1 抗体阳性自身免疫性脑炎是近年才被认识的一种自身免疫相关脑炎。主要表现为快速进展的认知功能障碍、情绪改变或精神行为异常、频繁癫痫发作、FBDS、顽固性低钠血症。容易被当作颞叶癫痫诊断。头颅 MRI 最常见双侧或单侧颞叶海马病变。本病影像在尾状核头部及壳核，与常见部位有区别。当出现上述临床表现时，除了想到病毒性脑炎、CJD 等疾病，应想到自身免疫性脑炎，及时进行血清及脑脊液自身免疫性抗体检查。

（张金涛　戚晓昆）

【参考文献】

1. 郑艺明,孙葳,王朝霞,等.富亮氨酸胶质瘤失活 1 蛋白自身抗体相关边缘系统脑炎 1 例[J].北京大学学报（医学版）,2014,46(4):646-649.

2. 唐鹤飞,刘玉坤,张然,等.富亮氨酸胶质瘤失活 1 蛋白抗体阳性边缘系统脑炎 7 例临床分析[J].中国神经免疫学和神经病学杂志,2015,22(3):188-190.

3. 邹为,李丹,杨渊,等.富亮氨酸胶质瘤失活基因 1 蛋白抗体相关自身免疫性脑炎的临床特点[J].内科急危重症杂志,2015,21(3):177-180.

4. IRANI SR,MICHELL AW,LANG B,et al. Faciobrachial dystonic seizures precede LGI1 antibody limbic encephalitis[J]. Ann Neurol,2011,69:892-900.

5. IRANI SR,STAGG CJ,SCHOTT JM,et al. Faciobrachial dystonic seizures:the influence of immunotherapy on seizure control and prevention of cognitive impairment in a broadening phenotype[J]. Brain,2013,136(10):3151-3162.

6. GRESA-ARRIBAS N,TITULAER MJ,TORRENTS A,et al. Antibody titres at diagnosis and during follow-up of anti-NMDA receptor encephalitis:a retrospective study[J]. Lancet Neurol,2014,13(2):167-177.

7. GASTALDI M,THOUIN A. Antibody-Mediated Autoimmune Encephalopathies and Immunotherapies[J]. Neurotherapeutics,2016,13(1):147-162.

病例 4　双下肢麻木无力进行性加重 4 个月

【现病史】

患者男性,59 岁,退休教师。缘于 2011 年 12 月(4 个月前)患者无明显诱因出现左下肢足底及足趾麻木不适,未在意,每天温水泡洗双足,仍能坚持每日晨跑,病情进行性加重,麻木不适自足底向小腿发展;2012 年 1 月中旬(2 个月前)已不能跑步,仅能行走;2012 年 1 月 21 日到笔者所在医院门诊就诊,测血压 190/110mmHg,查颅脑 MRI 报告双侧半卵圆中心、胼胝体压部脑梗死,给予血塞通及降压等药物治疗,病情无明显好转。2012 年 2 月初(1 个月前)出现右下肢麻木无力,伴头晕,行走不稳,右眼闭合无力,右口角流涎,当时尚能在家人搀扶下行走,到本地中医医院就诊,查腰椎 MRI 报告腰椎间盘突出,以“腰椎间盘突出症”住院治疗 2 周病情仍无好转,呈进行性加重。2012 年 3 月 6 日(1 周前)到市中心医院就诊,复查颅脑 MRI 提示双侧半卵圆中心、胼胝体压部脑梗死,以“脑梗死”住院治疗 2 周病情仍无好转,呈进行性加重,双下肢完全瘫痪,并出现尿频、尿急、排尿困难,大便干结;2012 年 3 月中旬出现反应迟钝,精神淡漠,声音嘶哑,吞咽困难,饮水呛咳,为进一步诊治,到笔者所在医院门诊就诊,门诊以“无力待查”收住院治疗。患者自发病以来,意识清,精神差,饮食差,无发热,体重下降 5kg。

【既往史】

“糖尿病”病史 8 年,目前应用“甘精胰岛素 10 单位皮下注射,每晚 1 次”控制血糖,空腹血糖控制在 7.0～10.0mmol/L 之间。否认“高血压、冠心病”等慢性病病史;否认肝炎、结核等传染病病史;否认药物及食物过敏史;否认手术、外伤及输血史;预防接种史随当地。

【个人史】

无外地居住史,无毒物接触史,无吸烟饮酒史。

【家族史】

否认家族中遗传病史及类似病史。

【查体】

体温:36.6℃,脉搏:78 次/min,呼吸:20 次/min,血压:130/80mmHg。被动卧位,反应迟钝,精神萎靡,消瘦貌,查体欠合作。全身各浅表淋巴结无肿大。舟状腹,无压痛、反跳痛,未触及包块,肝脾未触及。神经系统检查:意识清,反应迟钝,精神淡漠,声音嘶哑,言语含糊,粗测智力明显下降。脑神经检查:嗅觉、视力、视野正常,双侧瞳孔等大等圆,直径约 3mm,对光反射灵敏。双眼球同轴居中,各方向活动可。面部感觉正常。右侧咬肌无力、咀嚼肌萎缩。右侧额纹、鼻唇沟浅,Bell 征(+),左侧额纹、鼻唇沟略浅,Bell 征(-)。鼓腮双侧漏气。双耳听力粗测减退。腭垂居中,双侧软腭活动度差,咽反射消失。左右转颈、耸肩尚有力。伸舌略偏右,未见舌肌纤颤及萎缩。双上肢肌力 3 级,左下肢肌力 0 级,右下肢肌力 1 级,肌张力低,双下肢肌肉明显萎缩。双下肢袜套样痛温觉减退,踝关节下振动觉消失。双侧肱二头肌肌腱、肱三头肌肌腱、膝腱及跟腱反射(-),腹壁反射(-)。左侧提睾反射(-),右侧(+)。双侧 Hoffmann、Babinski 及 Chaddock 征(-)。颈软,Kernig 征(-)。

膀胱充盈,尿潴留。

【辅助检查】

1. 血尿便常规　尿糖(++++)、尿潜血(+++),便潜血弱阳性,余正常。

2. 血生化、免疫和病毒学检查　谷丙转氨酶 52U/L,空腹血糖 10.7mmol/L,钠 129mmol/L,氯 91mmol/L,免疫球蛋白 IgE 454IU/ml(正常值范围:0~100IU/ml),抗麻疹病毒 IgM(+),抗核抗体、抗中性粒细胞胞质抗体(ANCA)、补体、肿瘤标志物、甲状腺功能、梅毒、巨细胞和 EB 病毒抗体等均为阴性。

3. 心电图、脏器、淋巴结超声和肺部 CT　未见明显异常。

4. 颅脑 MRI 检查(图 4-1)　头颅 MRI 平扫提示胼胝体压部异常信号,呈等 T_1、长 T_2 信号,FLAIR 及 DWI 序列高信号,轻度斑片状强化。

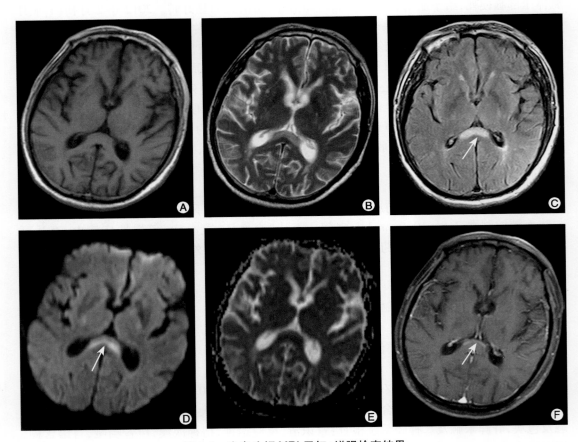

图 4-1　患者头颅 MRI 平扫+增强检查结果

注:A. 胼胝体压部异常信号,呈等 T_1 信号;B. 胼胝体压部长 T_2 信号;C. FLAIR 序列可见胼胝体压部高信号;D. DWI 序列可见胼胝体压部高信号;E. ADC 序列可见胼胝体压部低信号;F. 增强 MRI 可见胼胝体压部病变处轻度斑片状强化

5. 运动神经传导速度检查　左右股神经、左腓总神经肌肉动作电位未引出;左右胫神经、右腓总神经肌肉动作电位远端近端波幅明显减低,传导速度明显减低;左右尺神经、正中神经传导速度减慢;右面神经潜伏期延长、波幅减低。

6. 脑脊液检查　①第一次(2012-4-3):压力 150mmH$_2$O,淡黄透明,脑脊液常规标本送检过程中凝固,蛋白 2.33g/L,葡萄糖 0.13mmol/L(同期血糖 9.6mmol/L),氯化物 98.0mmol/L,未见瘤细胞(图 4-2A)。②第二次(2012-4-4):压力 160mmH$_2$O,淡黄透明,潘迪试验(+++),红细胞计数 550×10^6/L,白细胞计数 240×10^6/L,多核比例 0.12,单核比例 0.88;蛋白2.55g/L,葡萄糖 3.34mmol/L(同期血糖 13.07mmol/L),氯化物 107mmol/L。脑脊液细胞学检测找到淋巴瘤样细胞,MGG 染色可见淋巴细胞的核/质比例高、核大饱满淋巴瘤样细胞,见异常核分裂象(图 4-2B、图 4-2C)。③第三次(2012-4-16)脑脊液淡黄透明,潘迪试验(+++),红细胞计数 10×10^6/L,白细胞计数 600×10^6/L,多核比例 0.20,单核比例 0.80。蛋白 2.52g/L,葡萄糖 0.56mmol/L(同期血糖 15.9mmol/L),氯化物 96.0mmol/L。脑脊液细胞免疫组化及脑脊液流式细胞免疫荧光分析确诊为 B 细胞淋巴瘤(图 4-3)。3 次脑脊液抗酸染色、墨汁染色及细菌培养均为阴性。血清及脑脊液肿瘤抗神经系统抗体:抗 Hu、抗 Ri、抗 Yo 正常。

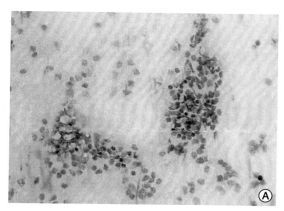
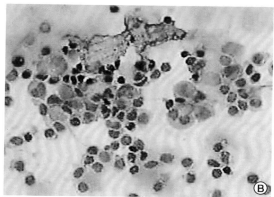
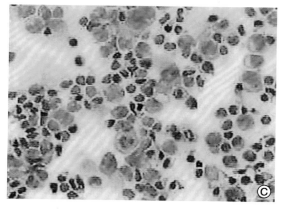

图 4-2　脑脊液(2012-4-4)病理结果

注:A.未见淋巴瘤样细胞,可见大量淋巴细胞,HE×400;B.脑脊液第二次病理结果,MGG 染色可见核/质比例高,核大饱满淋巴瘤样细胞;C.脑脊液第二次病理结果,可见异常核分裂象,HE×400

【定位分析】

　　四肢肌力下降、袜套样痛温觉减退,腱反射消失,定位于广泛周围神经损害,结合肌电图检查运动神经传导速度减慢、波幅明显减低而感觉神经电位无明显异常,定位于脊神经根性损害;饮水呛咳、声音嘶哑、听力减退、双侧周围性面瘫、咀嚼无力、伸舌右偏,定位于 Ⅴ、Ⅶ、

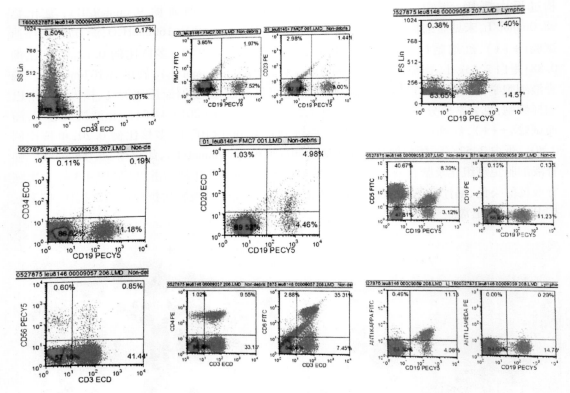

图 4-3　流氏细胞仪检测结果

注:发现送检样本中异常成熟 B 细胞占总数 8.4%,其免疫表型为 CD19+,CD20+部分,CD5+部分,CD10-,CD23-,MFC7-,胞膜免疫球蛋白 Kappa 轻链限制性表达,提示为单克隆细胞,且伴 FSC 较正常残留 B 细胞偏大

Ⅷ、Ⅸ、Ⅻ多组脑神经损害;反应迟钝,精神淡漠,智力下降,定位于广泛脑实质损害,也与胼胝体受累相关。

【定性讨论】

1. 慢性炎性脱髓鞘性多发性神经病(chronic inflammatory demyelinating polyneuropathy, CIDP)　CIDP 一般不累及延髓肌而出现延髓麻痹,脑脊液细胞数正常或稍高,EMG 检查神经传导速度减慢为主,感觉神经亦受累,罕有认知障碍;患者认知障碍、多组脑神经受累、以脊神经受累突出、脑脊液细胞数明显升高,均不支持 CIDP。

2. 结核性脑脊髓膜炎　结核性脑脊髓膜炎可以解释患者脑神经病、脊神经根症状及脑脊液特点,但患者颅脑 MRI 颅内无广泛病灶,无结核菌素中毒症状,也不能解释患者严重的认知障碍,且多次结核杆菌涂片为阴性。

3. 脑膜癌病　又称癌性脑膜炎,是指恶性肿瘤弥漫性或多灶性脑膜(包括硬脑膜、蛛网膜及软脑膜)和脊髓膜播散或浸润,而颅内可无实质占位性病变。病因上分为原发性和继发性。广义上讲患者亦属于原发性脑膜癌病范畴,但需除外继发性可能,患者完善检查未见全身其他系统肿瘤及淋巴瘤迹象,故可除外继发性脑膜癌病。

【诊治经过】

患者第二次脑脊液细胞学检测查到淋巴瘤样细胞,给予甲泼尼龙 500mg/d 冲击治疗

3 天,泼尼松 60mg/d 口服逐渐减量,1 周后精神、饮食及肌力明显好转,双上肢肌力 5⁻级,右下肢肌力 2 级,左下肢肌力 0 级;但泼尼松减量后再次加重。

【临床讨论】

原发性中枢神经系统淋巴瘤(primary central nervous system lymphoma,PCNSL)起源于脑实质、眼、脊髓或脑脊膜等部位,主要为结外非霍奇金淋巴瘤(non-Hodgkin's lymphomas,NHL)。主要表现为渐进性颅内压增高,肢体活动障碍,认知功能障碍、视力听力障碍等,以周围神经病(peripheral neuropathy)为首发表现临床少见。PCNSL 从大体病理上可分为 3 种类型:脑实质浸润性肿块最常见,其次为多发室管膜下病灶,再次为原发软脑膜淋巴瘤,占PCNSL 的 7%左右。但 Lai 等指出 PCNSL 为全脑性的疾病,相关的尸检研究显示病灶分布比较弥漫,超出影像学显示的病变范围,且 50%～100%的 PCNSL 有脑脊膜的受累。前两种病理类型均可浸润脑膜或通过脑脊液播散至脑脊膜,尤其见于晚期和治疗后复发的患者。虽然 PCNSL 大体病理可分为 3 种类型,但作为一名患者可能 3 种病理类型同时兼有,只不过临床以某种病理改变为主。本例患者颅脑 MRI 强化可见胼胝体压部强化病灶,而脑脊液检查发现肿瘤细胞提示肿瘤沿脑脊液播散,累及多脑神经及脊神经根,而以腰骶神经根受累更重。该患者临床表现以下肢麻木起病,后出现多组脑神经受累,不符合 PCNSL 的特点,结合胼胝体受累、肌电图提示周围神经受累较重,说明本例结合了 PCNSL 与神经淋巴瘤病的特点,故诊断"播散性脑、脊膜、神经根及周围神经淋巴瘤病"。

钱敏等报道 13 例淋巴瘤合并周围神经病变,脑神经受累以听神经、面神经、动眼神经、展神经、三叉神经、舌咽神经多见,而多发性神经根受累以腰骶神经根为主。此例患者以下肢麻木、无力发病,病程中出现周围性面瘫,后期出现上肢无力、听力减退、复视、声音嘶哑、饮水呛咳等,提示肿瘤沿脑脊液播散累及多脑神经及脊神经根,肿瘤细胞沉积于腰骶神经根处,以腰骶神经根损害为首发症状,亦以其损害为重。

PCNSL 的发生多位于大脑深部的神经核团,大体病理类型以脑实质浸润性肿块最常见,故典型的 PCNSL 通过神经影像学 MRI 检查基本可以诊断,但该患者多次颅脑 MRI 检查(相隔 3 个月的 3 次 MRI 检查)脑深部实质并无明显占位性病灶,因此,脑脊液细胞学检查和免疫组化染色对诊断尤为重要。患者胼胝体压部异常信号,呈 T_1 等信号 T_2 高信号,FLAIR 及DWI 序列高信号,轻度肿胀,轻度斑片状强化。孤立的胼胝体压部病变多见于病毒性感染、脑梗死、低血糖、低钠血症、高原性脑水肿、癫痫发作和抗癫痫药物使用等。由此可见淋巴瘤也是病因之一。关鸿志等报道 13 例脑膜淋巴瘤脑脊液常规和生化检查以蛋白和细胞数升高(以单核细胞为主)、糖和氯化物减低为主要表现,易误诊为结核性脑膜炎、脑膜癌病、慢性吉兰巴雷综合征等。此患者颅脑 MRI 检查颅内并无明显占位性病变,脑脊液细胞学及脑脊液淋巴细胞亚群流式细胞分析对诊断有重要价值。

淋巴瘤病累及广泛,进展迅速,恶性程度高,预后差,治疗主要以大剂量氨甲蝶呤(HD-MTX)为基础的化疗方案。但该患者明确诊断时身体已极度虚弱,不能耐受化疗。

【治疗及转归】

给予甲泼尼龙 500mg/d 冲击治疗 3 天并逐渐减量,后续以泼尼松 60mg/d 口服逐渐减量,1 周后精神、饮食及肌力明显好转,双上肢肌力 5⁻级,右下肢肌力 2 级,左下肢肌力 0 级;但泼尼松减量后患者病情迅速加重,家属放弃治疗,自动出院,2 天后死亡。

【最终临床综合诊断】

播散性脑、脊膜、神经根及周围神经淋巴瘤

（张金涛　李东岳　张晨光）

【专家点评】

　　本例中年亚急性起病，有广泛脊神经及多组脑神经损害，一般临床思路会考虑脑膜癌病、结核性脑膜炎、CIDP 等。精神智力障碍，影像提示胼胝体受累，需要鉴别伴胼胝体压部可逆性病变的轻度脑炎/脑病（mild encephalitis/encephalopathy with a reversible splenial lesion，MERS）、脑梗死、脑代谢渗透性病变、脱髓鞘病等。本病例的精彩之处在于，对于周围神经损害及脑实质损害，想到并做到了脑脊液肿瘤细胞学检查和免疫组化染色，避免了漏诊。从本例的损伤部位来看，不单有中枢的损伤，还正因为病灶在中线结构胼胝体压部，容易沿脑脊液向下播散，可能引起了脑神经与脊神经的损伤，但也不能除外低位神经系统淋巴瘤广泛播散向上累及中枢。

（戚晓昆　张金涛）

【参考文献】

1. LAI R，ROSENBLUM MK，DEANGELIS LM. Primary CNS lymphoma：a whole-brain disease？ ［J］. Neurology，2002，59（10）：1557-1562.

2. BATAILLE B，DELWAIL V，MENET E，et al. Primary intracerebral malignant lymphoma：report of 248 cases ［J］. J Neurosurg，2000，92（2）：261-266.

3. 关鸿志，陈琳，郭玉璞，等. 脑膜淋巴瘤的临床脑脊液细胞学研究［J］. 中华神经科杂志，2006，39（2）：113-117.

4. 钱敏，陈琳，关鸿志，等. 13 例淋巴瘤合并周围神经病变临床分析［J］. 中国现代神经疾病杂志，2008，8（3）：236-241.

5. 张冠华，张湘衡，杨群英，等. 原发性中枢神经系统淋巴瘤临床特点与疗效：40 例分析［J］. 中国神经肿瘤杂志，2011，9（1）：21-25.

病例 5　精神行为异常、反应迟钝 2 年余，双下肢运动障碍 6 个月

【现病史】

　　患者男，19 岁，民工。患者于 2015 年（2 年前）出现精神行为异常，精神恍惚，反应迟钝，与外界沟通减少，经常光脚外出，受家人训斥后有服药自杀情况，抢救治疗后在当地精神病医院诊断"精神分裂症"，口服"氨磺必利"等药物治疗，精神症状控制尚可。2016 年初（1 年前）再发，在南京某医院就诊，给予"奥氮平、氨磺必利"治疗后病情平稳。2016 年 9 月（半年前）出现双下肢无力，行走缓慢不稳，渐加重至不能行走，精神呆滞，不能进食，不言语，意识模糊，到济南某医院就诊，脑 MRI 检查提示脑沟、裂、池明显增宽，脑室系统明显扩大。曾给予维生素 B_{12} 及左卡尼汀等药物治疗，意识、语言、进食好转，双下肢仍不能行走。2017 年 3 月为进一步诊治到笔者所在医院就诊。

【既往史】

　　否认"高血压、糖尿病"等慢性病病史；否认肝炎、结核等传染病病史；否认药物及食物过

敏史；否认手术、外伤及输血史；预防接种史随当地。

【个人史】

无疫区居住史，无疫水、疫源接触史；无放射物、毒物接触史。未婚。母孕期无异常，足月顺产，生长发育稍晚于同龄儿，18个月能走，会喊"爸妈"，学习较差，自幼少言寡语，不善于与人交流，性格内向。少动，体育成绩差。

【家族史】

父母体健，独子。否认家族遗传病史。

【查体】

体温：36.4℃，脉搏：78次/min，呼吸：18次/min，血压：120/80mmHg。轻度肥胖，内科系统检查未见异常。神经系统检查：神志清，对答切题，精神正常，定向力尚可。脑神经检查未见异常。双上肢肌张力正常，肌力5级，双下肢肌张力增高，肌力2级。T_6平面以下痛觉过敏。指鼻稳准。双侧肱二头肌、肱三头肌肌腱反射（++），双侧膝跟腱反射（++++），髌阵挛及踝阵挛（+），双侧Babinski及Chaddock征（+）。颈软无抵抗，Kernig征（−）。

【辅助检查】

1. 血尿便常规、生化、免疫相关检查 同型半胱氨酸113μmol/L，叶酸、维生素B_{12}、电解质正常。寡克隆区带、抗NMO抗体IgG（血清、脑脊液）阴性。

2. 动脉血气分析 pH 7.39，乳酸2.56mmol/L，碳酸氢盐浓度28.2mmol/L，二氧化碳分压47mmHg。

3. 脑脊液检查 压力160mmH$_2$O，常规、生化、细菌学检查未见异常。

4. 脑电图 双侧枕区α节律欠好，调节调幅差，各极可见较多低波幅β波、α波及散在低波幅θ波。

5. 脊髓和头颅MRI ①胸椎MRI（2016年11月）示胸段脊髓（T_1~T_6水平）脊髓中央管扩张（图5-1）；②头颅MRI（2017-4-1）示双侧脑室后角及枕角扩大（图5-2），颅脑灌注成像及MRS正常。

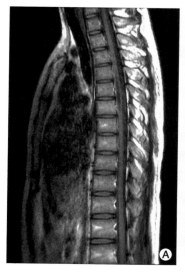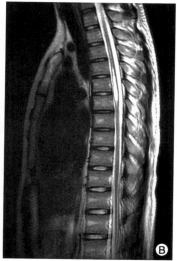

图5-1 胸椎MRI影像

注：A~B.胸段脊髓（T_1~T_6水平）示脊髓中央管扩张

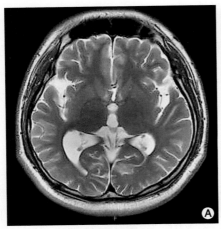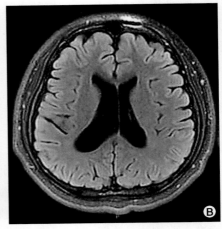

图 5-2　头颅 MRI 影像

注:A～B.头颅 MRI 示双侧脑室后角及枕角扩大。双侧脑沟、裂、池明显增宽,脑室系统明显扩大

6. 尿液有机酸综合分析　①第 1 次检测(2016-10-10)(图 5-3A):甲基丙二酸血症,3-羟基丁酸增高;②第 2 次检测(2017-4-2)(图 5-3B):甲基丙二酸血症,丙戊酸及 2-丙基-3-羟基戊酸增高。

7. 遗传代谢病氨基酸和酰基肉碱谱分析　①第 1 次检测(2016-10-10)(图 5-4A):丙酰肉碱与乙酰肉碱比值增高,伴游离肉碱减低,提示甲基丙二酸血症或丙酸血症;②第 2 次检测(2017-4-2)(图 5-4B):与上次结果比较,丙酰肉碱增高。

8. 认知评估　MMSE 23 分(正常>26 分),MoCA 19 分(正常>22 分)。

【定位分析】

患者自幼智力较差、性格内向,17 岁开始出现精神异常,MMSE 评分、MoCA 评分低,脑电图普遍呈低波幅改变,定位于广泛大脑皮质;双下肢肌张力高,腱反射亢进,病理征阳性,定位于双侧皮质脊髓束;T_6 平面以下痛觉过敏,胸椎 MRI 示胸段脊髓(T_1～T_6 水平)脊髓中央管扩张,定位于胸髓。综合定位于广泛大脑皮质、脊髓、锥体束。

【定性讨论】

患者自幼智力发育较差,青少年出现精神行为异常、双下肢运动障碍,进行性加重,脑和脊髓损害最为显著,尿有机酸分析及血氨基酸和酰基肉碱谱筛查、血同型半胱氨酸、乳酸等异常,综合考虑代谢性疾病,符合甲基丙二酸血症,需与以下疾病鉴别:

1. 精神分裂症　是一种以人格改变,思维、情感和行为的分裂、精神活动与环境不协调为主要特征的精神疾患。该患者精神行为异常,精神恍惚,自杀倾向,应与此病鉴别,但是曾按此诊断药物治疗效果不佳,有脑和脊髓广泛损害,而且影像学和血尿检测均不支持该病。

2. 其他疾病　如脊髓压迫症、视神经脊髓炎、自身免疫性脑炎、痉挛性截瘫、病毒性脑炎,该例虽有症状、体征相似之处,但该患者呈现脑脊髓广泛受累,与以上疾病不符,入院后各项检查均可排除。继发性甲基丙二酸血症、丙酸血症根据血结果与甲基丙二酸血症难鉴别,依据尿有机酸结果可排除。

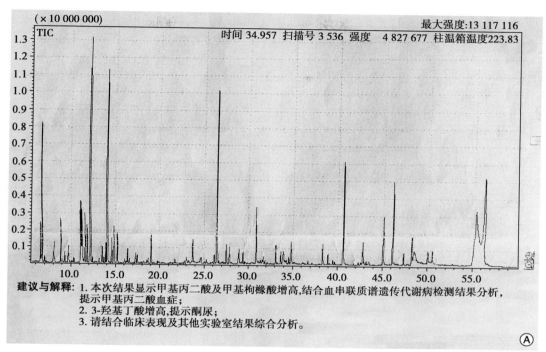

建议与解释：1. 本次结果显示甲基丙二酸及甲基枸橼酸增高,结合血串联质谱遗传代谢病检测结果分析,
提示甲基丙二酸血症;
2. 3-羟基丁酸增高,提示酮尿;
3. 请结合临床表现及其他实验室结果综合分析。

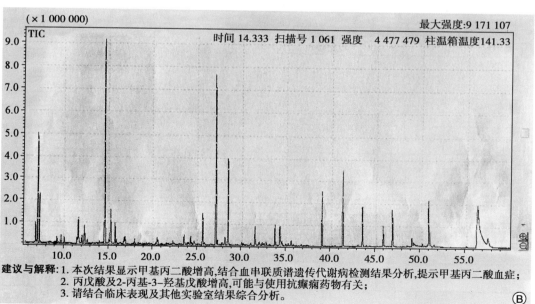

建议与解释：1. 本次结果显示甲基丙二酸增高,结合血串联质谱遗传代谢病检测结果分析,提示甲基丙二酸血症;
2. 丙戊酸及2-丙基-3-羟基戊酸增高,可能与使用抗癫痫药物有关;
3. 请结合临床表现及其他实验室结果综合分析。

图 5-3　尿液有机酸检测结果

注:A. 尿液有机酸综合分析(2016-10-10)示甲基丙二酸血症,3-羟基丁酸增高;B. 尿液有机酸综合分
析(2017-4-2)示甲基丙二酸血症,丙戊酸及 2-丙基-3-羟基戊酸增高

项目	结果	参考值	提示	项目	结果	参考值	提示
棕榈烯酰肉碱(C16:1)	0.06	0.02-0.30		C5-OH/C8	2.12	0.40-20.00	
棕榈二烯酰肉碱(C16:2)	0.02	0.01-0.10		C5DC/C3	0.03	0.01-0.35	
3-羟基棕榈酰肉碱(C16-OH)	0.02	0.01-0.10		C5DC/C8	1.19	0.20-4.00	
3-羟基棕榈烯酰肉碱(C16:1-OH)	0.02	0.01-0.15		C5DC/C16	0.24	0.01-0.50	
棕榈二酰肉碱(C16DC)	0.01	0.00-0.12		C6/C3	0.01	0.01-0.25	
十八碳酰肉碱(C18)	0.14	0.10-1.50		C8/C3	0.03	0.01-0.35	
十八碳烯酰肉碱(C18:1)	0.36	0.20-2.80		C8/C10	0.73	0.25-2.80	
十八碳二烯酰肉碱(C18:2)	0.13	0.10-1.10		C10/C3	0.04	0.01-0.50	
3-羟基十八碳酰肉碱(C18-OH)	0.01	0.00-0.12		C12/C3	0.02	0.01-0.30	
3-羟基十八碳烯酰肉碱(C18:1-OH)	0.01	0.01-0.10		C14/C3	0.02	0.02-0.40	
十八碳二酰肉碱(C18DC)	0.01	0.01-0.10		C14:1/C8:1	1.53	0.10-5.00	
C3/C2	0.56	0.02-0.25	↑	C14:1/C16	0.24	0.02-0.40	
C3DC/C4	1.03	0.10-1.50		C16/C2	0.08	0.01-0.15	
C4/C2	0.02	0.00-0.05		C16/C3	0.14	0.10-2.50	
C4/C3	0.03	0.00-0.65		C18/C3	0.06	0.05-1.70	
C4-OH/C2	0.03	0.00-0.03		C14-OH/C3	0.01	0.00-0.10	
C4-OH/C3	0.05	0.02-0.80		C16-OH/C3	0.01	0.00-0.12	
C5/C2	0.02	0.00-0.04		C18-OH/C3	0.00	0.00-0.10	
C5/C3	0.04	0.02-0.45		(C16+C18:1)/C2	0.16	0.03-0.30	
C5-OH/C3	0.06	0.02-0.70		C0/(C16+C18)	15.51	6.50-100.00	

结果单位:μmol/L

建议与解释:1. 本次结果显示:丙酰肉碱与乙酰肉碱比值增高，伴游离肉碱降低，提示甲基丙二酸血症或丙酸血症;

Ⓐ

项目	结果	参考值	提示	项目	结果	参考值	提示
肉豆蔻二酰肉碱(C14DC)	0.02	0.01-0.10		C5-OH/C3	0.05	0.02-0.80	
棕榈酰肉碱(C16)	0.93	0.20-3.50		C5-OH/C8	8.58	0.40-20.00	
棕榈烯酰肉碱(C16:1)	0.12	0.02-0.30		C5DC/C3	0.01	0.01-0.40	
棕榈二烯酰肉碱(C16:2)	0.02	0.01-0.10		C5DC/C8	1.21	0.20-4.00	
3-羟基棕榈酰肉碱(C16-OH)	0.03	0.01-0.10		C5DC/C16	0.10	0.01-0.50	
3-羟基棕榈烯酰肉碱(C16:1-OH)	0.03	0.01-0.15		C6/C3	0.01	0.01-0.30	
棕榈二酰肉碱(C16DC)	0.04	0.00-0.12		C8/C3	0.01	0.01-0.40	
十八碳酰肉碱(C18)	0.54	0.10-1.50		C8/C10	0.72	0.25-3.00	
十八碳烯酰肉碱(C18:1)	0.92	0.20-2.80		C10/C3	0.01	0.01-0.50	
十八碳二酰肉碱(C18:2)	0.54	0.10-1.20		C12/C3	0.00	0.01-0.30	↓
3-羟基十八碳酰肉碱(C18-OH)	0.03	0.00-0.05		C14/C3	0.01	0.02-0.45	
3-羟基十八碳烯酰肉碱(C18:1-OH)	0.02	0.01-0.10		C14:1/C8:1	0.81	0.10-5.00	
十八碳二酰肉碱(C18DC)	0.05	0.01-0.10		C14:1/C16	0.11	0.02-0.40	
C3/C2	0.51	0.02-0.25	↑	C16/C2	0.03	0.01-0.25	
C3DC/C4	0.36	0.10-1.50		C16/C3	0.07	0.10-3.00	↓
C4/C2	0.01	0.00-0.05		C18/C3	0.04	0.05-2.00	↓
C4/C3	0.01	0.00-0.70		C14-OH/C3	0.00	0.00-0.10	
C4-OH/C2	0.01	0.00-0.03		C16-OH/C3	0.00	0.00-0.12	
C4-OH/C3	0.01	0.02-0.90	↓	C18-OH/C3	0.00	0.00-0.10	
C5/C2	0.02	0.00-0.05		(C16+C18:1)/C2	0.07	0.03-0.40	
C5/C3	0.02	0.02-0.50		C0/(C16+C18)	49.38	6.50-100.00	

结果单位:μmol/L
建议与解释:与前次结果比较，丙酰肉碱增高，临床专家建议：需加强治疗，请结合临床及其他实验室结果综合分析。
　　　　　*该项目参考值已作修改，敬请留意。

Ⓑ

图 5-4　遗传代谢病氨基酸和酰基肉碱谱分析

注:A.遗传代谢病氨基酸和酰基肉碱谱分析(2016-10-10)示丙酰肉碱与乙酰肉碱比值增高,伴游离肉碱降低,提示甲基丙二酸血症或丙酸血症;B.遗传代谢病氨基酸和酰基肉碱谱分析(2017-4-2)与前次结果相比,丙酰肉碱增高

【临床讨论】

甲基丙二酸血症（methylmalonic acidemia，MMA）属于常染色体隐性遗传病，主要是由于甲基丙二酸酰辅酶 A 变位酶或其辅酶腺苷钴胺代谢缺陷所致。该病多发生于儿童期，成人发病少见。甲基丙二酸血症患儿临床表现各异，往往易被误诊，最常见的症状和体征是反复呕吐、嗜睡、惊厥、运动障碍、智力及肌张力低下。患儿甚至可表现出类似感染性休克或者酮症酸中毒等症状，若不能及时鉴别，会因不能及时抢救而导致死亡。

正常情况下，甲基丙二酸在甲基丙二酰辅酶 A 变位酶（methylmalonyl coenzyme A mutase，MCM）和腺苷钴胺素（Adenosylcobalamin，AdoCbl）的作用下转变成琥珀酰辅酶 A，参与三羧酸循环产生能量，MCM 活性不足或维生素 B_{12} 代谢障碍可导致甲基丙二酸及其前体丙酸、甲基枸橼酸等代谢物的异常蓄积，从而引起神经系统广泛损伤。

该病患病率美国为 1:4 800，意大利为 1:115 000，德国为 1:169 000，日本为 1:50 000，我国目前尚无流行病学患病率统计报告。MMA 目前共发现 8 个亚型，其中 MCM 缺陷包括完全缺陷（mut0）及部分缺陷（mut-），维生素 B_{12} 代谢障碍包括线粒体钴胺素还原酶（cblA）缺乏、线粒体钴胺素腺苷转移酶（cblB）缺乏以及 4 种由于细胞质和溶酶体钴胺素代谢障碍引起的腺苷钴胺素和甲基钴胺素合成缺陷（cblC、cblD、cblF、cblH）。mut0、mut-、cblA、cblB、cblH 亚型为单纯性 MMA，cblC、cblD 和 cblF 亚型常表现为 MMA 伴高同型半胱氨酸血症。其中 cblC 型患儿最常见，主要表现为巨幼红细胞贫血、生长障碍、神经系统症状。早发型多于 1 岁内起病，迟发型多在 4 岁以后出现症状，可合并神经、肝脏、肾脏等多系统损害，而神经系统以脑损害最为显著，主要表现为嗜睡、昏迷、呕吐、智力低下及精神运动发于迟缓及惊厥等。维生素 B_{12} 无效型是 MMA 新生儿期发病最常见的类型，多由于变位酶缺陷引起。cblD 型患儿发病较晚，无血液系统异常表现。cblF 型患儿新生儿期出现口腔炎、肌张力低下和面部畸形，部分有血细胞形态异常。

MMA 临床表现与患病类型、发病年龄以及对维生素 B_{12} 的反应性有关。主要包括：①神经系统损害：尤其是脑损伤，大多位于双侧苍白球，可表现为惊厥、舞蹈、手足徐动症等；②智力低下；③生长发育障碍：尤其是新生儿期发病的患儿和 mut-患儿，可见小头畸形；④肝、肾损害：部分患儿出现肝脏肿大、肾小管酸中毒、慢性肾衰等；⑤血液系统异常：可见巨幼细胞性贫血、粒细胞、血小板减少等；⑥免疫功能低下；⑦其他：如患儿可并发肥厚型心肌病、急慢性胰腺炎骨质疏松等。

本病例为青少年男性，因精神症状突出，多次被误诊为"精神分裂症"，病程并进行性加重，患者逐步出现神经系统阳性体征，最后经血、尿有机酸分析而确诊为甲基丙二酸血症，经治疗后疗效良好。迟发型甲基丙二酸血症临床表现复杂，易造成漏诊、误诊。该病除惊厥、运动障碍和智力损害三大主征外，还可以出现精神异常症状等。因此对临床不明原因神经精神疾病也要注意与代谢性疾病鉴别。该患者合并胸髓空洞，病程中出现双下肢无力，查体 T_6 以下痛觉过敏，较为少见，赵玉英等也有类似报道。

MMA 治疗原则为减少代谢毒物的生成和/或加速其清除，主要方法包括限制某些饮食摄入以及通过药物、器官移植等方法进行治疗。急性期治疗：主要以补液、纠酸为主，同时应限制蛋白质摄入，供给适当的热量。纠正低血糖，采用静脉注射葡萄糖 1~2g/kg，随后补充 10% 的葡萄糖溶液。纠正持续高氨血症（血氨>600μmol/L），则需要通过腹透或血液透析去除毒性代谢物。为稳定病情可用左旋肉碱 100~300mg/（kg·d），静脉滴注或口服；维生素 B_{12}，1mg/d，肌内注射，连续 3~6d。MMA 长期治疗包括：饮食治疗，原则是低蛋白、高能饮食,应进食少量天然蛋白质。维生素 B_{12} 无效型患儿以饮食治疗为主;维生素 B_{12} 有效型患儿蛋白饮食限制不需过于严格,大多数患儿不需要特殊奶粉治疗,对于确实需要者,由于自身蛋氨酸合成障碍,在使用过程中应监测血液中蛋氨酸浓度,以防蛋氨酸缺乏。药物治疗:①维生素 B_{12}:用于维生素 B_{12} 有效型的长期维持治疗,肌内注射 1mg/次,每周 1~2 次,部分患儿可口服甲钴胺 500~1 000μg/d;②左旋肉碱:促进甲基丙二酸和酯酰肉碱排泄,增加机体对天然蛋白的耐受性,常用剂量为 50~100mg/(kg·d);③甜菜碱:用于合并同型半胱氨酸血症患儿,500~1 000mg/d,口服;④叶酸:用于合并贫血或同型半胱氨酸血症患儿,10~30mg/d,口服;⑤维生素 B_6:12~30mg/d,口服;⑥甲硝唑 10~20mg/(kg·d)或新霉素 50mg/(kg·d),可减少肠道细菌产生的丙酸,但长期应用可引起肠道菌群紊乱,应慎用;⑦氨基甲酰谷氨酸 50~100mg/(kg·d)以及苯甲酸钠 150~250mg/(kg·d)治疗,可改善高氨血症以及高甘氨酸血症;⑧应急时使用胰岛素或生长激素,可增加蛋白及脂质合成并改善体内代谢。

肝移植被认为是目前有效的 MMA 治疗方法,肝移植可有效纠正甲基丙二酸代谢异常,但是其远期效果还有待观察。对于维生素 B_{12} 无效型且饮食控制治疗效果较差的患者可尝试肝脏移植治疗。研究表明肝移植仅能部分纠正 MMA 代谢缺陷,不能预防肾脏以及神经退行性病变的进展。也有研究认为肝-肾联合移植可能优于单独肝移植,但其长期预后及移植存活率仍不确定。Splinter 等曾对肝脏移植治疗该病对日常生活能力的影响进行对比研究,发现进行肝脏移植后并没有显示出生活能力的明显改善。

甲基丙二酸血症患儿的预后主要取决于疾病类型、发病早晚以及治疗的依从性。维生素 B_{12} 有效型预后较好,其中 cblA 型预后最好;维生素 B_{12} 无效型预后不佳,mut0 型预后最差。新生儿发作型患儿病死率达 80%,迟发型甲基丙二酸血症患者预后尚好,新生儿疾病筛查的普及有利于早期发现和早期有效的治疗,改善长期预后。

【治疗及转归】

给予维生素 B_{12}、叶酸及左卡尼汀等药物治疗,结合 PT 抗痉挛等康复治疗,患者出院时意识清,精神好,言语清晰,智力正常,双下肢肌张力较入院时明显好转,肌力恢复至 3 级。

【最终临床综合诊断】

甲基丙二酸血症

(张金涛 魏丙超 李东岳)

【专家点评】

甲基丙二酸血症是有机酸代谢异常的常染色体隐性遗传病,该病多发生于儿童及青少年,成人发病少见,属于罕见病。临床表现各异,以精神症状首发的往往易误诊为"精神分裂症",尤其是没有家族遗传史的患者。应注意该病影像学表现为脑脊髓萎缩。该病例提示,青少年患者,不明原因神经精神症状要注意与遗传代谢性疾病鉴别。本病例不足之处是未进行肌电图和基因筛查,注意要终身服用维生素 B 族及叶酸。

(姚生 刘建国)

【参考文献】

1. YAGHMAEI B,ROSTAMI P,VARZANEH FN,et al. Methylmalonic acidemia with emergency hypertension[J]. Nefrologia,2016,36(1):75-76.

2. KHANNA A,GISH R,WINTER SC,et al. Successful Domino liver transplantation from a patient with Methylma-

lonic acidemia[J].JIMD Rep,2016,25(1):87-94.

3. KUMAR S. Methylmalonic acidemia and diabetic ketoacidosis:An unusual association[J]. Indian J Crit Care Med,2016,19(5):292-293.

4. YANNICELLI S,ACOSTA PB,VELAZQUEZ A,et al. Improved growth and nutrition status in children with methylmalonic or propionic acidemia fed an elemental medical food[J]. Mol Genet Metab,2003,80(1-2):181-188.

5. SOLOMON LR. Oral pharmacologic doses of cobalamin may not be as effective as parenteral cobalamin therapy in reversing hyperhomocystinemia and methylmalonic acidemia in apparently normal subjects[J]. Clin Lab Haematol,2006,28(4):275-278.

6. 蔡振利.成人发病甲基丙二酸血症的临床分析[J].中风与神经疾病杂志,2010,27(8):755.

7. 胡宇慧,韩连书.MMA基因突变和发病机制的研究进展[J].国际儿科学杂志,2007,34(5):364-367.

8. 王斐,韩连云.甲基丙二酸血症脑损伤机制研究进展[J].国际病理科学与临床杂志,2008,28(1):78-80.

9. 赵玉英,焉传祝,亓法英,等.晚发型钴胺素C缺陷病临床及分子遗传学特点分析[J].中华神经科杂志,2018,51(11):863-870.

病例6

记忆力减退伴精神行为异常3年余,意识模糊1天

【现病史】

患者男性,84岁,北京人。自2007年(4年前)起无明显诱因逐渐出现近记忆力减退,刚做过的事情不记得,伴精神行为异常,表现为多疑,怀疑家里有坏人,经常半夜起床去重复性关门,老伴与单位同事在一起,则怀疑老伴有不忠行为;间断出现视幻觉,如看见小鸟飞进房间,墙壁有虫子,时常诉说有外人进家门。2009年(2年前)出现在家中找不到自己房间、卫生间,外出后找不到家门等情况,并逐渐出现动作迟缓、言语笨拙及双手抖动症状,多次无故跌倒,小便控制时间短、便秘,查体发现直立性低血压(立位时最低可至60/40mmHg)。2009年5月住院期间查体提示远、近记忆力、计算力减退,构音不清,饮水呛咳,双上肢肌张力高,右侧病理征阳性。2009年7月出现夜间睡眠差、躁动、幻视,自行服用艾司唑仑(1mg/d)后出现嗜睡。曾诊断"老年性痴呆",服胆碱酯酶抑制剂后出现精神行为症状加重,后调整药物为盐酸美金刚片、奋乃静治疗,症状改善不明显。2009年曾在外院诊断"精神分裂症",给予奥氮平治疗,未规律服药。2011年3月28日精神受刺激后出现被害妄想,打骂老伴、夜间不眠,拒绝服药。2011年3月31日患者精神症状加重,家人自行给予患者口服奥氮平2.5mg及硝基安定2.5mg,下午再次服用奥氮平2.5mg后,患者出现嗜睡,小便失禁。门诊以"老年变性病性痴呆"收住我科。患者自发病以来,精神及睡眠差,饮食尚可,平素频数,此次发病时出现小便失禁,大便便秘,体重无明显减轻。

【既往史】

2008年诊断为"心律失常、房性期前收缩",曾服用"普罗帕酮"治疗;2008年诊断为"高血压病",最高达180/100mmHg,间断服用"氨氯地平及美托洛尔"降压治疗;2009年因发现"直立性低血压"后逐渐停用降压药物。2011年4月在住院期间发现"双侧颈动脉粥样硬化、肝囊肿、左肾囊肿、前列腺增生伴钙化"。1957年患"浸润性肺结核";1998年患"左侧结核性胸膜炎";否认肝炎、疟疾等传染病史;对油漆过敏,否认药物及食物过敏史;1963年

行"阑尾切除术",1966 年行"扁桃体摘除术";1999 年曾因车撞导致头部外伤;否认输血史。预防接种史不详。

【个人史】

出生于河北献县。久居北京。大学文化程度,无烟酒、药物等嗜好。40 岁结婚,配偶体健。有 2 子 1 女,均体健。

【家族史】

父母已故,父亲死于心脏病,母亲死于脑血管病;有 1 兄 2 弟,1 兄因心肌梗死去世,两个弟弟体健;否认家族其他遗传病及传染病病史。

【查体】

体温:36.5℃,脉搏:79 次/min,呼吸:18 次/min,血压:108/77mmHg。右下腹可见一长约 5cm 的手术瘢痕,口唇轻度发绀,桶状胸,听诊心音低钝,余内科查查体未见异常。专科查体:神志清楚,言语略含糊。粗测定向力、记忆力、计算力减退。双眼上视欠佳,双耳听力减退,四肢肌力 5 级,肌张力呈齿轮样增高,左侧肢体为著。双侧指鼻和跟膝胫试验稳准,Romberg 征不能配合。双侧肢体深浅感觉对称存在。双侧肱二头肌肌腱、肱三头肌肌腱、膝腱反射均对称存在,双侧跟腱反射对称减低。右侧 Chaddock 征、双划征阳性,左侧病理征未引出。脑膜刺激征阴性。皮肤划纹试验正常。

【辅助检查】

1. 实验室检查　血尿便常规、生化、肿瘤标志物、血清四项、甲状腺功能、叶酸、维生素 B_{12}、同型半胱氨酸水平均在正常范围。

2. 电生理检查　肛门括约肌肌电图(2009 年 5 月)正常,神经传导及体感诱发电位检测正常。

3. 认知检查　患者行两次 MMSE 检查,分别为 14 分和 8 分,详细得分见表 6-1。

表 6-1　患者 MMSE 评分

时间	年龄	时间定向力	地点定向力	瞬时记忆力	计算力	短程回忆	命名	复述	语言理解	阅读理解	语言表达	描图	总分
2010 年 8 月	83	1	3	3	0	1	2	0	2	1	1	0	14
2011 年 1 月	84	1	2	2	0	0	2	0	0	1	0	0	8

4. 头颅影像学　①2010 年 8 月 26 日头颅 MRI 示脑内多发缺血灶,未见急性病灶,脑萎缩;②2011 年 1 月 12 日头颅 PET/CT 示双侧额、颞、顶、枕叶葡萄糖代谢减低(图 6-1);③2011 年 4 月 2 日头颅 MRI 示脑内多发缺血灶,脑萎缩(图 6-2);④2014 年 6 月 25 日头颅 CT 示老年性脑改变(图 6-3)。

【定位分析】

高级皮质功能减退、精神行为异常定位于双侧大脑皮质;动作迟缓、言语笨拙、四肢及颈部肌张力增高,定位于锥体外系;小便控制差、便秘、直立性低血压定位于自主神经系统;右侧 Chaddock 征、双划征阳性,定位于左侧皮质脊髓束。

【定性讨论】

1. 路易体痴呆(dementia with Lewy body,DLB)　该病是一组在临床和病理表现上重叠

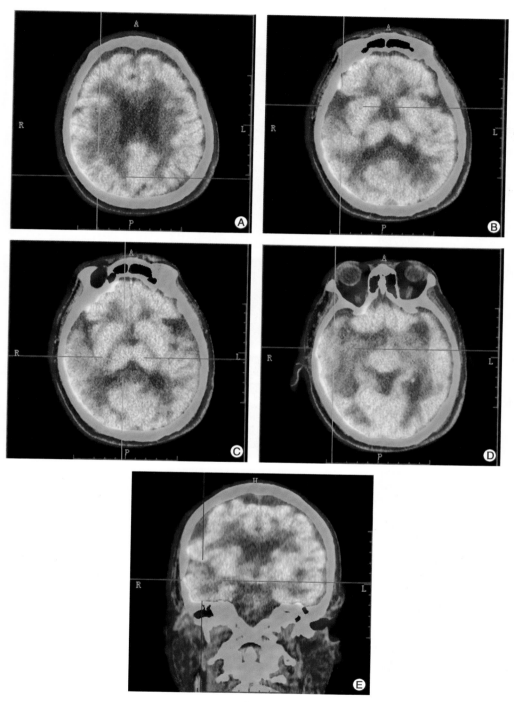

图 6-1　头颅 PET/CT(2011-1-12)检查结果

注：A~E. 双侧额、颞、顶、枕叶葡萄糖代谢减低

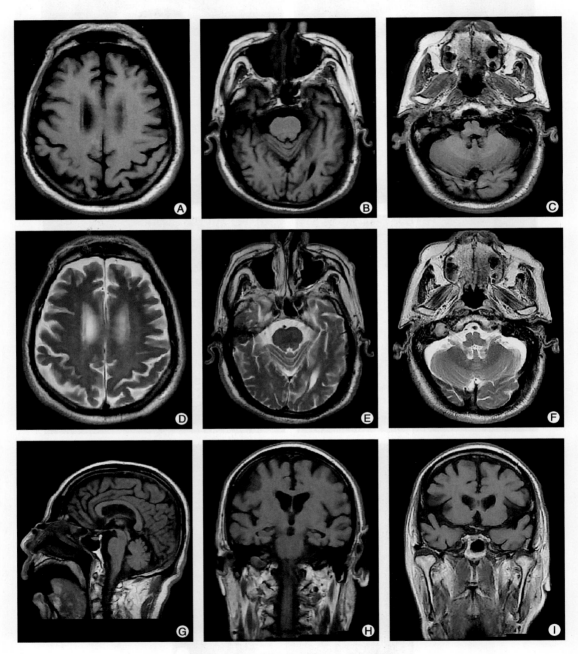

图 6-2　头颅 MRI(2011-4-2)检查结果

注:A~I. 头颅 MRI 显示脑内多发小缺血灶,未见急性梗死灶,弥漫老年性脑萎缩

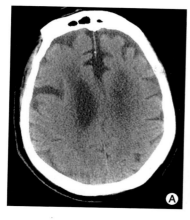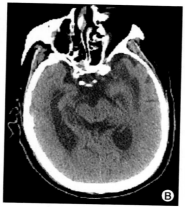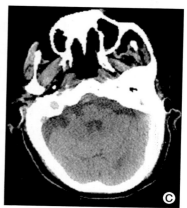

图 6-3　头颅 CT（2014-6-25）检查结果

注：A～C. 头颅 CT 示脑内多发缺血灶，老年性脑萎缩改变

于帕金森病和阿尔茨海默病之间，以波动性认知功能障碍、视幻觉和帕金森综合征为临床特点，以路易体皮质及脑干神经元细胞质内广泛存在的路易体为病理特征的神经变性疾病。该病约占老年期痴呆患者的 15%～25%，仅次于阿尔茨海默病，居第 2 位。支持 DLB 的诊断条件还包括反复跌倒，晕厥，短暂性意识丧失，对神经安定剂敏感，各种形式的谵妄及其他形式的幻觉，不支持 DLB 诊断条件是有提示卒中的神经系统局灶体征及神经影像学证据，临床症状可由其他内科或神经系统疾病解释。该患者为老年男性，主要临床表现为进行性认知功能减退、间断性精神行为异常，伴有视幻觉等，并合并出现动作迟缓、言语笨拙及肢体抖动等帕金森综合征表现。对神经安定类药物敏感，查体可见直立性低血压，高级认知功能减退，四肢及颈部肌张力增高。因此该患者症状满足 3 条 DLB 诊断的核心表现：即病情早期出现认知功能障碍伴有精神行为异常、鲜明的视幻觉、随病情进展出现锥体外系功能障碍；1条提示性表现，即对神经安定类药物敏感，患者因服用安定类药物引起嗜睡。支持性表现包括自主神经功能障碍，直立性低血压，尿、便障碍等。因此临床诊断首先考虑 DLB 可能性大。

2. **阿尔茨海默病（Alzheimer disease，AD）**　该病是痴呆最常见的病因和最常见的老年期痴呆类型，以进行性记忆障碍、认知功能障碍，人格改变和语言障碍等神经精神症状为特征。病理可见前额叶、颞叶等新大脑皮质及海马、杏仁核区域的神经原纤维缠结和老年斑、神经元减少、血管 β-淀粉样蛋白沉积和颗粒空泡变性为主要特点，影像学可见以海马萎缩为主的脑萎缩，中晚期患者可合并有锥体外系症状，不易与 DLB 鉴别。该患者早期即合并有锥体外系表现，病程中具有间断性精神行为异常，鲜明的视幻觉、对神经安定剂敏感等，影像学表现海马萎缩并不明显，不支持阿尔茨海默病的诊断。

3. **额颞叶痴呆**　本病是以额颞叶萎缩为特征性变化，出现认知改变的一组临床表现及病理特征异质性疾病。多于 50～60 岁发病，起病隐袭，进展缓慢，以人格和情感改变为早期症状，如易激惹、暴怒、淡漠和抑郁等，逐渐出现行为异常，如举止不当，无进取心，对事物漠然和冲动行为等，而记忆、视空间症状不明显，或以进行性语言障碍（言语少，词汇贫乏，刻板和模仿）为特征。脑电图检查早期多为正常，少数可见波幅降低，α 波减少，晚期背景活动低，α 波极少或无，可有不规则中波幅 δ 波，少数患者有尖波。头 CT 和 MRI 检查可见特征性额颞叶萎缩,脑回窄,脑沟宽及额角呈气球样扩大,额极和前颞极皮质变薄,颞角扩大,侧裂池增宽,多不对称,疾病早期即可出现。单光子发射计算机断层成像术呈不对称性额、颞叶血流减少。若病理上存在皮克小体(Pick body)称为皮克病(Pick disease),若无 Pick 小体,但临床表现类似,称为 Pick 综合征,后者包括额叶痴呆、原发性进行性失语等。该患者起病年龄相对较晚,早期人格改变和语言障碍改变不明显,影像学主要表现为全脑萎缩,额颞叶萎缩不明显,不支持额颞痴呆的诊断。

4. 帕金森病痴呆(Parkinson disease dementia,PDD)　部分帕金森病晚期患者可出现痴呆,在药物治疗过程中可以出现视幻觉,在临床上表现与 DLB 相似,但 PD 患者的痴呆症状多是在 PD 发病后数年(大于 1 年)出现,痴呆以皮质下痴呆为特点,运动障碍突出,应用左旋多巴治疗后锥体外系症状可改善。而 DLB 患者早期即出现波动性认知功能障碍,运动障碍表现为强直、少动为主,静止性震颤很少出现,对左旋多巴治疗反应通常较差。该患者早期即合并出现锥体外系表现,主要表现为动作迟缓,肌张力增高,未见明显静止性震颤,不支持 PDD 的诊断。

【诊治经过】

入院后给予营养神经,改善脑代谢及对症支持治疗,口服盐酸美金刚、奥氮平,间断应用艾司唑仑助眠,神经系统功能呈缓慢进行性下降。住院期间神经查体示痴呆状态,有时自言自语,内容不切题,间断伴有精神行为异常,表现为烦躁,易激惹,攻击陪护等。经过治疗后精神症状有改善,可主动与人打招呼,回答简单问题,可在陪伴搀扶下行走,但行走距离逐渐缩短。2011 年 9 月再次出现肺部感染,长期卧床,并出现语言功能逐渐丧失,四肢及颈部肌张力持续性增高,颈部因长期肌张力增高呈后仰位。2014 年 6 月 25 日再次肺部感染,6 月 30 日出现呼吸衰竭,行床旁经鼻气管插管。感染期间患者间断出现全身抖动,持续时间数秒到数分钟左右。复查头颅 CT 未见新发病灶,先后应用氯硝西泮、左乙拉西坦、苯妥英钠片控制发作。伴随感染进行性加重,出现心、肝、肾、凝血障碍等多脏器功能衰竭。2014 年 7 月 8 日死亡。总病程 7 年余。

【病理结果】

神经系统尸检结果回报:大体病理:脑重 1 276g。双侧壳核可见数个腔隙性梗死灶,大小约米粒及绿豆样。双侧黑质色略淡,余未见明显病变。镜下病理:新皮质、边缘系统、杏仁核、丘脑等广泛分布皮质型路易小体;脑室旁核及黑质、蓝斑、迷走神经背核见大量经典型路易小体。脑干网状核及中缝核亦见大量 α-共核蛋白阳性的路易小体(图 6-4)。上述区域可见密度稀少至中度不等的 α-共核蛋白阳性轴索。黑质、蓝斑、迷走神经背核、三脑室旁核等可见严重神经细胞脱失伴胶质细胞增生。扣带回、岛叶、杏仁核、内嗅皮质中度神经元脱失;颞、顶、枕叶轻度脱失;伴有轻、中度胶质细胞增生。海马及海马旁回可见神经原纤维缠结(Braak-2/6 级)。广泛新皮质及边缘系统、丘脑、杏仁核等见 Aβ 阳性斑。轻度脑血管淀粉样变性。

神经病理诊断:①新皮质弥散型路易小体病伴脑干、边缘系统严重受累(临床病理诊断弥散性路易小体痴呆);②Aβ 阳性斑为著的阿尔茨海默样病理改变,但阿尔茨海默病可能性低;③轻度 CAA,脑动脉硬化轻度。

【临床讨论】

本病例特点为老年男性,隐袭起病,慢性进行性加重病程。主要临床表现为进行性认知

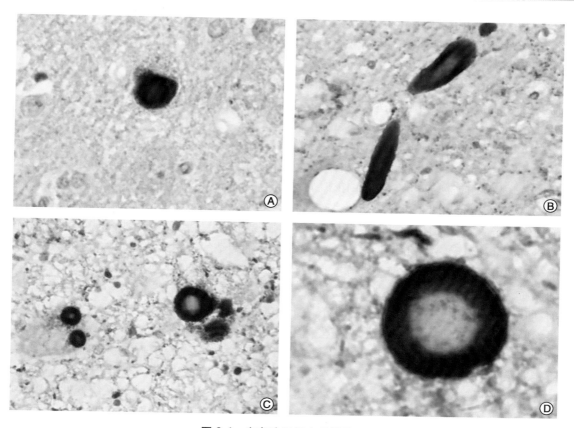

图 6-4 患者脑组织病理学结果

注:A. 大脑皮质神经元细胞质内路易小体形成(α-共核蛋白染色),HE×1 000;B. 中脑神经元细胞质内路易小体形成;C. 脑桥神经元细胞质内路易小体形成;D. 延髓神经元细胞质内路易小体形成

功能减退合并间断性精神行为异常,伴有多疑、鲜明的视幻觉等。逐渐出现动作迟缓、言语笨拙及肢体抖动等帕金森综合征表现。合并累及自主神经系统,出现小便控制差、便秘、直立性低血压等表现。对神经苯二氮䓬类药物敏感,服用低剂量苯二氮䓬类药物后即出现嗜睡。查体主要阳性体征为直立性低血压,高级认知功能减退,四肢及颈部肌张力增高,右侧 Chaddock 征、双划征阳性。该患者满足 3 条 DLB 诊断的核心表现:即病情早期出现认知功能障碍伴有精神行为异常,鲜明的视幻觉,随病情进展出现锥体外系功能障碍;1 条提示性表现,即对神经苯二氮䓬类药物敏感,患者因服用苯二氮䓬类药物引起嗜睡。支持性表现包括自主神经功能障碍,直立性低血压,尿便障碍等。因此临床诊断首先考虑 DLB,神经病理也证实了该临床诊断。

DLB 又称 Lewy 体病,主要临床表现为波动性认知功能障碍、反复发作的视幻觉和帕金森综合征三主征,特征性病理改变为神经元细胞质内存在路易小体。既往又称弥漫性路易体病、皮质路易体病、老年痴呆路易体型等。该病在 65 岁以上人群中的患病率为 3.6%～6.6%。在痴呆患者中 DLB 所占比例约为 1.7%～30.5%,是发病率仅次于 AD 的老年变性病性痴呆。该病起病年龄 50～80 岁,平均患病年龄 74.7 岁,男性多于女性。总病程一般为 6 年,病情进展速度快于 AD。2005 年《路易体痴呆诊治中国专家共识》将其临床表现划分为核心表现、提示性表现和支持性表现三部分。核心表现包括波动性认知功能障碍、视幻觉、锥体外系功能障碍。波动性认知功能障碍在疾病早期发生率约58%,随病情进展发生率可达75%,表现为认知功能障碍可在数周内甚至1天内数分钟到数小时有较大变化,异常与正常状态交替出现,常伴明显的注意和警觉水平的变化。提示性表现包括快速动眼期睡眠行为障碍(RBD)、对神经苯二氮䓬类敏感和多巴胺能转运体的功能成像异常。支持性表现包括反复摔倒和晕厥、一过性无法解释的意识丧失、严重自主神经功能障碍、其他形式幻觉,妄想,抑郁。

DLB的病理标志是神经元细胞质内存在路易小体。路易小体主要由不溶性α-共核蛋白异常聚集组成。有关该病的发病机制目前尚不明了。推测可能的机制为α-共核蛋白在氧化应激、内质网应激、衰老等条件作用下,产生蛋白异常折叠、新生蛋白错译后修饰、蛋白降解减少、不恰当的基因表达或剪切等,导致α-共核蛋白由正常可溶状态成为异常折叠的不可溶性丝状蛋白,这些损伤的蛋白聚集在一起形成路易小体。除路易小体外,该病病理表现还包括有大量神经元丢失,并可见老年斑和神经原纤维缠结等。根据路易小体在脑组织分布部位不同可分为脑干型、过渡型和弥散型。脑干型是指路易小体主要局限分布在脑干核团,即黑质、蓝斑、Meynert核、下丘脑神经元内;弥散型是路易小体广泛累及大脑皮质,通常位于前额叶、扣带回、颞叶及岛叶等好发部分,在每100倍显微镜视野内发现5个以上路易小体可诊断该型。位于两者之间的为过渡型。根据是否合并AD病理改变又可分为普通型和纯粹型,普通型即脑内神经元细胞质内出现大量路易小体,合并AD病理改变(老年斑、神经原纤维缠结等),纯粹型是指仅有路易小体形成而不伴AD病理表现。

近年来研究表明快速眼动睡眠行为障碍(RBD)与α-共核蛋白类神经系统变性疾病,包括帕金森病、DLB及多系统萎缩等关系密切,对于该类疾病的诊断具有重要的辅助作用。RBD发生于快速动眼睡眠期,以睡眠中肌肉松弛间断缺失为特点,临床表现为躯体活动和痉挛增多,伴有复杂剧烈的肢体或躯干运动如喊叫、摆臂、伴梦境回忆的异常行为等。多导睡眠描记图显示睡眠期间颏下或肢体肌张力增高。一般发生于痴呆出现前数年。尸检研究表明RBD的病理基础可能是蓝斑和黑质的神经元丢失和路易小体形成。DLB患者在病理分型上可分为脑干型、过渡型和弥散型。在弥散型,路易小体由皮质向下逐渐累及皮质下结构,脑干在病程后期才受累,RBD出现在弥散型DLB病程后期;而在脑干型,路易小体首先累及脑干,因此早期就可以出现RBD症状。在临床上可以根据RBD出现的早晚来明确DLB的类型。RBD很少出现在tau相关蛋白疾病中,因此RBD可以作为DLB与AD的鉴别诊断的方法之一。

DLB和PDD都属于α-共核蛋白病。目前DLB与PDD的鉴别诊断主要根据是人为划定的"1年原则"。"1年原则"是指若痴呆在帕金森综合征出现后1年内发生,倾向于诊断DLB;若痴呆在帕金森综合征出现后1年以上才发生,则倾向于诊断PDD。但"1年原则"并不适用于所有病例,部分DLB病例其痴呆症状发生在帕金森综合征出现2~3年后。DLB患者也可以先出现痴呆,后发生帕金森综合征,这种情况需与AD鉴别,DLB痴呆后发生帕金森综合征的相隔时间不长。在临床表现上,虽然两者都可以有痴呆、帕金森综合征、精神症状、自主神经功能障碍等特点,但二者仍有不同的临床特征。在PDD病例早期即出现明显锥体外系症状,中后期才出现认知功能改变,而DLB则在早期出现认知功能损害。另外,与PDD相比,DLB锥体外系症状相对较轻,一般为两侧同时发病,无明显的不对称性,只有约50%病例出现静止性震颤。在神经病理方面,两者特征性的病理改变均为神经元细胞质内广泛出现路易小体为特征,但 DLB 患者在纹状体区域路易小体分布更为广泛,神经元丢失更为严重,而在 PDD 患者中黑质区域的神经元丢失则更明显,这可能对解释二者在运动症状以及对多巴胺能药物反应存在的差别等方面有所帮助。在影像学方面,两者在头颅 MRI 或 CT 上均无特异性表现。在 FDG-PET 研究中发现,虽然两者均存在壳核和尾状核头的葡萄糖代谢降低,但 PDD 患者纹状体代谢降低明显不对称,以首发症状对侧的壳核最为明显,而 DLB 患者的两侧葡萄糖代谢降低基本对称。这种表现也与两组病例的临床表现相符合,即 PDD 运动障碍常单侧起病,而 DLB 病例可能为双侧同时受累。淀粉样蛋白成像 PET 技术研究表明,多数 DLB 病例[N-甲基-11C]2-[4'-(甲氨基)苯基]-6-羟基苯并噻唑(^{11}C-PIB)摄取量显著增加,而 PDD 患者 ^{11}C-PIB 摄取量无明显变化,提示 DLB 患者脑内 β-淀粉样蛋白的沉积明显重于 PDD 患者。国外脑脊液标记物相关研究表明,在 DLB 和 PDD 病例中均存在脑脊液 Aβ1-42 的下降,在 DLB 中更为明显;在 DLB 中氧化型 Aβ1-40 升高,而 PDD 无类似情况,上述情况表明两者可能存在不同的发病机制。

到目前为止,对 DLB 尚无有效的治疗药物能够阻止其进展,目前主要为对症支持治疗,药物主要用于改善患者的运动症状、认知功能和精神症状。在帕金森病,左旋多巴具有明显改善运动症状的作用,而在 DLB,左旋多巴并不能明显改善锥体外系症状,但长远来看左旋多巴治疗对病情延缓有益,因此目前建议给予 DLB 患者小剂量单一左旋多巴长期维持治疗。由于 DLB 患者脑内可能存在胆碱能系统缺陷,应注意避免使用苯海索一类的抗胆碱能药物。认知功能改善方面,目前 FDA 尚无批准任何药物用于改善 DLB 的认知功能症状。目前临床上虽然也在使用卡巴拉汀、加兰他敏、美金刚等药物,但缺乏确切的临床证据证明上述药物对于改善 DLB 患者认知功能有效。对于合并精神症状的 DLB 患者,应首先使用卡巴拉汀治疗,必要时也可以选用小剂量非典型抗精神病药物治疗。典型抗精神病类药物如氟哌啶醇等,DLB 患者对其敏感性增加,可引起严重的神经抑制作用,同时存在加重锥体外系症状的可能,应避免使用。该病例在诊治过程中充分考虑到上述药物的适应证和可能存在的副作用,避免了由于不当治疗导致病情加重的可能性。

【最终临床综合诊断】

路易体痴呆

（尚延昌　朱明伟　王振福）

【专家点评】

该病例为典型的 DLB。临床中很多其他类型痴呆被误诊为 AD。本病例的关键之处在于,抓住了患者符合 DLB 诊断的核心表现:DLB 常在 75 岁以上起病,80 左右居多。早期出现认知功能障碍伴有精神行为异常,症状容易波动(这容易使家人认为是老了,轻微的一过性糊涂而不在意),有鲜明的视幻觉,随病情进展出现锥体外系功能障碍,同时对神经安定类药物敏感,RBD、自主神经功能障碍等特点也辅助支持 DLB 与 AD 的鉴别诊断。FDG-PET 显示颞顶枕叶、前联合区等区域呈现特征性低代谢,而后部扣带回代谢正常,呈现特征性"扣带回岛征",临床中应注意观察。最后有病理支持 DLB 诊断。

（姚生　戚晓昆）

【参考文献】

1. DONAGHY PC,MCKEITH IG. The clinical characteristics of dementia with Lewy bodies and a consideration of prodromal diagnosis[J]. Alzheimers Res Ther,2014,6(4):46.

2. VANN JONES SA,O'BRIEN JT. The prevalence and incidence of dementia with Lewy bodies:a systematic re-

view of population and clinical studies[J]. Psychol Med,2014,44(4):673-683.

3. KARANTZOULIS S,GALVIN JE. Update on Dementia with Lewy Bodies[J]. Curr Transl Geriatr Exp Gerontol Rep,2013,2(3):196-204.

4. KOSAKA K. Latest concept of Lewy body disease[J]. Psychiatry Clin Neurosci,2014,68(6):391-394.

5. WINSLOW AR,MOUSSAUD S,ZHU L,et al. Convergence of pathology in dementia with Lewy bodies and Alzheimer's disease:a role for the novel interaction of alpha-synuclein and presenilin 1 in disease[J]. Brain, 2014,137(7):1958-1970.

6. RATTI PL,TERZAGHI M,MINAFRA B,et al. REM and NREM sleep enactment behaviors in Parkinson's disease,Parkinson's disease dementia,and dementia with Lewy bodies[J]. Sleep Med,2012,13(7):926-932.

7. MURRAY ME,FERMAN TJ,BOEVE BF,et al. MRI and pathology of REM sleep behavior disorder in dementia with Lewy bodies[J]. Neurology,2013,81(19):1681-1689.

8. SHAND JA,HOWE A. Differentiating Alzheimers dementia from dementia with Lewy bodies remains challenging [J]. Biomark Med,2011,5(3):373.

9. TAKEMOTO M,SATO K,HATANAKA N,et al. Different Clinical and Neuroimaging Characteristics in Early Stage Parkinson's Disease with Dementia and Dementia with Lewy Bodies[J]. J Alzheimers Dis,2016,52(1): 205-211.

10. 王琼,韩丁,陈彤,等. 35 例路易体痴呆临床特点分析[J]. 中华保健医学杂志,2013,15(2):142-145.

11. SAVICA R,GROSSARDT BR,BOWER JH,et al. Incidence of dementia with Lewy bodies and Parkinson disease dementia[J]. JAMA Neurol,2013,70(11):1396-1402.

12. SHIVAMURTHY VK,TAHARI AK,MARCUS C,et al. Brain FDG PET and the diagnosis of dementia[J]. AJR Am J Roentgenol,2015,204(1):W76-W85.

13. DONAGHY P,THOMAS AJ,O'BRIEN JT. Amyloid PET Imaging in Lewy body disorders[J]. Am J Geriatr Psychiatry,2015,23(1):23-37.

14. BIBL M,ESSELMANN H,LEWCZUK P,et al. Combined Analysis of CSF Tau,Aβ42,Aβ-42% and Aβ1-40% in Alzheimer's Disease,Dementia with Lewy Bodies and Parkinson's Disease Dementia[J]. Int J Alzheimers Dis,2010,2010:761571.

15. BROADSTOCK M,BALLARD C,CORBETT A. Latest treatment options for Alzheimer's disease,Parkinson's disease dementia and dementia with Lewy bodies[J]. Expert Opin Pharmacother,2014,15(13):1797-1810.

16. WANG HF,YU JT,TANG SW,et al. Efficacy and safety of cholinesterase inhibitors and memantine in cognitive impairment in Parkinson's disease,Parkinson's disease dementia,and dementia with Lewy bodies:systematic review with meta-analysis and trial sequential analysis[J]. J Neurol Neurosurg Psychiatry,2015,86(2): 135-143.

病例 7　行为异常 4 个月,小便失禁 2 个月,发热 1 个月,头痛 6 天

【现病史】

患者男性,87 岁,湖南人。患者于 2016 年 2 月 15 日(4 个月前)无明显诱因出现行为异常伴记忆力下降,表现为出门后怕家里被偷,自己把家中柜子全锁上,但找不到钥匙,家属未予在意,未行诊治。2016 年 5 月 1 日(1 个半月前)出现小便失禁,不伴大便失禁或肢体力弱。2016 年 5 月 16 日于当地医院住院治疗,查头颅 SWI 示右侧额叶、双侧枕叶及颞叶蛛网

膜下腔出血(陈旧性),给予对症治疗(具体不详)。2016 年 5 月 17 日(1 个月前)出现午后低热,体温波动在 37~38.1℃,无盗汗及消瘦、咯血等,静脉滴注"左氧氟沙星、哌拉西林他唑巴坦"治疗,症状无好转。2016 年 6 月 9 日(半个月前)行腰椎穿刺术检查,初 300mmH$_2$O,色淡黄,白细胞数 167×10^6/L↑,糖 1.10mmol/L↓,氯化物 104mmol/L↓,蛋白 3.0g/L↑,送首都医科大学附属北京地坛医院及北京协和医院查"新型隐球菌抗原阳性",后予以"大扶康"抗真菌治疗,体温逐渐好转。2016 年 6 月 20 日(6 天前)患者出现头痛、呃逆、恶心、呕吐,复查头颅 CT 示右侧枕叶脑出血,脑室少量积血。给予脱水降颅内压等治疗,症状未加重。于 2016 年 6 月 26 日入院。

【既往史】

"胃溃疡"病史 30 年,家属诉已治愈;"高血压"病史 20 余年,收缩压最高 180mmHg,平素血压波动在 120~130/70~80mmHg,近 2 年未服降压药治疗;"前列腺增生"病史 15 年;"糖尿病"病史 8 年,未应用药物治疗,亦未监测血糖;"冠心病"病史多年(具体不详)。否认肝炎、结核等传染病病史;否认药物及食物过敏史;双眼白内障术后 7 年,否认外伤及输血史;预防接种史随当地。

【个人史】

生于原籍,久居北京。无毒品接触史,无烟酒史。24 岁结婚,配偶于 20 年前因"心梗"去世,育有 1 子 2 女,1 子因"白血病"2 年前去世。

【家族史】

父母已逝,原因不详。否认家族遗传病及传染病病史。

【查体】

体温:36.5℃,脉搏:74 次/min,呼吸:19 次/min,血压:158/94mmHg。内科查体:双肺呼吸音粗,心脏听诊无特殊,腹软。神经系统检查:意识清楚,反应迟钝,查体部分合作,远近记忆力减退,计算力下降(100-7=?)。粗测嗅觉正常,双眼视力粗测正常,左颞侧同向性偏盲,双侧眼底未窥入。双侧眼球同轴居中,各方向活动到位,余脑神经检查未见阳性体征。四肢肌张力稍高,四肢运动、感觉、共济检查不合作,双侧肱二头肌肌腱、肱三头肌肌腱、膝腱及踝反射(++),双侧 Hoffmann(−),双侧 Babinski 及 Chaddock 征(+)。颈抵抗,颏胸 4 横指,双侧 Kernig 征(+),Brudzinski 征(−)。

【辅助检查】

1. 血尿便常规和生化 血红蛋白 114g/L,红细胞计数 3.54×10^{12}/L,白细胞计数 7.01×10^9/L,中性粒细胞比例 0.795↑,淋巴细胞比例 0.116,嗜酸性粒细胞比例 0.007,C 反应蛋白<0.316mg/dl,白细胞介素-6 6.4pg/ml,丙氨酸氨基转移酶 49.8U/L↑,天冬氨酸氨基转移酶 31.5U/L,空腹血糖 7.09mmol/L。甲状腺功能七项、肿瘤标志物、阿尔茨海默相关神经丝蛋白(AD7c-NTP)阴性。

2. 感染指标 梅毒特异抗体测定(+),梅毒快速血清反应素试验(−),乙型肝炎病毒核心抗体(+),血结核三项(−),血结核感染 T 细胞检测(−),肥达外斐反应:"O"伤寒杆菌 1:80,冷凝集试验(−),布鲁氏菌凝集试验(−),血曲霉菌半乳甘露聚糖检测(−),血真菌 D-葡聚糖检测(−),血柯萨奇病毒抗体 IgM(−),血巨细胞病毒抗体检测:CMV-IgG(+)、CMV-IgM(−)。

3. 脑脊液检查(表 7-1)。

表7-1　脑脊液检查结果

检验时间	初压/ mmH$_2$O	白细胞/ (×10^6·L^{-1})	葡萄糖/ (mmol·L^{-1})	氯化物/ (mmol·L^{-1})	蛋白/ (mg·L^{-1})	墨汁 染色	隐球菌荚膜 抗原
2016-6-9	300	167	1.1	104	3 000	−	+(滴度不详)
2016-6-27	>320	190	2.1	105.5	3 547.9	−	+(滴度>1∶512)
2016-6-29	145	176	1.8	103.6	3 384.9	−	+(滴度>1∶1 024)
2016-7-4	110	134	1.2	109.7	3 003	−	+(滴度1∶512)
2016-7-7	60	420	2.0	112.2	3 649	−	未查
2016-7-15	90	110	3.0	120.1	2 285.8	−	未查
2016-7-25	80	65	1.9	116.7	2 258.8	−	+(滴度1∶2)
2016-8-2	90	100	2.02	115.5	1 881	−	+(滴度1∶1)
2016-8-16	155	32	2.5	112.6	1 444.3	−	−
2016-8-30	130	64	2.7	117.9	1 437.3	−	−
2016-9-13	150	25	3.0	118.9	1 408.6	−	−

注:"−"代表阴性;"+"代表阳性

4. 心电图、血管超声、肺CT　心电图正常;超声示颈动脉粥样硬化,双下肢静脉未见异常;肺CT(2016-6-30)(图7-1)示双肺散在慢性炎症,双侧胸膜增厚。

5. 头颅CT　①头颅CT(2016-5-11):多发脑梗死,右侧额叶脑沟异常信号,蛛网膜下腔出血不除外,脑白质变性,脑萎缩;②头颅CT(2016-6-20)示右侧枕叶团块样高密度影(图7-2A);③头颅CT(2016-7-7)示右侧额叶及枕叶可见团块状高密度影,CT值约为71HU、63HU,边界模糊,邻近侧脑室受压移位,中线结构大致居中(图7-2B)。

6. 头颅磁共振　①SWI(2016-5-17):右侧额叶、双侧枕叶及颞叶蛛网膜下腔出血(陈旧性);②颅脑MR平扫+增强(2016-7-1)(图7-3):双侧额、顶、枕及颞叶大片状稍长T$_1$、稍长T$_2$信号,右侧额、枕叶见片样混杂等、稍短及短

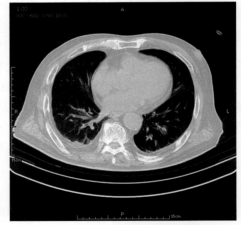

图7-1　肺CT(2016-6-30)检查结果
注:双肺散在慢性炎症

T$_1$稍长及稍短T$_2$信号,其中右侧枕叶病变DWI呈高信号,增强扫描右枕叶病变呈环形强化,右侧侧脑室后角明显受压,左侧颞叶似见多发点线样强化;双侧额、顶叶白质、侧脑室旁白质及双侧基底节区可见散发点片状等/稍长T$_1$稍长及长T$_2$信号。印象:右侧枕叶急性脑出血,右侧额叶超急性出血可能;脑内多发异常信号伴左额颞叶点线样强化,脑积水,不除外脑内感染性病变(如真菌感染)可能;脑内多发缺血灶及软化灶。

【定位分析】

根据患者反应迟钝、计算力下降、远近记忆力减退定位于广泛大脑皮质及皮质下白质;

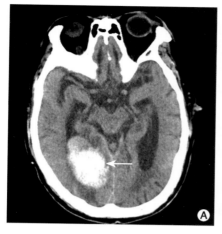
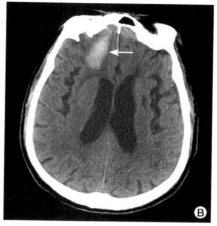

图 7-2 头颅 CT 检查结果

注：A. 头颅 CT（2016-6-20）示右侧枕叶可见团块状高密度影；B. 头颅 CT（2016-7-7）示右侧额叶团块状高密度影

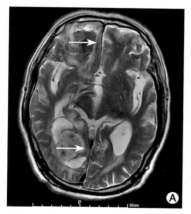
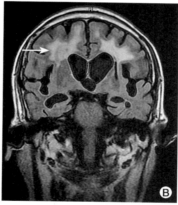
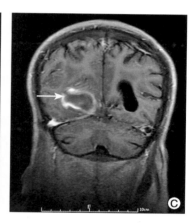

图 7-3 颅脑 MR 平扫+增强（2016-7-1）检查结果

注：A. T_2WI 轴位可见右侧额、枕叶见片样混杂稍短 T_2 信号（箭头）；B. FLAIR 冠状位可见双侧额、顶、颞叶大片 FLAIR 高信号（箭头）；C. MRI 增强扫描示见右枕叶病变呈环形强化（箭头）

双眼左侧同向性偏盲，结合其瞳孔直接、间接对光反射灵敏，定位于右侧外侧膝状体至枕叶皮质的视觉传导通路；右侧 Babinski 征阳性定位于左侧皮质脊髓束；头痛、恶心、呕吐，结合颈强直、克尼格征（简称克氏征）阳性，定位于脑膜。结合影像学，综合定位于广泛大脑皮质及皮质下联系纤维、右侧枕叶及脑膜。

【定性讨论】

1. 隐球菌性脑炎 ①老年男性，隐袭起病，慢性进展，居住环境卫生较差；②临床表现有低热（体温波动在 37~38.1℃），伴头痛、高级皮质功能异常，查体脑膜刺激征阳性；③颅脑 MRI 增强显示左侧颞叶似见多发点线样强化；④脑脊液压力升高（最高大于 320mmH$_2$O）、糖降低（最低 1.1mmol/L）、氯化物降低（最低 104mmol/L）、蛋白升高（最高 3 547.9mg/L），结合新型隐球菌荚膜抗原阳性，考虑本病可能性大。

2. 结核性脑膜炎 通常亚急性起病，慢性病程，可有结核低热、盗汗等结核中毒症状、脑膜刺激症状和颅内压增高、脑实质损害、脑神经损害,脑脊液检查白细胞计数升高往往不如化脓性脑膜炎明显,血常规大多正常,部分可有红细胞沉降率(简称血沉)增高,脑脊液静置后可有薄膜形成,淋巴细胞显著增多,蛋白增高,糖及氯化物下降。支持点:①老年男性,隐袭起病,慢性进展,居住环境卫生较差;②脑脊液化验示低糖、低氯、高蛋白改变。不支持点:无结核接触史,肺部 CT 未见结核病灶,血结核三项(-),血结核感染 T 细胞检测(-),新型隐球菌荚膜抗原阳性。

3. 病毒性脑炎　患者老年男性,虽存在发热、头痛及精神行为异常症状,但入院前病程已达 4 个月,病毒性脑炎多呈自限性趋势,而该患者症状未见明显缓解。脑脊液有低糖、低氯、高蛋白改变,不支持病毒性脑炎。

4. 脑出血　患者 2016 年 2 月出现行为异常、记忆力下降,2 个月后出现小便失禁。5 月 11 日头颅 CT 未见颅内急性出血病灶。2016 年 5 月 17 日出现发热。2016 年 6 月 20 日出现头痛、恶心呕吐,当日头颅 CT 提示右侧枕叶脑出血。7 月 7 日复查头颅 CT 示右侧额叶新发脑出血,右侧枕叶血肿较前有所吸收。综合临床症状及影像资料,患者脑出血诊断明确。患者起病初期表现为行为异常、认知功能轻度减退,伴自主神经功能受损,头颅磁共振可见广泛皮质下白质病变,且 SWI 可见微出血,近期有脑叶出血史,考虑同时存在脑淀粉样血管病等脑小血管病。

【诊治经过】

入院后诊断考虑新型隐球菌脑膜炎,予以静脉联合伏立康唑(0.2g/d)和氟康唑(0.2g/d)抗真菌、头孢哌酮钠舒巴坦钠(3g/次,每 8 小时一次)抗感染、营养支持、降颅内压及对症治疗。患者入院后多次腰穿示低糖、低氯、高蛋白、高细胞数改变,新型隐球菌荚膜抗原阳性,经降颅内压治疗后颅内压逐渐降低。7 月 15 日患者病情好转,停用氟康唑及头孢哌酮钠舒巴坦钠。定期复查腰穿,患者 6 月 29 日外送脑脊液新型隐球菌荚膜抗原>1:1 024,7 月 4 日为 1:512,7 月 25 日为 1:2,8 月 2 日复查变为 1:1,8 月 16 日、8 月 30 日复查均阴性,9 月 2 日停用静脉伏立康唑,改为伏立康唑片(200mg/次,胃管注入,每 12 小时 1 次)治疗。9 月 13 日复查腰穿,外院查新型隐球菌荚膜抗原结果仍为阴性,多次腰穿脑脊液压力均正常,9 月 27 日停伏立康唑,改为氟康唑胶囊(300mg/d,胃管注入)。

【临床讨论】

该患者 2016 年 2 月出现行为异常、记忆力下降,2 个月后出现小便失禁。首发起病症状是新型隐球菌(cryptococcus neoformans)感染所致还是脑小血管病引起,无法明确。2016 年 5 月 17 日发热,考虑为颅内感染所致,而 6 月 20 日头痛、恶心、呕吐,虽颅内感染亦可导致该症状,但当日头颅 CT 证实为脑出血。本病例提示我们,不能因新发症状用目前诊断疾病可以解释,而漏诊新伴发疾病。

"脑淀粉样血管病"的概念最早于 1909 年由 Oppenheim 提出,经过数十年对该病病因和病理学的研究,Okazaki 等于 1979 年正式明确脑淀粉样血管病是多发性脑微出血的重要原因之一,同时也是最易忽视的病因。脑淀粉样血管病的病因是 β-淀粉样蛋白(Aβ)生成增多或清除障碍,导致淀粉样物质在小血管中膜和外膜沉积,引起血管病变;同时血管壁通透性发生变化,在大脑皮质、皮质下、软脑膜等部位均可见淀粉样物质沉积。轻度脑淀粉样血管病患者可无任何临床症状,重度患者可表现为单次或反复发作的脑叶出血、快速进展性痴呆、短暂性神经功能障碍等。血脑屏障是脑毛细血管阻止某些物质由血液进入脑组织的结构,是血-脑、血-脑脊液和脑脊液-脑三种屏障的总称。血脑屏障的基本结构包括毛细血管内皮细胞之间的紧密连接、毛细血管基膜及基膜外的由星形胶质细胞终足围绕形成的胶质膜，能限制血和脑之间物质的自由交换，起到保护脑的功能。脑淀粉样血管病患者可能由于血脑屏障的破坏，使隐球菌这种机会感染菌感染中枢神经系统成为可能。

1896年在一位病理学家报道的腰部肿瘤病例中，首次发现隐球菌为一种病原体。回顾历史，大部分隐球菌感染的患者是在热带和亚热带地区，但目前认为它是一种全球性的真菌性致病原。新型隐球菌性脑膜炎的致病菌是新型隐球菌。新型隐球菌是隐球菌中的一个主要致病菌。2002年Kwon-Chung等将新型隐球菌重新分为两种：新生隐球菌和格特隐球菌；新生隐球菌者又分为3个变种：新生变种、格鲁比变种，以及这两个变种的杂合体。新型隐球菌是一种土壤真菌，主要存在于鸽子及其他禽类粪便中或被禽类粪便污染的土壤中。该菌属于条件致病菌，平时可存在于人体体表、口腔和粪便中，当机体免疫力降低时，可通过呼吸道侵入肺组织形成"胶冻"样结节状病灶，甚至可经血行播散进入中枢神经系统，少数病例亦可由鼻腔黏膜直接扩散至颅内，引起隐球菌性脑膜炎和/或脑炎。因此，鸽子及其他禽类饲养者、与土壤接触较多的农民发生新型隐球菌感染的概率明显高于一般人群。近年来，新型隐球菌性脑膜炎和/或脑炎发病率呈上升趋势，其原因可能与糖皮质激素和免疫抑制剂的大量应用、器官移植术的广泛开展、获得性免疫缺陷综合征（AIDS）发病率的升高及广谱抗生素的广泛应用有关。隐球菌性脑膜炎和/或脑炎发病隐匿，早期诊断困难，极易误诊，若不及时治疗，病残率和病死率极高。

新型隐球菌的中枢神经系统真菌感染，以脑膜炎性病变为主，以大脑底部和小脑背侧部脑膜受累最明显。慢性期以肉芽肿性病变为主，脑膜和脑实质内可见较多结节，脑膜增厚，蛛网膜粘连，脑回变平。镜下以化脓性病变和炎性肉芽肿病变为主。化脓性病变为早期病变，在颅底软脑膜病变较明显，表现为大量炎性渗出物聚集于蛛网膜下腔，其内含有单核细胞、淋巴细胞和新型隐球菌等，隐球菌可沿血管周围间隙或破坏血脑屏障而侵入脑实质，常在基底节、丘脑和小脑等处形成多发的小囊肿或脓肿。新型隐球菌性脑膜炎和/或脑炎发病隐匿，病程缓慢，主要呈现颅内高压症状（头痛、恶心、呕吐、意识障碍）、脑膜刺激征（颈项强直、Kernig征和Brudzinski征阳性），以及颅内高压所引起的脑神经损害表现（视神经、动眼神经、展神经、面神经和前庭蜗神经受累），其中以视神经损害最为常见，其次是前庭蜗神经；若累及脑实质则可出现癫痫发作、偏瘫、精神障碍、共济失调等。隐球菌性脑膜炎与结核性脑膜炎的临床表现相似，而且，新型隐球菌性脑膜炎和/或脑炎的影像学亦可见类似结核的肺部病灶，二者均好发于慢性消耗性、免疫力低下或营养不良的患者，甚至有些患者两种疾病共存，极易混淆。

本例患者仅仅从临床表现方面难以鉴别其感染类型，需要实验室检查提供证据。但隐球菌性脑膜炎与结核性脑膜炎脑脊液常规项目检查结果类似，均可呈现明显的"三高一低"（脑脊液压力高、蛋白高、细胞数高、糖低）。脑脊液病原学检测是鉴别诊断的最有效方法。脑脊液真菌涂片、培养和隐球菌乳胶凝集试验结果中的任一个阳性都可以确诊隐球菌中枢神经系统感染。传统意义上，脑脊液细胞涂片墨汁染色发现新型隐球菌为明确诊断方法，但其敏感度仅为30%~50%，疾病早期易误诊，需反复多次墨汁染色。近年来，通过乳胶凝集试验检测新型隐球菌荚膜多糖抗原，是一项简便、快捷、敏感性较高的方法。隐球菌荚膜多糖是重要的致病物质，具有抑制吞噬、诱导动物免疫无反应性、降低机体抵抗力的作用。乳胶凝集试验是以高效价抗隐球菌多糖抗体检测患者脑脊液或血清标本中的循环隐球菌荚膜多糖抗原，当滴度高于1：8时有诊断价值。根据国内多位作者报道，新型隐球菌荚膜多糖抗原乳胶凝集试验的阳性率均为91%以上,最高94.1%。此外,新型隐球菌性脑膜炎和/或脑炎患者病情严重程度与病原菌抗原滴度相关,因此乳胶凝集试验还具有评价病情严重程度、判断预后的价值。

由于新型隐球菌荚膜多糖抗原乳胶凝集试验的阳性率与颅内新型隐球菌数量呈正相关,且不受脑脊液标本量多少影响,也不受病变部位影响,是新型隐球菌性脑膜炎早期诊断非常好的方法。本例患者多次检测新型隐球菌荚膜多糖抗原阳性支持新型隐球菌性脑膜炎诊断,而多次墨汁染色均未发现新型隐球菌。但对于一些类风湿患者由于类风湿因子影响或者早期颅内隐球菌数量极少的患者有可能出现假阳性或假阴性,应引起特别注意。随着分子生物学技术的发展,PCR作为基因诊断技术被成熟的应用于临床疾病的诊断,具有快速而又敏感的特点。根据新型隐球菌保守序列,应用PCR技术,可快速、特异性的检出新型隐球菌,尤其在发病早期其阳性检出率明显优于直接涂片墨汁染色和真菌培养。

中枢神经系统隐球菌感染的治疗以抗真菌治疗为主,在治疗过程中辅以降颅内压、纠正电解质紊乱等对症治疗,以及注意营养支持、病因治疗等。目前抗真菌药物包括大环多烯类、三唑类及其衍生物、核苷类。

1. 大环多烯类　包括两性霉素B及其新型制剂,它们是具有杀菌性质的药物,主要作用机制是与真菌细胞膜中的麦角固醇结合,从而干扰细胞代谢、增加细胞膜通透性。两性霉素B是目前药效最强的抗真菌药物,但它不易通过血脑屏障,并且有严重的肝肾毒性等不良反应。

2. 三唑类　该类药物以氟康唑、伊曲康唑为代表,通过抑制麦角固醇的合成,使真菌细胞膜失去完整性和活性,达到抑制真菌的效果。氟康唑极易透过血-脑屏障,在脑脊液中浓度较高,但由于氟康唑属于抑菌药,其杀菌作用弱于两性霉素B,因此适用于两性霉B诱导后的序贯治疗。近年来新一代三唑类抗真菌药物伏立康唑,于2001年进入临床,已经有动物实验证实其对于中枢神经系统隐球菌感染的有效性。伏立康唑可以很好地透过血脑屏障,进入中枢神经系统的病灶部位。伏立康唑的作用机制是抑制真菌中由细胞色素P450介导的14α-甾醇去甲基化,从而抑制麦角甾醇的生物合成,干扰细胞膜的形成和真菌的生长。目前,有关伏立康唑对于新生隐球菌作用的基础研究、药敏试验、动物实验以及隐球菌病的临床应用报道,都提示伏立康唑对于隐球菌病的治疗可能是一个有价值的选择。Perfect等进行了一项开放、多中心临床研究,以评估伏立康唑治疗难治和罕见的侵袭性真菌感染方面的疗效和安全性。该研究显示,尽管用伏立康唑对于标准方案治疗失败的难治性隐球菌病的治愈率仍相对较低(39%),但大多数隐球菌性脑膜炎患者(56%)在使用伏立康唑治疗后,虽未痊愈但病情得到有效控制,处于稳定状态。

3. 核苷类似物　以5-氟胞嘧啶为代表,可干扰真菌DNA的合成,抑制细胞分裂。单独使用时活性低且易产生耐药,临床多与两性霉素B联合应用,两性霉素B使细胞膜通透性增加,氟胞嘧啶更易进入菌体,协同发挥杀菌作用,二者联合应用效果明显优于两性霉素B联合氟康唑。

联合药物治疗既能减少单药治疗毒副作用,也能延缓耐药性的产生,是目前真菌病治疗的一个方向,这其中不仅包括抗真菌药物的联合应用,也包括非抗真菌药物与抗真菌药物的联合。目前国内外最为认可的联合治疗方案是:两性霉素B联合5-氟胞嘧啶。表7-2为2010年中国《隐球菌感染诊治专家共识》与美国感染病学会对HIV阴性患者中枢神经系统隐球菌感染治疗的一致与区别。

表 7-2　HIV 阴性患者中枢神经系统隐球菌感染抗真菌治疗方案

阶段	中国《隐球菌感染诊治专家共识》（2010）	美国感染病学会《IDSA 隐球菌病处理临床实践指南》（2010）
诱导期	两性霉素 B 0.5~1mg/（kg·d）+氟胞嘧啶100mg/（kg·d），至少 8 周	两性霉素 B 0.7~1mg/（kg·d）+氟胞嘧啶 100mg/（kg·d），至少 4 周
巩固期	氟康唑 200~400mg/d，至少 12 周或伊曲康唑 200~400mg/d，至少 12 周	氟康唑 200~400mg/d，疗程 8 周
维持期	—	氟康唑 200mg/d，6~12 个月

　　对于中枢神经系统隐球菌感染患者，目前推荐分期治疗的原则：即诱导期，巩固期及维持期治疗。诱导期的治疗目的是快速清除 CSF 中的隐球菌。诱导期治疗诱导期经典治疗方案为两性霉素 B[0.7~1.0mg/（kg·d）]联合氟胞嘧啶[100mg/（kg·d）]治疗。多项随机对照实验证明，该方案可有效提高真菌清除率，为诱导期最佳治疗方案。

　　颅内压增高是决定中枢神经系统隐球菌感染预后的重要因素之一。美国感染病学会（infectious diseases society of America，IDSA）发布的《2010 IDSA 隐球菌病处理临床实践指南》提示，腰穿间断引流脑脊液是目前最为有效、快速的降颅内压方法，而药物降颅内压的长期效果不明确。Rolfes 等证明隐球菌性脑膜炎患者至少腰穿 1 次可将生存率提高69%，且生存率的改善与脑脊液初压无关。另有实验证明脑脊液初压正常的隐球菌性脑膜炎患者进行腰穿引流可改善生存率。

【治疗及转归】

　　患者出院时（2016-9-29）无头痛、恶心、呕吐等，家人搀扶下可站立及行走。神经系统查体：意识清楚，反应迟钝，可简单对答，有主动言语，查体部分合作，高级皮质功能下降，计算力减退，记忆力减退，人物定向力可，认识女儿。四肢可见自主活动，双侧病理征阴性，颈部稍抵抗，双侧克氏征可疑阳性。

【最终临床综合诊断】

　　隐球菌性脑膜脑炎

（邢小微　张家堂）

【专家点评】

　　本病例主要临床表现为快速进展的认知障碍。亮点之一：复杂颅内感染的同时合并脑出血，两个看似不相关的疾病互相促进，干扰了"一元论"的诊断思路。淀粉样变性所致的脑出血导致血脑屏障破坏合并机会性感染。有时候复杂疾病不一定能用一元论解释。亮点之二：隐球菌性脑膜炎与结核性脑膜炎的临床表现相似，脑脊液常规项目检查结果类似，二者均好发于慢性消耗性、免疫力低下或营养不良的患者，甚至有些患者两种疾病共存，极易混淆，值得注意的是，传统墨汁染色阳性率受多种因素影响，多次检测阴性时，不能排除该病，应进一步行新型隐球菌荚膜多糖抗原乳胶凝集试验确认，该检查也可作为评估疗效和调整用药的依据。本例在诊疗过程中正是基于此思路，最终明确诊断，获得良好疗效。

（刘建国　张家堂）

【参考文献】

1. PEZZINI A，DEL ZOTTO E，VOLONGHI I，et al. Cerebral amyloid angiopathy：a common cause of cerebral hem-

orrhage[J]. Curr Med Chem,2009,16(20):2498-2513.

2. 吴江,贾建平,崔丽英. 神经病学[M]. 3 版. 北京:人民卫生出版社,2015:237-241.

3. METE B,SALTOGLU N,VANLI E,et al. Simultaneous cryptococcal and tuberculous meningitis in a patient with systemic lupus erythematosus[J]. J Microbiol Immunol Infect. 2016,49(2):289-294.

4. 何俊瑛,何红彦,孟兆华,等. 隐球菌性脑膜炎早期诊断及疗效探讨(附 30 例报道)[J]. 中国神经精神疾病杂志,2007,33:433-435.

5. IMWIDTHAYA P,EGTASAENG C. Latex agglutination test for diagnosing cryptococcosis[J]. J Med Assoc Thai,1991,74(10):454-458.

6. 王鑫,刘瑞春,何俊英,等. 隐球菌性脑膜炎患者抗原及抗体检测的临床评价[J]. 脑与神经疾病杂志,2008,16(4):175-177.

7. 李文华,刘增香,罗金凤. 隐球菌性脑膜炎脑脊液四种检测方法的比较[J]. 医学理论与实践,2015,28(15):1972-1974.

8. PERFECT JR. Fungal diagnosis:how do we do it and can we do better? [J]. Curr Med Res Opin,2013,29(S4):3-11.

9. PASCHOAL RC,HIRATA MH,HIRATA RC,et al. Neurocryptococcosis:diagnosis by PCR method[J]. Rev Inst Med Trop Sao Paulo,2004,46(4):203-207.

10. SERENA C,PASTOR FJ,MARINÉ M,et al. Efficacy of voriconazole in a murine model of cryptococcal central nervous system infection[J]. J Antimicrob Chemother,2007,60(1):162-165.

11. GULLO FP,ROSSI SA,SARDI JDE C,et al. Cryptococcosis:epidemiology,fungal resistance,and new alternatives for treatment[J]. Eur J Clin Microbiol Infect Dis,2013,32(11):1377-1391.

12. PERFECT JR,MARR KA,WALSH TJ,et al. Voriconazole treatment for less-common,emerging,or refractory fungal infections[J]. Clin Infect Dis,2003,36(9):1122-1131.

13. YAO ZW,LU X,SHEN C,et al. Comparison of flucytosine and fluconazole combined with amphotericin B for the treatment of HIV-associated cryptococcal meningitis:a systematic review and meta-analysis. Eur J Clin Microbiol Infect Dis,2014,33(8):1339-1344.

14. PERFECT JR,DISMUKES WE,DROMER F,et al. Clinical practice guidelines for the management of cryptococcal disease:2010 update by the infectious diseases society of America[J]. Clin Infect Dis,2010,50(3):291-322.

15. DAY JN,CHAU TT,LALLOO DG. Combination antifungal therapy for cryptococcal meningitis[J]. N Engl J Med,2013,368(26):2522-2523.

16. ROLFES MA,HULLSIEK KH,RHEIN J,et al. The effect of therapeutic lumbar punctures on acute mortality from cryptococcal meningitis[J]. Clin Infect Dis,2014,59(11):1607-1614.

17. MEDA J,KALLUVYA S,DOWNS JA,et al. Cryptococcal meningitis management in Tanzania with strict schedule of serial lumber punctures using intravenous tubing sets:an operational research study[J]. J Acquir Immune Defic Syndr,2014,66(2):e31-e36.

病例 8
间断头痛 1 个月,加重伴发热 3 天,精神异常 1 天

【现病史】

患者男性,27 岁,河北人。患者于 2017 年 1 月 24 日(1 个月前)受凉后出现间断头痛,全脑胀痛,每次持续半小时至 2 小时,无发热,无咳嗽、咳痰,无鼻塞、流涕,无恶心、呕吐,无

意识不清、四肢抽搐,无视物模糊,自服"去痛片、感冒药(具体不详)"治疗,症状可缓解。2月13日(10天前)头痛症状加重,持续性,伴恶心、食欲减退,疼痛程度较重,无法忍受,影响睡眠,无其他不适,口服"去痛片、感冒药(具体不详)"效果差,遂到当地县医院诊治,行头颅CT未见明显异常,未予特殊处理。2月17日在当地诊所按"感冒"给予"头孢类药物治疗(具体名称、用法不详)"2天,症状无明显缓解。2月20日晚(3天前)患者头痛剧烈,遂到当地市医院住院诊治,入院后测体温38℃以上(具体不详),行腰穿检查,脑脊液初压190mmH$_2$O;脑脊液常规示白细胞70×10^6/L,单核细胞百分比65%,多核细胞百分比35%;脑脊液生化示蛋白0.84g/L,氯119.9mmol/L,葡萄糖2.35mmol/L;抗酸染色、墨汁染色阴性。诊断"病毒性脑膜炎",给予"甘露醇脱水降颅内压、利巴韦林、更昔洛韦抗病毒"等治疗,患者头痛症状稍缓解。2月22日患者病情再次加重,出现烦躁、胡言乱语、目光呆滞,立即给予"氟哌利多5mg"对症治疗,躁动消失,但仍有反应迟钝、目光呆滞。2月23日行头颅MRI检查提示右侧额顶叶交界区小圆形低信号,给予"甘露醇"脱水降颅内压治疗后转入笔者所在医院。患者发病以来精神差,睡眠多,进食少,大小便正常。

【既往史】

否认"高血压、糖尿病"等慢性病病史;否认肝炎、结核等传染病病史;否认药物及食物过敏史;否认手术、外伤及输血史;预防接种史随当地。

【个人史】

出生于河北河间市,久居本地,否认吸毒史及冶游史,无地方病接触史,未到过疫区、牧区及传染病高发区。否认吸烟史,饮酒10余年,每日3两至1斤。患者平素作息、进食不规律,熬夜,近1个月饮酒较多。制镜工作,接触"硝酸银、水合肼",无粉尘及放射线接触史。婚育史:已婚,育有1子1女,爱人及子女体健。

【家族史】

父母健在,有2姐1弟,均体健。否认家族遗传病及传染病病史。

【查体】

体温:37.6℃,脉搏:82次/min,呼吸:20次/min,血压:130/78mmHg。内科查体未见异常。神经系统查体:意识清楚,言语流利,高级皮质功能正常,双侧瞳孔等大等圆,直径3mm,对光反射灵敏,视乳头水肿、边界不清、生理凹陷消失,余脑神经未见异常。四肢肌力、肌张力正常,共济运动正常;双侧痛觉、音叉振动觉对称存在;四肢腱反射对称活跃,右侧Babinski征阳性,颈部抵抗,颏胸距三横指,Kernig征(-)。

【辅助检查】

1. 实验室检查　血尿便常规、生化、甲状腺功能七项、肿瘤标志物、血沉、ENA抗体、ANCA、C反应蛋白、降钙素原、糖化血红蛋白均未见明显异常;血结核抗体:阴性。

2. 脑脊液化验结果(表8-1)。

3. 心电图和胸部CT　心电图正常;肺CT示左肺下叶及右肺中叶胸膜下微小结节,考虑良性病变;轻度脂肪肝;甲状腺左侧叶内结节影。

4. B超　甲状腺左叶不均质回声结节伴钙化;肝胆胰脾未见异常。

5. 脑电图　①第1次(2017-2-23):异常脑电图,各导长程低至中波幅4~6Hz θ波、右侧导联为著;②第2次(2017-3-6):重度异常脑电图,各导长程弥漫性低至中波幅4~6Hz θ波及2~4Hz δ波,右侧导联为著。

表 8-1　腰穿脑脊液化验结果

日期	压力/mmH₂O	外观	潘迪试验	RBC/(×10⁶·L⁻¹)	WBC/(×10⁶·L⁻¹)	单核细胞百分比/%	多核细胞百分比/%	糖/(mmol·L⁻¹)	蛋白/(g·L⁻¹)	氯化物/(mmol·L⁻¹)	涂片	培养
2017-2-20	190	无色透明	阳性	/	70	65	35	2.35	0.84	119.9	阴性	/
2017-2-24	>330	无色透明	阳性	100	50	90	10	1.16	0.85	122	阴性	抗酸杆菌阳性
2017-3-1	>330	无色透明	弱阳性	0	150	90	10	1.46	0.79	118	阴性	/
2017-3-6	>330	无色透明	弱阳性	50	15	/	/	2.25	0.68	119	阴性	/
2017-3-9	/	淡红色	阳性	1190	3	/	/	4.55	0.31	119	阴性	/
2017-3-13	/	淡红色	阳性	1046	4	/	/	3.53	0.58	123	阴性	/
2017-3-16	/	淡红色	阳性	220	3	/	/	2.68	0.97	120	阴性	/
2017-3-29	180	微黄透明	阳性	262	122	85	15	0.98	1.41	118	阴性	/
2017-4-5	230	无色透明	弱阳性	120	50	90	10	1.62	0.72	123	阴性	/
2017-4-17	180	无色透明	弱阳性	20	110	90	10	2.51	0.55	123	阴性	/

6. 头颅 MRI　①第 1 次（2017-2-23）：右侧基底节区 DWI 高信号（图 8-1A），左侧额叶 DWI 高信号（图 8-1B）；②第 2 次（2017-3-1）：右侧半卵圆中心 DWI 像高信号（图 8-2A）；双侧额颞岛叶异常信号伴软脑膜强化增多（图 8-2B），右侧颞顶叶交界处异常信号，考虑感染性病变，脑炎可能性大。

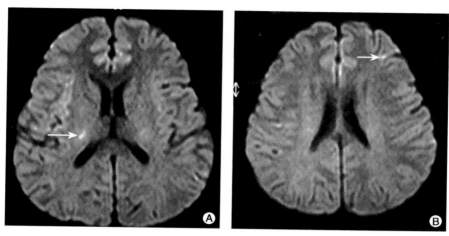

图 8-1　头颅 MRI+DWI（2017-2-23）检查结果
注：A. 右侧底节区 DWI 呈高信号（箭头）；B. 左侧额叶 DWI 呈高信号（箭头）

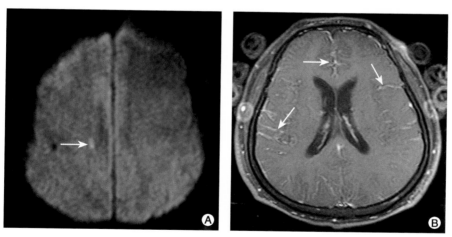

图 8-2　头颅 MRI+DWI+增强磁共振（2017-3-1）检查结果
注：A. 右侧半卵圆中心 DWI 呈高信号；B. 右侧颞顶叶交界处异常信号，双侧额颞岛叶异常信号伴软脑膜强化增多（箭头）

7. 头颅 CT　①第 1 次（2017-3-7）：双侧基底节区、丘脑区密度减低影（图 8-3A）；右额叶钙化灶（图 8-3B）；②第 2 次（2017-3-21）：右侧脑室外引流术后（图 8-4），右侧基底节区低密度灶，鞍上池显示不佳；③第 3 次（2017-3-31）：脑室腹腔分流术后（图 8-5），双侧基底节区及侧脑室旁缺血灶并部分软化灶形成。

【定位分析】

根据患者头痛、颈抵抗，结合头颅 MRI 示脑膜强化，定位于脑膜及其痛敏结构；右侧 Babinski 征阳性定位于左侧皮质脊髓束；根据患者烦躁、胡言乱语、目光呆滞定位于大脑

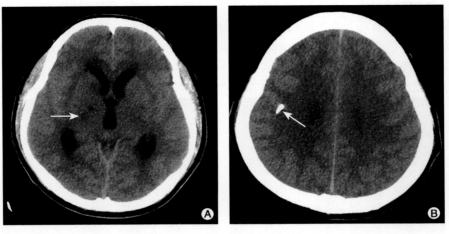

图 8-3　头颅 CT(2017-3-7)检查结果

注:A.双侧基底节区、丘脑区密度减低影(箭头);B.右额叶钙化灶(箭头)

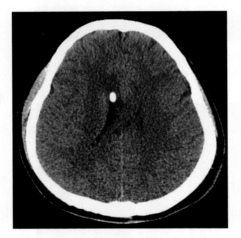

图 8-4　头颅 CT(2017-3-21)检查结果

注:头颅 CT 示右侧脑室外引流术后

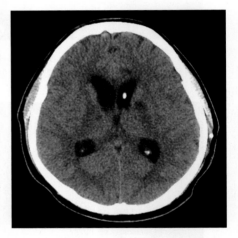

图 8-5　头颅 CT(2017-3-31)检查结果

注:头颅 CT 示脑室腹腔分流术后

皮质。

【定性讨论】

1. 姚存姗副主任医师　患者青年男性,急性起病,病程 1 个月,加重 3 天,主要表现为发热、头痛,精神异常,在当地腰穿测压力 190mmH$_2$O,蛋白及白细胞轻度升高,入院后多次腰穿脑脊液压力>330mmH$_2$O,白细胞高,蛋白高,糖低。头颅 MRI 平扫加增强可见脑实质 DWI 高信号及脑膜强化。定性考虑颅内感染,具体病因首先考虑病毒,可能有免疫因素参与,目前已用抗病毒、激素治疗;二是考虑结核,抗病毒加激素治疗后患者病情仍在加重,虽然患者脑脊液颜色不符合常见结核感染,但也不能完全排除,必要时加用抗结核药物治疗;三是隐球菌,一般在免疫力低下患者中出现,脑脊液多次荚膜抗原检测均阴性,不支持该诊断,也不能完全排除。

2. 崔荣太副主任医师　患者亚急性起病,临床表现为头痛、发热、精神异常,后出现意识水平下降、昏迷,脑神经查体双侧瞳孔不等大,提示脑疝形成,双侧展神经麻痹为颅内高压表现,双侧锥体束征阳性,高级智力减退,脑膜刺激征阳性。腰穿提示高颅内压,糖低,蛋白高,特点是白细胞升高不明显。影像学提示软脑膜强化,颞叶、额叶 DWI 高信号考虑存在小血管受累。定位明确。定性诊断:1 个月病程,颅内高压,抗病毒效果不好,需首先考虑结核感染。结核感染比较特殊,涂片和培养均不容易发现病原体,在不能除外的情况下应积极抗结核治疗。此次考虑病毒性脑炎,一般双侧壳核受累明显,但患者软脑膜受累明显,糖明显降低,不符合。隐球菌感染一般真菌涂片阳性率较高,而该患者多次隐球菌涂片及荚膜抗原检测均阴性,因此隐球菌感染可能性小。

3. 王湘庆主任医师 定位诊断明确。定性诊断:符合感染性病变,白细胞 50~150×10⁶/L,糖明显下降,蛋白升高,病程 1 个月,进行性加重,颅内高压,脑脊液糖明显降低,影像学脑膜受累严重,不符合病毒的常规表现。自身免疫性脑炎,脑电图慢波提示皮质广泛受累,但该病一般无脑膜受累,可能性较小。病原体查找困难,各种感染均不典型。结核可以脑膜及脑实质均受累。隐球菌可以颅内高压明显。患者无接触猫、狗、羊等动物接触史,目前未找到其他颅内感染确切病原菌,可试验性抗结核治疗。

4. 黄德晖主任医师 青年男性,亚急性起病,无接触动物史,第一次腰穿检查脑脊液糖稍低,抗病毒治疗是合理的。后患者头痛加重,颅内压升高,脑实质损伤逐渐加重,脑脊膜、脑实质均受累,颅内感染可能性大,肿瘤、免疫相关疾病不能除外。患者在使用激素情况下病情加重,原因一是病毒性脑炎本身加重,二是存在结核或隐球菌感染。患者头颅 MRI 增强扫描幕下强化重于幕上,提示不完全排除结核,结核控制不佳时可出现脑实质受累。患者颅内压升高,可能是病原体在激素作用下扩散,如结核、真菌。病原学可以查结核基因、耐药结核基因,排查附睾结核,行 β-D-葡聚糖试验(简称 G 试验)、半乳甘露聚糖抗原试验(简称 GM 试验)。患者目前病情危重,时间有限,需使用覆盖治疗,首选抗结核治疗,辅助抗真菌,适当抗病毒。自身免疫性脑炎可激素冲击治疗,也可累及脑脊膜,但特征与该患者不同,脑脊液糖和氯化物一般正常。肿瘤方面,淋巴瘤、脑膜胶质瘤和黑色素瘤,一般起病较慢,可能性小。

5. 田成林主任医师 患者病毒感染可能性小,定位诊断对定性诊断的意义不具有特异性,尤其在颅内感染中。第二次脑脊液检查的结果不符合病毒性,持续发热、淋巴细胞为主的炎症,常规需考虑结核,脑实质病变为小血管受累病灶,真菌、隐球菌可能性小。若是淋巴瘤,使用激素后症状应好转。建议高强度抗结核治疗,患者脑疝危象反复发作,建议行 CT 检查,如果脑室大,可行脑室分流术。

6. 黄旭升主任医师 患者病程近 1 个月,3 月 20 日以全脑膜受累为主,无脑实质损害,病毒性脑炎可能性不大。头颅 MRI 提示脑实质饱满,脑室侧角增大,颅底强化明显,考虑脑实质水肿,脑积水,可能存在导水管梗阻。脑脊液红细胞较多,支持结核感染。隐球菌感染脑实质损伤一般没有这么重,建议规范抗结核治疗,可考虑病原体基因筛查。

7. 于生元主任医师 患者青年男性,急性起病,主要表现为发热、头痛,激素使用后仍高热,意识水平下降,高颅内压,双侧展神经受累,提示脑疝,是弥漫性高颅内压的特征。症状进行性加重。激素加量后,脑脊液白细胞下降,但颅内压仍高。DWI 高信号提示小血管受累,脑室系统侧脑室有扩大,脑膜强化明显,小脑幕尤为明显。肿瘤性疾病唯一需考虑的是淋巴瘤,但激素治疗应该有效,本例脑膜广泛强化不符合淋巴瘤。炎性病变中,真菌较易检测,墨汁染色三次以上阴性可基本排除,第二次腰穿脑脊液糖下降,脑膜明显强化,尤其是小脑幕,支持结核感染。目前葡萄糖高可能是假象。肺部 CT 有轻微异常,建议结核专科医院会诊,强力抗结核治疗是必须的。患者结核不典型,但病程符合结核。颅内高压,脑室扩大,可考虑引流。

8. 蒲传强主任医师　患者急性起病,表现为头痛、精神症状,患者的核心问题是脑脊液葡萄糖太低,细菌感染、肿瘤、脑膜癌病都可以造成此改变。但结核应首先考虑。精神症状考虑是颅内高压的表现,建议五联抗结核治疗。

9. 朗森阳主任医师　患者发病后 28 天头痛才达高峰,行第一次腰穿,腰穿结果符合病毒性脑膜炎,抗病毒治疗是合理的;隐球菌感染患者一般情况比较好,体温没有这么高,且多次病原学检测均阴性,不考虑隐球菌感染。5 天后再次复查腰穿,葡萄糖降至 1.16mmol/L,应该考虑结核感染。该患者脑实质损害比一般的结核严重,具有一定的迷惑性。患者出现结核性血管炎、脑梗死、弥漫性脑膜受累,属于重症,继续病原学检查,同时给予抗结核治疗。

【诊治经过】

患者入院后根据患者病情及外院相关化验及辅助检查,给予抗病毒、激素、脱水降颅内压治疗,患者病情无好转,进行性加重,高热、头痛、展神经麻痹、意识障碍、高颅内压危象,期间也进一步完善了各项化验及辅助检查,多次复查腰穿:压力大于 330mmH$_2$O,脑脊液白细胞数 50~150×10^6/L,单核细胞为主,脑脊液糖、氯化物下降,蛋白高。专家讨论考虑结核感染可能性大,给予五联抗结核治疗(异烟肼、利福平、吡嗪酰胺、乙胺丁醇、左氧氟沙星)+甲泼尼龙治疗,请神经外科会诊先后给予脑室外引流、脑室腹腔分流术降颅内压治疗,患者病情逐渐好转,进一步支持结核感染的诊断。患者 2 月 24 日行腰穿后进行脑脊液培养,检验科于 4 月 5 日电话通知脑脊液培养发现 1 个抗酸杆菌菌落,进一步核酸检测证实是结核分枝杆菌,最终确诊结核感染。

患者回当地予五联抗结核及先后脑室外引流术、脑室腹腔分流术后,病情逐渐好转,体温逐渐下降至 37.5℃以下,意识水平较前好转,4 月 19 日当地出院时能与人交流,近记忆力仍差,远记忆力尚可,行走较前稳,转弯时欠稳,清醒时知道大小便,睡眠中偶有尿失禁。查体示意识清楚,粗测左眼视力正常,右眼视力数指,双侧瞳孔等大同圆,直径 4mm,左侧直接对光反射灵敏,间接对光反射迟钝,右眼直接对光反射消失,间接对光反射迟钝,右眼活动较前好转,外展露白 3mm,上、下视稍受限,四肢肌力可,颈软,无抵抗,Kernig 征阴性。

【临床讨论】

结核性脑膜炎(tuberculous meningitis)占所有结核感染的 1%,是最严重、病死率最高的结核感染,由于结核性脑膜炎临床症状的非特异性、脑脊液中结核杆菌数量少,其早期诊断面临巨大挑战,如今,仍然没有快速检测结核性脑膜炎患者结核杆菌的方法。所以,尽管抗结核治疗有效,却常常因为延误诊断而导致结核性脑膜炎成为患者死亡和遗留神经系统后遗症的主要原因。耐药结核杆菌的出现,使得结核性脑膜炎的诊断和治疗更加复杂。

早期明确诊断和治疗是改善结核性脑膜炎预后的重要因素。结核性脑膜炎的非特异性症状如发热、头痛、呕吐使其早期诊断十分困难,这些症状持续时间长是鉴别结核性脑膜炎与其他常见疾病如流感的唯一因素。许多研究探索诊断结核性脑膜炎的快速、敏感、特异的方法,包括确诊的微生物学检测方法如培养、涂片、PCR,以及支持诊断的方法如 X 线检查、细胞学分析、抗体和抗原检测、气相色谱-质谱联用仪检测。脑脊液培养出结核杆菌是诊断结核性脑膜炎的金标准,但是,培养时间要 2~8 周,而且敏感性低。传统的抗酸染色检测脑脊液抗酸杆菌的敏感性通常为10%~60%,改良的抗酸染色会增加脑脊液抗酸杆菌的检出率,但后者的可靠性有待于大样本研究来进一步验证。脑脊液细胞学检测发现WBC 100~500/μl、单核淋巴细胞为主、蛋白升高、糖低,但是这种表现缺乏特异性,在非结核感染中也可以有类似的表现。分子学检测可以快速诊断结核,研究显示定量嵌套实时PCR诊断结核的敏感度为95.8%、特异度为100%,但是由于其复杂、费力、耗时、成本高,缺乏临床实用性。结核特异性抗体及抗原检测因其敏感性及特异性不尽相同,故不推荐作为结核诊断常规试验。脑脊液腺苷脱氨酶检测快速、简单、成本低,但是由于其缺乏阳性结果的诊断标准而不推荐应用于临床。

结核性脑膜炎是一种可以治疗的疾病。由于不同专家组推荐的治疗方案不同,尚没有统一最佳疗法。对于抗结核药物敏感的患者,治疗包括2个月的异烟肼、利福平、吡嗪酰胺和链霉素或乙胺丁醇,然后7~10个月的异烟肼和利福平维持治疗。异烟肼最易进入脑脊液及其强的杀菌活性,是最重要的抗结核药物;利福平虽然进入脑脊液少一些,但是对于治疗利福平敏感的菌株很重要;吡嗪酰胺也容易进入脑脊液,是缩短治疗药物敏感结核疗程的重要药物;链霉素和乙胺丁醇要短期应用,若长期使用会导致显著的毒性作用。

结核杆菌能自发突变导致耐药,治疗中不能被根除。多重耐药结核由对至少两种一线抗结核药物如异烟肼和利福平等耐药的菌株导致。广泛耐药结核菌株不仅对异烟肼和利福平耐药,还对六种二线抗结核药物(氟喹诺酮类、氨基糖苷类、多肽类、硫代酰胺类、环丝氨酸类、对氨基水杨酸类)中的三种耐药。由于每种药物透过血脑屏障达到脑内有效杀菌血药浓度的能力不同,耐药性结核性脑膜炎面临很大的问题,对异烟肼耐药的结核性脑膜炎的治疗疗程要长于对异烟肼敏感的结核性脑膜炎。

大多数结核性脑膜炎的神经系统后遗症是由于宿主对结核杆菌的过度炎症反应引起脑损伤和脑水肿所致。因此,地塞米松作为附加的糖皮质激素治疗提高了患者的生存率。在病程较重的时期或者颅内压增高、脑水肿、脑脊液循环受阻的时候使用会获益最大。

结核性脑膜炎合并严重并发症如脑积水、脑结核瘤和脑脓肿时,手术是一项很重要的治疗办法。对于交通性脑积水的患者,除了给予标准抗结核治疗外,可以给予速尿及乙酰唑胺治疗;对于非交通性脑积水患者,给予脑室腹腔分流术和内镜下第三脑室造瘘术。

对于本例患者,早期诊断存在很大的困难,起初的脑脊液化验结果支持病毒性脑膜脑炎的诊断,因此给予抗病毒治疗是合理的。之后随着病情的加重,颅内高压加重,多次腰穿结果提示糖低,应该考虑到结核性脑膜炎的可能,但是该患者脑实质损害比一般的结核严重,该点具有一定迷惑性。一般隐球菌感染三次墨汁染色阴性及荚膜抗原阴性,考虑隐球菌脑膜炎的可能性小。因此本例患者给予试验性抗结核治疗,治疗有效。本例患者近6周的时间脑脊液细菌培养出结核杆菌,最终确诊了结核性脑膜脑炎。在临床上病情逐渐加重的过程没时间允许疑似结核患者等待脑脊液培养结果阳性再去给予抗结核治疗,因此当临床高度怀疑结核感染时应该及时给予试验性抗结核治疗。

本例患者出现结核性血管炎、脑梗死、弥漫性脑膜受累,属于重症,因此给予了五联强力抗结核+激素治疗。同时患者颅内高压、脑室扩大,为结核性脑膜脑炎的严重并发症,先后请神经外科给予脑室外引流及脑室腹腔分流术解决了患者的颅内高压问题。

【最终临床综合诊断】

结核性脑膜脑炎

(邱恩超 张家堂)

【专家点评】

结核性脑膜炎临床表现多样,非特异性强,极易与其他感染相混淆,脑脊液中结核杆菌数量少,没有快速检测病原体的方法,因此颅内结核被称为"万能模仿者",早期诊断面临巨大挑战。本例患者诊疗过程疑难复杂,经历了:诊断病毒性脑膜脑炎并治疗→颅内高压加重、脑脊液糖低→高度怀疑结核性脑膜炎→试验性抗结核治疗有效的诊治过程,为不典型颅内感染提供了非常好的临床诊疗思路。另外,在临床中还应注意与布鲁氏菌导致的脑膜脑炎鉴别,尽早进行虎红试验。

（蔡艺灵　姚生）

【参考文献】

1. PHILIP N, WILLIAM T, JOHN DV. Diagnosis of tuberculous meningitis: challenges and promises [J]. Malays J Pathol, 2015, 37(1):1-9.

2. ROCK RB, OLIN M, BAKER CA, et al. Central nervous system tuberculosis: pathogenesis and clinical aspects [J]. Clin Microbiol Rev, 2008, 21(2):243-261.

3. THWAITES G. Tuberculous meningitis [J]. Medicine, 2013, 41(12):683-685.

4. FENG GD, SHI M, MA L, et al. Diagnostic accuracy of intracellular Mycobacterium tuberculosis detection for tuberculous meningitis [J]. Am J Respir Crit Care Med, 2014, 189(4):475-481.

5. TAKAHASHI T, TAMURA M, TAKASU T. The PCR-based diagnosis of central nervous system tuberculosis: Up to date [J]. Tuberc Res Treat, 2012, 2012:831292.

6. THWAITES G, FISHER M, HEMINGWAY C, et al. British Infection Society guidelines for the diagnosis and treatment of tuberculosis of the central nervous system in adults and children [J]. J Infect, 2009, 59(3):167-187.

7. CAMINERO JA, SOTGIU G, ZUMLA A, et al. Best drug treatment for multidrug-resistant and extensively drug-resistant tuberculosis [J]. Lancet Infect Dis, 2010, 10(9):621-629.

8. TOROK ME, BANG ND, TRAN TH, et al. Dexamethasone and long-term outcome of tuberculous meningitis in Vietnamese adults and adolescents [J]. PLoS One, 2011, 6(12):e27821.

9. MARX GE, CHAN ED. Tuberculous meningitis: diagnosis and treatment overview [J]. Tuberculosis Research and Treatment, 2011, 2011:798764.

病例9　进行性双下肢无力2年,加重伴双上肢抖动、排尿困难1个月

【现病史】

患者女性,57岁。患者于2014年12月(2年前)无明显诱因出现双下肢无力,表现为蹲起略困难,走路及上下楼梯时未觉费力,无晨轻暮重,无不耐疲劳感,无肌肉萎缩及肉跳,无麻木、烧灼及刺痛感。后患者自觉双下肢无力症状进行性加重。2015年7月(1年半前)下台阶时因双下肢无力摔倒,遂就诊于当地医院行针灸治疗10天,症状无明显好转。2015年9月27日就诊于当地省人民医院,行肌电图检查提示"右侧副神经低频(5Hz)重复电刺激可见波幅递减",考虑为"重症肌无力",给予"溴吡斯的明片60mg/次,口服,每日3次",2个月后双下肢无力症状未见改善,仍进行性加重。2015年11月就诊于广州某总医院,考虑为"神经功能紊乱",予"营养神经等药物"未见好转。2016年1月(10个月前)患者于武汉某三甲医院就诊,诊断为"获得性肌病",给予"泼尼松片50mg/次,口服,每日1次"治疗,口服

10 天后患者双下肢无力较前加重,表现为入院前能走 2 公里,激素冲击后只能走 30 步,伴有肉跳,大、小便失禁 1 次;出院后仍继续口服"泼尼松 50mg/次,每日 1 次",20 天后自行将药量改为每周减 10mg,直至减停;2016 年 3 月(8 个月前)再次于该院就诊,给予"免疫球蛋白 0.4g/(kg·d)×5d"治疗,患者双下肢无力症状无明显改善。出院后口服"他克莫司(1 个月左右自行停用)、甲钴铵及维生素 B_1"治疗,右下肢无力较前明显加重,左下肢无力较前无明显改善。2016 年 6 月(5 个月前)就诊于我科,肌电图未见特征性改变,腰骶神经根三维重建提示腰骶神经根卡压,考虑为"躯体化形式障碍、腰骶神经根压迫",给予"丁苯酞、西酞普兰"等药物治疗后患者病情较前稍好转,步行超过 40~50 步,出院服用药物期间病情持续好转。2016 年 8 月(3 个月前)经历精神方面严重负性事件,精神状态欠佳,2016 年 11 月初开始出现性格较前暴躁并经常哭泣,拒绝独处,时刻需家人陪伴,既往症状再次加重,并出现双上肢抖动、智力减退,伴排尿异常,表现为常有憋尿感,自觉尿不净,但尿量尚可,无尿失禁。11 月 22 日服用"便乃通、安定"后出现大便失控 1 次。病程中无饮水呛咳、吞咽困难,无视物旋转,无肉跳。为进一步诊治,2016 年 11 月 28 日收入我科。

【既往史】

"便秘"30 年余,自诉服用"便乃通"可缓解;2015 年 10 月诊断"焦虑抑郁状态",未规律服用药物;2016 年 1 月查出"脂肪肝",饮食控制;2016 年 6 月诊断为"躯体化形式障碍、糖耐量异常、腰骶神经根压迫、肝囊肿及卵巢囊肿",未治疗。否认"其他慢性病病史";否认肝炎、结核等传染病病史;否认药物及食物过敏史;2015 年因"子宫肌瘤"行子宫全切术,否认外伤及输血史;预防接种史随当地。

【个人史】

无特殊,已婚,配偶及 1 子体健。

【家族史】

父亲因患肺癌去世,母亲因病去世,死因不详,1 姐体健。否认家族遗传病及传染病病史。

【查体】

意识清楚,精神欠佳,构音不清,吟诗样语言。计算力减退(100-7=93,93-7=86,86-7=?),远近记忆力、地点、时间及人物定向力正常。右利手。脑神经查体未见异常。左上肢近端肌力 5 级,远端肌力 5 级;左下肢髂腰肌肌力 4^- 级,股四头肌、股二头肌肌力 4 级,远端肌力 3 级;右上肢近端肌力 5 级,远端肌力 5 级;右下肢髂腰肌肌力 1 级,股四头肌、股二头肌肌力 2 级,远端肌力 2 级。四肢肌张力可,无肌肉萎缩,未引出束颤。双上肢腱反射亢进,双下肢腱反射消失。双侧轮替试验笨拙,双侧指鼻试验欠稳,尚准,跟膝胫试验右侧不能完成,左侧欠稳准,双上肢不自主抖动。双侧趾尖针刺觉减退,余感觉查体未见异常。双侧 Babinski 征(+)。脑膜刺激征阴性。

【辅助检查】

1. 实验室化验 血尿便常规、肿瘤标志物、甲状腺功能、免疫风湿因子等未见异常。

2. 脊髓 MRI 颈椎 MRI(2015-9-5)示 C_3~C_4、C_4~C_5、C_5~C_6 椎间盘突出,压迫颈髓;腰椎 MRI 平扫(2015-9-29)示 L_3~S_1 相邻椎间盘变性、突出。

3. 肌肉活检(2016-1-11) 左侧股四头肌肌肉光镜病理:镜下见肌束呈萎缩改变,肌间脂肪组织增生,肌细胞核呈链状排列;电镜结果:大部分肌细胞肌原纤维结构无明显病变,偶见个别肌细胞质均质化及胶原纤维长入。

4. 肌电图(2016-6-3)　未见特征性改变。

5. 腰椎 CT 平扫及重建+腰骶神经重建同层显示(2016-6-15)　腰椎退行性变;$L_2 \sim L_3$、$L_3 \sim L_4$ 椎间盘明显膨出;$L_4 \sim L_5$、$L_5 \sim S_1$ 椎间盘明显突出,椎管前后径变窄;腰骶神经重建同层显示多发神经根受压:双侧 L_3、L_4 神经根在椎管内受膨出的间盘明显压迫;双侧 L_5、S_1 神经根在椎管内硬膜囊处受相应水平后方突出的间盘及椎体缘骨质增生明显压迫,神经根显示模糊;双侧骶丛及坐骨神经未见异常。

【定位分析】

计算力减退定位于大脑皮质。构音障碍,言语节律改变,双侧轮替试验笨拙,双侧指鼻试验欠稳,双上肢不自主抖动,定位于小脑。排尿困难,常有憋尿感,自觉尿不净但尿量尚可,定位于自主神经。双上肢腱反射活跃、双侧 Babinski 征阳性,定位于双侧锥体束。双下肢腱反射消失、双侧趾尖针刺觉减退定位于腰骶神经根。

【定性讨论】

1. 朊蛋白病　主要包括 Creutzfeldt-Jakob 病(CJD)、格斯特曼-施特劳斯勒尔-沙因克尔综合征(Gerstmann-Straussler-Scheinker syndrome, GSS)、Kuru 病及致死性家族型失眠症(FFI)。除新变异型 CJD 外,其余三种疾病多中年以上发病;临床可表现为进展性的精神症状、快速进行性痴呆、锥体束、锥体外系症状等中枢神经系统损伤。该患者为中年女性,表现为精神行为异常、认知障碍、锥体束征及小脑共济失调,符合 GSS 临床表现,虽无明确感染接触史及家族史,不能除外该疾病,进一步完善颅脑 MRI 平扫+弥散加权、14-3-3 蛋白(14-3-3 protein)及基因检测以辅助诊断。

2. 副肿瘤综合征　是肿瘤的产物(如激素、抗体等)引起的间接远隔效应。可于肿瘤发现之前出现,可累及多个系统,如未治疗肿瘤,症状进行性加重。该患者中年女性,慢性病程,进行性加重,总病程 2 年,临床查体存在高级皮质、小脑、自主神经系统及锥体束受累,累及范围较广,应除外此病,需完善肿瘤标志物、肺 CT 等检查检验以明确诊断。

3. 多系统萎缩　该病为神经系统变性疾病的一种,累及自身神经系统、黑质纹状体系统及小脑,隐袭起病,进行性加重。临床表现为对左旋多巴不敏感的帕金森症状、小脑性共济失调、自主神经功能障碍及锥体束征等,由于累及各系统时间及程度不同,临床表现不同。该患者慢性起病,累及自主神经系统、锥体束及小脑多个系统,但精神异常、智力下降不符合该病。

4. 韦尼克脑病(Wernicke encephalopathy)　为维生素 B_1 缺乏引起的累及神经系统的代谢性疾病。多见于长期饮酒、营养不良、禁食及大量呕吐人群。多急性或亚急性起病,主要表现为精神症状、记忆障碍、眼外肌麻痹及共济失调。本患者慢性病程,进行性加重,有精神症状、认知障碍及共济失调,为支持点,但无大量饮酒、营养不良、呕吐等病史,无眼外肌麻痹,不支持该诊断。

【诊治经过】

入院后完善各项检查,简易智能精神状态评价量表(MMSE)24 分,蒙特利尔认知评估(MoCA)17 分。

头颅 CT、肺 CT 平扫未见异常。颅脑 MRI 平扫:双侧大脑皮质 DWI 多发异常高信号(图9-1)。颅脑 MR 平扫+增强扫描+灌注成像提示:大脑皮质异常信号区域灌注成像未见高灌注。头颅 PET/CT 示:双侧额、顶叶及左侧颞、枕叶皮质、左侧壳核及背丘脑葡萄糖代谢稍减低,小脑糖代谢基本正常(图 9-2)。

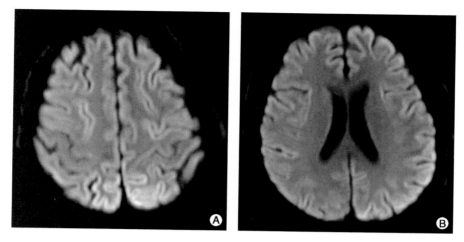

图 9-1　颅脑 MRI 平扫检查结果

注:A~B. 双侧大脑皮质 DWI 多发异常高信号

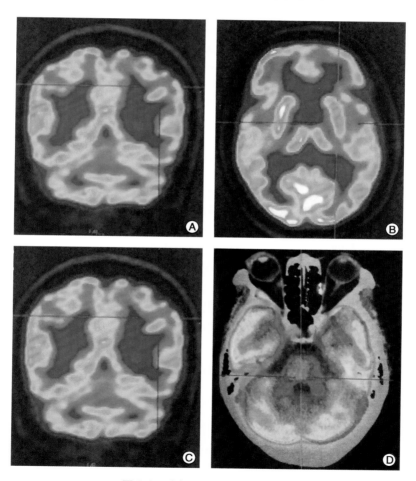

图 9-2　头颅 PET/CT 检查结果

注:A~D. 双侧额、顶叶及左侧颞、枕叶皮质、左侧壳核及背丘脑葡萄糖代谢
稍减低,小脑糖代谢基本正常

脑电图示双侧中央区、顶区及中线顶区为著见散发三相波,额区及枕区偶见(图9-3)。视频脑电图监测报告提示:中度异常脑电图,各导以前额区、额区为著广泛性慢波活动明显增多;双侧中央区、顶区及中线中央、顶区散见三相波。

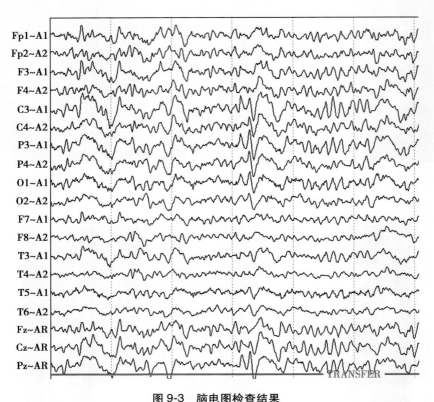

图9-3　脑电图检查结果

注:双侧中央区、顶区及中线顶区见散发三相波,额区及枕区偶见

脑脊液蛋白 458.9mg/L↑、脑脊液 IgG 测定 4.03mg/dl↑,脑脊液 14-3-3 蛋白阳性;脑脊液细胞学正常;血、脑脊液抗 Hu、Yo、Ri 抗体、AQP4、抗 NMDAR 抗体均阴性;血及脑脊液 IgG 寡克隆区带(+)。

动态血压监测未见明显异常。心脏、淋巴结、甲状腺超声、妇科超声未见明显异常。膀胱残余尿量约 93ml。血、尿、便常规、肿瘤标志物、甲状腺功能、免疫风湿因子等未见异常。

予营养神经、改善线粒体功能、改善情绪及对症支持治疗,患者情绪及下肢无力症状较前稍有好转。

【基因筛查】

PRNP 基因序列分析:①与标准序列比对序列出现 P102L 突变(标准序列号 NCBI:NM-183079.1);②129 位氨基酸多态性为 M/M 型;③219 位氨基酸多态性为 E/K 型。

【临床讨论】

该患者中年女性,隐袭起病,病程 2 年。以双下肢无力起病,逐渐加重,近 1 年后逐渐出现情绪障碍、认知功能下降、尿便障碍,应用激素、免疫抑制剂、营养神经肌肉等药物无明显效果。查体可见认知功能下降、小脑性共济失调、锥体束征。结合病史及查体,病变累及高级皮质、锥体束、小脑、自主神经。颅脑 MRI 提示皮质广泛受累,DWI 高信号,PET 提示大脑皮质代谢减低。脑电图提示存在三相波。脑脊液 14-3-3 蛋白阳性。PRNP 基因序列分析提示出现 P102L 突变,最终确诊 GSS。

该患者临床表现符合 GSS,但其并非以小脑性共济失调起病,而以缓慢进展的双下肢截瘫起病。由于患者同时存在腰骶神经根受压,上运动神经元受累表现被掩盖,临床表现为弛缓性瘫痪为主,且症状集中于双下肢,因此就诊初期,多家医院定性为神经肌肉类病,并以此开展诊疗。随后出现的精神症状无特异性,用药效果尚可,未得到足够重视。直至出现认知功能下降、双上肢抖动,查体发现双侧肢体小脑性共济失调,完善颅脑磁共振发现“花边征”,考虑为朊蛋白病,进而完善 PET 及基因检查,明确诊断。

该患者病变累及多个系统,初期症状不典型,合并有其他疾病掩盖症状,无家族史,均导致该患者诊断困难。

GSS 是一种常染色体显性遗传性朊蛋白病,是人类可传递的海绵状脑病之一。以小脑性共济失调、皮质性感觉障碍、痴呆及双下肢肌肉萎缩为主要症状。该病例属于散发病例。

遗传性 PrP 基因突变是本病主要病因,突变位点主要有 102、117、131、163、198、217、219等,常见突变亚型有 P102L、A117V、F198S、Q217R,其中 P102L 最为常见。基因突变使 PrP^c 转化成 PrP^{sc},不溶性的 PrP^{sc} 在中枢神经系统沉积继而引发 GSS。本患者出现的 P102L 突变为 GSS 患者最常见基因突变亚型,并据此确诊。

文献报道 GSS 主要病理改变为小脑普遍萎缩及海绵状变性,部分患者可累及大脑皮质、纹状体、脑桥、中脑及延髓。电镜下可见大脑弥漫性淀粉样 PrP 蛋白沉积斑块,斑块形态多样,PAS 及刚果红染色阳性。

GSS 多发病于 40~60 岁,青少年及老年患者亦可见。70% 患者有家族史。由于病变主要累及小脑,大脑皮质、脑干、丘脑等受累较轻,病程较长,平均 5 年左右。早期主要表现为小脑性共济失调、皮质性肢体感觉障碍,痴呆一般发生于共济失调后 1~7 年,晚期可有肌阵挛和以小脑损害为主的包括锥体系、锥体外系的全脑损害症状,常见症状为步态不稳、构音障碍、记忆力下降、双下肢无力伴感觉障碍、失明、听力下降等。可分为三个临床亚类型:①共济失调型 GSS:以小脑性共济失调为主要表现,如构音障碍、言语困难、肢体不协调、行走不稳等,常伴有双下肢对称的肌肉萎缩,伴或不伴有感觉减退,双下肢反射减低或消失。部分患者可见锥体束征及锥体外系体征,痴呆较轻。此为最常见类型。②痴呆型 GSS:早期以痴呆为主要表现,逐渐加重,逐渐出现小脑性共济失调、锥体束征、锥体外系体征等,临床症状与 CJD 相似,两者主要依靠基因鉴别。③截瘫痴呆型 GSS:以缓慢进展的双下肢痉挛性截瘫起病,数年后逐渐出现痴呆及精神症状,病程中不出现小脑症状,该类型少见。

GSS 患者影像学一般无特异性,颅脑 MRI 在晚期可见小脑、脑桥及延髓萎缩,PET 可见小脑低代谢。而本例患者颅脑 MRI 可见广泛皮质 DWI 高信号、PET 提示皮质及基底节低代谢,均是 CJD 较典型的影像学表现,出现在本例患者中属于本病例较为特别之处,而回顾文献及既往病例,亦有 GSS 患者出现符合典型 CJD 的影像学表现。脑电图呈现三相波为朊蛋白病特征性表现,有一定诊断意义。

鉴别诊断:遗传性小脑共济失调、多系统萎缩、CJD 等。GSS 无特殊治疗。100% 死亡,多因肺部感染等并发症去世,存活时间 1~10 年,为朊蛋白病中存活时间最长的类型。

【治疗及转归】

患者出院后继续应用改善线粒体功能、调节情绪等治疗,2016 年 4 月,患者情绪较前略稳定,记忆力稍差,双下肢无力略加重。

【最终临床综合诊断】

Gerstmann-Straussler-Scheinker 病

（谭清澈　张家堂）

【专家点评】

本病为罕见病。疑难复杂之处在于:①患者最初合并腰骶神经根病变导致上运动神经元受累表现被掩盖,初期症状不典型,导致该患者诊断困难,曾经应用激素、免疫抑制剂,走了很多弯路。②直至出现认知下降、小脑性共济失调、自主神经受累、锥体束征,临床表现仍然较为分散,定性较难。直至颅脑磁共振发现较典型的"花边征",考虑为朊蛋白病,进而完善 PET/CT,基因检查明确诊断。本例罕见病同时合并其他干扰项如肢体肌力的不对称性,使得临床表现更加不典型,诊断过程扑朔迷离,需要扎实的临床基础以及广泛的神经科知识面才能驾驭。

（蔡艺灵）

【参考文献】

1. 林世和 . Gerstmann-Straussler 综合征［J］. 神经疾病与精神卫生,2003,3(1):4-5.

2. RUSINA R,FIALA J,HOLADA K,et al. Gerstmann-Sträussler-Scheinker syndrome with the P102L pathogenic mutation presenting as familial Creutzfeldt-Jakob disease:a case report and review of the literature［J］. Neurocase,2013,19(1):41-53.

3. VITALI P,MACCAGNANO E,CAVERZASI E,et al. Diffusion-weighted MRI hyperintensity patterns differentiate CJD from other rapid dementias［J］. Neurology. 2011,76(20):1711-1719.

4. WEBB TE,POULTER M,BECK J,et al. Phenotypic heterogeneity and genetic modification of P102L inherited prion disease in an international series［J］. Brain,2008,131(10):2632-2646.

5. SCHMITZ M,DITTMAR K,LLORENS F,et al. Hereditary Human Prion Diseases:an Update［J］. Mol Neurobiol,2017,54(6):4138-4149.

6. KOVÁCS GG,PUOPOLO M,LADOGANA A,et al. Genetic prion disease:the EUROCJD experience［J］. Hum Genet,2005,118(2):166-174.

7. BROWN K,MASTRIANNI J. The prion diseases［J］. J Geriatric Psychiatry Neurology,2010,23(4):277-298.

8. KEPE V,GHETTI B,FARLOW MR,et al. PET of Brain Prion Protein Amyloid in Gerstmann-Sträussler-Scheinker Disease［J］. Brain Pathol,2010,20(2):419-430.

9. 吴江,贾建平,崔丽英. 神经病学［M］. 2 版 . 北京:人民卫生出版社,2010:246-247.

病例 10　视物错位、睡眠障碍 2 年,痴呆伴吐字不清、行走不稳 17 个月,尿便障碍 6 个月

【现病史】

患者男性,35 岁,江苏人。2013 年 12 月(2 年前)患者出现视物错位、视力下降,焦虑、失眠、易激动,口服阿普唑仑片、帕罗西汀片可入睡,但夜间易醒。2014 年 7 月(1 年半前)患

者焦虑症状较前加重,并出现记忆力下降,饮水呛咳,吐字不清,行走不稳,双下肢颤抖及"惊恐症状",无头痛、眩晕,无肢体活动障碍,就诊于当地医院给予糖皮质激素冲击、免疫球蛋白、硫唑嘌呤治疗,症状无好转。2015年1月(11个月前),患者入睡困难加重,服用米氮平片、西酞普兰片改善睡眠,效果欠佳。2015年6月(6个月前)患者行走不稳、吐字不清较前加重,并出现小便失禁,便秘,睡眠倒错。2015年8月(3个月前)患者出现异动症状、被害妄想。2015年12月1日就诊于笔者所在医院神经内科。发病后患者精神状态差,体力差,食欲差,睡眠障碍,体重减轻,便秘,小便失禁。

【既往史】

否认"高血压、糖尿病"等慢性病病史;否认肝炎、结核等传染病病史;否认药物及食物过敏史;否认手术、外伤及输血史;预防接种史不详。

【个人史】

生于江苏省淮安市,久居于本地,无疫区、疫情、疫水居住史,无牧区、矿山、高氟区、低碘区居住史;从事飞机维修工作,否认化学性物质、放射物、毒物接触史;无毒品接触史;无吸烟史,无饮酒史。已婚,爱人体健。

【家族史】

父母健在,均体健,1弟健在,体健;否认家族遗传病及传染病病史。

【查体】

体温:36.5℃,脉搏:90次/min,呼吸:18次/min,血压:132/80mmHg。夜间睡眠时有类似"牛吼"样喉鸣,全身多汗,心肺腹查体未见明显异常,睡眠障碍,小便失禁,便秘。神经系统查体:表情呆滞,反应迟钝,时间定向力差,空间定向力差,计算力差:93-7=?,近记忆力差。构音障碍,双侧瞳孔等大等圆,对光反射灵敏,直径3.0mm,视力基本正常,双眼球运动无受限,眼球向各方向活动均可见水平眼震,鼓腮不能,余脑神经查体未见明显异常。四肢肌容积减少,肌力5级,肌张力低,四肢腱反射活跃,全身深浅感觉查体未见明显异常,双侧指鼻、跟-膝-胫试验欠稳准,双侧Babinski征阴性,双侧Hoffmann征阴性,右侧Chaddock征阳性,左侧Chaddock征阴性。颈软,无抵抗。

【辅助检查】

1. 血尿便常规、生化、肿瘤标志物、风湿免疫 维生素B_{12}>2 000pg/ml,甲状腺功能七项、性腺六项、毒物检测等正常。

2. 认知功能评估 MMSE评分11分,MoCA评分4分。

3. 腰穿检查 初压100mmH$_2$O,外观无色透明,蛋白定性试验阴性,细胞总数1×10^6/L,白细胞1×10^6/L,蛋白305.3mg/L,葡萄糖3.4mmol/L,氯化物122.2mmol/L,IgA 0.095mg/dl,IgG 2.16mg/dl,IgM<0.015 1mg/dl,涂片检测正常。

4. 自身免疫性脑炎及神经副肿瘤相关抗体 阴性。

5. 14-3-3蛋白 阴性。

6. 心电图、胸片、肌电图、眼科OCT 未见明显异常。

7. 脑电图检查 基本节律不规整,调幅调节欠佳,以额、中央、颞区著见较多4~6Hz,40~90μV中波幅θ节律。睡眠以ⅠⅡ期睡眠为主,可见少量睡眠纺锤波,未见明显ⅢⅣ期睡眠(图10-1)。

8. 颅脑磁共振(图10-2) 大脑实质脑沟增宽,脑回变浅;DWI未见明显异常。

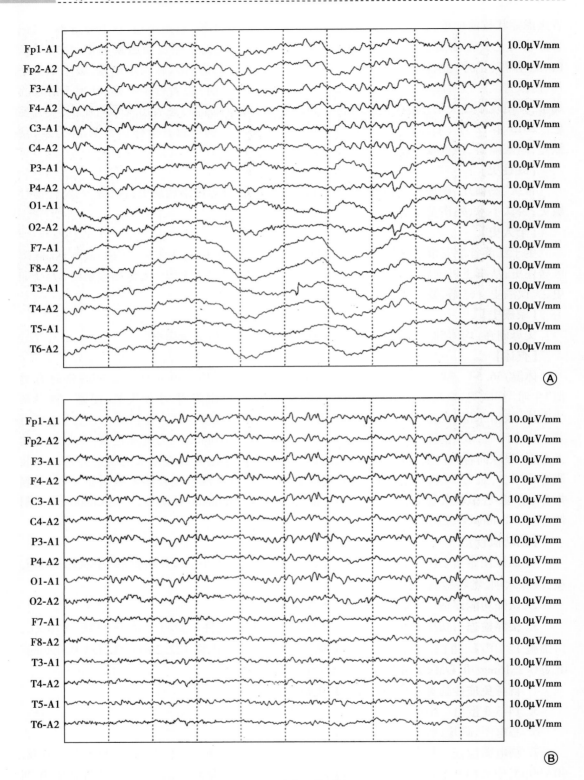

图 10-1　脑电图检测结果

注：A~B.异常脑电图,基本节律不规整,调幅调节欠佳,以额、中央、颞区著见较多 4~6Hz,40~90μV 中波幅 θ 节律。睡眠以Ⅰ、Ⅱ期睡眠为主,可见少量睡眠纺锤波,未见明显Ⅲ、Ⅳ期睡眠

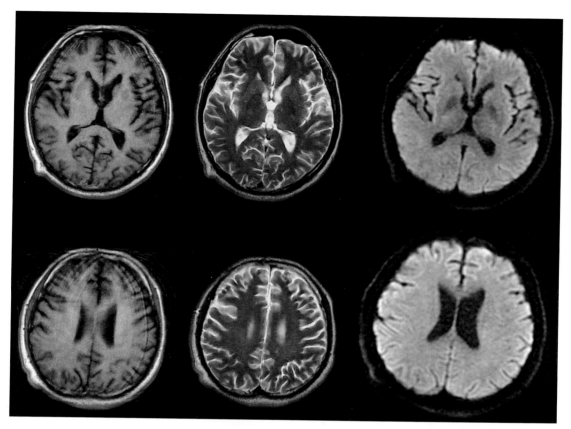

图 10-2　颅脑磁共振结果

注：大脑实质脑沟增宽，脑回变浅，弥散加权像未见明显异常

9. PET-MRI(图 10-3)　　大脑皮质代谢减低，双侧丘脑放射性摄取缺失，轻度脑萎缩改变；余头部及躯干部 PET-MRI 检查未见明显异常代谢征象。

【诊治经过】

入院后患者入睡困难及精神症状无明显改善，在完善相关检查后给予营养神经、改善情绪和睡眠等治疗。

【定位分析】

记忆力减退、计算力减退定位于广泛大脑皮质及海马、边缘叶；睡眠障碍定位于双侧丘脑及其传导通路；视觉错位、视物变形、视幻觉定位于双侧枕叶视皮质中枢及其联系纤维；双眼水平眼震、构音障碍、共济失调定位于小脑及其联系纤维；四肢腱反射活跃及病理征阳性定位于双侧皮质脊髓束；多汗定位于自主神经。

【定性讨论】

1. 朊蛋白病(prion disease)　　该患者为青年男性，隐袭起病，进行性加重，2013 年 12 月出现视物模糊、视物错位、睡眠障碍、焦虑症状，2014 年 7 月患者睡眠障碍及焦虑症状加重，有记忆力下降，并出现走路不稳、构音障碍等运动症状，病程中曾给予激素、免疫球蛋白、免疫抑制剂等治疗，患者症状无明显好转，并逐渐出现小便失禁、便秘等自主神经功能损害表现。该患者既往多次颅脑 MRI 平扫加增强扫描未见明显异常，动态脑电图提示睡眠周期改

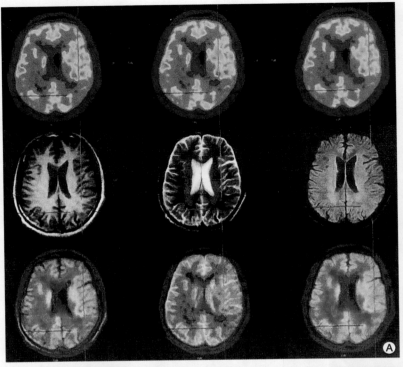

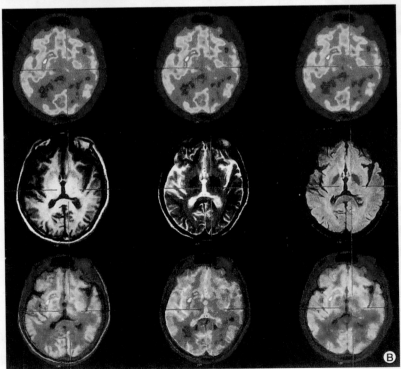

图 10-3　PET-MRI 结果

注:A～B. 大脑皮质代谢减低,双侧丘脑放射性摄取缺失,轻度脑萎缩改变;余头部及躯干部 PET-MRI 检查未见明显异常代谢征象

变,Ⅲ、Ⅳ期及快速眼动(rapid eye movement,REM)期睡眠消失;脑脊液检查无异常、甲状腺功能、肿瘤标志物、毒物检测等均未见异常。结合患者临床表现,考虑朊蛋白病,致死性家族型失眠症(fatal familial insomnia,FFI)可能性大,该病以睡眠障碍为主,伴有共济失调、自主神经功能紊乱等症状,可进一步完善 PRNP 基因,必要时可行脑部活检。

2. 自身免疫性脑炎 该患者临床表现为睡眠障碍、精神行为异常,有言语不清、行走不稳,在病程进展过程中逐渐出现了吞咽障碍、二便障碍等表现,颅脑磁共振平扫及脑脊液常规、生化检查未见明显异常,血及脑脊液自身免疫性脑炎相关检查均未见明显异常,既往应用激素、丙种球蛋白及免疫抑制剂治疗均未见好转,入院后可再次复查血及脑脊液的自身免疫相关抗体检查。

3. 病毒性脑炎 该患者隐袭起病,进行性加重,入院时患者病程已 24 个月,主要表现为睡眠障碍,共济失调、认知功能下降和自主神经功能受损,病程中无发热、咳嗽、咳痰、肌肉疼痛、感觉异常或皮疹等症状,于外院多次查腰穿检查均未见明显异常,查体脑膜刺激征阴性,可再次复查腰穿,完善病毒学相关检查。

4. 阿尔茨海默病 该病的临床特征为隐袭起病、进行性智力衰退而无缓解,主要有记忆障碍(以近记忆力受损为主)、认知障碍、精神症状等,影像学检查可见脑萎缩,神经心理检查可发现认知功能障碍,脑电图检查可见弥漫性慢波,但该病多进展缓慢,且无其他局灶性体征。本患者该病可能性小。

5. 副肿瘤综合征 临床症状可出现在发现肿瘤之前或之后,以亚急性小脑变性常见,可表现为步态不稳,以小脑性共济失调为主,也可有精神行为异常,或合并有肌无力综合征表现。本例患者有精神行为异常及小脑性共济失调表现,近期体重明显下降,故该病因不能除外,可完善全身 PET 及肿瘤筛查、脑脊液副肿瘤抗体等检查。

6. 桥本脑病 该病多为急性起病,表现为脑病、震颤、精神及行为异常,病情可自行缓解亦可进行性加重,脑电图检查可出现为三相波,头颅 MRI 可表现为皮质或皮质下非特异性改变,多伴有甲状腺功能异常及相关甲状腺相关抗体升高。该患者尚需完善甲状腺功能和甲状腺超声检查以排除该诊断。

7. 中毒 该患者长期从事飞机维修工作,以失眠、视变形为首发症状,并出现小脑性共济失调症状,应考虑是否存在有毒有害或重金属物质的接触所致中毒。但该患者颅脑磁共振检查未见中毒性脑病的相关表现,目前诊断中毒性脑病的证据不足,可进一步排查毒物、重金属以排除该病。

【基因检测结果】

PRNP 基因检测结果:与标准序列比对序列出现 D178N 突变(标准序列号 NCBI:NM-183079.1);129 位氨基酸多态性为 M/M 型,219 位氨基酸多态性为 E/E 型。

【临床讨论】

FFI 是一种中枢神经系统常染色体显性遗传的朊蛋白病。1979 年意大利医生 Ignazio 首先报道了一个家族中的 2 名女性和 1 名男性先后死于严重的失眠。直到 1986 年,意大利 Bologna 大学的 Lugaresi 等通过病理证实了本病是一种可以遗传的、完全的失眠症,随后该病被正式命名为 FFI。

随着对该病研究的不断深入,1992 年 Medori 等人证实了该病是由于 20 号染色体 PRNP 基因的 D178N 突变所致,当该基因的第 129 位密码子突变为甲硫氨酸纯合子时,其临床表型为 FFI。该病的病理改变为 PrP^{res} 在丘脑前腹侧核和背内侧核的异常沉积,和以丘脑为主的可累及海马回下脚、下橄榄体及小脑皮质的神经元凋亡,反应性胶质增生。在皮质常表现为轻至中度的星形胶质细胞增生,可累及深层,甚至延伸至白质。

FFI极其罕见,年发病率约为百万分之一,发病年龄为36~62岁,平均约51岁,男女无明显差异,有阳性家族史。该病为隐袭起病,慢性进展性病程,预后极差,国外文献中报道该病的病程为8~72个月,平均约为18个月。我国自1949年香港报道的第1个家系至今,据不完全统计,国内文献总共报道了约20个家系。国内FFI患者的临床表现与国外大致相似,但国内发病年龄为21~60岁,平均40.6岁,病程为6~38个月,平均约为12个月,大部分病例有阳性家族史。其中杂合子的患者病程为26±10个月,纯合子的患者病程12±4个月。

FFI最显著的症状特点是失眠、共济失调和自主神经功能障碍。其中睡眠障碍会持续出现在整个病程中,患者即使在感觉疲劳的情况下或服用大量抗焦虑抑郁药物及助眠药物后依旧无法入睡;在患者睡眠过程中还会发出奇怪的声音,出现肢体的不自主动作。FFI的首发症状多为非特异性的,如睡眠障碍,焦虑抑郁,性格改变及易疲劳感,部分患者还会出现波动性复视,出汗增多及性功能障碍,此阶段的FFI患者易被误诊为精神病。随着疾病的进展,在疾病中期患者通常会出现言语含糊,构音障碍,行走不稳,辨距不良等共济失调表现,查体可有自发或诱发的肌阵挛,锥体束征等。在疾病的后期患者意识水平将持续下降,皮质下痴呆,完全不能入睡,肌阵挛增多,构音障碍及吞咽困难均进一步加重。在疾病终末期患者可突然出现意识丧失并进入植物状态,而FFI的死因多为呼吸道或全身感染。

FFI的血常规、生化、凝血常规、尿便常规、甲状腺功能、肿瘤标志物、毒物检测及常规脑脊液检查均无明显异常。脑脊液14-3-3蛋白在诊断克-雅病(Creutzfeldt-Jakob disease,CJD)中有较高的敏感性和特异性,其阳性率可达95%,而对于FFI,脑脊液14-3-3蛋白的阳性率仅为50%,因此对于临床疑诊该病时必须结合患者的临床症状具体分析。该病的睡眠脑电图检查可随病程长短有两种类型,其中最典型的特征是睡眠纺锤波和K复合波的减少,且此种睡眠纺锤波不能被巴比妥类和苯二氮䓬类药物所诱导。在疾病的早期,虽然患者的正常睡眠类型可完全消失,但是仍可在1分钟内出现周期性变化,表现为REM睡眠类型,但是随着病情的进展,在病程中期则会出现为全部REM和NREM睡眠时间的减少,晚期患者的全部睡眠类型完全消失。文献报道该病脑电图的周期性三相波出现率低。早期的颅脑CT及MRI检查多无明显异常,疾病的中晚期可出现轻度的脑萎缩及脑室扩大。在CJD患者中,颅脑磁共振DWI像被认为是检测皮质及基底节区高信号最敏感的手段,但是FFI患者的DWI异常高信号出现率低。FFI的糖代谢PET/CT检查阳性率较高,在疾病的早期就可表现出典型的丘脑、额叶、顶叶、海马区及基底节葡萄糖代谢减低,且其低代谢分布区较异常朊蛋白沉积部位更为广泛,随着疾病的进展,在疾病的中晚期还会出现全脑皮质的葡萄糖低代谢改变。基因检测发现PRNP基因突变对于诊断该病至关重要。

目前FFI的诊断仍采用1993年Gambetti提出的诊断标准:①常染色体显性遗传,成年起病,病程6~32个月;②临床表现包括安眠药无效的顽固性失眠、自主神经功能异常、记忆减退、共济失调和/或肌阵挛、锥体束征和锥体外系症状;③睡眠脑电图波形减少或消失;④糖代谢PET/CT出现选择性丘脑低代谢;⑤选择性丘脑萎缩;⑥PRNP基因突变为D178N。其中1~5项满足任何2项或以上则诊断为可能的FFI,第6项加1~5项中任1项则为确诊的FFI。

　　由于致死性家族性失眠症主要临床表现为失眠,焦虑抑郁,共济失调和自主神经功能障碍,因此该病需要与阿尔茨海默病、路易体痴呆、自身免疫性脑炎、病毒性脑炎、副肿瘤综合征、桥本脑病、理化因素中毒所致的神经系统损害相鉴别。

　　FFI 目前无有效治疗方法,一经确诊,病死率为 100%,但国内外随访研究表明,积极的预防感染、加强护理及营养支持可有效的延长患者的生存时间。另外该病属于朊蛋白病,有一定的传染性,已有动物实验证实,FFI 可能存在通过血液或其他体液的途径传播,因此加强对该病的宣传普及,早期和准确诊断并切断该病的传播至关重要。

【治疗及转归】

　　入院后给予促进睡眠、改善情绪、营养神经等治疗,患者症状无明显改善,于 2015 年 12 月 28 日出院。出院后患者回当地医院住院治疗,家属述患者病程后期出现意识模糊,智力严重下降,不认识家人,易紧张及躁动,极少有自发言语,服用大量镇静安眠类药物后仍入睡困难且易惊醒,睡眠节律严重紊乱。

【最终临床综合诊断】

致死性家族型失眠症

（齐畅　张家堂）

【专家点评】

　　FFI 是一种非常罕见的中枢神经系统感染,是朊蛋白病的一种。由异常朊蛋白在神经元及非神经细胞中异常聚集引起的进行性致死性神经变性疾病。由位于 20 号染色体短臂上的朊蛋白基因（PRNP）第 178N 位点突变所致。起病年龄 36～62 岁（平均 51 岁）,病程 8～72 个月。临床表现为睡眠障碍,入睡困难、睡眠时间明显减少、多梦、睡眠时有喉鸣声和肢体不自主运动等;认知障碍和精神行为障碍,常表现为快速进展性痴呆,可有幻觉,错觉和妄想。还可伴有自主神经功能障碍,如高血压,呼吸急促,大汗、心动过速等;部分患者出现共济失调、构音障碍、吞咽困难等。常规 CT 和 MRI、脑脊液检查通常无特异性,DWI 皮质和基底节高信号及周期性三相波出现率低,PET/CT 丘脑低代谢、PRNP 基因突变是确诊关键之钥。

（张金涛）

【参考文献】

1. LUGARESI E,MEDORI R,MONTAGNA P,et al. Fatal familial insomnia and dysautonomia with selective degeneration of thalamic nuclei[J]. N Engl J Med,1986,315(16):997-1003.

2. MEDORI R,TRITSCHLER HJ,LEBLANC A,et al. Fatal familial insomnia,a prion disease with a mutation at codon 178 of the prion protein gene[J]. N Engl J Med,1992,326(7):444-449.

3. MEDORI R,MONTAGNA P,TRITSCHLER HJ,et al. Fatal familial insomnia:a second kindred with mutation of prion protein gene at codon 178[J]. Neurology,1992,42(3 Pt 1):669-670.

4. MONTAGNA P. Fatal familial insomnia:a model disease in sleep physiopathology[J]. Sleep xMedicine Reviews,2005,9(5):339-353.

5. MONTAGNA P,CORTELLI P,AVONI P,et al. Clinical features of fatal familial insomnia:phenotypic variability in relation to a polymorphism at codon 129 of the prion protein gene[J]. Brain Pathol,1998,8(3):515-520.

6. KRASNIANSKI A,BARTL M,SANCHEZ JUAN PJ,et al. Fatal familial insomnia:clinical features and early identification[J]. Ann Neurol,2008,63(5):658-661.

7. KRASNIANSKI A,HEINEMANN U,PONTO C,et al. Clinical findings and diagnosis in genetic prion diseases in Germany[J]. Eur J Epidemiol,2016,31(2):187-196.

8. CORTELLI P,GAMBETTI P,MONTAGNA P,et al. Fatal familial insomnia:clinical features and molecular ge-
   netics[J]. J Sleep Res,1999,8(S1):23-29.
9. GALLASSI R,MORREALE A,MONTAGNA P,et al. Fatal familial insomnia:behavioral and cognitive features
   [J]. Neurology,1996,46(4):935-939.
10. GAMBETTI P,PARCHI P,PETERSEN RB,et al. Fatal familial insomnia and familial Creutzfeldt-Jakob dis-
    ease:clinical,pathological and molecular features[J]. Brain Pathol,1995,5(1):43-51.

病例 11　头昏 15 天,头痛、发热 9 天

【现病史】

患者女性,60 岁,农村家庭妇女。主诉"头昏 15 天,头痛、发热 9 天"于 2017 年 3 月 11 日入院。患者于 2017 年 2 月 24 日(15 天前)无明显诱因出现头昏,伴全身发冷(体温未测),容易感到疲劳,行走时感腰部酸痛、后背发凉,偶有夜间盗汗;无咳嗽、咳痰,无鼻塞、流涕,无视物旋转,无四肢麻木、无力等,自服感冒药效果不佳。3 月 2 日(9 天前)出现间断头痛,程度较剧烈,影响睡眠,伴恶心、呕吐,到县医院行头颅 CT 提示左侧额叶片状低密度影,考虑"脑白质病变",建议住院治疗。家属遂送往市医院住院,测体温升高,最高 38.6℃,行头颅 MRI 检查提示:左侧额叶、颞叶、小脑多发类圆形长 T_1、长 T_2 信号,DWI 低信号,周围水肿,无明显占位效应;MRA 未见明显异常;肺部 CT 提示左肺上叶前段占位,诊断不明。予阿司匹林、阿托伐汀、脑苷肌肽等治疗,效果不佳,仍有头痛、发热,3 月 6 日出院。出院后予"去痛片"、退热药物对症治疗。3 月 7 日(4 天前)到北京某医院就诊,行头颅 MRI 平扫+增强提示左侧额叶、颞叶、小脑多发类圆形长 T_1、长 T_2 信号,环形或点状强化;肺部 CT 提示:左肺上叶前段肺不张;于笔者所在医院行 PET/CT 提示:左肺上叶前段不张,代谢增高,左肺上叶前段支气管稍变窄,未见明确肿块影,脑部未见明显异常代谢征象。期间患者仍有头痛,伴恶心、呕吐,自服"止痛药"及退热药物(体温未测、具体不详),头痛可缓解 7~8 小时。3 月 11 日下午患者头痛症状加重,伴睡眠增多,全身乏力,行走困难,到外院急诊,予甘露醇 250ml 静脉滴注,头痛症状缓解,仍全身乏力,睡眠增多。急诊以"颅内占位"收入。发病来,患者进食差,在诊所予氨基酸、维生素等补液治疗,精神差,大便 3 天未解,小便正常。体重无明显减轻。

【既往史】

否认"高血压、糖尿病"等慢性病病史;否认肝炎、结核等传染病病史;否认药物及食物过敏史;否认手术、外伤及输血史;预防接种史随当地。

【个人史】

居住农村,家庭妇女,无出差史。无禽类、羊等动物接触史。无毒物接触史。

【家族史】

父母已故,父亲曾患结核,死于"脑梗死",母亲死于"心脏病";有 1 姐 1 弟 2 妹,体健;否认家族遗传病及传染病病史。

【查体】

体温:37.3℃,脉搏:67 次/min,呼吸:17 次/min,血压:118/74mmHg,身高 1.58m,体重

44kg,BMI 17.6。双肺呼吸音清,未闻及干、湿啰音。心率 67 次/min,律齐,心音有力,各瓣膜听诊区未闻及病理性杂音,腹部查体未见异常,四肢无浮肿。神经系统查体:嗜睡,言语流利,查体部分配合,记忆力、定向力、计算力正常;粗测视力正常,双侧视乳头水肿,视乳头边界不清,余脑神经查体未见异常。四肢肌张力正常,双上肢肌力 4 级,双下肢肌力 4⁻级;指鼻试验基本稳、准,跟膝胫试验无法完成;无不自主活动,步态无法完成;双侧针刺觉、音叉振动觉对称存在;左侧腱反射(+++),右侧腱反射(++);双侧 Hoffmann 征、Babinski 征阴性,左侧双划征阳性。颈抵抗,颏胸距三横指,Kernig 征(-)。

【辅助检查】

1. 血常规、生化(2017-3-12) 血红蛋白 107g/L,中性粒细胞百分比 83.2%,糖 6.52mmol/L,肿瘤标志物、抗核抗体、ANCA 抗体、ENA 抗体、心磷脂抗体、抗环瓜氨酸肽抗体阴性。

2. 感染指标(2017-3-16) 血及脑脊液淋巴细胞培养+干扰素阴性;血及脑脊液新型隐球菌抗原阳性(≥1∶1 024);降钙素原 0.144ng/ml,CRP 58mg/L,ESR、结核三项、PPD 试验均正常。

3. 脑脊液化验结果 见表 11-1。

表 11-1 脑脊液常规、生化结果

日期	压力/mmH₂O	红细胞/(×10⁶·L⁻¹)	白细胞/(×10⁶·L⁻¹)	多核/%	单核/%	葡萄糖/(mmol·L⁻¹)	蛋白/(g·L⁻¹)	氯化物/(mmol·L⁻¹)	墨汁染色
2017-3-13	170	245	75	5	95	1.73	1.29	123	—
2017-3-16	195*	2	20	—	—	1.15	0.63	123	阳性
2017-4-5	265	2	20	—	—	2.24	0.68	119	—
2017-4-10	300	2	10	—	—	1.51	0.88	112	阳性
2017-4-13	255*	2	20	—	—	1.82	1.07	117	—
2017-4-18	>330	20	10	—	—	2.03	0.86	117	阳性
2017-4-24	220*	12	10	—	—	1.91	0.68	119	阳性

* 使用脱水药物之后

4. 头颅 MRI 平扫+增强 ①第 1 次(2017-3-7):左额叶、颞叶、小脑多发类圆形长 T_1、长 T_2 信号,DWI 低信号,增强扫描呈环形或点状强化(图 11-1);②第 2 次(2017-4-21):左侧额叶、颞叶、小脑多发稍长 T_2 信号,增强扫描病变边缘轻度强化,DWI 呈低信号(图 11-2)。

5. 肺部 CT ①第 1 次(2017-3-8)(图 11-3A):左肺上叶前段肺不张;②第 2 次(2017-4-5)(图 11-3B):双肺感染,左肺上叶局限不张;右下肺大疱;心脏增大,少量心包积液。

6. PET/CT(2017-3-8) 左肺上叶前段不张,代谢增高,左肺上叶前段支气管稍变窄,未见明确肿块影,脑部未见明显异常代谢征象。

7. 其他检查 心电图:轻度 ST 段下移(前壁、前侧壁);支气管镜未见异常;超声检查示胆囊壁息肉样病变,肺动脉收缩期压力估测 48mmHg(偏高),三尖瓣反流(少-中量),主、肺动脉瓣反流(少量)。

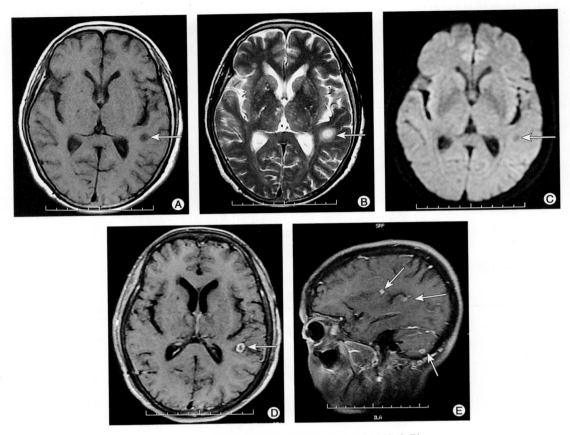

图 11-1　头颅 MRI 平扫+增强检查结果（2017-3-7）

注：A. 轴位左侧颞叶可见圆形长 T_1 信号（箭头）；B. 左颞叶长 T_2 信号（箭头）；C. DWI 序列可见低信号（箭头）；D. 增强后病灶呈环形强化（箭头）；E. 增强后矢状位 T_1WI 额叶、小脑可见多发圆形或环形强化灶（箭头）

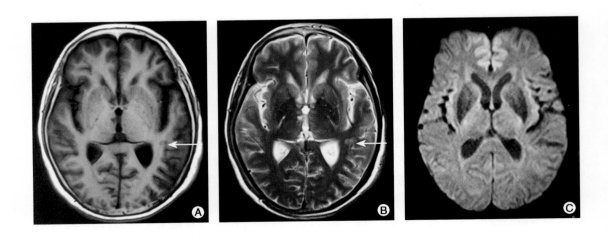

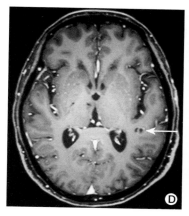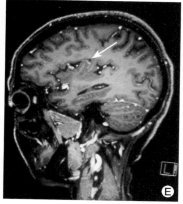

图 11-2 头颅平扫+增强（治疗后）检查结果

注：A. 轴位左侧颞叶稍长 T_1 信号；B. 左颞叶稍长 T_2 信号，范围较前缩小；
C. DWI 序列呈稍低信号；D. 增强后边缘轻度强化；E. 矢状位强化灶消失

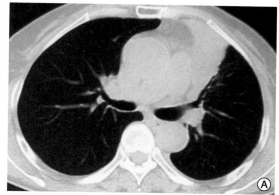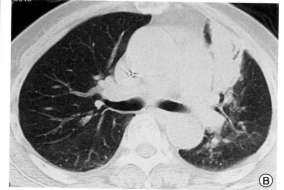

图 11-3 肺部 CT（2017-3-8）检查结果

注：A. 肺部 CT（治疗前）左肺上叶前段肺不张；B. 肺部 CT（治疗后）左肺上叶前段肺不张较前无明显
改变，双肺感染，肺水肿不除外

【定位分析】

头痛、恶心、呕吐、脑膜刺激征阳性定位于脑膜及脑脊液循环系统；左侧腱反射活跃、左侧双划征阳性定位于右侧皮质脊髓束。

【定性讨论】

1. 颅内转移瘤　支持点：①老年女性；②病程初期表现为头昏、易疲劳等非特异症状，后期出现头痛、恶心、呕吐等颅内高压症状；③头颅 MRI 平扫+增强提示大脑半球、小脑多发类圆形结节状及环形强化病灶，周围水肿；病灶多位于皮髓质交界区，符合血行播散的特点；④肺部 CT 提示左肺上叶肺不张，局部支气管稍变窄，PET/CT 提示代谢增高，不除外肺癌。不支持点：①亚急性起病，病程较短；②伴发热，体温 38.6℃；③PET/CT 脑部未见明显异常代谢征象；④肿瘤标志物均正常。患者诊断肺癌脑转移依据不充分，需进一步行支气管镜或脑活检明确病变性质。

2. 脑脓肿　脑实质的化脓性感染，常为细菌、真菌，寄生虫少见。感染来源主要有耳源性、血源性、外伤性和隐源性。支持点：①亚急性起病，病程半月；②有畏寒、发热、全身乏力、食欲不振等全身感染中毒症状;③有头痛、恶心、呕吐等颅内高压症状;④脑膜刺激征阳性;⑤肺部 CT 异常,可能同时存在肺部感染;⑥颅内多发病灶,周围轻度水肿,增强扫描可见环形强化,多位于皮髓质交界区,不排除肺部感染血源性播散导致脑脓肿;不支持点:①实验室检查血常规、血沉等炎症指标正常;②病灶内外壁欠光滑,强化欠均匀,DWI 为低信号。需进一步行腰穿检查排除。

3. 结核瘤 支持点:①老年女性,隐袭起病,病程半月;②同时存在脑膜炎和脑实质受累证据;③肺部 CT 提示左肺上叶前段肺不张;④颅内多发圆形或类圆形病灶,周边环形强化;不支持点:①颅底脑膜增强不明显,个别病灶形状不规则,强化不均匀;②PPD 试验、γ-干扰素释放试验、结明三项等阴性。在排除肿瘤和其他感染后,可试验性抗结核治疗。

【诊治经过】

患者头痛、呕吐、纳差明显,进食困难,予脱水降颅内压、中心静脉营养、保护胃黏膜、纠正电解质紊乱等对症支持治疗。考虑肺癌脑转移及颅内感染均不能除外,积极完善支气管镜、腰穿等检查,未发现肿瘤证据。该患者脑膜和脑实质均受累,首先考虑结核性脑膜脑炎。3 月 15 日予异烟肼、利福平、吡嗪酰胺、左氧氟沙星试验性抗结核治疗。患者头痛、恶心、呕吐较前无明显改善,出现寒战、高热,体温最高 39℃。3 月 18 日根据墨汁染色及新型隐球菌抗原检测结果诊断隐球菌感染,改为伏立康唑 200mg,每 12 小时 1 次抗感染。患者体温逐渐下降,恶心、呕吐较前好转,能少量进食。3 月 24 日患者咳血性痰一次,量少,鲜红色,口服云南白药后未再出现。3 月 26 日患者诉胸闷、稍喘息,咳嗽,咳少量白色粘痰,肺部听诊提示双下肺湿啰音,吸气末明显,心率 120 次/min,血气分析提示 pH 7.515、二氧化碳分压 24.8mmHg、氧分压 50.1mmHg,予面罩吸氧、利尿、扩血管等治疗。查心肌酶、心肌梗死三项未见异常,BNP 轻度升高,波动在 412.6~1 515pg/ml,肺动脉 CTA 未见异常。心脏超声提示肺动脉压偏高、三尖瓣少-中量反流,考虑与肺部病变导致右心负荷加重有关。低氧血症、双下肺湿啰音,考虑大量脱水、补液导致心脏前负荷过重、肺水肿。经过限制入量、利尿剂等治疗,患者咳嗽、咳痰、低氧血症消失。4 月 5 日患者体温降至正常。4 月 8 日头痛较前频繁,额部胀痛为主,VAS 评分 8~9 分,伴恶心,呕吐,输注甘露醇后数分钟症状可缓解,予甘露醇加量、托拉塞米利尿,头痛稍减轻,但持续时间较前缩短。4 月 12 日患者出现耳鸣、视物模糊,查体:近视力左眼 0.25,右眼 0.15,双侧视乳头水肿,视乳头边界不清。4 月 16 日患者感听力下降、头昏,查体:左耳听力下降,气道>骨导,Weber 左偏。4 月 25 日全麻下行脑室穿刺置管+Ommaya 囊置入术。术后间断 Ommaya 囊穿刺引流。患者头痛较前缓解,耳鸣、视物模糊消失,听力较前好转,精神、饮食明显好转。4 月 26 日查体:视乳头边界不清,近视力左眼 0.25,右眼 0.2,左耳听力稍下降,Weber 居中,双上肢腱反射对称存在,双下肢腱反射偏低,病理征阴性。

【基因筛查】

脑脊液隐球菌基因测序提示格特隐球菌。

【病理结果】

病检部位:①脑脊液:涂片中见多量淋巴细胞,红细胞及一些成团的结构,考虑隐球菌可能性大(图 11-4A);②肺穿刺活检组织:少量肺组织,肺泡隔增宽,间质纤维组织增生、炭末沉积伴慢性炎细胞浸润。局部间质中可见数个隐球菌孢子样结构(图 11-4B),建议随诊。组织化学染色结果:PAS(-)。

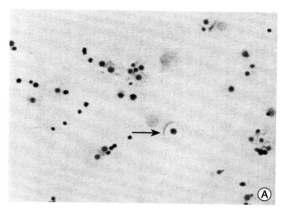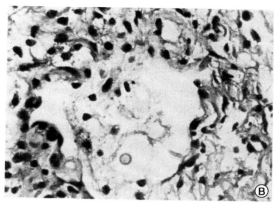

图 11-4 脑脊液和肺穿刺活检组织病理学检查结果
注:A.脑脊液涂片可见隐球菌(箭头);B.肺穿刺活检组织可见隐球菌孢子样结构

【临床讨论】

本病例的主要疑难点在于脑内多发强化灶及肺内病灶,容易误诊为颅内转移瘤或其他感染性疾病。澳大利亚的一项临床研究表明,与新生隐球菌相比,格特隐球菌(cryptococcus gatti)感染更易出现肺和脑部隐球菌瘤,该特点可能与疾病预后不良有关。

格特隐球菌原名为新生隐球菌的格特变种(血清型 B 和 C),直到 2002 年被确立为一个独立的物种。隐球菌病是由新生隐球菌或格特隐球菌感染导致的一种真菌性疾病。通过单孢子或隐球菌酵母细胞的吸入感染宿主引起肺炎,可播散至中枢神经系统演变为脑膜炎或脑膜脑炎。

1896 年,病理学家费迪南柯蒂斯在一名腰椎肿瘤患者中首先报道了格特隐球菌。该病原体是一种存在于桉树、土壤以及考拉等动物宿主中的担子菌酵母。最早在赤桉(一种植物)中发现,被认为是澳大利亚的一种地方性病原体,局限于热带和亚热带地区。然而,1999 年温哥华岛发生了格特隐球菌暴发,最终蔓延至整个加拿大不列颠哥伦比亚省和美国西北太平洋地区,得到许多国家的关注。近 20 多年我国也有一些格特隐球菌的报道,最初病例多来自江苏、上海、浙江、福建、广东、海南等热带、亚热带地区,多数为 VG Ⅰ 型菌株,仅 1 例为 VG Ⅱ 型。近两年河北、山东等温带地区也分别发现格特隐球菌感染 1 例,均为 VG Ⅱ 型。本例患者也来自河北省。至今已从 50 多种树、树根周围的泥土、空气、水、鸟类粪便以及猫、狗等多种动物中分离到该菌。有研究发现,致病菌的播散可能与人类活动介导传播有关,车轮、鞋、木屑等物体均可成为介导格特隐球菌 VG Ⅱ 基因型播散的媒介物。格特隐球菌可以感染免疫缺陷宿主,如艾滋病、使用免疫抑制剂和器官移植的患者,也可感染免疫功能正常的宿主。宿主感染的危险因素包括患有艾滋病、特发性 CD4+淋巴细胞减少、慢性肺部疾病以及糖尿病或慢性肾疾病相关的免疫抑制状态。有研究表明,格特隐球菌感染患者血浆中存在抗粒细胞-巨噬细胞集落刺激因子(GM-CSF)抗体,提示巨噬细胞功能障碍可能是"免疫正常"人群中格特隐球菌感染的潜在危险因素。

格特隐球菌包括 4 个分子类型(VG Ⅰ 、VG Ⅱ 、VG Ⅲ 、VG Ⅳ)。不同的分子类型与宿主反应性在疾病临床特征中起到了重要作用。来自澳大利亚、巴布亚岛新几内亚和哥伦比亚的 VG Ⅰ 、VG Ⅱ 亚型和 VG Ⅱ 的非暴发菌株通常导致重症脑膜脑炎。美国多数散发病例为 VG Ⅰ 与 VG Ⅲ 型,也表现为重症脑膜脑炎。美国西北太平洋地区和加拿大不列颠哥伦比亚省病例多由 VG Ⅱ 感染所致,仅表现为肺部感染。VG Ⅳ 在非洲艾滋病个案研究中常见。我国关于格特隐球菌的分子流行病学研究表明,多数患者为 VG Ⅰ 型菌株感染,只有极少数为 VG Ⅱ 型菌株。据推测 VG Ⅰ 型毒力更强,与 VG Ⅱ 相比对治疗的反应更差。

格特隐球菌感染潜伏期为 2~11 个月,其临床表现与新生隐球菌即有相似之处,又有明显差异。咳嗽、呼吸困难、胸痛和咯血是最常见的肺部症状。肺部占位病变较新生隐球菌大,且对抗真菌药物不敏感。常见的神经系统表现有头痛,呕吐和颈项强直等。全身症状有寒战、发热、体重下降等。其中枢神经系统感染的特点是炎症反应重、高颅内压并发症多、隐球菌瘤和预后差。目前隐球菌感染颅内高压的发病机制尚未完全阐明。有研究表明,真菌及荚膜阻断蛛网膜颗粒对脑脊液的吸收是造成高颅内压的原因之一。也有动物实验发现,较大分子量的隐球菌多聚糖能够通过大脑迅速播散,造成间质水肿。由于脑实质被隐球菌多聚糖包被,大脑顺应性降低。另一种假说是隐球菌、黏液样物质和荚膜多糖沉积造成脑室、蛛网膜间隙和脑实质细胞间隙间压力平衡,脑脊液能够自由地通过血管间隙进入脑实质,造成间质水肿。隐球菌荚膜多糖抗原在脑组织中大量沉积,可能导致抗真菌治疗结束后数月至数年内该物质在脑脊液中仍持续存在。

格特隐球菌常规辅助检查无特异性。胸部 X 线或 CT 可见占位性病变或肺不张。头颅增强 MRI 提示大脑半球、脑干、小脑多发病灶,伴环形强化。脑脊液多呈单核细胞增多,一般为 $(20~500)\times10^6/L$,脑脊液蛋白往往增高,糖含量降低,墨汁染色呈阳性。目前区分格特隐球菌和新生隐球菌唯一可靠的鉴别方法是真菌培养。将隐球菌分离到刀豆氨酸-甘氨酸-溴麝香草酚蓝培养基(CGB 培养基)中进行培养,格特隐球菌在培养基上生长并使菌落周围的培养基成为蓝色。进一步通过多位点序列分型(multi-locus sequence typing,MLST)方案进行基因分型。

格特隐球菌的治疗尚缺少相应指南。首先是抗真菌治疗。格特隐球菌治疗时间需要延长。两性霉素 B 联合 5-氟胞嘧啶仍是第一线的诱导治疗方案。对于中枢神经系统感染建议诱导治疗至少 6 周。序贯三唑类药物维持治疗,总疗程 18~24 个月。在三唑类药物中氟康唑依然是首选。最近流行病学研究表明,某些分子亚型,如 VG Ⅱ 对氟康唑敏感性相对较低,对伏立康唑和泊沙康唑敏感性较高,表明其他三唑类药物可能在维持期疗效更好。对于孤立的肺部疾病,应该提供诱导治疗 2 周,总疗程约 12 个月。本例患者使用伏立康唑单药诱导治疗,18 天后体温降至完全正常,1 个月后颅内隐球菌瘤显著缩小,临床症状显著改善。因此,对于老年人或肾功能不全患者,伏立康唑的耐受性更好,疗效确切。是否能够广泛应用于临床有待进一步研究证实。

其次是颅内高压的管理。颅内高压与临床预后紧密相关,预防高颅内压继发性脑损伤是隐球菌性脑膜炎治疗的焦点之一。目前建议每日腰椎穿刺以减轻颅内压力,直到压力 $<250mmH_2O$ 和体征(即头痛、癫痫、认知或其他症状改善)连续稳定 2 天。如果颅内压持续升高,推荐脑室分流术。对重症格特隐球菌脑膜炎患者,还可考虑行脑室切开引流。对于脑室大小正常,但无法控制的高颅内压患者也可考虑行脑室腹腔分流。类固醇激素可用于治疗新生隐球菌感染免疫重建炎症综合征(immune reconstitution inflammatory syndrome,IRIS),虽然随机对照试验并未证实其有效性。也有研究发现,地塞米松能够减轻隐球菌导致的脑膜炎症反应和无菌性蛛网膜炎。因此建议类固醇激素应用于格特隐球菌引起的颅内压增高,尤其在重症脑膜脑炎和实验室检查指标好转(抗原滴定度下降和 CSF 无菌)但症状持续或恶化的病例中。本病例采用的 Ommaya 囊穿刺引流术的创伤性及感染风险低,操作方便,

能够有效缓解高颅内压。该患者经 Ommaya 囊穿刺引流后大大减少了甘露醇的用量,减轻了心脏负荷,临床症状明显好转。

【治疗及转归】

格特隐球菌需要更长期的诱导治疗,两性霉素 B+氟胞嘧啶仍是一线治疗方案,维持治疗应使用广谱唑类药物。在病程早期可行经皮腰椎穿刺引流或脑室切开术引流减轻颅内高压。某些情况下需要行脑室分流术。地塞米松能够减轻或调节炎症反应,但最佳用药剂量、时间尚缺乏临床证据支持。格特隐球菌感染的预后不佳。美国研究资料显示格特隐球菌的发病率和病死率较高,超过90%患者需要住院治疗,病死率超过30%。我国研究表明格特隐球菌感染后神经系统尤其是视神经损伤后遗症较多见。

【最终临床综合诊断】

格特隐球菌脑膜脑炎

(李一凡　张家堂)

【专家点评】

这是一例中枢神经系统真菌感染(central nervous system fungal infections)的病例,发热、颈抵抗,脑脊液细胞数蛋白升高,指向颅内感染,但也需要与脑膜癌病鉴别。这时荚膜抗原检测、基因测序就起到了关键作用。中枢神经系统感染病原体检测方法已经从脑脊液病原形态学鉴定、培养、抗体检测走向了基因测序。我们应掌握各种检测手段的合理应用,同时对阳性和阴性结果进行客观分析。

(张金涛)

【参考文献】

1. 郑娜,张家堂.格特隐球菌病的研究进展[J].解放军医学院学报,2017,38(1):79-81.

2. NAKAO M,MURAMATSU H,TAKAHASHI T,et al. Cryptococcus gattii Genotype VGIIa Infection in an Immunocompetent Japanese Patient:A Case Report and Mini-review[J]. Intern Med,2016,55(20):3021-3024.

3. 冯晓博,姚志荣.格特隐球菌病暴发流行机制的研究进展[J].微生物与感染,2010,5(1):47-50.

4. WU SY,LEI Y,KANG M,et al. Molecular characterisation of clinical Cryptococcus neoformans and Cryptococcus gattii isolates from Sichuan province,China[J]. Mycoses,2015,58(5):280-287.

5. DOU HT,XU YC,WANG HZ,et al. Molecular epidemiology of Cryptococcus neoformans and Cryptococcus gattii in China between 2007 and 2013 using multilocus sequence typing and the DiversiLab system[J]. Eur J Clin Microbiol Infect Dis,2015,34(4):753-762.

6. XUE X,WU H,WANG K,et al. Cryptococcosis by Cryptococcus gattii in China[J]. Lancet Infect Dis,2015,15(10):1135-1136.

7. 陈敏,潘炜华,邓淑文,等.格特隐球菌感染病例临床特征分析[C].北京:2012 年中国菌物学会学术,2012.

8. 窦红涛,万喆,杨启文,等.格特隐球菌在河北地区引起 1 例脑膜炎的临床与实验研究[J].中国真菌学杂志,2015,10(1):11-15.

9. 金怡,陈江汉.GM-CSF 抗体在免疫正常格特隐球菌感染中的作用研究[J].临床军医杂志,2014,42(6):611-614.

10. MACIEL RA,FERREIRA LS,WIRTH F,et al. Corticosteroids for the management of severe intracranial hypertension in meningoencephalitis caused by Cryptococcus gattii:A case report and review[J]. J Mycol Med,2017,27(1):109-112.

11. FRANCO-PAREDES C,WOMACK T,BOHLMEYER T,et al. Management of Cryptococcus gattii meningoencephalitis[J]. Lancet Infect Dis,2015,15(3):348-355.

病例 12

间断发热 5 个月余,四肢乏力 2 个月,精神行为异常、记忆力下降 1 个月余

【现病史】

患者男性,17 岁。2018 年 3 月 3 日(5 个月前)无明显诱因反复出现发热,最高体温 38.2℃,以夜间为主,伴盗汗、下肢肌肉酸痛、精神不振、四肢乏力,予以输液、退热等对症治疗 3 天后好转。此后上述症状约 2 周左右出现 1 次,患者未进一步诊治。于 2018 年 5 月 1 日(3 个月前)患者出现间断腹痛,伴呕吐,为胃内容物;5 月 13 日就诊于当地某医院,诊断 "幽门螺杆菌"感染,予以抗生素(具体不详)治疗 1 个月,腹痛症状消失。2018 年 6 月下旬 (2 个月前)患者自觉四肢乏力,表现为上楼费力及行走缓慢,未诊治;6 月 29 日出现记忆力减退,如入睡时找不到自己床铺;7 月 4 日(1 个半月前)出现反应迟钝,外出后找不回宿舍; 7 月 5 日其父亲发现患者近记忆力和定向力下降,经常忘记上次进餐情况、外出后不能自行找回病房和床位、不能找到卫生间、不知道自己在什么地方,并出现幻觉和胡言乱语,如"看到墙上有蜘蛛网"、说一些不存在的事。当地某医院查血钠偏低(具体不详),考虑"低钠血症",予补钠治疗,症状未见好转。7 月 10 日四肢无力加重,需他人搀扶行走,并出现尿失禁、阅读不能。患者遂就诊于西安市某医院,查颅脑 MRI 检查示"交通性脑积水",腰穿结果示"脑脊液草绿色,糖、氯化物低,蛋白高,白细胞高",考虑"中枢神经系统感染、脑积水",予以"更昔洛韦 0.25g/次、每日 2 次,美罗培南 0.5g/次、每日 3 次,甲泼尼龙 40mg/次、每日 1 次"治疗(总疗程 10 天)。7 月 12 日(治疗 2 天)患者幻觉及尿失禁症状有所好转;7 月 16 日复查腰穿,脑脊液结果较前无明显变化,考虑"结核感染";7 月 23 日(1 个月前)患者就诊于某结核病医院,予以"异烟肼 0.6g/次、每日 1 次,吡嗪酰胺 0.5g/次、每日 3 次,利福平 0.45g/次、每日 1 次,乙胺丁醇 0.75g/次、每日 1 次,泼尼松 10mg/次、每日 3 次"治疗,经抗结核治疗 4 周,患者症状仍进行性加重;8 月 17 日患者出现头痛,伴呕吐数次,均为胃内容物,并再次出现尿失禁、反应迟钝、不主动和家人交流、问话仅能回答"嗯"。为求进一步诊治,患者就诊于笔者所在医院,急诊于 2018 年 8 月 20 日以"颅内感染、脑积水"收入神经内科监护室。患者自发病以来,精神状态及食欲欠佳,睡眠正常,大便 4 天未解,留置导尿,体重无明显变化。

【既往史】

2013 年 8 月 15 日因"右眼肿胀、间断发热、全身散在紫癜及丘疹"于西安市某医院就诊,完善相关辅助检查(血常规示白细胞 3.14×10^9/L,血红蛋白 101g/L,血沉 38mm/h,血 EBV-DNA 定量 11 800IU/ml,腹部超声示肝脾大;骨髓图片示粒系增生明显、粒细胞内颗粒增粗、网状细胞易见、有噬血现象),诊断"噬血细胞综合征,EB 病毒感染",予以"依托泊苷、地塞米松"化疗,共 8 次,自诉上述症状有所改善;2013 年 8 月发现左耳后异常肿块,考虑为淋巴结肿大,于 2016 年 6 月行淋巴结活检(标本分别于不同时期送往 6 家不同医院进行病理诊断,具体结果见辅助检查);患者鼻炎病史多年,2017 年 2 月 20 日行鼻咽部黏膜活检,病理示"慢性炎症,考虑 EB 病毒感染";否认"高血压、糖尿病、冠心病、房颤"等慢性病病史;否认肝炎、结核、伤寒等传染病病史;否认药物及食物过敏史;否认外伤及输血史;疫苗接种史不详。

【个人史】

生于陕西省宁强县,无外地久居史;否认疫水接触史;否认毒物及放射物接触史;否认冶游及吸毒史;否认吸烟饮酒史。

【家族史】

否认家族遗传性疾病病史及类似疾病史。

【查体】

体温:37.3℃,脉搏:103 次/min,呼吸:18 次/min,血压:131/74mmHg。左耳后可见一长约 1cm 瘢痕;双肺呼吸音清,未闻及干湿啰音;心率 103 次/min,律齐,各瓣膜听诊区未闻及杂音及附加音;腹软,肠鸣音 4 次/min,腹部触诊未见痛苦表情;双下肢无水肿,足背动脉波动可扪及。神经系统检查:意识水平清醒,意识内容不完整,查体不配合,问话不答;眼球有追随动作,双侧瞳孔不等大,左侧直径约 3.5mm,右侧直径约 4.5mm,直接、间接对光反射迟钝,双侧鼻唇沟对称;四肢肌容积正常,无肌萎缩及肉跳,疼痛刺激四肢可有轻微屈曲动作,双侧腕关节屈曲,四肢肌张力增高,四肢腱反射活跃,双侧 Babinski 征阳性,双侧 Chaddock 征阳性;颈强,颏胸距超过 5 横指;其余查体不合作。

【辅助检查】

1. 血常规、生化(2018-8-20)　血红蛋白 122g/L,中性粒细胞比例 0.764,钾 3.26mmol/L,钠 129.9mmol/L,氯化物 89.8mmol/L。

2. 感染免疫指标(2018-8-21)　IL-6 9.4pg/ml;结核三项:金标 2 弱阳性;真菌 D-葡聚糖 294.2pg/ml;曲霉菌半乳甘露聚糖检测 0.451μg/L;降钙素原、抗核抗体、血沉、结核杆菌特异性细胞免疫反应、人布鲁氏菌 IgG、血和脑脊液自免脑相关抗体均未见明显异常。

3. 脑脊液化验(表 12-1、表 12-2)　白血病免疫分型:脑脊液中检出少量 T 细胞和 NK 细胞;脑脊液培养阴性;脑脊液 EBV-DNA 230 000IU/ml;IgA 4.17mg/dL,IgG 101mg/dL,IgM 1.35mg/dL;高通量基因检测 EBV Unique reads 检测值:①第 1 次(2018-8-17):3807;②第 2 次(2018-9-6):628。

4. 动态脑电图(2018-8-30)　重度异常脑电图:背景节律以 δ 节律为主,混有部分 θ 节律;生理性睡眠周期消失;α 波泛化。

5. 耳后淋巴结活检病理　①第 1 次(2016-7-25):淋巴组织反应性增生;抗酸染色阳性。②第 2 次(2017-2-15):抗酸染色未找到抗酸杆菌,结核分枝杆菌 DNA 检测阴性。③第 3 次(2017-5-18):淋巴结反应性增生伴灶状坏死。④第 4 次(2018-7-31):高度可疑霍奇金淋巴瘤(混合细胞型);原位杂交结果:EBER(+),抗酸染色阴性。⑤第 5 次(2018-8-16):淋巴结反应性增生。⑥第 6 次(2018-8-23)(图 12-1):淋巴结符合 EB 病毒感染相关的淋巴组织增殖性疾病,并合并结核;不除外霍奇金淋巴瘤可能。

6. 其他病理结果　①鼻咽部黏膜活检病理(2017-2-20):慢性炎症,考虑 EB 病毒感染;②腮腺活检病理(2018-7-28):涎腺组织内淋巴组织增生,倾向炎症性病变;③骨髓穿刺(2018-8-24):全片以成熟阶段中性粒细胞及成熟淋巴细胞为主。

7. 头颅影像学　①脑 MRI 平扫(2018-7-10)(图 12-2):脑桥右侧陈旧腔隙梗死;幕上脑积水,脑室周围间质水肿。②脑 MRI 平扫(2018-7-18)(图 12-3):脑积水较上次 MRI 减轻。③脑增强 MRI(2018-8-2)(图 12-4):脑膜强化,部分呈结节样强化;幕上脑室积水。④脑增强 MRI(2018-8-22)(图 12-5):交通性脑积水? 颅内感染? ⑤脑增强 MRI (2018-9-7)

表 12-1　多次腰穿结果

时间	压力/mmH₂O	白细胞/(×10⁶·L⁻¹)	葡萄糖/(mmol·L⁻¹)	氯化物/(mmol·L⁻¹)	蛋白/(g·L⁻¹)	涂片	其他	治疗
2018-7-11	175	960	0.43	101.8	4.9	阴性	细胞学:炎性反应	—
2018-7-16	180	319	1.11	113.2	4.35	阴性	—	更昔洛韦,美罗培南,甲泼尼龙(40mg/次,1次/d)
2018-7-24	—	4	0.39	102.0	1.95	阴性	结核分枝杆菌 RNA 检测(CT值)>40	异烟肼(0.6g/次,1次/d),利福平(0.45g/次,1次/d),吡嗪酰胺(0.5g/次,3次/d),乙胺丁醇(0.75g/次,1次/d),泼尼松(10mg/次,3次/d)
2018-7-27	—	43	1.11	97.4	4.66	阴性	—	同上
2018-7-28	—	4	0.85	107.4	4.09	阴性	—	同上
2018-8-15	—	80	0.4	95	4.86	阴性	EBV-DNA 230 000IU/ml	同上
2018-8-18	—	114	0.6	97	5.31	阴性	—	同上
2018-8-24	152	125	0.9	100.8	1.56	阴性	细胞学:淋巴细胞	异烟肼(0.6g/次,1次/d),利福平(0.45g/次,1次/d),吡嗪酰胺(0.5g/次,3次/d),乙胺丁醇(0.75g/次,1次/d),甲泼尼龙(80mg/次,每12小时1次)
2018-8-28	120	190	0.6	108.7	1.57	阴性	—	阿昔洛韦(0.5g/次,每8小时1次),丙种球蛋白(22.5g/次,1次/d)
2018-9-6	290	74	0.5	105.2	1.53	阴性	—	阿昔洛韦(0.5g/次,每8小时1次),更昔洛韦(0.25g/次,每12小时1次)

表 12-2 血和脑脊液 EB 病毒抗体

抗体类型	血			脑脊液		
	2018-8-21 送检	2018-8-28 送检	2018-9-7 送检	2018-8-18 送检	2018-8-28 送检	2018-9-6 送检
EB 病毒核抗原(EB-NA1)IgG/(U·ml⁻¹)	阳性 (33.5)	阳性 (21.7)	阳性 (295)	阴性 (<20)	阴性 (<20)	阳性 (27.5)
EB 病毒衣壳抗原 IgG 抗体/(U·ml⁻¹)	阳性 (>750)	阳性 (>750)	阳性 (>750)	阳性 (>750)	阳性 (>750)	阳性 (>750)
EB 病毒早期抗原 (EA)IgG/(U·ml⁻¹)	阳性 (>150)	阳性 (>150)	阳性 (>150)	阳性 (>150)	阳性 (>150)	阳性 (139)
EB 病毒抗体测定 IgM/(U·ml⁻¹)	阴性 (<10)	阴性 (<10)	阴性 (<10)	阴性 (<10)	阴性 (<10)	阴性 (<10)

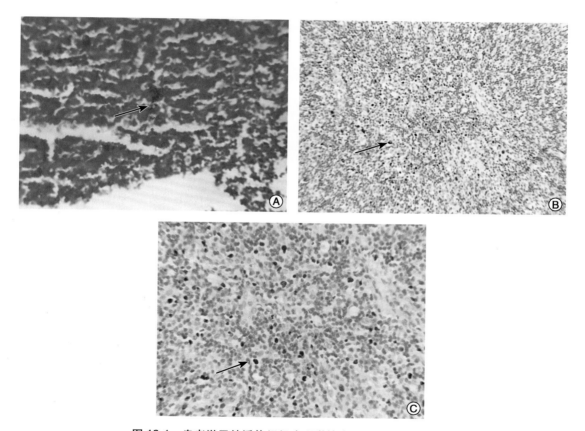

图 12-1 患者淋巴结活体组织病理学检查结果(2018-08-23)
注:A. 抗酸染色阳性,HE×200(箭头);B. EBER 染色阳性,EBER×20(箭头);C. EBER×40(箭头)

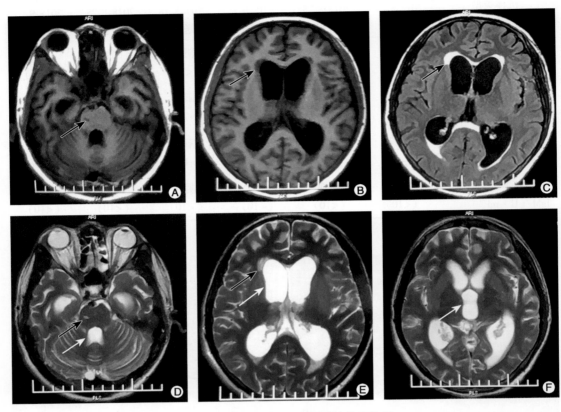

图 12-2　颅脑 MRI(2018-7-10)检查结果

注:A. 脑桥右侧可见长 T_1(黑色箭头)信号;B. 脑室周围可见稍长 T_1(黑色箭头)信号;C. 脑室周围可见 FLAIR 高信号(黑色箭头);D. 中脑导水管(白色箭头)扩张;E. 双侧侧脑室(白色箭头)扩张,侧脑室周长 T_2 信号(黑色箭头);F. 三脑室(白色箭头)扩张

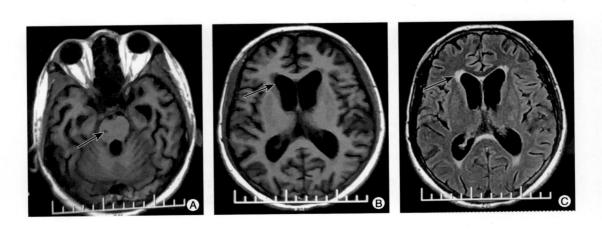

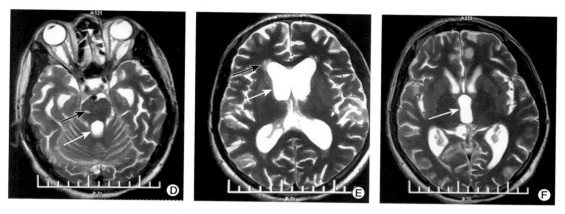

图12-3　颅脑MRI（2018-7-18）检查结果

注：A.脑桥右侧可见长T$_1$（黑色箭头）信号；B.脑室周围可见稍长T$_1$（黑色箭头）信号；C.脑室周围可见FLAIR高信号（黑色箭头）；D.中脑导水管（白色箭头）扩张；E.双侧侧脑室（白色箭头）扩张，侧脑室周长T$_2$信号（黑色箭头）；F.三脑室（白色箭头）扩张

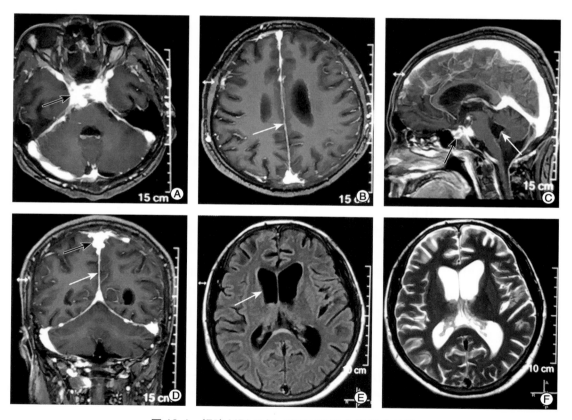

图12-4　颅脑MRI平扫+增强（2018-8-2）检查结果

注：A.脑膜可见结节样强化（黑色箭头）；B.硬脑膜强化；C.四脑室（4C，白色箭头）；D.冠状位磁共振扫描示脑膜结节样强化；部分区域呈结节样强化（黑色箭头）；E.双侧侧脑室（白色箭头）扩张；F.双侧侧脑室扩张

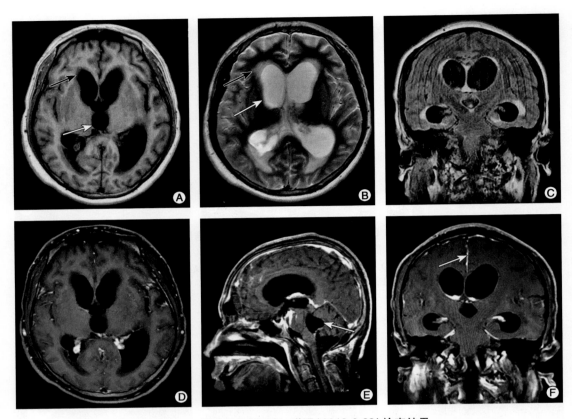

图 12-5　颅脑磁共振平扫+增强（2018-8-22）检查结果

注：A. 脑室周围脑组织可见稍长 T_1（黑色箭头）信号，脑室扩张；B. 脑室周长 T_2 信号（黑色箭头），双侧侧脑室扩张；C. 双侧侧脑室扩张，较 2018 年 8 月 2 日加重；D. 双侧侧脑室扩张；E. 四脑室（白色箭头）扩张；F. 硬脑膜强化（白色箭头）

（图 12-6）：与上次 MRI 相比脑积水增多，颅内感染可能性大。⑥头部 CT 平扫（2018-8-18）：脑室系统扩张，考虑脑积水；双侧上颌窦炎症。

8. 其他检查（2018-8-20）　ECG 示窦速、心室高电压；超声检查：心脏超声正常，脾大，双肾皮质回声稍增强，右肾轻度积水，右颈部、锁骨上少许轻度肿大淋巴结；胸腹增强 CT 示肺动脉主干增宽，心包少许积液，肝右后叶异常强化结节，肝右叶点状钙化灶；脾大，脾静脉曲张，盆腔积液；颈胸腰 MRI 未见明显异常（图 12-7、图 12-8、图 12-9）。

【定位分析】

头痛、颈强，定位于脑膜；反应迟钝，记忆力、定向力下降，定位于高级皮质；四肢腱反射活跃，四肢肌张力增高，双侧病理征阳性，定位于双侧锥体束；双侧瞳孔不等大，对光反射迟钝，定位于脑干动眼神经核或动眼神经；小便失禁定位于旁中央小叶或其下行纤维。结合颅脑磁共振，综合定位于脑、脑脊膜、脑脊液循环通路。

【定性讨论】

患者少年男性，亚急性起病，进行性加重，总病程 5 个月余。结合患者发病过程和既往史，诊断主要考虑中枢神经系统感染。患者主要临床表现为反复发热，发病初期有乏力、盗汗等结核中毒症状，查体有脑膜受累体征，多次腰穿脑脊液检查提示白细胞数升高、蛋白升

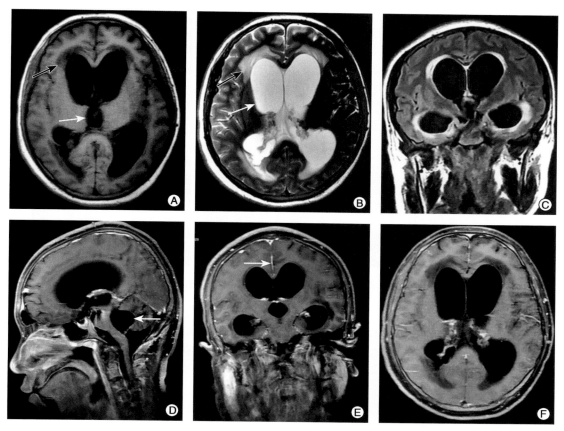

图 12-6 颅脑磁共振平扫+增强(2018-9-7)检查结果

注:A.脑室周围脑组织可见稍长 T_1 信号;B.脑室周长 T_2 信号影;C.双侧侧脑室扩张,较 2018 年 08 月 22 日加重;D.四脑室扩张;E.脑膜强化;F.双侧侧脑室扩张

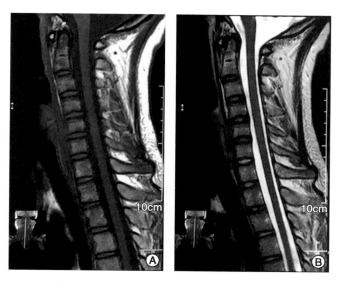

图 12-7 颈椎磁共振(2018-7-27)检查结果

注:A~B.颈椎磁共振未见明显异常

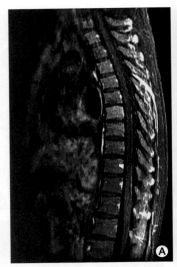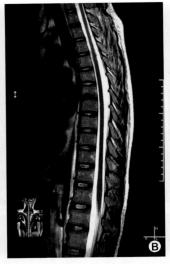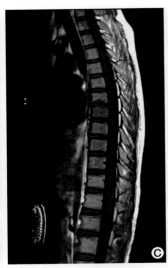

图 12-8　胸椎磁共振平扫+增强（2018-08-21）检查结果

注：A~C. 未见明确病变征象

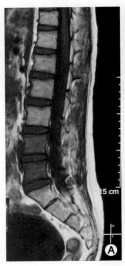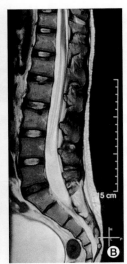

图 12-9　腰椎磁共振（2018-7-26）检查结果

注：A~B. 未见明显异常

高、糖和氯化物降低，颅脑磁共振增强可见脑膜广泛弥漫性强化，首先考虑中枢神经系统感染。患者脑脊液糖明显降低，血清结核三项有 2 项阳性，支持结核感染。病程中患者出现高热，予激素治疗后体温下降不明显（图12-10），虽经抗结核治疗（共 5 周），但患者症状仍进行性加重，提示抗结核治疗无效。患者有精神行为异常、反应迟钝、记忆力及定向力下降、双侧锥体束征，提示有脑实质损害。入院后完善相关辅助检查，进行病毒、布鲁氏菌、结核等感染指标筛查。患者脑脊液 EBV-DNA 明显升高，血和脑脊液多种抗 EBV 抗体阳性（见表 12-2），结合患者既往 EB 病毒感染史和淋巴结活检结果，EB 病毒感染明确，故该患者定性考虑为中枢神经系统 EB 病毒感染，需与以下两种疾病鉴别。

1. 淋巴细胞反应性疾病（包括淋巴瘤在内的肿瘤）　免疫因素、各类病原体感染、药物相关性、移植反应、遗传相关性因素等均可引起反应性淋巴细胞增生，累及中枢神经系统可出现脑实质损害表现。该患者少年男性，既往有 EB 病毒感染病史，耳后淋巴结活检病理提示高度怀疑霍奇金淋巴瘤，头颅 MRI 可见脑膜广泛强化，部分部位呈团块样结节样强化，脑脊液糖明显降低，需考虑肿瘤可能。脑脊液白血病免疫分型可见少量 T 细胞和 NK 细胞，提示有免疫反应。患者发病以来一直应用激素治疗，淋巴瘤对激素敏感，脑脊液细胞学检测虽未见异形淋巴细胞或肿瘤细胞，仍不可排除此病可能。

2. 结缔组织疾病神经系统损害　结缔组织疾病如系统性红斑狼疮、干燥综合征、血管

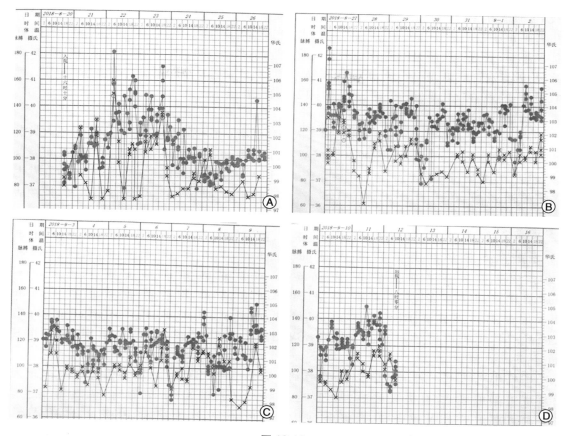

图 12-10

A～D. 患者入院后体温变化图

炎等疾病均可引起外周和中枢神经系统损害。患者少年男性,无口干、眼干、关节炎、皮肤瘙痒等结缔组织疾病的临床表现及风湿免疫相关病史,入院查风湿相关检查未见异常,考虑此病可能性不大。

【治疗经过】

入院后完善相关检查,多次腰穿脑脊液化验提示白细胞升高、蛋白升高,糖、氯化物降低,给予异烟肼 0.6g/次、每日 1 次,利福平 0.45g/次、每日 1 次,吡嗪酰胺 0.5g/次、每日 3 次,乙胺丁醇 0.75g/次、每日 1 次,泼尼松 10mg/次,每日 3 次治疗。患者入院以来间断发热(图 12-10),体温最高 41℃,查体呈双侧腕关节屈曲,双上肢强直状态(图 12-11)。8 月 23 日给予甲泼尼龙 80mg/次、每 12 小时 1 次,发热较前好转。8 月 27 日患者再次出现高热,体温达 40℃。考虑患者经 5 周抗结核治疗,腰穿脑脊液指标及临床表现均无明显好转,并结合患者既往病史

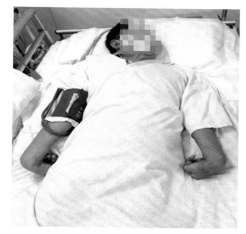

图 12-11 患者呈双侧腕关节屈曲,双上肢强直状态

及 EB 病毒相关检查,考虑病毒感染可能性大,遂停用抗结核治疗,加用阿昔洛韦、丙球治疗。患者于 8 月 22 日行头颅磁共振提示:脑积水、交通性可能性大,但不排除四脑室出口梗阻可能。9 月 7 日复查头颅 MRI 提示脑积水较前加重,请神经外科会诊,建议外科内镜三脑室造瘘、中脑导水管支架、V-P 分流术,家属拒绝。9 月 9 日家属要求加用更昔洛韦 0.25g/次,每 12 小时 1 次,症状未见好转。家属于 9 月 12 日要求出院。

【临床讨论】

EB 病毒(Epstein-Barr virus,EBV)属于人疱疹病毒 γ 亚科的 DNA 病毒,是一种嗜人类淋巴细胞的疱疹病毒,可侵袭宿主的 B 淋巴细胞、T 细胞和 NK 细胞。1964 年由 Epstein 等首次发现。主要通过唾液传播,也可经输血传染。EBV 感染在全球范围内普遍存在,通常发生在儿童期,多数病例呈自限性,预后良好。少数患者于急性期后发展为慢性感染,即慢性活动性 EB 病毒(chronic active Epstein-Barr virus infection,CAEBV)感染。

EBV 感染可导致各种淋巴细胞增殖性疾病,包括非肿瘤性增殖性疾病和肿瘤性疾病,前者包括传染性单核细胞增多症(infectious mononucleosis,IM)、慢性活动性 EBV 感染、EBV 相关噬血细胞性淋巴组织细胞增生症(Epstein-Barr virus related hemophagocytic lymphohistiocytosis,EBV-HLH);后者包括伯基特淋巴瘤(Burkitt lymphoma,BL)、霍奇金淋巴瘤(Hodgkin lymphoma,HL)、非霍奇金淋巴瘤(non-Hodgkin lymphoma,NHL)、鼻咽癌(nasopharyngeal carcinoma,NPC)等,以及免疫缺陷患者感染 EBV 后多发的淋巴组织增殖性疾病(lymphoproliferative disease,LPD)。

CAEBV 感染是一种罕见并常致命的疾病。它是一种 EBV 相关的,多相的,临床表现为传染性单核细胞增多症类似症状:发热,淋巴结肿大、肝脾肿大和肝转氨酶升高为特征的疾病。文献报道 CAEBV 感染后主要临床症状出现的频率依次为发热(100%)、肝功能异常(90%)、脾大(90%)、淋巴结病(50%)、血小板减少症(50%)、贫血(48%)、皮疹(28%)、口腔溃疡(18%)等。致死并发症为噬血细胞综合征、心肌炎、肝衰竭、间质性肺炎、中枢神经浸润等。

根据诊断标准(表 12-3),本例患者考虑诊断为慢性活动性 EB 病毒感染(chronic active epstein-barr virus infection)中枢神经系统受累。

表 12-3　CAEBV 诊断标准

同时满足下列 Ⅰ、Ⅱ 和Ⅲ 条者,可以诊断 CAEBV
Ⅰ. IM 样症状持续或反复发作 3 个月以上
IM 样症状:发热、淋巴结肿大和肝脾肿大;
IM 已报道的其他系统并发症:血液系统(如血细胞减少)、消化道(如出血与溃疡)、肺(如间质性肺炎)、眼(如视网膜炎)、皮肤(如牛痘样水疱及蚊虫过敏)和心血管并发症(包括动脉瘤和心瓣膜病)等
Ⅱ. EBV 感染及引起组织病理损害的证据,满足下列条件之一
①血清 EBV 抗体滴度异常增高,包括抗 VCA-IgG≥1:640 或抗 EA-IgG≥1:160,VCA-IgA 和/或 EA-IgA 阳性;
②PBMC 中 EBV-DNA 水平高于 $1×10^{2.5}$ 拷贝/μg DNA,或血清、血浆 EBV-DNA 阳性;
③受累组织中 EBV-EBERs 原位杂交或 EBV-LMP1 免疫组织化学染色阳性;
④Southern 杂交在组织或外周血细胞中检测出 EBV-DNA
Ⅲ. 排除目前已知自身免疫性疾病、肿瘤性疾病以及免疫缺陷性疾病所致的上述临床表现

注:CAEBV:慢性活动性 EB 病毒感染;IM:传染性单核细胞增多症;VCA:衣壳抗原;EA:早期抗原;PBMC:外周血单个核细胞;EBV:EB 病毒;EBERs:EB 病毒编码小 RNA;LMP1:潜伏膜蛋白 1

目前 CAEBV 的发病机制尚不明确,主要与宿主细胞免疫异常有关。健康个体中,EBV 感染人体后,在休眠记忆 B 细胞处于潜伏状态。某些特殊易感个体内,EBV 感染后可使 T 细胞、NK 细胞或 B 细胞克隆性增生。

CAEBV 根据外周血中感染细胞的主要类型分为 T 细胞型、NK 细胞型、B 细胞型及混合细胞型,多以前两者为主。T 细胞型的主要表现为发热及高滴度 EBV 相关抗体,其病理机制主要是 T 细胞激活及细胞因子释放导致了严重的炎症反应;NK 细胞型主要表现为蚊虫过敏和相应的皮肤损害,骨髓及外周血中大颗粒样异常淋巴细胞增多及 IgE 滴度升高,且其染色体异常者较 T 细胞型多见;EBV 致 B 细胞活化是造成淋巴细胞瘤样肉芽肿的潜在机制。在日本和东亚其他国家的无免疫缺陷患者中,CAEBV 感染以 EBV 感染的 T 细胞或 NK 细胞克隆扩增为特点,T 细胞型 CAEBV 预后更差。

EBV 感染后使扁桃体中表达 EBV 蛋白(潜伏 III 型)的初始 B 细胞分化,并使生化中心中表达 EBV 蛋白(潜伏 II 型)的 B 细胞向记忆 B 细胞分化成表达潜伏 I 型的增殖型记忆 B 细胞(病毒基因潜伏于此型细胞中)。在受感染的记忆 B 细胞库中,EBV 可以重新激活产生病毒的裂解复制(此过程可能存在 B 细胞受体参与)。已经证明自然杀伤(NK)细胞优先识别进行 EBV 裂解复制的 B 细胞,通过上调 MICA/B 和 ULBP 配体,和 NKG2D 受体一起参与此过程。在少部分受感染个体中,EBV 蛋白(潜伏 I 型)Burkitt 淋巴瘤细胞系可通过 BNT3A1 的作用刺激 Vγ9Vδ2T 细胞。在霍奇金淋巴瘤细胞系中,NK 细胞可识别 EBV 蛋白(潜伏 II 型),推测 CD1d 表面的糖脂可能参与此过程的发生。因此,细胞毒性淋巴细胞可针对 EBV 感染不同阶段进行免疫应答。

关于 CAEBV 目前尚无有效治疗手段,主要包括以下阶段:①应用阻碍 DNA 多聚酶合成的药物,如阿昔洛韦、更昔洛韦、阿糖腺苷等;②应用细胞因子,如 INF-α、INF-β、IL-2 等;③肾上腺皮质激素或静脉注射丙种球蛋白等;④应用抗肿瘤药物,如 CHOP 方案化疗等;⑤早期积极治疗并发症;⑥免疫重建,如骨髓或外周血干细胞移植;⑦单克隆抗体治疗,如输注自体或供体 EBV 特异性 CTL 细胞均可取得一定效果。

总体来看 CAEBV 预后较差,50% 以上的患者从首发症状出现后 5 年内因严重并发症而死亡,主要死亡原因包括肝衰竭、心脏衰竭、各种类型的淋巴异常增殖性疾病、机会性感染及淋巴组织细胞增生性噬血综合征等。

【转归及随访】

出院后 1 个月电话随访患者家属,家属诉患者目前临床表现较出院无明显改变,仍有间断发热。

【最终临床综合诊断】

慢性活动性 EB 病毒感染中枢神经系统受累

(李杨　张家堂)

【专家点评】

慢性活动性 EB 病毒感染(CAEBV)会出现进行性加重的体液和细胞免疫缺陷,继发机会性感染和淋巴瘤。患者脑脊液蛋白明显升高,所以有无继发结核等特殊感染及淋巴瘤改变,还需辅助检查,如基因二代测序和脑脊液病理等证实。该患者头颅影像的演变过程,后期以脑萎缩和脑积水、软膜和硬膜强化为主,不符合颅内占位性病变特点,更符合颅内感染性病变。在治疗方面,该患者脑积水问题突出,患者出现去皮质状态,但因家属拒绝脑室分流术导致预后不良。另外糖皮质激素的应用可能会干扰诊断。CAEBV 预后极差,约 50% 患者会在 4~5 年内死亡。

（姚生　刘建国）

【参考文献】

1. EPSTEIN MA，ACHONG BG，BARR YM. Virus particles in cultured lymphoblasts from Burkitt's lymphoma [J]. Lancet,1964,1(7335):702-703.
2. 向征,涂文伟. EB 病毒相关疾病免疫治疗的研究进展[J].中华儿科杂志,2016,54(8):628-631.
3. SAVOLDO B,HULS MH,LIU Z,et al. Autologous Epstein-Barr virus (EBV)-specific cytotoxic T cells for the treatment of persistent active EBV infection[J]. Blood,2002,100(12):4059-4066.
4. 赵晓庆,张宝玺,吴晓莉,等.慢性活动性 EB 病毒感染 3 例报告并文献复习[J].临床儿科杂志,2018,26 (6):480-482.
5. 中华医学会儿科学分会感染学组,全国儿童 EB 病毒感染协作组.儿童主要非肿瘤性 EB 病毒感染相关 疾病的诊断和治疗原则建议[J].中华儿科杂志,2016,54(8):563-568.
6. MÜNZ C. Epstein-Barr Virus-Specific Immune Control by Innate Lymphocytes [J]. Front Immunol,2017, 8:1658.
7. HASSANI A,CORBOY JR,AL-SALAM S,et al. Epstein-Barr virus is present in the brain of most cases of multiple sclerosis and may engage more than just B cells[J]. PLoS One,2018,13(2):e0192109.

病例 13　进行性肢体无力、行动迟缓 3 年,加重 1 年

【现病史】

患者男性,48 岁。于 2013 年 7 月(3 年前)无明显诱因出现头晕,主要为头部昏沉感,伴有左侧肢体无力,表现为左手精细活动差,左下肢行走拖曳,伴有左侧肢体麻木,无头痛,无恶心、呕吐,无发热,无意识丧失,无二便障碍,无饮水呛咳,上述症状持续存在无缓解,时轻时重,于笔者所在医院住院诊治。行头颅 MRI 提示"右侧额叶亚急性晚期腔隙性脑梗死;右侧侧脑室旁及额叶异常信号,考虑为陈旧性病变;脑内多发小缺血灶",按脑梗死治疗,遗有轻微左侧肢体麻木乏力,不影响生活。患者反复查头 MRI 变化不明显。2015 年 7 月 16 日 (1 年前)因上述症状反复,较前有所加重,仍以左侧肢体麻木乏力为主,再次入住医院。完善头颅 MRI 平扫及增强检查提示"多发陈旧性脑梗死,右额叶局限性软化、萎缩,未见明显强化"。2015 年 7 月 29 日行腰椎穿刺,脑脊液常规:无色透明,潘迪试验阴性,红细胞计数 0/mm³,白细胞计数 1/mm³。脑脊液生化:糖 3.40mmol/L,氯 114.0mmol/L↓,脑脊液蛋白 0.56g/L,涂片及细胞学未见异常。血代谢性脑病六项未见异常。血及脑脊液 OB 均阴性, BBB 通透性增高,IgG 指数增高,脑脊液 IgG 鞘内合成率增高,血 MBP 增高,脑脊液 MBP 正常,血 MBP 抗体增高,脑脊液 MBP 抗体正常,血 MOG 抗体增高,脑脊液 MOG 正常。血及脑脊液 Hu、Yo、Ri 抗体检测均阴性。血及脑脊液 AQP4-IgG 均未见异常。不除外脱髓鞘性疾病,建议激素及丙球治疗,患者及家属拒绝。给予抗血小板聚集、调脂稳定斑块、改善循环等治疗。出院后一直口服瑞舒伐他汀 5mg/次、每晚 1 次口服,硫酸氢氯吡格雷 75mg/次、每日 1 次口服。近 1 年来患者四肢无力逐渐进展,以左侧为著,行动明显迟缓,步基宽,慌张步态,伴双上肢震颤、紧张时症状明显,伴反应迟钝、记忆力下降,情绪低落,表情淡漠。入院前 1 个月余出现二便失禁。2016 年 8 月 16 日于门诊行头颅 MRI,结果示多发脑梗死(新旧病

变混杂,左侧脑室旁、半卵圆中心较新发病变),脑萎缩。行颈胸椎 MRI 提示:$C_2 \sim C_7$ 椎间盘突出,并 $C_3 \sim C_4$ 颈髓受压;T_7 椎体海绵状血管瘤;颈、胸椎骨质增生。为进一步诊治,于 2016 年 8 月 17 日第三次入院诊治。病程中无发热、咽痛、恶心呕吐及饮水呛咳、吞咽困难。自发病以来,精神欠佳,进食可,大、小便失禁,体重无明显变化。

【既往史】

"颈椎病"病史多年;否认"高血压、糖尿病"等慢性病病史;否认肝炎、结核等传染病病史;否认药物及食物过敏史;否认手术、外伤及输血史;预防接种史不详。

【个人史】

生于原籍,长期居住北京,从事医疗工作;否认工业毒物接触史,无放射线接触史;否认疫区接触史;否认冶游史;无吸烟、饮酒嗜好。

【家族史】

父亲已故,死于心脑血管疾病(具体不详),母亲患高血压。2 姐 1 弟均体健。无子女。否认家族中遗传病及传染病病史。

【查体】

血压:130/80mmHg。心肺腹查体未见明显异常。神经系统查体:意识清楚,言语欠流利,应答切题。粗测记忆力、计算力减退,定向力可,右利手,查体合作。伸舌左偏,余脑神经查体未见异常。四肢肌肉无萎缩,左侧肢体肌力 4 级,右侧肢体肌力 5$^-$级。双上肢肌张力稍高,双下肢基本正常。躯体感觉无异常。双侧肱二头肌肌腱、肱三头肌肌腱、膝腱、跟腱反射基本正常,双侧指鼻试验、跟膝胫试验尚稳准。双上肢可见意向性震颤。左侧 Chaddock 征阳性,右侧 Babinski 征阴性。脑膜刺激征阴性。

【辅助检查】

1. 血尿便常规和生化 未见明显异常。

2. 免疫学指标 抗核抗体谱、抗中性粒细胞胞质抗体、抗心磷脂抗体、CRP、ESR、甲状腺功能八项、肿瘤标志物、免疫球蛋白均正常。

3. 脑脊液结果 压力 100mmH$_2$O,常规、生化未见异常,白蛋白、免疫球蛋白 G 增高。Aβ1-42、Aβ1-40 降低,涂片和细胞学未见异常。OB、MBP、AQP4、自身免疫性脑炎抗体、Hu、Yo、Ri 抗体、IgG 合成率正常。

4. 电生理及认知检查 视诱发、体感诱发、听诱发电位、肛门括约肌肌电图未见特征性改变。MoCA 评分 23 分。

5. 头颅 MRI 检查 ①第 1 次(2008-11-28)(图 13-1):右侧脑室旁及中线旁额叶皮质下异常信号;②第 2 次(2013-12-11):右额叶亚急性腔隙脑梗;③第 3 次(2014-12-3)(图 13-2):双侧侧脑室旁多发长 T_2 病灶,FLAIR 呈高信号;④第 4 次(2015-8-13)(图 13-3):双侧侧脑室旁、半卵圆中心、额顶叶皮质下多发点、片状长 T_1、T_2 信号,DWI 稍高信号,胼胝体体部细薄,右额叶脑沟增宽;⑤脑灌注扫描(2016-3-9):左侧脑室旁 MTT

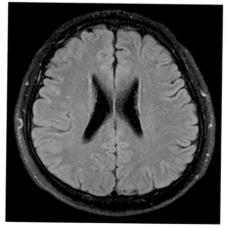

图 13-1 头颅 MRI(2008-11-28)检查结果

注:FLAIR 像可见右侧脑室旁、额叶皮质下示少许点状高信号样改变

和 TTP 延长,全脑 CBF、CBV 未见异常;⑥脑血管管壁 MRI(2016-6-24)未见明显异常;⑦第 7 次(2016-8-16)(图 13-4):双侧脑室旁、半卵圆中心、额叶及顶叶皮质下散在点、片状长 T_1、长 T_2、FLAIR 高信号,DWI 呈高信号;⑧脑增强 MRI(2016-8-19)未见异常强化。

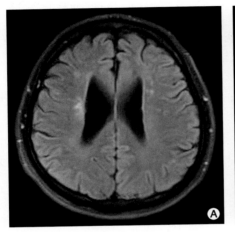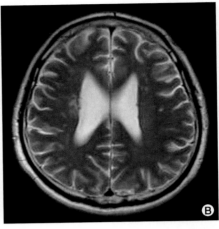

图 13-2　头颅 MRI(2014-12-3)检查结果

注:A. FLAIR 像可见双侧脑室旁、半卵圆中心、额叶及顶叶皮质下见散在点、片状高信号样改变;B. 双侧脑室旁、半卵圆中心、额叶及顶叶皮质下散在点、片状长 T_2 信号

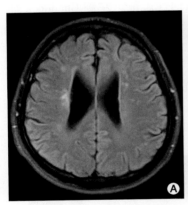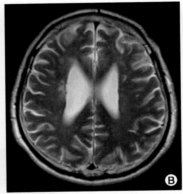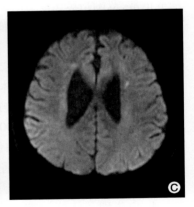

图 13-3　头颅 MRI(2015-8-13)检查结果

注:A. FLAIR 像可见双侧脑室旁、半卵圆中心、额叶及顶叶皮质下见散在点、片状异常信号呈高信号样改变;B. 双侧脑室旁、半卵圆中心、额叶及顶叶皮质下见散在点、片状长 T_2 信号;C. DWI 可见双侧脑室旁点状、斑片状稍高信号

　　6. 脊髓 MRI 检查　①颈胸椎 MRI(2016-8-16):$C_2 \sim C_7$ 椎间盘突出,并 $C_3 \sim C_4$ 颈髓受压;②胸腰椎增强 MRI(2016-8-19):T_7、S_3 椎体海绵状血管瘤;$L_3 \sim L_5$ 棘突周围异常强化影。

　　7. PET 检查　多巴胺转运蛋白 PET/CT(2015-8-5)、多巴胺 D2 受体(2015-8-10)未见异常,PET-MRI(2016-3-5)示双额顶颞叶代谢减低。

【定位分析】

　　根据记忆力、计算力减退,反应迟钝,定位在大脑皮质;伸舌偏左,定位于右侧皮质脑干束;根据双侧肢体力弱,左侧重,左侧病理征阳性,定位于双侧皮质脊髓束,右侧受损为明显;

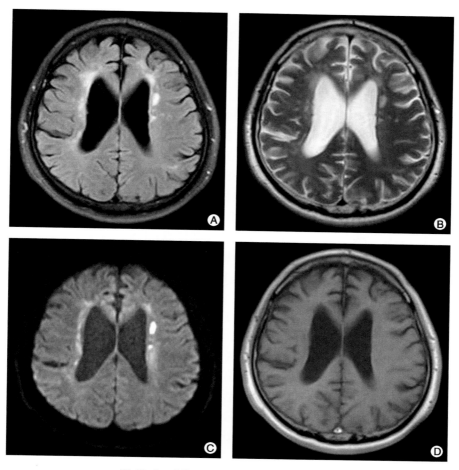

图 13-4　头颅 MRI(2016-8-16)检查结果

A. FLAIR 可见双侧脑室旁、半卵圆中心、额叶及顶叶皮质下见散在点、片状异常信号呈高信号样改变;B. 双侧脑室旁、半卵圆中心、额叶及顶叶皮质下见散在点、片状长 T_2 信号;C. DWI 像可见双侧脑室旁点状、斑片状高信号,左侧明显;D. 双侧脑室旁、半卵圆中心、额叶及顶叶皮质下可见散在点、片状长 T_1 信号

行动迟缓,步基宽,慌张步态,双上肢肌张力稍高,双上肢震颤,定位于锥体外系;二便障碍定位于自主神经系统。结合头颅 MRI 检查综合定位于双侧大脑半球,以侧脑室旁、半卵圆中心白质为著。

【定性讨论】

中年男性,慢性起病,进行性加重,病程 3 年,加重 1 年。既往否认特殊病史。主要表现为头昏、双侧肢体无力,以左侧肢体力弱为主,伴有肢体震颤,认知障碍,累及锥体束、锥体外系以及自主神经系统,结合头颅 MRI,考虑广泛白质病变,分析如下:

1. 缺血性脑血管病　此患者 2013 年的表现为起病较急,左侧肢体偏瘫,影像学表现为腔隙性梗死,部分病灶较新,按脑梗死治疗后症状有所好转。但后期的症状呈进行性加重,患者颅脑影像学病灶分布不同于血管分布特点,此为不支持点。另外,NOTCH3 基因结果阴性可排除伴有皮质下梗死和皮质下白质脑病的常染色体显性遗传性脑动脉病(CADASIL)。

2. 原发性进展型多发性硬化　支持点:①中年男性,亚急性起病;②有两次突发起病过程,而后呈进行性加重病程;③临床表现为肢体无力,锥体外系及情感智能障碍;④头颅 MRI 显示颅内皮质、皮质下多发病灶,但颅内占位效应不明显。不支持点:①头颅 MRI 在 DWI 像上似较新病灶,但增强扫描均未见明显强化;②多次查脑脊液 OB 阴性,BBB 通透性增高,IgG 指数增高,IgG 鞘内合成率增高,MBP、髓鞘碱性蛋白自身抗体、抗 MOG 抗体均正常;③体感诱发电位、视觉诱发电位、听诱发电位均未见明显异常。

3. 自身免疫性脑炎   该病为急性或亚急性起病,主要表现为认知功能障碍、精神行为异常、癫痫发作,同时伴有脑脊液细胞数增多,蛋白可升高,伴有自身免疫性脑炎相关的抗体阳性的患者可考虑自身免疫性脑炎。不支持点:病程过长,早期表现为肢体活动障碍,锥体外系症状,无癫痫发作,血及脑脊液的自身免疫性抗体为阴性。

4. tau 蛋白病   与 tau 蛋白的异常磷酸化和基因缺陷相关的疾病统称为 tau 蛋白病,包括皮质基底节变性、阿尔茨海默病、进行性核上性麻痹、Pick 病等 20 多种有痴呆症状的神经系统疾病。此患者临床表现为进行性智力减退为支持点;不支持点为:早期有肢体无力症状,后期方才出现智力减退,情感障碍;颅内新增多发病灶,而上述疾病多有脑萎缩及脑室扩大,该例患者多次 DWI 示脑室旁白质持续高信号;脑脊液 tau 蛋白的水平下降亦为不支持点。

5. 原发性中枢神经系统血管炎   可发生于任何年龄,多在中年起病,男性稍多于女性,可呈急性或亚急性起病,亦可呈缓慢进展的智力衰退,以及局灶性神经损害的病程,在疾病的早期症状可自行缓解。可表现为血管受损区域相应的神经系统受损症状及体征。可表现为偏瘫、下肢轻截瘫、四肢瘫;偏身感觉障碍、偏盲、抽搐等局灶性脑部损害症状;也可表现为精神症状、人格变化、不同程度意识障碍甚至昏迷等。脑血管造影有一定的诊断价值,有血管多灶性损害的表现,血管粗细不均,可呈节段性狭窄或扩张,血管阻塞及血管排空延迟等似"腊肠"样改变。患者的临床症状及颅内病灶有部分符合。不支持点:免疫相关的检查指标正常;头 MRA 及脑血管管壁 MRI 检查未见明显异常。

6. 帕金森病及叠加综合征   患者后期表现肢体震颤,行动迟缓,慌张步态,考虑存在帕金森综合征,颅内皮质及皮质下多发病灶、脑部多巴胺转运蛋白显像及脑部多巴胺 D_2 受体显像均未见明显异常,不符合帕金森病。患者虽有认知功能障碍及锥体外系表现,但亦不符合进行性核上性麻痹、多系统萎缩 P 型等帕金森综合征特点。

【诊治经过】

给予免疫球蛋白 0.4g/(kg·d)(合 20g/d)静脉滴注治疗 5 天。效果欠佳,给予盐酸美金刚片、安理申改善认知等治疗。患者精神状态、情绪较前有所好转。肢体力量改善不明显。

【基因筛查】

对患者进行基因筛查,CSF1R 基因 18 号外显子发现杂合突变:c2342C>A,p(Ala781Glu)(图 13-5)。对可疑候选突变的位点设计 PCR 引物进行扩增及进行 Sanger 测序验证,并对患者家系成员(母亲、两个姐姐、一个弟弟)相应位点进行检测。发现仅患者本人出现此位点的突变。

【临床讨论】

本例患者中年男性,隐匿起病,确诊历时 3 年余,最终依靠基因确诊。在整个诊断的过程可分为 3 个阶段。第一阶段:病程早期临床表现较轻,相对稳定。于 2013 年亚急性起病,表现为头昏及左侧肢体活动不灵,因当时头 DWI 稍高信号病变,考虑亚急性梗死,按缺血性

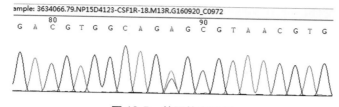

图 13-5 基因筛查结果

注：CSF1R 基因 18 号外显子发现杂合突变：c2342C>A，
p(Ala781Glu)

脑血管病处理，予抗血小板聚集、降脂、稳定斑块及改善细胞代谢等治疗后，症状相对稳定。第二阶段：2015 年患者再次出现左肢力弱，并伴有异常姿势步态，智力稍减退，颅内病灶较前增多，且多分布在白质区域。对副肿瘤综合征及免疫介导相关性疾病进行排查，均不支持。另一方面还对 tau 蛋白相关性疾病及共核蛋白相关疾病进行鉴别。第三阶段：2016 年，症状进行性加重，以运动迟缓、认知障碍及情感障碍症状为主，基因筛查，发现 CSF1R 基因 18 号外显子基因突变，结合患者临床、影像学表现确诊为遗传性弥漫性脑白质病变伴轴索球样变（hereditary diffuse leukoencephalopathy with spheroids，HDLS），但其 2 个姐姐及 1 个弟弟、母亲检查此位点均未发现突变。纵观诊疗过程，因患者临床及影像表现无特异性，也无相关家族史，故不常规进行基因检测，加之针对 HDLS 的认识不够，导致诊疗过程曲折。

HDLS 是一种罕见的常染色体显性遗传脑白质病，1984 年 Axelsson 等首次报道。需病理和/或基因确诊。多于 40 岁左右（18~70 岁）起病，一般从起病至死亡的病程约 2~30 年。

HDLS 的临床表现是以进行性多部位的脑白质受损为主，首发也是最主要的表现可以运动和感觉障碍：可以表现为肢体无力、步态不稳、偏瘫、感觉异常；患者大多会经历额叶受损的症状及体征，表现为高级皮质功能的下降，包括社会适应能力及判断能力的下降，抑郁状态，认知功能下降及个性人格的改变。另外一些症状如运动性失语、失写、失算、失用，视空间障碍，原始反射（抓握反射、吸吮反射）亢进，视野缺损、失用性弱视等也比较常见，甚至会出现癫痫症状。锥体外系的症状比较常见，往往患者会在早期被误诊为帕金森叠加综合征或肌张力障碍：如双手震颤、肌强直、运动迟缓、姿态步态异常、但对左旋多巴效果欠佳，亦可有肌张力障碍、阵挛样发作，表情减少等症状；部分患者可累及至小脑和脑干症状：真性延髓麻痹、眩晕、共济失调等症状。极其少见的是垂直凝视障碍及周围神经受损。故目前此类患者会经常在早期被误诊为帕金森病或帕金森叠加综合征，神经系统变性疾病（帕金森病，皮质基底节变性，多系统萎缩），原发性进展型多发性硬化等疾病。

在基因诊断方法学提出之前，病理学是确诊此病的金标准，主要来源于尸检。典型病理学特征为轴索球样改变，免疫组化染色可见淀粉样蛋白、神经毡丝及泛素阳性，亦可见异形星形胶质细胞，部分含脂质沉积、髓磷脂沉积的吞噬细胞。

HDLS 典型头颅 MRI 表现：双侧额叶或额顶叶白质 T_2、FLAIR 高信号，T_1 加权相低信号。早期白质受损可不对称，随病程病灶可逐渐趋于对称，脑萎缩明显。主要累及额顶叶白质深部、侧脑室区域，表现为斑片状损害，但颅脑增强扫描未见明显强化，一般多无脑干及小脑的萎缩。该患者最早头颅 MRI 为 2008 年，可见少许皮质下改变，但 DWI 未见高信号。起病后，多次 MRI 可见双侧额顶叶皮质下及侧脑室旁病灶逐渐增多，并出现显著脑萎缩，头 MRA 未见异常。

2012 年 Rademakers 等对 HDLS 家系进行全外显子测序，将致病基因锁定于 5q32，并确定集落刺激因子 1 受体（colony stimulating factor 1receptor，CSFIR）基因为 HDLS 的致病基因。主要的突变位点位于 12～22 号外显子，而 18～19 号外显子是最常见的突变区域，目前已有近 50 个突变位点，在 15、16 号外显子发现了与疾病无关的突变。此例患者的突变是位于 18 号外显子上，与之前日本学者已报道的突变位点类似。责任基因的发现可为下一步的遗传咨询提供依据。目前 HDLS 无特殊治疗方法，仅以对症支持治疗为主，如抗癫痫、抗痴呆改善智力、抗精神症状、营养支持、加强护理等治疗。

总之，HDLS 的临床及影像改变缺乏特异性，诊断比较困难。CSFIR 基因突变的检出可确诊，治疗无特殊，以对症支持治疗为主。

【治疗及转归】

该患者人丙种球蛋白治疗无效，临床仍呈进行性加重，拟行神经干细胞移植治疗。

【最终临床综合诊断】

遗传性弥漫性白质脑病合并轴索球样变

（刘丽　路冬煦　杜娟　郑雅静　蔡艺灵）

【专家点评】

该病例诊断过程曲折，但临床感悟颇多：①隐袭起病、进行性波动性加重，在关注变性病等常见病的同时，还不能忽视遗传病；②DWI 脑室周边持续性高信号为该病例的影像学特点，而且信号越来越高，特别是随病程发展，出现显著脑萎缩，更应考虑到此类疾病。③随着环境污染等不良暴露因素的增加，人群中基因突变的机会必然增多，虽无家族史，也不能轻易排除遗传相关病。尽早进行相关基因筛查，无疑是必要的，对于以脑白质病变为主，合并显著脑萎缩的患者，若患者认知障碍伴突出的锥体外系症候进行性加重时，应注意对 HDLS 相关基因进行筛查。

（刘建国　戚晓昆）

【参考文献】

1. AXELSSON R，RÖYTTÄ M，SOURANDER P，et al. Hereditary diffuse leucoencephalopathy with spheroids［J］. Acta Psychiatr Scand Suppl，1984，314（9）：1-65.

2. SUNDAL C，BAKER M，KARRENBAUER V，et al. Hereditary diffuse leukoencephalopathy with spheroids with phenotype of primary progressive multiple sclerosis［J］. Eur J Neurol，2015，22（2）：328-333.

3. FREEMAN SH，HYMAN BT，SIMS KB，et al. Adult onset leukodystrophy with neuroaxonal spheroids：clinical，neuroimaging and neuropathologic observations［J］. Brain Pathol，2009，19（1）：39-47.

4. MARTINEZ-SAEZ E，SHAH S，COSTA C，et al. Adult onset leukodystrophy with neuroaxonal spheroids and demyelinating plaque-like lesions［J］. Neuropathology，2012，32（3）：285-292.

5. SUNDAL C，FUJIOKA S，VAN GERPEN JA，et al. Parkinsonian features in hereditary diffuse leukoencephalopathy with spheroids（HDLS）and CSF1R mutations［J］. Parkinsonism Relat Disord，2013，19（10）：869-877.

6. DI DI，STABILE C，BIANCHI S，et al. A Novel CSF1R Mutation in a Patient with Clinical and Neuroradiological Features of Hereditary Diffuse Leukoencephalopathy with Axonal Spheroids［J］. J Alzheimers Dis，2015，47（2）：319-322.

7. SUNDAL C，LASH J，AASLY J，et al. Hereditary diffuse leukoencephalopathy with axonal spheroids（HDLS）：a misdiagnosed disease entity［J］. J Neurol Sci，2012，314（1-2）：130-137.

8. RADEMAKERS R，BAKER M，NICHOLSON AM，et al. Mutations in the colony stimulating factor 1 receptor（CSF1R）gene cause hereditary diffuse leukoencephalopathy with spheroids［J］. Nat Genet，2011，44（2）：200-205.

9. STABILE C，TAGLIA I，BATTISTI C，et al. Hereditary diffuse leukoencephalopathy with axonal spheroids

（HDLS）：update on molecular genetics[J]. Neurol Sci,2016,37(9):1565-1569.

10. GUERREIRO R,KARA E,LE BI,et al. Genetic analysis of inherited leukodystrophies:genotype-phenotype correlations in the CSF1R gene[J]. JAMA Neurol,2013,70(7):875-882.

病例 14

头晕5天,言语不清7.5小时

【现病史】

患者男性,76岁。于2016年12月10日(5天前)无明显诱因突然出现头晕,有自身倾倒感,伴恶心呕吐数次,否认呕吐咖啡色胃内容物,无肢体活动不灵,未予重视。2016年12月14日晨5时患者起床正常如厕,6时30分(7.5小时前)左右家属发现其讲话不清、反应迟钝,未诉头晕头痛等不适。外院头CT示"右侧小脑梗死灶,多发腔隙性脑梗死",颈部血管超声示"左侧颈动脉闭塞不除外"。为求进一步诊疗,于13时15分转送至医院急诊,当时患者意识清楚,四肢可自主活动,讲话仍含糊不清。13时21分复查头CT(图14-1)提示多发性腔隙性脑梗死、老年性脑改变,右侧小脑软化灶,右额颅板下高密度结节,脑膜瘤不除外。头颈部CTA检查(图14-2)提示左侧颈总、颈内动脉闭塞,动脉硬化。于2016年12月14日13时36分收入病房。

【既往史】

"风湿性心脏病、房颤、二尖瓣中重度狭窄,二尖瓣、三尖瓣关闭不全"病史多年,平日长距离行走会有喘憋症状;2012年7月因"脑梗死、基底动脉栓塞"行静脉溶栓以及动脉取栓治疗,此后长期服用华法林片2.25mg/d,目前已减至1.5mg/d;否认"高血压、糖尿病"等慢性病病史;否认肝炎、结核等传染病病史;否认药物及食物过敏史;否认手术、外伤及输血史;预防接种史不详。

【个人史】

出生于河北省安国市,成长于原籍,否认疫地疫区久居史。否认粉尘、毒物、放射性物质

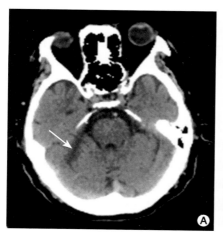
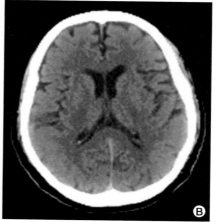

图 14-1　颅脑 CT(2016-12-14)检查结果

注:A. 右侧小脑半球可见片状低密度影(箭头);B.脑室系统对称,未见扩大,各脑池、脑沟增宽,中线结构无移位

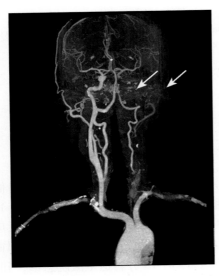

图 14-2　头颈部 CTA（2016-12-14）检查结果

注：左侧颈总、颈内动脉闭塞，动脉硬化，右侧颈内动脉通过前交通向左侧大脑中动脉代偿（箭头）

接触史。否认吸烟、饮酒等特殊嗜好。

【婚姻史】

适龄结婚，配偶身体健康。育有 2 女，体健。

【家族史】

父母已逝。否认家族性遗传病及传染病病史。

【查体】

心率：75 次/min，心律不齐，心音强弱不等，左侧脉搏未触及，余内科查体未见异常。神经系统查体：意识清楚，右利手，部分混合性失语，右侧鼻唇沟略浅，示齿口角左偏，余脑神经查体未见异常。左侧肢体肌力 5 级，右侧肢体肌力 4 级，肌张力正常适中。双侧肢体指鼻、轮替及跟膝胫试验不能配合，肢体深浅感觉检查不能配合。四肢腱反射正常对称。双侧 Chaddock 征、Babinski 征阳性。脑膜刺激征阴性。NIHSS 评分 3 分（失语 2 分+面瘫 1 分）。

【辅助检查】

1. 血尿便常规和生化　尿潜血（2+），尿蛋白（1+），尿 RBC 534/μl，尿 WBC 81/μl，余正常。

2. 心电图检查　房扑呈 3∶1 至 5∶1 下传心室，ST-T 改变。

3. 颈部血管超声（2016-12-14）　左侧颈动脉闭塞不除外。

4. 颅脑 CT 检查（2016-12-14）（图 14-1）　多发性腔隙性脑梗死、老年性脑改变，右侧小脑软化灶。

5. 头颈部 CTA 检查（2016-12-14）（图 14-2）　左侧颈总、颈内动脉闭塞，动脉硬化。

【定位诊断】

混合性失语定位于优势半球语言中枢；右侧中枢性面瘫定位于左侧皮质脑干束；右侧肢体肌力减退定位于左侧皮质脊髓束。综合定位于左侧大脑半球、基底节区。

【定性分析】

患者急性起病，神经系统查体以失语为主，既往心房颤动病史，近期患者有华法林减量的情况等。结合病史、查体及颅脑 CT、头颈部 CTA 等检查，脑梗死诊断明确，考虑心源性栓塞可能性大，且阻塞部位为大动脉。

【诊治经过】

患者于 13 时 36 分收入病房，于 14 时 33 分行颅脑 MRI 检查（图 14-3）提示多发脑梗死（新旧病变混杂，左侧小脑、基底节区、枕叶、顶叶新发病变），右侧枕叶、左侧岛叶陈旧性点状出血灶，左侧颈内动脉狭阻。结合患者病史、查体及影像学检查，患者入院时间距离发病时为 7.5 小时，已超过静脉溶栓 3~4.5 小时时间窗，尚在 6~8 小时取栓时间窗内，但头颈部 CTA 检查提示右侧颈内动脉通过前交通向左侧大脑中动脉代偿，患者 NIHSS 评分为 3 分，提示左侧大脑半球灌注尚可。此外左侧颈总动脉起始部闭塞，血栓负荷量大，血管开通难度较高。遂入院后予以改善循环、扩容等治疗，并拟将抗凝药改为达比加群 0.11g/次，口服每日 2 次。

15 时 50 分患者出现意识障碍、右侧肢体无力，且失语症状较前进一步加重，同时双眼球

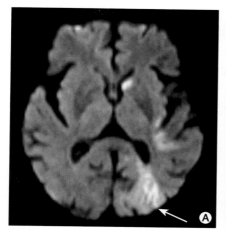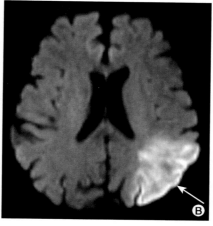

图 14-3　颅脑磁共振 DWI 检查结果

注:A~B. DWI 示左侧基底节区、枕叶、顶叶见范围不等的片状高信号。各脑室未见
明确扩大,中线结构无偏移

向左侧注视略多。神经系统查体:嗜睡状态,完全性混合型失语,不能配合指令动作,双眼球右侧凝视瘫痪,右侧鼻唇沟浅,示齿口角左偏,左侧肢体肌力 5 级,右上肢肌力 0 级,右下肢肌力 2⁻级,双侧肱二头肌肌腱、肱三头肌肌腱、膝腱、跟腱反射正常对称。双侧 Chaddock 征、Babinski 征阳性。NIHSS 评分 18 分(意识水平 1 分+意识水平提问 2 分+意识水平指令 1 分+凝视 1 分+面瘫 2 分+右上肢肌力 4 分+右下肢肌力 3 分+感觉缺失 1 分+失语 3 分)。急查TCD 提示左侧大脑中动脉闭塞,颈部血管超声提示左侧锁骨下动脉闭塞、左侧颈内动脉闭塞。左侧大脑中动脉急性闭塞的原因可能是心源性栓子不稳定,移位到了左侧大脑中动脉,也可能是栓塞后血流动力学原因造成的继发血栓形成,进而导致左侧大脑半球灌注低,病情加重。患者症状加重时间尚短,在取栓时间窗内,此时如不进行动脉取栓治疗,会造成大面积脑梗死,预后较差。

　　17 时在全麻下行颈动脉造影术及颅内动脉取栓术。术中见右侧颈内动脉及右侧大脑中动脉、双侧大脑前动脉显影,左侧大脑中动脉未显影(图 14-4A)。引导管置于颈内动脉起始部,可见颈内动脉内充满血栓影,无前向血流,持续以 60ml 注射器抽吸指引导管,可见抽吸回的血液内有大量血栓。将指引导管置于颈动脉岩段,左侧大脑中动脉上干显影(图 14-4B)。引导微导管置于左侧大脑中动脉 M1 段末段,经微导管手推造影剂提示位于大脑中动脉上干起始部,撤除微导丝,沿微导管导入 6.0mm×20mm Solitaire AB 神经血管重建装置,头端至于大脑中动脉上干起始部,后撤微导管释放取栓装置,即刻造影提示左侧颈内动脉末段以远未显影。以 0.014" 微导丝引导微导管至大脑中动脉 M1 段起始部,释放另一枚 6.0mm×20mm Solitaire AB 神经血管重建装置。经指引导管推注替罗非班注射液 2ml,3 分钟后回撤2 枚取栓支架,同时回抽指引导管内血液,可见取栓装置内大片暗红色血栓碎片,回抽血液内亦可见大量血栓。造影可见左侧大脑中动脉除额顶升分支外再通,左侧大脑前动脉 A2 段未显影,考虑血栓逃逸。将微导管置于左侧大脑前动脉 A3 段起始部,导入 4.0mm×20mmSolitaire AB 神经血管重建装置并释放,即刻造影提示右侧大脑前动脉血流部分再通,远端血流仍缓慢。5 分钟后将取栓装置撤出体外,取栓装置上可见较大片暗红色血栓。即刻造影提示左侧大脑前动脉血流好转。同时将 2 枚 6.0×20mm 取栓支架置于颈内动脉岩段并释放,回撤指引导管并回抽血液。将指引导管置于颈总动脉,造影见血流通畅。同时回撤2枚取栓支架至体外,未见明确血栓。造影提示左侧大脑中动脉及大脑前动脉显影好,未见分支阻塞,颈内动脉岩段可见血管痉挛(图14-4C)。经指引导管给予尼莫地平注射液0.8mg,替罗非班注射液3ml,复查造影见有所好转。19时30分手术结束。

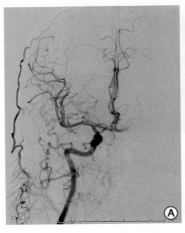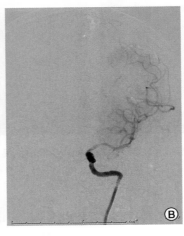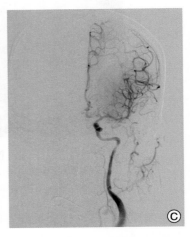

图14-4　DSA检查及取栓后(2016-12-14)造影结果

注:A.右侧颈内动脉及右侧大脑中动脉、双侧大脑前动脉显影,左侧大脑中动脉未显影;B.第一次取栓后,DSA检查提示左侧大脑中动脉上干显影;C.第二次及第三次取栓后,DSA提示左侧大脑中动脉除额顶升分支外再通,左侧大脑中动脉及大脑前动脉显影好,未见分支阻塞,颈内动脉岩段可见血管痉挛

颅脑CT(2016-12-15)(图14-5):左侧大脑半球多发脑梗死(新发),右侧小脑半球梗死灶,老年性脑改变,颅内未见出血。予以华法林片3mg/次,口服每日1次抗凝治疗,并监测INR值。同时予以肢体康复锻炼。

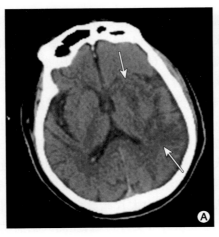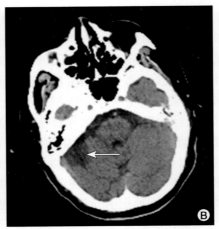

图14-5　颅脑CT(2016-12-15)复查结果

注:A.可见左大脑半球见多发斑片状低密度影,边界模糊(箭头);B.右侧小脑半球见片状低密度影(箭头),脑室系统对称,未见扩大,各脑池、脑沟增宽,中线结构无移位

颅脑 CT(2016-12-27)(图 14-6):左侧大脑半球多发脑梗死,较前片密度增高,边界欠清。住院期间监测 INR 值波动在 1.75~3.69 之间,根据 INR 结果,交替予以华法林 2.25mg/次及 3mg/次,口服每日 1 次。

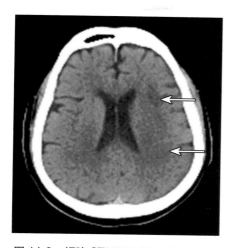

图 14-6 颅脑 CT(2016-12-27)复查结果
注:可见左侧大脑半球多发脑梗死(箭头),较前密度增高,边界欠清。脑室系统对称,未见扩大,各脑池、脑沟增宽,中线结构无移位

【临床讨论】

脑卒中(stroke)已是我国第一位死亡原因,具有高发病率、高致残率等特点。其中以缺血性脑卒中最为常见,而急性缺血性脑卒中早期治疗的关键就是及时再通血管,恢复脑灌注。重组组织型纤溶酶原激活剂(rt-PA)静脉溶栓治疗在起病在 4.5 小时内的急性缺血性脑卒中的病例中已得到了广泛的应用,并有大量的临床试验证明了其有效性。但 rt-PA 静脉溶栓治疗对于颅内大血管堵塞的再通率很低,可能不易取得良好的疗效,如大脑中动脉 M1 段再通率约为 30%,颈内动脉末端再通率为 6%,且高达 17% 的血管再通患者再次发生栓塞导致治疗失败。此外发病时间超过 4.5 小时时间窗,患者亦不适用于静脉溶栓治疗。因此探索通过介入手段,对颅内大血管的血栓进行机械取栓治疗,改善患者的临床预后,亦显得尤为重要。从 2014 年底至今,国际上有多项随机对照研究的结果表明血管内治疗技术治疗急性缺血性卒中可多得明显获益。除取栓技术以外,动脉取栓的治疗时机、临床适应证一直是临床研究热点。

该病例中患者的急性期治疗分为三个阶段。第一阶段为入院时的治疗决策。入院时距离患者起病时间为 7.5 小时,已超过静脉溶栓治疗的时间窗,因此已无静脉溶栓的适应证。入院时 NIHSS 评分为 3 分,说明神经功能缺损较轻。低于 6 分的患者根据风险获益比,可以不考虑血管内取栓治疗。并且,患者入院时头颈部 CTA 检查提示右侧颈内动脉通过前交通向左侧大脑中动脉代偿,结合患者神经系统查体情况,考虑左侧大脑半球灌注尚可。因此入院初期的治疗以改善循环、扩容及抗凝治疗为主。

第二阶段为症状加重后的治疗方案。患者入院后 2 小时症状突然加重,出现右侧肢体无力,伴意识水平下降及完全性失语,同时存在凝视,NIHSS 评分增至 18 分,高度提示新发大动脉闭塞。DSA 检查提示左侧大脑前动脉显影,而左侧大脑中动脉未显影,结合入院时 CTA 结果,考虑近端有血栓向远端移位造成 M1 闭塞。患者是在病房治疗过程中症状加重,从加重时间开始计算,尚在血管内介入的治疗 6~8 小时的时间窗内。结合既往患者的日常生活状况,mRS 评分为 0 分。因此,根据 2015 年美国卒中大会发布的急性缺血性脑卒中血管内介入治疗指南,该患者有行急诊动脉取栓的适应证。事实证明,经过颅内动脉取栓治疗后,患者神经系统功能得到改善,避免了大面积脑梗死带来的严重残疾,甚至死亡。

第三阶段为动脉取栓治疗的过程。术中使用了 Solitaire AB 神经血管重建装置。2014—2015 年多项国际多中心随机对照研究显示,Solitaire 支架取栓技术与药物溶栓治疗相比,其具有治疗时间窗长(前循环为 6~8h)及血管再通率高(85%~91%)等优势,能显著改善颅内外大血管闭塞所致急性缺血性脑卒中患者的临床预后及降低病死率。2015 年国际卒中大会将其写入急性缺血性脑卒中治疗指南。2015 年中国卒中协会亦将 Solimire 支架取栓治疗写入《急性缺血性卒中血管内治疗中国指南 2015》，推荐用于急性缺血性脑卒中的治疗（Ⅰ 类推荐，A 级证据）。患者从颈总动脉到左侧大脑中动脉全程布满血栓，常规支架取栓较为困难。针对本病例，采用了抽吸导管抽吸血栓及双支架取栓的联合取栓方法，为取栓手术提供了更多治疗方案。

【治疗与转归】

发病 17 天时患者神经系统功能部分恢复。神经系统查体：意识清楚，混合型失语，右侧中枢性面瘫，右上肢肌力 0 级，右下肢肌力 3⁻ 级，左侧肢体肌力 5 级，双侧病理征阳性。NIH-SS 评分 9 分（失语 2 分+面瘫 2 分+右上肢肌力 4 分+右下肢肌力 1 分）。出院后 3 个月电话回访，患者双下肢及左上肢肌力均恢复正常，可自行行走。mRS 评分 2 分。

【最终临床综合诊断】

脑栓塞；风湿性心脏病；心房颤动

（玄璿　崔永强　段文博　蔡艺灵）

【专家点评】

本病例的特色在于如何为"急性大动脉闭塞的小卒中"提供决策思路。本病例 ICA 急性闭塞，由于 Wills 环发育好早期症状较轻，此时由于手术难度及风险大于获益，从而选择药物治疗。但病程中心源性栓子突然脱落闭塞了 CCA、ICA、SubA，说明血栓负荷大，同时也意味着栓子不稳定容易造成"次生灾害"，因此最终还是发展成了严重卒中，此时风险/获益发生了改变，必须即刻开通血管。对于大动脉闭塞的小卒中需要个体化评估，如有可能会发展成为严重卒中时，应尽早机械开通血管。

（张家堂）

【参考文献】

1. ALEXANDROV AV. Current and future recanalizition strategies for acute ischemicstroke［J］. J Intern Med，2010，267（2）：209-219.

2. ALEXANDROV AV，GROTTA JC. Arterial reocclusion in stroke patients treated with intravenous tissue plasminogen activator［J］. Neurology，2002，59（6）：862-867.

3. GROTTA JC，WELCH KM，FAGAN SC，et al. Clinical deterioration following improvement in the NINDS rt-PA Stroke Trial［J］. Stroke，2001，32（3）：661-668.

4. POWERS WJ，DERDEYN CP，BILLER J，et al. 2015 AHA/ASA focused update of the 2013 guidelines for the early management of patients with acute ischemic stroke regarding endovascular treatment：a guideline for healthcare professionals from the American Heart Association/American Stroke Association［J］. Stroke，2015，46（10）：3020-3035.

5. DEMCHUK AM，GOYAL M，MENON BK，et al. Endovascular treatment for small core and anterior circulation proximal occlusion with emphasis on minimizing CT to recanalization times（ESCAPE）trial：methodology［J］. Int J Stroke，2015，10（3）：429-438.

6. CAMPBELL BC，MITCHELL PJ，YAN B，et al. A multicenter，randomized，controlled study to investigate Extending the time for Thrombolysis in Emergency Neurological Deficits with Intra-Arterial therapy（EXTEND-IA）［J］. Int J Stroke，2014，9（1）：126-132.

7. SAVER JL，GOYAL M，BONAFE A，et al. Solitaire™ with the Intention for Thrombectomy as Primary Endovascular Treatment for Acute Ischemic Stroke（SWIFT PRIME）trial：protocol for a randomized，controlled，multicenter study comparing the Solitaire revascularization device with Ⅳ tPA alone in acute ischemic stroke［J］. Int J Stroke，2015，10（3）：439-448.

8. FRANSEN PS，BEUMER D，BERKHEMER OA，et al. MR CLEAN，a multicenter randomized clinical trial of endovascular treatment for acute ischernic stroke in the Netherlands：study protocol for a randomized controlled trial ［J］. Trials，2014，15（1）：343.

9. 高峰，徐安定. 急性缺血性卒中血管内治疗中国指南2015［J］. 中国卒中杂志，2015，10（7）：590-606.

病例 15　进行性四肢疼痛、无力 1 年余

【现病史】

患者男性，43 岁。2013 年 2 月出现颈肩背部疼痛，伴晨起头晕，症状持续 1 个月左右缓解。2013 年 7 月出现右肩部及右上肢疼痛、右手麻木，症状持续，3 个月后部分好转。2014 年 1 月出现后背部感觉异常，有皮肤灼热感，伴右下肢腹股沟以下疼痛、无力，疼痛症状以远端为著，膝以下尤为明显，行走拖沓、不稳，上述症状进行性加重。2014 年 4 月至北京某医院就诊，行头颈部 CT 平扫+增强提示"右侧枕大孔区~T_3 水平椎管内外异常血管团：动静脉畸形？C_6~C_7 椎体水平右侧椎动脉瘤样扩张"，颈椎 MRI 可见枕大孔区~T_1 椎体节段椎管内异常增粗血管流空影，脊髓明显受压变形。患者未治疗。2014 年 5 月出现左足趾麻木，逐渐进展为左下肢疼痛、无力。期间尚可自行行走，但行走拖沓、不稳。2014 年 8 月不慎跌倒后需他人搀扶或助行器行走。2014 年 9 月出现左上肢麻木、无力，远端明显，逐渐左手不能持物，左上肢可稍抬举。继而右上肢出现类似症状。2014 年 10 月逐渐不能行走，双上肢勉强抬离床面，双手逐渐不能活动。近 1 个月处于卧床状态。病程中偶有肢体不自主抽动，每次持续一秒钟自行缓解。

【既往史】

10 岁左右发现周身皮肤多发瘤样凸起；12 岁左右于大连医科大学附属第一医院行病理检查提示"神经纤维瘤"；否认其他慢性病病史；10 余年前因"低热、咳痰、咯血"于某肺结核防治中心诊断"肺结核"，给予抗结核药物口服治疗后好转，否认其他传染病病史；否认药物及食物过敏史；否认手术、外伤及输血史；预防接种史不详。

【个人史】

生长于原籍，无疫区、牧区久居史。无毒物、放射性物质接触史。无吸烟、饮酒嗜好。

【家族史】

1 子体健。家族中无类似病史，否认家族中遗传病及传染病病史。

【查体】

体温：36.1℃，脉搏：70 次/min，呼吸：13 次/min，血压：130/70mmHg。全身皮肤多发瘤样、串珠样凸起伴色素沉着，脐周及背部等可见多个片状咖啡色斑（图 15-1）。心肺腹检查未见异常。神经

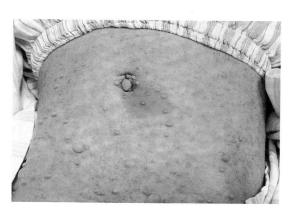

图 15-1　患者皮肤外观

注：脐周皮肤可见咖啡色斑，周身皮肤多发瘤样、串珠样凸起

系统:意识清楚,言语流利,右利手。记忆力、定向力、计算力好。脑神经检查未见异常。双上肢近端肌力 3 级、远端 0 级,双下肢肌力 2^+ 级。四肢肌肉对称性萎缩。双上肢肌张力低,双下肢肌张力呈折刀样增高。双侧指鼻、轮替、跟膝胫试验无法完成。右侧乳头水平以下针刺觉减退,双侧肢体关节位置觉、音叉振动觉正常。双侧肱二头肌腱、肱三头肌腱反射(+),双侧膝腱、跟腱反射(+++)。双侧 Chaddock 征、Babinski 征(+)。颈软,Brudzinski 征(−),Kernig 征(−)。自主神经功能正常。

【辅助检查】

1. 血尿便常规、生化和肿瘤标志物 未见明显异常。

2. 心电图检查 窦性心律,正常心电图。

3. 超声检查 胆囊息肉;前列腺增生伴钙化;心脏和双下肢动脉超声正常。

4. 头颈部 CTA 平扫+增强(图 15-2) 右侧枕大孔区~T_3 水平椎管内外异常血管团:动静脉畸形? C_6~C_7 椎体水平右侧椎动脉瘤样扩张。

5. 脊髓 MRI ①颈椎 MRI(图 15-3):枕大孔区~T_1 椎体节段椎管内异常增粗血管流空影,脊髓明显受压变形;②胸椎 MRI:C_7~T_2 水平椎管内偏右异常信号,同节段脊髓异常信号;T_3~T_4 节段左侧竖脊肌囊肿;胸背部软组织多发异常信号,神经纤维瘤病? ③腰椎 MRI:L_3~S_1 椎间盘突出;腰背部软组织多发异常信号,神经纤维瘤病? 腰椎退行性变。

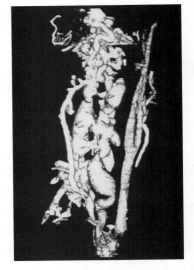

图 15-2 头颈部 CTA 平扫和增强检查结果

注:可见右侧枕大孔区~T_3 水平椎管内外异常血管团;C_6~C_7 椎体水平右侧椎动脉瘤样扩张

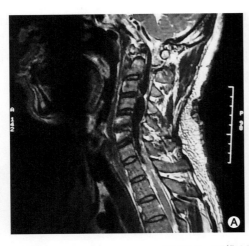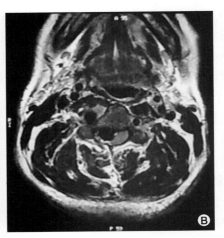

图 15-3 颈椎 MRI 检查结果

注:A. 矢状位 T_2WI 可见枕大孔区~T_1 椎体节段椎管内异常增粗血管流空影,脊髓明显受压变形;B. 颈椎 MRI 轴位 T_2WI 可见枕大孔区~T_1 椎体节段椎管内偏右侧异常增粗血管流空影,脊髓明显受压变形

【定位分析】

双上肢肌力减退、肌张力低、腱反射减弱,定位在双侧颈髓下运动神经元;双下肢肌力减

退、肌张力增高、腱反射活跃、双侧病理征阳性,定位在胸髓的双侧皮质脊髓束;右侧乳头水平以下针刺觉减退,定位在左侧 T_4 水平脊髓平面的脊髓丘脑侧束。结合影像,定位在枕大孔区~T_4 水平脊髓平面,右侧受损明显。

【定性讨论】

中年男性,慢性起病,以进行性肩背部及四肢疼痛、无力为主要症状。既往有"神经纤维瘤"病史。头颈部 CT 平扫+增强提示右侧枕大孔区~T_3 水平椎管内外异常血管团:动静脉畸形? C_6~C_7 椎体水平右侧椎动脉瘤样扩张。颈椎 MRI 提示枕大孔区~T_1 椎体节段椎管内异常增粗血管流空影,脊髓明显受压变形。故考虑血管病变可能性大。

1. **椎动脉动静脉瘘** 症状可以为椎动脉周围的引流静脉压力增高引起局部静脉扩张从而压迫脊髓引起的感觉、运动障碍,以及引起脊髓缺血、水肿而出现的脊髓功能障碍。此例患者为中年男性,主要症状为进行性肢体疼痛及无力,外院影像明确提示颈部存在巨大血管扩张,椎管内静脉扩张对颈、胸髓的挤压为患者肢体疼痛无力的直接原因。故考虑此诊断可能性大。

2. **科布综合征(Cobb syndrome)** 又称体节性脊柱血管瘤病,为累及同一椎体节段内多种组织的一类血管畸形,包括皮肤、软组织、椎体和脊髓,可同时受累。一般认为是非遗传性的先天性疾病。临床特点包括:在同一椎体节段内出现髓内血管畸形、椎管内硬膜外血管瘤、椎体及椎旁血管瘤及皮肤或皮下组织血管瘤、褐色痣或片状咖啡色斑。此例患者皮肤咖啡色斑,并非血管瘤而是纤维瘤,椎管内的血管团从目前影像来看并不能明确为血管瘤,且椎体未受累,故暂不支持此诊断。

3. **动静脉畸形** 为先天性血管发育障碍引起的局部血管数量和结构异常。组成部分包括供血动脉、畸形血管团、引流静脉。脑动静脉畸形常见症状为出血和癫痫。此例患者症状与此不符。DSA 为诊断的"金标准",故需行血管造影检查。

4. **椎管内肿瘤** 椎管内肿瘤指发生于脊髓及椎管内与脊髓邻近组织的原发或继发性肿瘤。分为髓内、髓外硬膜下和硬脊膜外肿瘤。慢性病程。主要症状有:疼痛、感觉障碍、运动障碍、括约肌障碍等。此例患者起病形式及临床症状不能除外椎管内肿瘤,但影像表现为椎管内增粗的血管流空影,脊髓明显受压。故不支持此诊断。

【治疗及转归】

2014 年 11 月 30 日行右侧椎动脉动静脉瘘球囊栓塞术。予双侧股动脉置管。一支指引导管置于左侧椎动脉起始部,用于推注造影剂,另一支导管置入右侧椎动脉起始部,用于放置球囊。于右椎动脉瘘口远端、瘘口及瘘口近端依次放置共 3 枚球囊,指引导管造影见动脉静脉瘘未显影(图 15-4),自左侧椎动脉造影动静脉瘘未显影,颅内动脉未见缺失,脊髓前动脉显影良好(图 15-5)。术后第 1 天患者四肢肌力即有所恢复,四肢可抬离床面,双手可有抓握动作。查体:左上肢近端肌力 3$^+$ 级、远端 3$^-$ 级,右上肢近端 3$^+$ 级、远端 2 级,双下肢肌力 3级。术后 3 天可在搀扶下站立。术后 1 个月电话随访,四肢力量及躯体感觉异常均恢复正常。术后 1 年、2 年电话随访,症状稳定,无复发。

【临床讨论】

椎动脉动静脉瘘(vertebral arteriovenous fistula)为临床少见病,是椎动脉及其分支与邻近静脉(如椎静脉、颈静脉)之间形成了异常沟通,常伴假性动脉瘤形成。通常将椎动脉动静脉瘘分为原发性和继发性两种。原发性是由循环系统发育时血管发育异常所致。继发性通常是由颈部锐器伤、火器伤及医源性损伤导致。在椎动脉动静脉瘘形成后,由于动静脉的交

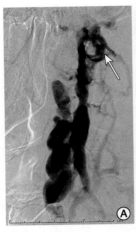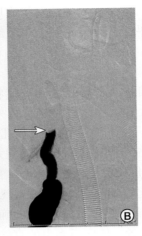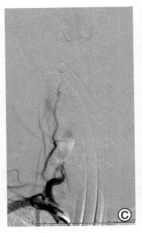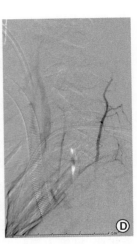

图 15-4　全脑血管 DSA 及右侧椎动脉动静脉瘘球囊栓塞术(2014-12-1)

注：A.右侧椎动脉起始段、V2 段夹层动脉瘤，局部形成动静脉瘘（箭头），部分粗大引流静脉位于椎管内；B.术中在瘘口远端放置球囊，推注造影剂后未见动静脉瘘显影（箭头）；C.术中在瘘口放置球囊，推注造影剂后未见动静脉瘘显影（正位）；D.术中在瘘口近端放置球囊，推注造影剂后未见动静脉瘘显影（侧位）

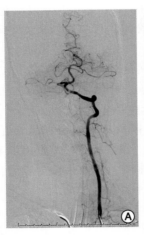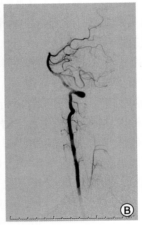

图 15-5　脊髓前动脉血管造影结果

注：A.自左侧椎动脉造影未见动静脉瘘显影，颅内动脉未见缺失，脊髓前动脉显影（正位）；B.自左侧椎动脉造影未见动静脉瘘显影，颅内动脉未见缺失，脊髓前动脉显影（侧位）

通，瘘的远端动脉压力降低，静脉内压力增高，可能出现如下病理生理改变：①相应动脉缺血，引流静脉压力增高、血流淤滞；②回心血量增加，心脏负荷加重；③椎管内静脉高压、静脉扩张，进而压迫颈段脊髓。

主要临床表现有：①盗血，严重盗血可引起椎基底动脉系统缺血症状；②静脉一方面向颅内引流，可引起颅内压增高，其表现类似颅内静脉血栓形成，亦可表现为蛛网膜下腔出血，另一方面经脊髓引流，可引起脊髓缺血、水肿，出现相应脊髓功能障碍；③心力衰竭，由于心脏负荷加重，出现右心衰竭的表现；④局部静脉扩张的相关占位性症状，如压迫脊髓引起感觉异常、肢体无力，颈枕静脉扩张导致局部包块形成、疼痛等；⑤杂音，由于存在瘘口，引起典型动静脉瘘的表现,在颈部可闻及血管杂音。此例患者病前无外伤史,动静脉瘘为原发性,主要症状为局部静脉扩张后压迫颈髓、胸髓导致的进行性四肢疼痛、无力。

　　神经纤维瘤病1型(neurofibromatosis type 1,NF1)为常染色体显性遗传病,是一种神经嵴细胞分化异常的原发性神经皮肤疾病。NF1临床上分为2型。Ⅰ型称之为Von Reckling-hausen病,占绝大多数,Ⅱ型亦称中枢型,临床少见。NF1临床表现多样,包括多发皮肤牛奶咖啡斑、神经纤维瘤、腋窝或腹股沟雀斑、Lisch结节和骨质发育不良等。病理诊断是诊断NF1的"金标准"。诊断NF1则需要依照1987年美国NIH提出的诊断标准,即满足以下至少2条标准:①≥6个牛奶咖啡斑,在青春期前最大直径>5mm,青春期后最大直径>15mm;②≥2个神经纤维瘤或丛状神经纤维瘤;③腋窝或腹股沟雀斑;④视神经胶质瘤;⑤≥2个Lisch结节,即虹膜错构瘤;⑥骨损害;⑦一级亲属中有确诊NF1的患者。此例患者为青年男性,曾行病理检查诊断"神经纤维瘤",周身皮肤牛奶咖啡斑大于6个且最大直径超过15mm,有多于2个神经纤维瘤,故可诊断NF1。

　　NF1合并自发性椎动脉动静脉瘘患者临床少见。目前对于NF1与动静脉瘘发病机制的关系尚无定论。可能与中胚层发育异常、在发展到一定程度后才出现临床症状以及血管壁中结缔组织、平滑肌细胞发育不良导致血管脆性增加有关。其病理生理基础为血管壁发育异常,从而其发病特点及治疗方法与较常见的因刀伤、枪伤及医源性损伤所致的椎动脉动静脉瘘有很大不同。诊断相对容易,但若遵循常规的动静脉瘘栓塞治疗原则,术后易导致椎动脉破裂出血等致死性并发症。

　　椎动脉动静脉瘘的治疗,以往多采取手术的方法,结扎瘘口的近、远端血管,切除病灶。但手术创伤大、风险高,许多病例因出现术中粘连及出血,治疗不彻底。血管内介入治疗与外科手术相比,创伤小,更加安全、有效,可作为该病的首选治疗方案。在治疗时应行全脑DSA,对双侧椎动脉、甲状颈干、肋颈干及颈内、颈外动脉进行全面检查,并行超选择造影,尤其要注意瘘口静脉引流的去向、小脑后下动脉的开口部位、向脊髓前后动脉供血的分支以及血管吻合支情况。目前国内外应用的介入材料有可脱式球囊、弹簧圈、明胶海绵、聚乙烯醇颗粒等。此例患者采用血管内治疗,使用可脱式球囊对瘘口进行了有效栓塞。术后症状很快完全恢复,随访2年余未出现复发。目前文献NF1合并椎动脉动静脉瘘的报道很少,此例血管内治疗后疗效佳,还需定期随访,以防复发。

【最终临床综合诊断】

椎动脉动静脉瘘;神经纤维瘤病

(路冬煦　吴铮　段文博　崔永强　蔡艺灵)

【专家点评】

硬脊膜动静脉瘘是硬膜窦及其附近静脉间的异常交通,占脊髓血管畸形的60%~80%,可发生于脊髓的任何节段,但以中胸段至上腰段多见,较少发生于骶段,仅2%发生于颈段和寰枕交界区。因此该病发病率非常低,神经纤维瘤病合并自发性椎动脉动静脉瘘患者临床上更是少之又少。目前对于神经纤维瘤病与动静脉瘘发病机制的关系有待进一步研究。

　　因该病所出现的脊髓神经功能障碍是不可逆的脊髓损伤,因此治疗时需要在缺血或静脉血栓导致不可逆的脊髓损伤之前,闭合动静脉瘘口,解除静脉高压。目前临床开展较多的是外科手术和经血管途径栓塞治疗,随着技术的发展以及栓塞材料的改进,栓塞治疗的疗效和安全性相应提高,且复发率低,因此临床多选用栓塞治疗。此例患者采用可脱式球囊对瘘口进行了有效栓塞,术后症状完全恢复,随访 2 年未复发,是一个很成功的治疗病例。

（邱　峰）

【参考文献】

1. 刘文慧,支兴龙,刘玉国. 血管内栓塞治疗椎动脉动静脉瘘合并巨大动脉瘤样扩张一例[J]. 中国脑血管病杂志,2014,11(10):538-539.

2. 吴江. 神经病学[M]. 2 版. 北京:人民卫生出版社,2011.

3. 刘维钦,李桂林,张鸿祺. Ⅰ 型神经纤维瘤病合并自发性椎动脉动静脉瘘三例的诊治[J]. 中国脑血管病杂志,2016,13(1):34-38.

4. DEANS WR,BLOCH S,LEIBROCK,et al. Arteriovenous fitula in patients with neurofibromatosis[J]. Radiology,1982,144(1):103-107.

5. WALCOTT BP,BERKHEMER OA,LESLIE-MAZWI TM,et al. Muhimodal endovascular treatment of a vertebro-vertebral fistula presenting with subarachnoid hemorrhage and hydrocephalus[J]. J Clin Neurosci,2013,20(9):1295-1298.

6. INAMASU J,GUIOT BH. Iatrogenic vertebral artery injury[J]. Acta Neurol Scand,2005,112(6):349-357.

7. GAO P,CHEN Y,ZHANG H,et al. Vertebral arteriovenous fistulae (AVF) in neurofibromatosis type 1:a report of two cases[J]. Turk Neurosurg,2013,23(2):289-293.

8. HORI Y,GOTO K,OGATA N,et al. Diagnosis and endovascular treatment of vertebral arteriovenous fistulas in Neurofibromatosis 1[J]. Interv Neuroradiol,2000,6(3):239-250.

病例 16　四肢进行性麻木无力 20 天,加重伴言语不利 1 天

【现病史】

患者女性,27 岁。患者于 20 天前出现左手麻木无力,就诊于当地医院,治疗后无好转;15 天前出现右手麻木无力,双下肢活动后乏力感,伴麻木,尚可行走,上述症状进行性加重;1 天前出现言语不利,病程中无饮水呛咳、吞咽困难等。就诊于笔者所在医院,行血尿毒物检测:血汞 62.5ng/ml,尿汞 78.2ng/ml。于 2013 年 12 月 3 日门诊以“四肢麻木待查”收入我科。患者自发病以来,精神差,食欲欠佳,睡眠尚可,二便正常,体重无明显减轻。

【既往史】

“银屑病”病史 4 年,2012 年 12 月以来应用偏方治疗(熏蒸数十次、具体不详);否认“高血压、糖尿病”等慢性病病史;否认肝炎、结核等传染病病史;否认药物及食物过敏史;否认手术、外伤及输血史;预防接种史随社会。

【个人史】

生于陕西绥德县,久居于本地,无疫区居住史,无放射物、毒品接触史,无吸烟、饮酒不良嗜好;无冶游史。21 岁结婚,爱人及 1 子体健。

【月经史】

月经规律,无痛经。

【家族史】

父母健在,均体健。家族中无传染病及遗传病史及相关疾病记载。

【查体】

体温:35.7℃,脉搏:68 次/min,呼吸:18 次/min,血压:118/80mmHg。内科系统查体:全

身散在分布红色斑片,上覆银白色鳞屑。余未见异常。神经系统查体:神志清楚,精神差,运动性失语,认知功能大致正常。脑神经查体正常。左上肢肌力4级,右上肢肌力2级,双下肢肌力4级,四肢肌张力略增高;四肢共济运动正常;双侧肢体深浅感觉正常;肱二头肌反射(++),肱三头肌反射、桡骨骨膜反射(+++),膝腱反射(++++),跟腱反射(++);双侧Hoffmann征、Babinski征及Chaddock征(+)。颈软,Kernig征(-)。

【辅助检查】

1. 血尿便常规、胸片、心电图及腹部超声　未见异常。
2. 毒物鉴定(2013-12-2)　血汞62.5ng/ml,尿汞78.2ng/ml。
3. 头颅CT(2013-12-31)　透明隔缺如,部分脑沟加深。
4. 头颅MRI(2013-12-7)　双侧额叶皮质斑片状异常信号,双侧额叶部分脑沟较深,透明隔缺如,鼻旁窦炎,如图16-1。

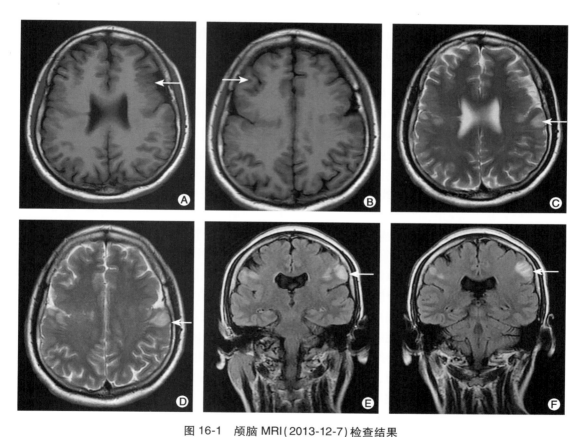

图16-1　颅脑MRI(2013-12-7)检查结果

注:A~B.双侧额叶部分脑沟较深,透明隔缺如(箭头);C~F.双侧额叶皮质下可见斑片状长T_1长T_2信号,T_2FLAIR呈高信号(箭头)

5. 肌电图(2013-12-9)　左侧胫神经末端潜伏期延长;右胫神经、双侧腓总神经、双侧正中神经、双侧尺神经MCV均在正常范围。双侧腓肠神经、正中神经、尺神经、桡神经SCV均在正常范围。左腓总神经F波出现率降低;右腓总神经、双侧胫神经、双侧正中神经、双侧尺神经F波出现率正常。

6. 脑电图(2013-12-9)　轻度异常脑电图。

7. 心理测评(2015-3-25)　　重度焦虑,轻度抑郁。

【定位分析】

患者四肢无力,左上肢肌力4级,右上肢肌力2级,双下肢肌力4级,四肢肌张力增高,双侧肢体腱反射亢进,双侧病理征阳性,定位于双侧皮质脊髓束;运动性失语,定位于优势半球额下回后部;四肢麻木,肌电图提示左侧胫神经末端潜伏期延长,定位于周围神经。

【定性讨论】

患者青年女性,急性起病,进行性加重,发病前有可疑汞接触史,主要表现为四肢不对称运动障碍伴言语不清,查血汞62.5ng/ml,尿汞78.2ng/ml,定性为汞中毒性神经系统损伤(neurological injuries after mercury intoxication)。

【治疗经过】

2013年12月至2015年3月间断给予二巯丙磺酸钠驱汞治疗11个疗程。病程中,于2013年12月5日出现阵发性右手抽动,伴嘴角抽动,言语不能,予丙戊酸钠缓释片治疗后症状逐渐缓解;2013年12月6日出现焦虑情绪,给予抗焦虑治疗改善情绪障碍。2015年3月复查血、尿毒检,血汞2.3ng/ml,尿汞2.8ng/ml,肢体麻木无力症状较前明显改善。

【临床讨论】

汞中毒的机制至今未完全阐明,随着临床研究的深入,人们认识到汞是一种损害多脏器的毒物,其靶器官包括神经、呼吸、消化、肾脏、血液、皮肤等,而且都各有其一定的特征性临床表现。一般认为汞进入人体后与细胞结合,很快分布到全身组织,并和细胞质中蛋白质的巯基结合,可抑制多种酶的活性而产生广泛的功能障碍。汞高浓度时可以穿过血脑屏障,易在中枢神经系统内蓄积,故可引起神经系统损害,汞在神经系统中主要沉积于神经细胞的核周体中,与细胞质中微粒体和线粒体结合,参与神经细胞的酶反应。同时汞可使大脑皮质、小脑、海马、脑干等乙酰胆碱(Ach)水平显著下降,汞抑制兴奋性氨基酸的重摄取,促进其释放,结果导致突触间隙中的氨基酸水平升高,去甲肾上腺素水平在中枢神经系统所有区域均降低,尤以大脑皮质和脑桥髓质最明显。汞通过以上毒性作用造成中枢神经和某些周围神经损伤。病理上可见脑部有弥散性变性和萎缩、神经元坏死、胶质增生,以小脑的粒细胞层最为明显。实验研究还发现脊髓、神经根和周围神经有脱髓鞘病变。

神经系统主要表现为周围神经病和脑病。周围神经病表现为以疼痛为主的感觉异常,疼痛特点为阵发性四肢肌肉跳痛、烧灼痛、难以忍受以足为重,捶打按压可稍缓解,同时可伴手、足麻木,四肢无力伴肌肉萎缩,触觉减低,腱反射减低,肌电图提示神经源性损害。脑病主要表现为易兴奋、幻听、幻视、谵妄或癫痫发作以及精神分裂症样表现,无论是吸入汞蒸气或口服汞无机盐均可引起上述病变。

慢性汞中毒的临床表现则以神经衰弱综合征为早期症状,表现为头晕、乏力、失眠、多梦、健忘、易激动、注意力不集中、工作效率降低等。逐渐出现情感障碍、性格情绪改变,表现为烦躁、易怒、情绪不稳等,并可出现焦虑,抑郁等情绪障碍或疑病观念。汞中毒性震颤是汞中毒特有症状,多见于手指、舌、眼睑,向心性发展可延至上肢、头部甚至全身。震颤呈对称性、中等节律、振幅无规律变化,多为意向性震颤。但近10多年来发现慢性汞中毒可导致肾病综合征、周围神经病及中毒性脑病。慢性汞中毒肾病患病率20.6%,临床表现为蛋白尿或血尿、管型尿和肾功能损害。金属汞可致周围神经,表现为双下肢无力,四肢麻木烧灼感,以双足为著,步态不稳,四肢呈手套袜套样痛触觉减退,膝跟腱反射减低,肌电图检查示神经源性损害。中毒性脑病可出现癫痫,后期可出现脑萎缩,部分患者累及脊髓。

【治疗及转归】

治疗首选二巯丙磺钠,其次是二巯基丁二酸钠。最近有报告硫普罗宁片、二巯丙磺钠脂质体尚在研究阶段。

【最终临床综合诊断】

汞中毒性神经系统损伤

（刘力学　王新宇　樊双义）

【专家点评】

慢性汞中毒可导致脑、脊髓和周围神经损伤。注意如下几点:①除工业上急性汞蒸汽中毒外,汞中毒最多见的是应用不合格美白化妆品,此外,一些常使用含汞的特殊中药制剂(如冬虫夏草)、治疗银屑病的外用药等,长期使用造成汞中毒。②汞中毒不单引起周围神经损伤,有的还可以像本例出现较对称大脑皮质损伤,以运动区为主,或影响小脑半球。临床上患者可有一些精神认知受损表现。③可有自主神经系统受损的表现。④有的累及锥体外系,出现帕金森综合征,容易误诊为原发帕金森病。因此,对于锥体系及锥体外系病变的年轻患者要注意相关病史询问及重金属的检测。

（戚晓昆）

【参考文献】

1. 冯华. 使用化妆品致慢性汞中毒者的临床与脑电图分析[J]. 临床神经电生理学杂志,2008,17(4): 253-255.

2. CHANG LW. Neurotoxic effects of mercury-A review[J]. Environ Res. 1977,14(3):329-373.

3. FARINAM,ROCHA JB,ASCHNER M. Mechanisms of ethylmercury-induced neurotoxicity:evidence from experimental studies[J]. Life Sci,2011,89(15-16):555-563.

4. GUZZI G,LA PORTACA. Molecular mechanisms triggered by mercury[J]. Toxicology,2008,244(1):1-12.

5. FARINA M,ASCHNER M,ROCHA JB. Oxidative stress in MeHg-induced neurotoxicity[J]. Toxicol Appl Pharmacol,2011,256(3):405-417.

6. 孙龙云,胡广田. 浅析脑电图的临床应用意义[J]. 中国民族民间医药,2010,14(60):60.

7. ROONEY JP. The retention time of inorganic mercury in the brain-a systematic review of the evidence[J]. Toxicol Appl Pharmacol,2014,274(3):425-435.

8. 覃震晖,刘丽萍. 职业性慢性汞中毒致神经系统损害的临床特点[J]. 河北医学,2012,18(1):13-16.

病例 17 　发作性意识丧失、肢体抽搐 11 天

【现病史】

患者男性,59 岁。患者入院前 11 天夜间突发意识不清,呼之不应,牙关紧闭,双眼向上凝视,肢体抽搐,持续约 2~3 分钟自行停止,约 5~6 分钟意识逐渐恢复,醒后感全身乏力。发作前无先兆。病程中无发热、呕吐、瘫痪,无舌咬伤,无二便失禁等。入院前 10 天夜间再次出现类似发作一次,持续约数分钟缓解,仍未诊治。6 天前于贵州省某县医院诊治,当天夜间出现意识丧失、肢体抽搐,3 小时内发作间隙意识未恢复,当地医院给予药物(具体药名不详)治疗后,抽搐停止,意识逐渐转清。2 天前下午患者突发不言语,以点头、摇头方式与

家人交流,夜间出现持续性躁动,伴大小便失禁,伴咳嗽、咳痰。来笔者所在单位急诊以"意识障碍待查"收入病房。患者自患病以来,饮食差,目前留置尿管,未解大便。

【既往史】

否认"糖尿病、心脏病、高血压、肾病"等慢性病病史;"肺结核"病史,(正规服药7~8个月)后自行停药;否认"肝炎"等其他传染病病史;否认药物及食物过敏史;否认手术、外伤及输血史;预防接种史不详。

【个人史】

出生于原籍。无长期外地居留史,否认疫区疫水接触史;无毒物接触史。吸烟30余年,20支/d,饮酒30余年,250~300g/d。否认冶游史。

【婚姻史】

已婚,配偶有高血压病史。1子1女均体健。

【家族史】

父母已故(死因不详);4个兄弟,1个妹妹,均体健;否认家族中遗传病及传染病病史,家族中无类似患者。

【查体】

体温:36.8℃;脉搏:80次/min;呼吸:20次/min;血压:126/68mmHg。发育正常,营养中等,平车推入病房,内科查体未见异常。

神经系统检查:意识模糊,躁动,言语混乱,查体不配合。脑神经检查:双侧瞳孔等大等圆,直径3mm,直接和间接对光反射灵敏。两侧额纹基本对称,双侧鼻唇沟对称。四肢及躯干肌肉无明显萎缩。四肢肌张力正常。四肢可见自主活动,针刺四肢有躲避反应;四肢腱反射正常存在;双侧霍夫曼征、Babinski征、Chaddock征均为阴性。脑膜刺激征阴性。留置尿管。

【辅助检查】

1. 血尿便常规和生化   AST 113IU/L,肌酸激酶(CK)285IU/L,血沉72mm/h,乳酸2.3mmol/L,低密度脂蛋白胆固醇1.92mmol/L,HBsAb、HBcAb、HBeAb阳性,余未见明显异常。

2. 免疫和感染指标   CD4细胞绝对计数120/mm³(正常范围≥500/mm³),结核抗体弱阳性,脑脊液培养:5天提示球形芽孢杆菌生长,脑脊液常规、生化涂片染色正常,降钙素原正常。

3. 脑电图   背景活动以5~6Hz θ波为主,调节调幅差,双侧半球基本对称。

4. 头颅CT平扫   胼胝体膝部片状低密度影。

5. 头颅MRI(图17-1)   双侧半卵圆中心及胼胝体膝部、压部对称性异常信号,T_2 FLAIR呈高信号。

6. 其他检查   心电图正常;胸片:双肺感染,双上肺纤维灶;超声:右颈总动脉窦斑块,心脏超声、上肢和下肢血管超声、腹部彩超未见异常。

【定位分析】

发作性意识丧失、肢体抽搐提示癫痫发作定位于大脑皮质;精神、行为异常定位于大脑皮质或/和皮质下白质(如胼胝体)。MRI检查进一步证实存在双侧大脑皮质和胼胝体病灶。

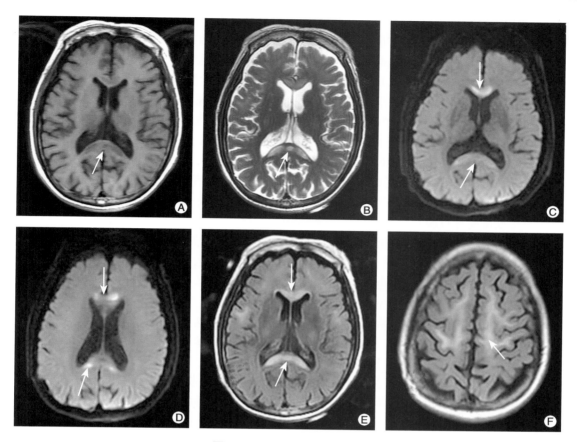

图 17-1 头颅 MRI 检查结果

注：A. 胼胝体膝部、压部对称性长 T_1 信号（箭头）；B. 胼胝体膝部、压部对称性长 T_2 信号（箭头）；C~D. 胼胝体膝部、压部对称性 DWI 呈高信号（箭头）；E. 胼胝体膝部、压部对称性 FLAIR 像高信号（箭头）；F. 双侧半卵圆中心 FLAIR 像高信号（箭头）

【定性讨论】

患者中年男性，起病方式呈发作性，主要表现为发作性意识丧失、肢体抽搐及精神行为异常，查体可见意识模糊，头颅 MRI 检查提示胼胝体压部及膝部对称性长 T_1、长 T_2 信号，DWI 高信号，并累及皮质下白质、半卵圆中心等，结合患者症状、体征及影像学检查，结合患者有长期大量饮酒史，定性诊断为原发性胼胝体变性，又称马-比二氏病（Marchiafava-Bignami disease，MBD）。

由于胼胝体病变可分为：①广泛性病变：以变性及发育异常为主；在心脏停搏或癫痫持续状态时也可因缺血缺氧而致广泛损害，表现为精神行为异常，人格改变，情绪淡漠，记忆力下降，肢体无力等，代表病变为马-比二氏病（Marchiafava-Bignami 病，MBD）。②局限性病变：多由血管病引起，如腔隙性脑梗死；其他如多发性硬化、肿瘤、外伤等。局灶性病变主要引起肢体失用。因胼胝体病损时合并有其他脑部病变，故表现症状多较复杂和不典型。该患者急性起病，病程短，影像学上胼胝体病变为广泛性病变，符合广泛性胼胝体病变的病因，需考虑感染、中毒、血管、代谢、脱髓鞘等病因的鉴别。

感染方面：①细菌：虽然患者脑脊液细菌培养为球形芽孢杆菌，但患者脑脊液细胞数、糖、氯化物均正常，蛋白不高，脑脊液革兰氏染色阴性，未给予正规抗细菌治疗临床症状缓解，这些均不支持细菌感染，故我们高度怀疑球形芽孢杆菌系污染的可能性大，遗憾的是因出院未再复查。②病毒：伴胼胝体压部可逆性病变的轻度脑炎/脑病（mild encephalitis/encephalopathy with a reversible splenial lesion，MERS）可导致胼胝体病变。MERS 好发儿童或青少年，病原微生物包括流感 A、B 病毒、轮状病毒、链球菌及大肠埃希菌等，前驱症状以发热多见，其次为呕吐、腹泻、咳嗽等，神经系统症状较轻，主要表现为谵妄、癫痫、意识障碍等，病程呈自限性，症状常在 1 个月内恢复正常。MERS 影像学特点为局限于胼胝体压部（Ⅰ型）或同时累及深部白质或皮质下白质（Ⅱ型）的可逆性异常信号，病灶多为类圆形，呈 T_2WI 高信号，T_1WI 等或低信号，FLAIR 高或等信号，DWI 呈高信号伴 ADC 降低，反映细胞毒性水肿所致水分子扩散运动受限。病灶多在 1～2 周内消失。此患者年龄、症状不符，也无发热等感染征象，影像学也不支持，不考虑病毒感染导致的胼胝体病变。③结核：结核导致的血管炎以及免疫反应导致脱髓鞘可以导致胼胝体病变。该患者有肺结核病史，本次出现意识障碍、抽搐、精神行为异常，结核抗体弱阳性，是否是结核性脑膜炎？该患者无乏力、食欲缺乏、厌油、盗汗等结核中毒症状，脑脊液检查正常不支持结核感染，颅脑 MRI 未见结核常见的颅底改变及脑积水，痰液抗酸染色检查阴性，均不支持结核感染。④其他少见病因（真菌、寄生虫）因缺乏相关的临床及实验室检查证据支持而不考虑。

中毒方面：中毒时颅内常常累及双侧基底节、丘脑，因为这些部位代谢活跃，该患者头颅磁共振无此特点。且平常无毒物如甲醇、氰化物、二甲基锡、苯、CO 等接触史，也无癫痫药物服用史，病史及影像学均不支持中毒。

血管病方面：因胼胝体为弓状白质纤维，向两半球内部的前、后、左、右辐射，来自前后循环四支血管（大脑前动脉的胼周动脉，前交通动脉，大脑后动脉，后脉络膜动脉）重叠血液供应，这些血管发生闭塞时，可导致胼胝体及胼胝体以外的其他部位梗死。由于血供非常丰富，故胼胝体梗死发病率低，并且多合并其他部位梗死（如半卵圆中心、基底节等）。有的甚至与遗传性小血管病如视网膜耳蜗脑血管病变（Susac syndrome）以及 CADASIL 等伴存。梗死多呈偏侧性、局灶性分布，部分周围可以合并有出血。胼胝体梗死病因多为高血压、糖尿病、高脂血症，临床表现复杂多样，缺乏特异性。有学者将胼胝体梗死临床症状总结为：①三主征：意向性运动性失用（不能进行日常的运动）、失写症、触觉命名不能（不能命名放在左手的物体，而感觉无损）。②其他症状：交叉性视共济失调，Borin 陌生手或异己手（认为左手不是自己的手），无动性缄默症，记忆力缺失，意志缺失，抓握不能，运动感觉障碍，括约肌功能失调。治疗过程中病灶可缩小甚至完全消失。该患者除年龄、饮酒外无其他脑血管病危险因素，低密度脂蛋白胆固醇还低于正常，神经系统查体无局灶阳性体征，影像学上病灶双侧对称分布，周围无出血。临床表现及影像学均不符合胼胝体梗死特点，不考虑血管病变。

代谢性方面：患者长期大量饮酒，有精神行为异常及意识障碍，需考虑韦尼克脑病（Wernicke encephalopathy，WE），据统计，有 12.4% 的 MBD 患者同时存在 WE，而 15%～20% 的 WE 患者同时存在 MBD。该患者起病急，无眼外肌麻痹、共济失调及周围神经病变等 WE 的"三联征"。而且 WE 影像学一般累及中脑导水管周围核团。头颅 MRI 可见双侧丘脑及脑干对称性病变。急性期的典型改变是第Ⅲ脑室和导水管周围对称性 T_2WI 高信号，恢复期高信号降低或消失；乳头体萎缩也是 WE 的特征性神经影像。此患者临床症状及影像学不符合 WE 特点。

脱髓鞘疾病方面：常见疾病为多发性硬化（MS），MS 影像学表现为室管膜下特别是侧脑室的外上角、视神经、脑桥及脊髓等,可见大小不一类圆形或斑点状不规则 T_1WI 低信号、T_2WI 高信号,或为融合斑。该患者 59 岁,属于 MS 少见发病年龄,临床表现无空间和时间的多发,影像学上病灶主要位于胼胝体,除相邻白质外,很少累及其他部位。无 MS 特征的影像学特点,故不支持 MS。

结合患者中年男性,长期大量饮酒,出现癫痫、精神行为异常症状,磁共振见胼胝体膝部、压部对称性长 T_1、长 T_2 信号,DWI 高信号,病灶位于胼胝体中层,不累及腹侧及背侧,在除外感染、中毒、血管、代谢、常见脱髓鞘疾病等情况下,只能考虑 MBD,又称胼胝体变性 (corpus callosum degeneration) 或原发性胼胝体萎缩 (primary corpus callosum atrophy),是一种少见的、严重的、常常致死性的继发性脱髓鞘病,特异表现为胼胝体的变性坏死和脱髓鞘改变,常伴有轴索损伤。

【临床讨论】

MBD 至今病因不明,发病机制不完全清楚,多有长期酗酒病史,也有极少数发生于无酗酒史的营养不良患者,这与笔者之前报道的一例患者并无长期饮酒病史相符。但普遍认为与长期饮酒导致的神经毒性、肝功能损害、营养障碍等有关。以前只能通过尸检才能确诊,现在因为影像学的发展,MRI 结合病史可以为 MBD 的临床确诊提供重要的参考依据。

MBD 临床分型方法有两种:①按起病形式及病程分为急性、亚急性、慢性;急性患者常常表现为非特异性的精神神经症状,如混乱、昏迷、癫痫发作、构音障碍和轻偏瘫,当患者出现典型的分离综合征的症状,往往被误诊韦尼克脑病、戒酒综合征或者脑炎;亚急性患者表现为快速进展的痴呆;慢性患者表现为渐进性痴呆、分离综合征等。②根据临床表现以及影像学特点分为 A 型和 B 型:A 型特点为急性意识障碍起病,表现为昏迷,可伴有锥体束征、肌张力高,早期 MRI 显示整个胼胝体受累、T_2WI 高信号、胼胝体水肿,一般预后差;B 型表现为意识清楚或轻度意识损害,有认知障碍、构音障碍、步态异常等表现,MRI 显示胼胝体部分受累,一般预后好。本病例部分胼胝体受累,符合 B 型 MBD。

本例影像学还有特殊之处在于 DWI 胼胝体区域高信号,提示病程较急,早期可能存在广泛的细胞毒性水肿;同时本例 T_2FLAIR 像提示广泛累及皮质下白质、半卵圆中心和长联合纤维束等胼胝体以外部位。MBD 急性期患者较少出现胼胝体外损伤,有报道认为胼胝体外损伤往往预示着更差的预后。该病例预后较好,可能与及时治疗及对戒酒依从性较好有关。本例与李学涵等报道的病例类似,笔者认为 MBD 患者的预后和是否存在胼胝体外损伤关系不大,这也支持 2004 年的 MBD 二分类法中未将胼胝体外损伤纳入分型标准的观点。

本例还发现该患者合并有肝功损害(AST 升高)和 T 淋巴细胞数目的下降:CD4 120/mm^3,CD8 204/mm^3,CD3 364/mm^3,CD4/CD8 为 0.6。有临床报道显示 MBD 患者 T 淋巴细胞数目显著的下降,经安咪奈丁治疗后 T 淋巴细胞数目上升。国外有报道显示酗酒者会展示出明显的 T 细胞亚群改变,可是仅有少部分(13%,31/293)患者 CD4+T 细胞数目降低,这提示 CD4+T 细胞数目降低可能是本病的特异性改变,并且该指标可能成为评价预后的指标之一。Humbert 报道 4 例 MBD 病例的 NK 细胞数目没有显著变化,数目下降较为明显的仅是 T 细胞系,这也和本病例类似,这提示在治疗上需更注意调节免疫功能、防治感染和保护肝功能。也有病例报道 MBD 合并肺部感染死亡。

MBD 目前缺乏有效的治疗方案,大部分患者预后不良,B 族维生素和叶酸治疗被认为可能有效,甚至有完全康复的病例报道。早期治疗是改善 MBD 预后的关键。该患者入院后给予积极神经营养、免疫调节、抗感染和抗癫痫等治疗。

【治疗与转归】

入院后第 4 天意识清晰,生命体征稳定正常出院。2017 年 2 月 18 日电话随访:患者出院后戒酒,摄入富含叶酸食物,精神好转,对答切题,行走正常,无抽搐发作。出院 1 年以来症状未再复发,且无新发症状,生活自理。

【最终临床综合诊断】

原发性胼胝体变性

（何涛　杨清武）

【点评】

慢性酒精中毒脑病三联征有 Wernicke 脑病、Korsakoff psychosis 及 MBD,主要与酒精介导的神经毒性和营养不良所致的 B 族维生素缺乏有关。MBD 最常累及胼胝体的体部,可合并膝部、压部同时受累,也可累及整个胼胝体,胼胝体外区域易受累的是大脑白质,其次是桥臂,较少累及大脑皮质。MBD 临床症状多样,可为精神状态改变,包括意识模糊、谵妄、昏迷、记忆障碍,定向力障碍,也可出现癫痫、行走困难、尿便失禁、凝视麻痹、异己手综合征和眼球震颤等。MBD 临床放射学分 A 型和 B 型。A 型为急性或亚急性起病的意识障碍和锥体束综合征,神经影像学的早期检查结果包括胼胝体 T_2WI 高信号（MRI）或边界不清的低密度（CT）,与弥漫性胼胝体水肿一致,可合并胼胝体外受累,预后较差,致残率和病死率高。B 型主要表现为急性或亚急性认知障碍、构音障碍、步态障碍和大脑半球离断症状,意识障碍多较轻微,早期 MRI 检查提示局限性胼胝体 T2WI 高信号,预后良好。典型的"夹心饼干"或"三明治"征是 MBD 特征性的影像学表现征象。本例符合 B 型。

（戚晓昆）

【参考文献】

1. 杨洁,关晓力,李朝阳.儿童伴可逆性孤立胼胝体压部病变轻型脑炎 7 例临床特点及磁共振表现分析 [J].中国实用儿科杂志,2015,30(1):74-76.

2. 石士奎,季立平,程敬亮.胼胝体变性与梗死的 MRI 诊断及鉴别诊断[J].国际医学放射杂志,2009,32(1):13-15.

3. HILLBOM M,SALOHEIMO P,FUJIOKA S,et al. Diagnosis and management of Marchiafava-Bignami disease:a review of CT/MRI confirmed cases[J]. J Neurol Neurosurg Psychiatry,2014,85(2):168-173.

4. ARBELAEZ A,PAJON A,CASTILLO M. Acute Marchiafava-Bignami disease:MR findings in two patients[J]. AJNR Am J Neuroradiol,2003,24(10):1955-1957.

5. Caulo M,Briganti C,Notturno F,et al. Non-alcoholic partially reversible marchiafava-bignami disease:review and relation with reversible splenial lesions:a case report and literature review[J]. Neuroradiol J,2009,22(1):35-40.

6. 刘勇,郑健.胼胝体变性(Marchiafave-Bignami 综合征)(附 1 例临床报告)[J].卒中与神经疾病,2001,8(3):182-183.

7. BRUST JC. Ethanol and cognition:indirect effects,neurotoxicity and neuroprotection:a review[J]. Int J Environ Res Public Health,2010,7(4):1540-1557.

8. KHAW AV,HEINRICH A. Marchiafava-Bignami disease:diffusion-weighted MRI in corpus callosum and cortical lesions[J]. Neurology,2006,66(8):1286.

9. KOHLER CG,ANCES BM,COLEMAN AR,et al. Marchiafava-Bignami disease:literature review and case report [J]. Neuropsychiatry Neuropsychol Behav Neurol,2000,13(1):67-76.

10. HEINRICH A,RUNGE U,KHAW AV. Clinicoradiologic subtypes of Marchiafava-Bignami disease[J]. J Neurol,2004,251(9):1050-1059.

11. MÉNÉGON P,SIBON I,PACHAI C,et al. Marchiafava-Bignami disease:diffusion-weighted MRI in corpus callosum and cortical lesions[J]. Neurology,2005,65(3):475-477.

12. 李学涵,吕志宇,陈秀.原发性胼胝体变性合并广泛胼胝体外白质损伤且预后良好1例报道并文献复习[J].世界最新医学信息文摘,2016,16(57):7-8.

13. HUMBERT T,BUREAU J,CHABRAND P. Immunological changes in a case of Marchiafava Bignami disease:response to amineptine treatment[J]. Eur Psychiatry,1995,10(2):107-109.

14. ZULUAGA P,SANVISENS A,TENIENTE A,et al. Wide array of T-cell subpopulation alterations in patients with alcohol use disorders[J]. Drug Alcohol Depend,2016,162:124-129.

15. 于成,陈先文.原发性胼胝体变性临床特点[J].临床神经病学杂志,2016,29(1):49-51.

16. TUNG CS,WU SL,TSOU JC,et al. Marchiafava-Bignami disease with widespread lesions and complete recovery[J]. AJNR Am J Neuroradiol,2010,31(8):1506-1507.

病例 18
视物不清 2 个月、发作性视幻觉伴头痛 1 周

【现病史】

患者男性,52 岁,汉族。因"视物不清 2 个月、发作性视幻觉伴头痛 1 周"于 2017 年 9 月 13 日入院。患者入院前 2 个月无明显诱因出现视物不清,未诊治,入院前 1 周感到眼前左下视野范围视物变形,阵发性左侧视野范围内出现彩色影像,自诉"看到很多彩色人像不停地从身边走过,有大人有小孩",每次持续数十秒至一分钟,数小时出现一次,频繁时每半个小时发作一次,每天发作十余次,并伴有右侧后枕部疼痛,无发热,无恶心呕吐、无肢体麻木无力、无肢体抽搐等。曾在当地医院就诊,头颅 CT:右侧枕叶低密度灶,诊断为"脑梗死、偏头痛",给予止痛、改善脑循环治疗,因患者血常规显示血小板 $6×10^9$/L,未使用抗血小板药物。因上诉症状无缓解,患者以"视物不清待查"入院。患者自发病以来精神差,食欲差,体重无明显变化,睡眠尚可,大、小便正常。近一周因频繁看到有"人像走过身边"而出现害怕紧张情绪。患者刚入院时突然出现四肢抽搐伴意识丧失、双眼上翻,持续约 2 分钟后自行停止,待患者神志恢复清醒后自诉发作前看到左侧有彩色人像不停地快速走过。

【既往史】

否认"糖尿病、高血压、甲亢"等慢性病病史;否认"肝炎、结核"等传染病病史;否认药物及食物过敏史;否认外伤、手术及输血史;按计划预防接种。

【个人史】

足月顺产,生长发育正常,学习成绩一般。无疫区接触史,无地方病病史,体力劳动者。无烟、酒不良嗜好;无外伤史,无毒物及放射线接触史。已婚已育。

【家族史】

患者父母均健在,家族中无类似病史;否认家族遗传病及传染病病史。

【查体】

体温:36.2℃,脉搏:89 次/min,呼吸:21 次/min,血压:121/76mmHg,体重:75kg。发育

正常,营养中等,心肺听诊未见异常,肝、脾触诊未见异常,四肢和胸前散在少量出血点(图18-1)。对答切题,吐字清晰。定向力、记忆力、计算力正常。左侧同向性偏盲,双眼视力(近视力)0.9,双侧瞳孔等大等圆,直径约3mm,对光反射灵敏,眼球活动正常,眼震(-)。余脑神经检查未见异常。四肢肌张力肌力正常,双侧深浅感觉对称正常。双侧指鼻及轮替试验、双下肢跟膝胫试验稳准。脑膜刺激征(-)。双侧直腿抬高试验(-)。

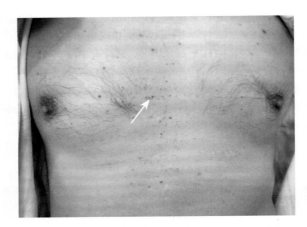

图 18-1 患者皮肤改变:胸前散在少量出血点

【辅助检查】

1. 实验室检查 血尿便常规、生化、肿瘤标志物、甲状腺功能全套、性激素正常,HIV、梅毒抗体阴性。

2. 免疫学指标 ENA谱11项、风湿三项、类风湿三项、血沉、血自身免疫性脑炎抗体、血副肿瘤综合征抗体阴性。

3. 脑电图检查 背景活动平稳,双侧导联可见9~9.5Hz、10~30μV α节律,两侧脑波不对称,左侧枕区优势,调节调幅尚佳,右侧顶枕区基本节律减弱,α波指数降低,波幅降低,右侧额枕颞和左侧额颞区略多散在5~7Hz低-中幅的θ波(图18-2)。结论:中度异常,右枕、颞区懒波。

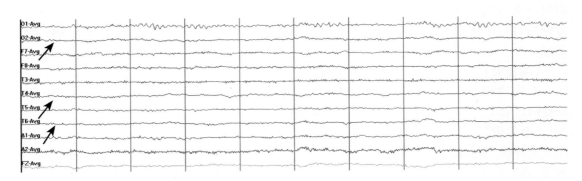

图 18-2 脑电图检查结果
注:右枕、颞区懒波,右侧枕颞区略多散在5~7Hz低-中幅的θ波

4. 头颅影像学检查 ①头颅CT(图18-3):右侧枕叶斑片状稍高密度影,边缘可见低密度影。②头颅MRI(图18-4):双侧枕叶、额叶、左侧顶叶多发异常信号,右枕叶部分异常信号

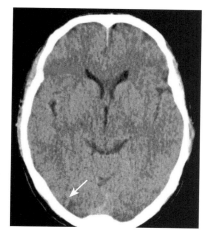

图 18-3　头颅 CT 检查结果

注：右侧枕叶病灶呈稍高密度，边缘可见低密度（箭头）

呈斑片状等或稍低 T_1 长 T_2 信号，T_2 FLAIR 呈高信号，边缘可见 T_2WI 极低信号；双侧枕叶、额叶、左侧顶叶异常信号呈等 T_1、短 T_2 信号，T_2 FLAIR 呈等或低信号，SWI 序列呈低信号。提示：双侧枕叶、额叶、左侧顶叶脑出血后遗改变。

5. 眼科视野检查（图 18-5）　入院第 2 天，左眼颞侧、右眼鼻侧视野缺损。

6. 其他检查　心电图、胸部 X 片、心脏超声、胸腹超声未见明显异常。

【定位诊断】

视物模糊，左下视野视物变形，阵发性左侧视野范围内出现彩色影像，查体：左侧同向性偏盲，脑电图检查：右枕、颞区慢波。头颅 CT：右侧枕叶斑片状稍高密度影，边缘可见低密度影，磁共振双侧枕叶、额叶、左侧顶叶脑出血后遗改变，结合患者症状、体征及检查结果，定位于右侧枕叶皮质及视觉传

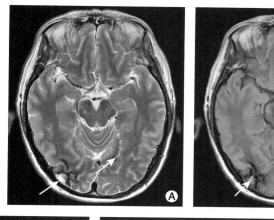

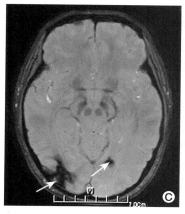

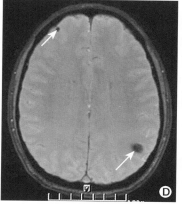

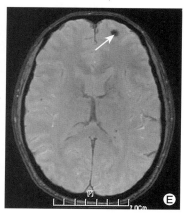

图 18-4　头颅 MRI（2017-9-18）检查结果

注：A. 右侧枕叶病灶呈长 T_2 信号，边缘可见极低信号，左枕叶病灶呈极低信号（箭头）；B. T_2 FLAIR 像可见右枕叶病灶呈高信号，边缘可见极低信号，左枕叶病灶极低信号（箭头）；C. SWI 序列上可见双侧枕叶病灶均呈低信号（箭头）；D. SWI 序列上左顶叶、右额叶病灶呈低信号（箭头）；E. SWI 序列上左额叶病灶呈低信号（箭头）

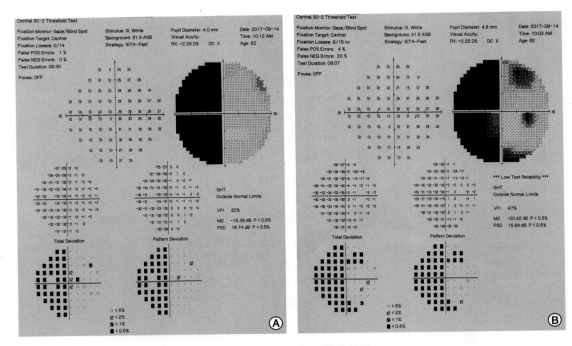

图 18-5   治疗前视野检查结果

注：A.入院第 2 天，左眼颞侧视野缺损；B.入院第 2 天，右眼鼻侧视野缺损

导通路。

患者四肢和胸前散在少量出血点，血小板 $6×10^9/L$，白细胞、红细胞、血红蛋白正常，定位于血液系统。

【定性讨论】

1. 枕叶癫痫   依据：①患者表现为看到彩色的大大小小的人像从身旁走过，属于复杂的视知觉、视错觉，符合枕叶癫痫的视幻觉特点；②视幻觉症状持续数十秒至数分钟，反复出现，有过一次视幻觉出现后的继发性全面性强直阵挛发作，符合癫痫扩散症状；③脑电图显示右侧波幅降低，右枕、颞区懒波，符合枕叶癫痫发作间期的脑电图特点；④影像学显示右侧枕叶皮质脑出血后遗改变；⑤抗癫痫药物治疗有效，苯巴比妥钠和左乙拉西坦使用两天后患者视幻觉发作停止，视野缺损有所恢复，故症状可诊断枕叶癫痫。

2. 偏头痛   因患者同时有头痛和视幻觉，须考虑先兆性偏头痛发作。不支持点：①先兆性偏头痛患者视幻觉发作以单纯视幻觉多见，发作频率与偏头痛的发作频率一致，每周至每年一次至数次不等，视觉先兆持续数分钟至数小时；而该患者的视幻觉为复杂视幻觉，表现为丰富多彩的景象、图形视幻觉，发作密集时半小时发作一次，每次持续数十秒钟至数分钟。②先兆性偏头痛患者头痛是在视幻觉发作后才出现，部位大多以头前部、颞部、眼眶周围等为主，头痛程度通常较剧烈。该患者右侧后枕部疼痛，呈持续性，程度中等，随癫痫发作减少头痛减轻。③偏头痛患者常伴有恶心呕吐，不伴有意识障碍、自动症和肢体强直阵挛发作，该患者不伴有恶心呕吐，出现过一次视幻觉后肢体强直阵挛发作。④偏头痛患者 EEG可见非特异性阵发性慢波，偶有尖波及棘慢复合波，而该患者脑电图异常表现集中在右侧枕区，生理波减弱。因此，本例不支持偏头痛。

3. 自身免疫性脑炎和副肿瘤综合征   该患者为中老年男性，以视野缺损和癫痫为主要临床表现,头颅 MRI 显示枕叶病变,须考虑此病,不支持点:①该患者除癫痫外,无精神行为异常和认知功能下降的广泛皮质损害的临床表现;②查体可见同向性偏盲,局限于一侧枕叶,无额颞叶等其他皮质损害的定位体征;③脑电图检查显示右枕、颞区慢波,其余脑区未见异常;④磁共振磁敏感成像序列提示双侧枕叶、额叶、左侧顶叶病变均为脑出血后遗改变;⑤患者血小板低下,为反复脑出血的高危因素;⑥血自身免疫性脑炎抗体全套阴性,血副肿瘤综合征抗体全套阴性。免疫相关指标均未见异常,故不支持此病。

4. 脑梗死　右侧枕叶脑梗死可以导致左侧同向性偏盲,患者外院 CT 示右侧枕叶低密度灶,在外院曾被诊断"脑梗死"。不支持点:①脑梗死病灶较脑出血病灶更少引起癫痫,而该患者枕叶癫痫发作频繁;②非大面积脑梗死病灶一般不引起头痛,而患者头痛明显;③影像示头颅 CT 可见右侧枕叶斑片状稍高密度影,边缘可见低密度影,磁共振磁敏感成像序列提示双侧枕叶、额叶、左侧顶叶病变均为脑出血后遗改变;④患者无高血压病、糖尿病、血脂高等脑梗死高危因素,而血小板显著低下,为脑出血的高危因素。因此,不支持脑梗死。

5. 脑淀粉样血管病(cerebral amyloid angiopathy,CAA)　本例患者头颅 SWI 表现为多发微出血灶,累及皮质及皮质下,结合患者年龄及临床特点,也不能排除 CAA 可能,但患者无认知功能障碍,以枕叶癫痫为主要特点,且有明确的血小板显著减少,颅内微出血是否与血小板减少有关,需要临床及影像学随访。

【诊治经过】

诊断为症状性癫痫(枕叶癫痫、单纯部分性发作继发全面性强直阵挛发作)、右侧枕叶脑出血亚急性期、双侧枕叶、额叶、左侧顶叶脑出血后遗症期、原发性血小板减少症。给予左乙拉西坦(1g/次,口服,每日 2 次)、苯巴比妥钠针(0.1g/次,肌内注射,每 8 小时 1 次)抗癫痫治疗。患者发作性视幻觉的次数逐渐减少,视物不清明显好转,视野明显改善(图 18-6),头

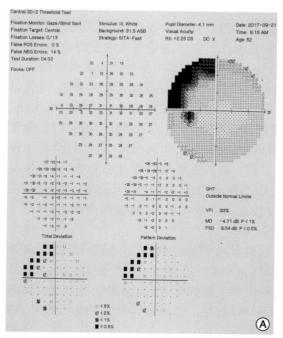
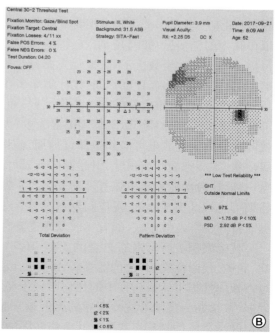

图 18-6　治疗后视野检查结果

注:A~B.入院第 8 天,双眼视野基本恢复

痛明显减轻,9 月 15 日(入院第 3 天)以后未再出现视幻觉发作,头痛完全缓解。请血液科会诊,查找血小板减少的原因,完善骨髓穿刺术检查:骨髓增生明显活跃,巨核细胞增多及核左移,血小板少见。ENA 谱、血管炎 4 项、风湿三项、抗磷脂抗体、免疫 5 项、甲状腺功能、肿瘤蛋白芯片、肝炎免疫、巨细胞病毒抗体(CMV)、EB 病毒抗体(EBV)、甲状腺功能全套、输血前七项、血沉均未见异常,血小板自身抗体阳性,肝脾超声未见异常,排除继发血小板减少。诊断为原发免疫性血小板减少症。

【临床讨论】

枕叶癫痫是一组起源于枕叶的具有特征性临床表现的癫痫综合征,以视觉症状为主,表现为初级的视幻觉视错觉发作和复杂的视知觉。初级的视幻觉视错觉发作包括发作性盲点、偏盲、黑矇,或者火花、闪耀色光或闪耀白光、光幻视及复视、视物显大症或视物显小症、视物变形症等;复杂的视知觉包括千变万化的丰富多彩的景象、景象变形等。这种错觉性和幻觉性视觉发作是由于在颞顶枕区痫性放电所致。其次,枕叶癫痫的临床症状还包括非视觉症状:眼和头的强直性或阵挛性向对侧转动或者只有眼球转动、眼睑抽动和强迫性眼睑闭合,可发生眼球颤动或全身颤动的感觉。另外,枕叶癫痫也可出现癫痫扩散症状,可表现为颞叶癫痫,或类似顶叶或额叶发作。本患者以视觉症状为主,表现为看到彩色的大大小小的人像从身旁走过,属于复杂的视知觉、视错觉,症状持续数十秒至数分钟,反复出现,不伴有运动症状,出现过一次癫痫扩散症状,表现为视幻觉出现后的继发性全面性强直阵挛发作。脑电图显示右侧波幅降低,右枕、颞区懒波,影像学显示右侧枕叶脑出血后遗改变,抗癫痫药物治疗有效,所以确诊为枕叶癫痫。

因为该患者临床表现为发作性视幻觉伴有右侧头痛,易被误诊为偏头痛,所以需要与先兆性偏头痛相鉴别。以下几点有助于两者的鉴别诊断:①视幻觉的内容、发作频率和持续时间不同:枕叶癫痫的视幻觉以复杂视幻觉多见,表现为丰富多彩的景象、图形视幻觉,可发作频繁,如该患者发作密集时半小时发作一次,每次持续数十秒钟至数分钟;而先兆性偏头痛以单纯视幻觉多见,如闪光、暗点、视物模糊,视幻觉发作的频率与偏头痛的发作频率一致,每周至每年一次至数次不等,视觉先兆持续数分钟至数小时。②头痛与视幻觉发作的先后顺序、头痛部位、头痛程度不同:枕叶癫痫多在视幻觉发作前后伴有程度较轻的头痛,部位以后头部为主,随着癫痫发作减少头痛减轻;而先兆性偏头痛患者在视幻觉发作后出现头痛,部位大多以头前部、颞部、眼眶周围等为主,头痛程度通常较剧烈。③伴随症状不同:起源于枕叶皮质的痫性放电可向其他部位传播,痫性放电扩展到颞叶,出现愣神、自动症及自主神经症状,扩展到额叶或顶叶,引起额叶或顶叶样发作。而偏头痛则常伴有恶心呕吐,不伴有意识障碍、自动症和肢体强直阵挛发作。④脑电图表现不同:枕叶癫痫 EEG 阵发性异常,发作期可见枕区痫性放电,发作间期可见枕区生理波减弱或散在慢波,而偏头痛患者 EEG 可见非特异性阵发性慢波,偶有尖波及棘慢复合波。

枕叶癫痫占所有癫痫患者的 5% ~ 10%,症状性枕叶癫痫比较少见,包括先天性、血管病、肿瘤、代谢性疾病、遗传性疾病、寄生虫和感染等所引起的后遗症,可在任何年龄起病,并可在致痫性损害后或病程中的任何阶段发生。随着神经影像学、病理生理学和神经生化的发展,被诊断为症状性枕叶癫痫的患者越来越多。所以,除了临床症状和脑电图检查外,神经影像学是协助判断症状性枕叶癫痫病因的重要手段。本患者头颅 CT 显示右侧枕叶斑片状稍高密度影,边缘可见低信号影,磁共振显示右枕叶皮质病灶呈斑片状等、稍低 T_1 长 T_2 信号,T_2 FLAIR 呈高信号,边缘可见 T_2WI 极低信号,结合该患者血小板低下(低至 6×10^9/L),为脑出血的高危因素,考虑影像学右侧枕叶病灶为反复脑出血的后遗改变,部分病灶为脑出血亚急性期表现,而双侧枕叶、额叶、左侧顶叶多发异常信号,呈等 T_1 等、短 T_2 信号,T_2 FLAIR 呈等、低信号,符合脑出血后遗改变的特点,所有病灶在 SWI 序列均呈低信号,证实为含铁血黄素沉积。因此,该患者症状性枕叶癫痫的病因为脑出血,脑出血后枕叶局部脑组织的神经元变性、固缩及局部脑组织结构失常导致癫痫发作。

综上所述,在接诊以发作性视觉症状为主诉,同时伴有头痛的患者时,容易误诊为偏头痛,且枕叶脑梗死也会出现视觉变化,易误诊为脑梗死,临床医生应高度警惕枕叶癫痫诊断的可能,对症状性枕叶癫痫这一疾病应充分了解,详细询问视幻觉的内容,发作的持续时间和频率,头痛的部位、伴随症状等,常规行脑电图检查,并结合 MRI、SPECT 做出正确的判断,以免误诊误治。必要时可给予抗癫痫药进行诊断性治疗。

【治疗与转归】

出院后患者按时服用左乙拉西坦抗癫痫治疗(1g/次,口服,每日 2 次),随访 1 年余,视野正常,无癫痫发作。针对原发性血小板减少症,在血液科使用激素和免疫球蛋白治疗,效果差,患者拒绝免疫抑制剂治疗,血小板波动于 $3\sim10\times10^9/L$。

【最终临床综合诊断】

枕叶癫痫;原发免疫性血小板减少症

（康健捷　邓兵梅　杨红军）

【点评】

枕叶癫痫占所有癫痫的 $5\%\sim10\%$,是指致痫灶位于或放电起源于枕叶的癫痫或癫痫综合征,视觉先兆是枕叶癫痫的极为重要的表现,最早报道的枕叶癫痫的患者即被描述为伴有视觉先兆的癫痫样发作。枕叶癫痫临床分为原发性枕叶癫痫和继发性枕叶癫痫两种类型,前者称为儿童良性枕叶癫痫,多见于 4 到 8 岁儿童,有自愈倾向,后者称为症状性枕叶癫痫,常继发于先天性脑发育异常、脑损伤、脑出血、脑肿瘤、脑寄生虫病等。该病例可能病因为原发性免疫性血小板减少所致脑出血,临床过程中由于早期视物不清未重视,视幻觉出现后头颅 CT 未见明确出血,确实需要鉴别视觉先兆的偏头痛发作。该病例提示:成年人突然出现发作性丰富视幻觉伴头痛、视野缺损的患者,一定要注意有无枕部病灶所致的特殊发作性疾病如枕叶癫痫。本病例不足之处是未参照 2017 年国际抗癫痫联盟推出的癫痫发作和癫痫新分类予以分析诊断。

（钱海蓉）

【参考文献】

1. Panayiotopoulos CP. 癫痫:发作和综合征的诊断与治疗[M]. 任连坤,译. 北京:中国协和医科大学出版社,2008:380-392.

2. HELP Study Group. Multi-center study on migraine and seizure-related headache in patients with epilepsy[J]. Yonsei Med J,2010,51(2):219-224.

3. 韩璟浩,洪震. 枕叶癫痫[J]. 神经疾病与精神卫生,2003,3(4):317-319.

4. WONG CH,MOHAMED A,WEN L,et al. Metabolic changes in occipital lobe epilepsy with automatisms[J]. Front Neurol,2014,5(135):1-5.

5. 周祥琴,吴立文,刘秀琴,等. 62 例枕叶癫痫的临床分析[J]. 中国医学科学院学报,23(3):101-103.

6. SUN ZR,LUAN GM,YANG MQ. Clinical features of occipital lobe epilepsy and its surgical treatment[J]. Chi J Neuros,2001,7(3):181-183.

7. 黄九峰. 继发性枕叶癫痫磁共振诊断分析[J]. 医药论坛杂志,2014,35(8):166-167.

8. 刘秀珍,徐宝元,韩洁,等.儿童枕叶癫痫的临床、影像学及脑电图特点分析[J].四川医学,2013,34(8):1175-1177.

9. YANG CX,SHI JS. Clinical study of 22 case of child heed occipital epilepsy[J]. Beij Med J,2004,26(6):389-390.

病例 19　头晕伴视物重影 18 天

【现病史】

患者女性,44 岁。患者于 2017 年 11 月 18 日(18 天前)早上排便后起立时突然感到头晕,伴视物重影,右视时明显,无视物旋转,伴恶心,休息后头晕无缓解,视物重影加重,尚可独自走路,无行走不稳,无肢体麻木乏力,无饮水呛咳等症。当日下午就诊当地医院眼科,视力:右眼 0.3、左眼 0.3,眼压:右眼 17mmHg,左眼 18mmHg,左眼外斜位,映光法约 45,双眼视乳头边缘清,A/V≈2/3,C/D=0.6,眼底未见明显异常,超声示双侧颈动脉内膜粗糙、增厚。11 月 20 日头颅 MRI 示"双侧放射冠区及双侧颞叶多发缺血灶",诊断为"左眼内收肌麻痹;腔隙性脑梗死(右侧基底节区);高血压 2 级(高危组)",经抗血小板聚集、改善循环治疗后视物重影有所好转,仍有头晕,为求进一步诊治,以"视物重影"收入院,患者自发病以来,精神稍差,饮食及睡眠可。二便正常,体重无明显减轻。

【既往史】

近 2 个月发现血压偏高,收缩压 140~160mmHg,未服药治疗。否认"糖尿病"等慢性病病史;否认肝炎、结核等传染病病史;否认药物及食物过敏史;否认手术、外伤及输血史;按计划预防接种。

【个人史】

足月顺产,生长发育正常,无疫区接触史,无地方病病史,体力劳动者,无吸烟、嗜酒史,无毒物及放射线接触史。适龄结婚,育有两子,体健。

【家族史】

家族中无类似病史,否认家族遗传病及传染病病史。

【查体】

体温:36.4℃,脉搏:78 次/min,呼吸:18 次/min,血压:150/85mmHg,体重:61kg。发育正常,营养中等,意识清楚,检查合作,对答切题,吐字清晰。定向力、记忆力、计算力正常。双侧瞳孔等大等圆,直径约 3mm,对光反射灵敏,辐辏反射正常存在。双眼正视时眼球居中,左眼球内收不能,其余方向运动正常,右眼球向各方向运动均正常(图 19-1),眼震(-)。余脑神经查体正常。四肢肌张力、肌力正常,四肢腱反射正常,双侧 Babinski 征(-)。脑膜刺激征阴性。共济运动及感觉系统检查正常。

【辅助检查】

1. 实验室检查　血尿便常规、生化、凝血、肿瘤标志物、糖耐量试验、ENA 谱、血管炎、甲状腺功能、性激素、血 NMO-IgG 和 MOG 抗体、MBP、HIV 和梅毒抗体未见异常。

2. 新斯的明试验　阴性。

3. 电生理检查　体感诱发电位、视觉诱发电位正常。

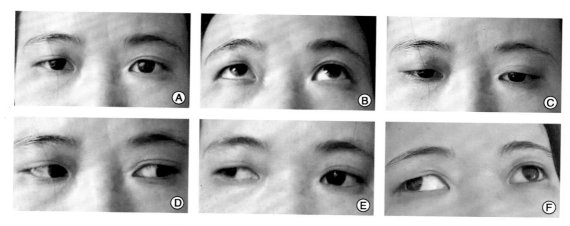

图 19-1　患者发病时眼球各方向活动位置图

注：A. 发病 33 天时，双眼正视时眼球居中；B~D. 眼球活动显示两眼球向上向下向左活动活动正常（左侧外展、右侧内收正常）；E. 两眼球向右侧活动时，左眼内收受限，右眼外展正常；F. 发病 15 天时左眼内收显著受限

4. 头颅 MRI+MRA 检查（2017-11-20）　右侧外囊、左侧丘脑陈旧性腔隙性脑梗死（图 19-2），右侧椎动脉较对侧纤细，脑动脉硬化；双侧放射冠及双颞叶多发缺血灶。

5. 其他检查　心电图、胸片、心脏超声、胸腹超声未见明显异常。

【定位诊断】

患者临床表现为头晕、视物重影，右视时加重；左眼内收受限；头颅 DWI 显示左侧脑桥被盖部旁正中点状高信号病灶。综合定位于左侧脑桥内侧纵束。

【定性讨论】

1. 腔隙性脑梗死　TOAST 病因分型：小血管病变。责任血管：基底动脉旁正中动脉远端分支。依据：①中年女性，发现血压偏高 2 个月，未治疗；②急性起病，头晕和视物重影数分钟达高峰，两周后好转；③DWI 均显示左侧脑桥被盖部旁正中点状高信号病灶；④MRI 示左侧丘脑、右侧外囊陈旧性脑梗死，颅脑 MRA 示脑动脉硬化。

2. 多发性硬化　该患者 44 岁，需要警惕多发性硬化的可能。不支持点：①该患者起病急骤，数分钟即达到视物重影和头晕症状的高峰期；②病情无时间和空间多发；③左侧脑桥病灶非常局限，无脑白质和其他脑干病变；④体感诱发电位和视觉诱发电位正常。不考虑本病。

3. 糖尿病性眼肌麻痹　糖尿病可以导致单侧不完全性动眼神经麻痹，所以，需要与此疾病鉴别。不支持点：患者既往无糖尿病病史，入院后检测血糖、糖化血红蛋白、糖耐量试验均未见异常。不考虑本病。

【临床讨论】

内侧纵束（medial longitudinal fasciculus，MLF）是一对位于脑桥、中脑靠近中线、第四脑室壁及导水管周围灰质腹侧的白质纤维束，头端起自 Cajal 间质核（动眼神经副核），尾端延伸至脊髓。当基底动脉的旁正中深穿支受累造成脑干缺血时，容易累及 MLF 及其邻近的脑桥被盖部中线结构，导致核间性眼肌瘫痪（internuclear ophthalmoplegia，INO）。表现为双眼同向运动障碍，临床较为少见，以前核间性眼肌瘫痪为孤立表现的脑桥梗死更是罕见，而此部分患者往往首先到眼科就诊，影像学显示的责任病灶又较小，所以非常容易误诊漏诊。

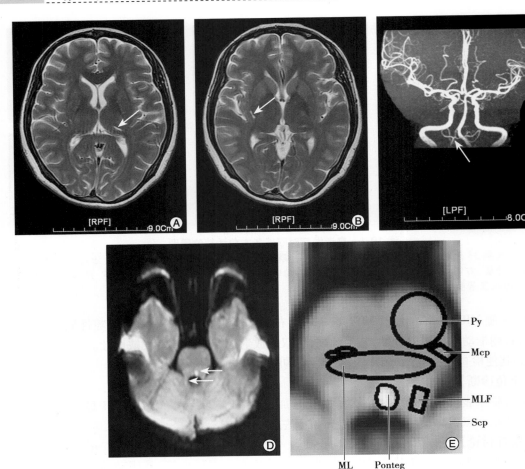

图 19-2   头颅 MRI+MRA 检查结果

注:A. 左侧丘脑长 T$_2$ 信号(箭头);B. 右侧外囊长 T$_2$ 信号(箭头);C. 右侧椎动脉较对侧纤细,脑动脉硬化(箭头);D. DWI 序列可见脑桥被盖旁正中位置高信号(箭头);E. 脑桥轴位影像学和解剖示意图叠加,显示前核间性眼肌瘫痪与内侧纵束之间的对应关系,Py 为锥体束,MLF 为内侧纵束,Mcp 为小脑中脚,Scp 为小脑上脚,Ponteg 为脑桥被盖,ML 为内侧丘系

　　内侧纵束上自中脑被盖,下至颈髓上端,紧靠近中线,连接一侧的动眼神经的内直肌核与对侧展神经核,是眼球水平性同向运动的重要联络通路,还与脑桥的侧视中枢相连,从而实现眼球的水平同向运动,同时与皮质下的视觉中枢及听觉中枢(上、下丘)发生联系,以完成由于视觉、听觉刺激,头及眼向刺激侧发生不随意的反射性转动前核间性眼肌瘫痪是由位于脑桥侧视中枢与动眼神经核之间的内侧纵束上行纤维病变所致,表现为双眼向对侧注视时,患侧眼球不能内收,对侧眼球可外展并伴眼震。前核间性眼肌瘫痪分为伴有辐辏反射麻痹前部型和无辐辏反射麻痹的后部型。因脑桥梗死导致 INO 的责任病灶往往非常局限,在影像学上常仅见于一个层面,因难以被发现或被误判为伪影而漏诊及误诊。根据患者的临床主要表现为双眼向右注视时左眼内收受限,而右眼外展正常,辐辏反射正常,考虑该患者的前核间性眼肌瘫痪的临床分型为左侧后部型,所以关注了脑桥背侧旁正中部位有无梗死灶,在 DWI 成像上发现了点状小梗死,与内侧纵束的解剖学定位相符合,结合患者为中年女性,既往有"高血压"病史,急性起病,颅脑 MRA 示脑动脉硬化,有左侧丘脑、右侧外囊陈旧性

脑梗死,确诊为急性脑桥梗死,TOAST 病因分型为小血管病变。责任血管考虑为基底动脉旁正中动脉远端分支。患者右眼外展时不伴眼震,考虑原因为,眼球外展时的分离性眼震是机体对于眼球内收无力的一种中枢性代偿作用,该患者入院时已经发病 18 天,病情已有所恢复,左眼内收已有所好转,分离性眼震这种代偿作用减弱而眼震消失。

国内外研究显示,中老年患者出现单侧 INO 的原因多为血管病变。脑桥头侧的血管分支向尾侧走行,脑桥尾侧的分支向头侧走行,这些穿支动脉非水平走行的特点可以解释不同水平的脑桥背侧梗死引起 INO,其伴随病变也有所不同。在影像学上应关注在 T_2WI 和 DWI 上,脑桥上部背侧旁中线位置,孤立性 INO 的病灶常表现为稍偏离中线的呈结节状高信号区,应用薄层扫描可提高检出脑干梗死灶的检出率。随访研究显示对于以前核间性眼肌瘫痪为孤立表现的脑桥梗死,因梗死灶常较为局限,其预后良好。本例患者经治疗后复视症状也显著改善,头晕完全好转,综上所述,加强对以前核间性眼肌瘫痪为孤立表现的脑干梗死疾病的认识,有助于减少脑干梗死的误诊和漏诊,以便及时治疗并积极做好脑梗死的二级预防工作。

【治疗与转归】

给予阿司匹林肠溶片及氯吡格雷抗血小板聚集,他汀类药物降脂,硝苯地平控制血压,营养神经、改善循环等治疗。患者头晕症状明显改善,左眼内收较入院前明显好转,仍有少量漏白,重影间距缩小,于 21 日出院。

【最终临床综合诊断】

脑桥背侧旁正中梗死

(康健捷 胡祥铭 邓兵梅 杨红军)

【专家点评】

这是一个很好的脑桥梗死的病例,病变部位特殊。从临床上值得今后在临床上重视这样的微小梗死。从解剖上可能与内侧纵束相关,但也要注意是否是舌下前置核(nucleus prepositus hypoglossi,NPH)病变。该患者早期如果可能的话还应进行甩头试验和眼震电图的检查,这对脑干中枢性损伤有一定判断价值,即使没有 MRI 也能提示病变部位。NPH 是重要的前庭与眼动中枢结构,NPH 病变是产生眩晕的原因之一。本例患者有脑血管病危险因素,此次突发急性持续性眩晕、复视,支持脑梗死的诊断。

(戚晓昆)

【参考文献】

1. BAE YJ,KIM JH,CHOI BS,et al. Brainstem pathways for horizontal eye movement:pathologic correlation with MR imaging[J]. Radiographics,2013,33(1):47-59.

2. STRUPP M,HÜFNER K,SANDMANN R,et al. Central oculomotor disturbances and nystagmus:a window into the brainstem and cerebellum[J]. Dtsch Arztebl Int,2011,108(12):197-204.

3. DELEU D,SOKRAB T,SALIM K,et al. Pure isolated unilateral internuclear ophthalmoplegia from ischemic origin:report of a case and literature review[J]. Acta Neurol Belg,2005,105(4):214-217.

4. EGGENBERGER E,GOLNIK K,LEE A,et al. Prognosis of ischemic internuclear ophthalmoplegia[J]. Ophthalmology,2002,109(9):1676-1678.

5. DELEU D,SOKRAB T,SALIM K,et al. Pure isolated unilateral internuclear ophthalmoplegia from ischemic origin:report of a case and literature review[J]. Acta Neurol Belg,2005,105(4):214-217.

6. BAE YJ,KIM JH,CHOI BS,et al. Brainstem pathways for horizontal eye movement:pathologic correlation with MR imaging[J]. Radiographics,2013,33(1):47-59.

7. STRUPP M,HÜFNER K,SANDMANN R,et al. Central oculomotor disturbances and nystagmus:a window into the brainstem and cerebellum[J]. Dtsch Arztebl Int,2011,108(12):197-204.

8. DELEU D,SOKRAB T,SALIM K,et al. Pure isolated unilateral internuclear ophthalmoplegia from ischemic origin:report of a case and literature review[J]. Acta Neurol Belg,2005,105(4):214-217.

9. 胡文娥,陈蕾,李子付,等. 脑干急性梗死所致前核间性眼肌麻痹临床与影像特征分析[J],第二军医大学学报,2015,36(7):811-813.

10. KARATAS M. Internuclear and supranuclear disorders of eye movements:clinical features and causes[J]. Eur J Neurol,2009,16(12):1265-1277.

病例 20　双下肢乏力 15 年,行走不稳 5 年

【现病史】

患者女性,45 岁。2001 年(15 年前)无明显诱因出现双下肢乏力,偶有四肢肌肉抽动,症状较轻,可做农活。症状缓慢加重。2011 年(5 年前)出现步行时姿势异常,行走不稳,上下楼梯困难,四肢肌肉抽动较前明显,不能正常工作。无肢体麻木及疼痛,无脚踩棉花感,无大小便失禁。患者发病后曾至当地医院就诊,行颈椎 MR 提示"颈椎退行性改变;C_4/C_5 椎间盘膨出,C_5/C_6 椎间盘突出"。予口服及静脉用药(具体诊疗及用药不详)治疗后,双下肢乏力无明显好转。为求进一步诊断治疗,遂至笔者所在医院,门诊以"脊髓病变"收入院。患者自患病以来,精神好,食欲正常,睡眠正常,体力下降,体重无明显变化,大、小便正常。

【既往史】

否认"高血压、糖尿病"等慢性病病史;否认肝炎、结核等传染病病史;否认药物及食物过敏史;否认手术、外伤及输血史;预防接种史不详。

【个人史】

出生于湖南祁阳县,无疫区居住史。无地方病病史。无吸烟史。无饮酒史。无有害粉尘吸入史。进食无偏嗜。月经史正常。育 1 子 1 女体健。

【家族史】

父母正常。患者有三个妹妹,二妹现年 41 岁,于 33 岁开始出现行走异常,逐渐加重;三妹现年 38 岁,亦有行走有异常;二妹及三妹均有高弓足;四妹现年 30 岁,正常。家族中无传染病病史。

【查体】

意识清楚,言语流利,查体合作。双侧瞳孔等大等圆,直径约 3mm,对光反射灵敏。眼球活动正常,无眼震。额纹、鼻唇沟对称,软腭上抬可,咽反射消失,伸舌居中。无肌肉萎缩,四肢肌张力折刀样增高,以双下肢明显。四肢肌力 5⁻ 级。双侧肱二头肌肌腱反射(+),桡骨膜反射(++),双下肢腱反射(++)。双侧 Babinski 征阳性。双侧指鼻试验、跟膝胫试验欠稳准;闭目难立征阳性。右下肢远端振动觉减退,痛觉正常;其他肢体深浅感觉均正常。双侧高弓足,脚趾短。

【辅助检查】

1. 血液检查　血常规、肝肾功、糖化血红蛋白、甲状腺功能全套、甲状旁腺素、贫血 3 项、AFP、CEA、维生素全套正常。铜蓝蛋白 0.17g/L(正常参考值 0.2 ~ 0.6g/L)。梅毒抗体

（－）、HIV 抗体（－）。

2. 脑脊液　压力、常规、生化均正常。

3. 脑电图　双侧出现 7.3~8.3Hz、10~45μV 慢 α 节律为基本频率，调节、调幅不佳；少量低波幅 β 波，少量散在 4.5~7Hz 低波幅 θ 活动，提示轻度异常脑电图。

4. 影像学检查　①头颅 MRI 平扫（图 20-1）：双侧桥臂片状长 T_2 信号、中脑及颈胸髓萎缩合并胸髓变性，考虑为神经变性疾病。②脊髓 MRI 平扫（图 20-2）：C_4/C_5、C_5/C_6、C_6/C_7 椎间盘突出，椎管狭窄；胸椎轻度退行性变。

5. 神经电生理　双上、下肢体感诱发电位异常，双上肢周围神经传导速度减慢及中枢神经传导时间延长，双下肢周围神经传导速度及中枢传导时间未测出。双侧胫神经、腓总神经感觉神经动作电位未引出，运动电位复合肌肉动作电位隐约可见，远端运动潜伏期延长，传导速度减慢。双侧尺神经感觉神经动作电位未引出，复合肌肉动作电位波幅减低，远端运动潜伏期延长，传导速度减慢，F 波正常。双侧正中神经感觉神经动作电位波幅明显减低，

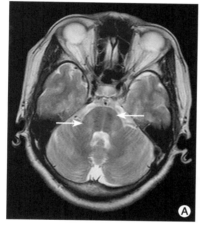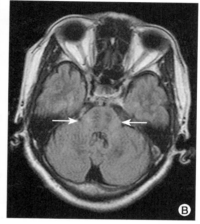

图 20-1　患者颅脑 MRI 检查结果

注：A. 双侧脑桥及桥臂可见片状长 T_2 信号（箭头）；B. 双侧脑桥及桥臂可见 T_2 FLAIR 高信号影（箭头）

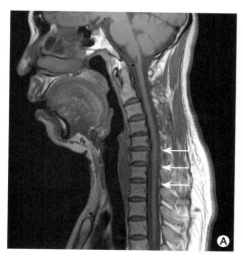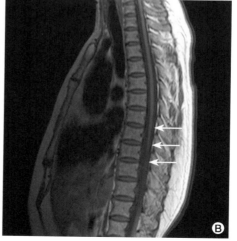

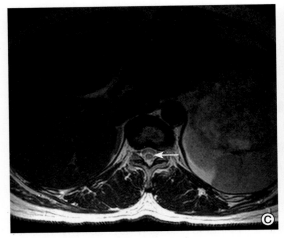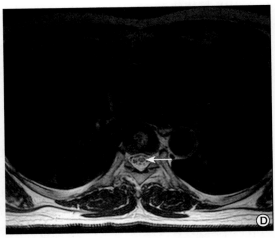

图 20-2　患者颈椎、胸椎 MRI 检查结果

注：A. 颈椎 MRI 可见颈髓明显变细，颈膨大消失（箭头）；B. 胸椎 MRI 可见胸髓明显变细（箭头）；
C～D. 胸髓可见双侧侧索对称性长 T_2 信号影（箭头）

潜伏期延长，传导速度减慢；复合肌肉动作电位波幅减低，远端运动潜伏期延长，传导速度减慢，F 波正常。

6. **心脏超声**　心内结构未见异常；左室收缩及舒张功能正常；主动脉瓣反流（少量）。

7. **眼科检查**　右眼视力 0.8，左眼视力 0.6，配镜后视力无提高，视觉诱发电位提示双眼 P100 波峰时延迟，左眼较右眼明显。K-F 环（-）。

【定位分析】

双侧锥体束、视神经、小脑、周围神经。依据如下：①锥体束定位依据：四肢肌张力增高，双下肢明显，双侧 Babinski 征阳性；②视神经定位依据：视觉诱发电位提示双眼 P100 波峰时延迟，左眼较右眼明显；③小脑定位依据：双侧指鼻试验、跟膝胫试验欠稳准，闭目难立征阳性；④周围神经定位依据：肌电图提示四肢神经周围病变；⑤头颈胸 MRI 提示双侧桥臂片状高信号、中脑及颈胸髓萎缩合并胸髓变性，支持锥体束、小脑定位。

【定性讨论】

遗传性疾病可能性大，依据如下：中年女性，缓慢起病，逐渐加重，有阳性家族史。需要与颈椎病、代谢性、中毒性等疾病鉴别。

1. **遗传性共济失调**　该病有临床异质性，有常染色体显性遗传、常染色体隐性遗传、性连锁等。临床表现为小脑性共济失调、深感觉障碍、肌张力障碍，部分患者可累及心脏，头颅 MR 见脑干、脊髓萎缩。本例患者有阳性家族史，有小脑性共济失调、锥体束损害体征，MR 示脊髓萎缩明显，支持遗传性共济失调。但患者 MR 提示桥臂、胸髓对称性异常信号，该 MR 改变在典型遗传性共济失调病例中罕见，需除外其他疾病。

2. **颈椎病**　颈椎病分为神经根型颈椎病、脊髓型颈椎病、椎动脉型颈椎病等，其中脊髓型颈椎病表现为四肢无力、共济失调型步态或括约肌功能障碍，查体下肢肌张力增高、腱反射亢进、感觉平面、锥体束征阳性，颈椎 MR 可见明显脊髓受压等。本例患者肌张力增高、锥体束征阳性、颈椎 MR 示颈椎间盘突出，需排除颈椎病可能。但该患者颈椎 MR 未见明显脊髓受压，脊髓内信号无异常，查体无感觉平面，且患者同时有视神经、小脑、周围神经受累，故颈椎病可除外。

3. 肝豆状核变性　肝豆状核变性以神经症状起病者平均年龄约 19 岁,主要是锥体外系症状,如肢体舞蹈样及手足徐动样动作,肌张力障碍、震颤、运动迟缓等;小脑损害导致共济失调和言语障碍,锥体系损害表现为腱反射亢进、病理反射阳性等;有肝脏症状,角膜 K-F 环阳性。血清铜明显降低,头颅 CT 提示双侧豆状核区低密度灶,MRI 显示 T_1 低信号、T_2 高信号,大脑皮质萎缩。本例患者铜蓝蛋白稍低,有阳性家族史,有锥体外系、锥体系损害症状及体征,需除外肝豆状核变性。但患者角膜 K-F 环阴性,无肝损害,头颅 MRI 未见双侧豆状核区异常信号,且中年起病,不支持肝豆状核变性。

4. 脊髓亚急性联合变性　该病是由体内维生素 B_{12} 含量不足而引起的中枢和周围神经系统变性的疾病。病变部位主要在脊髓的后索和锥体束,严重时大脑白质、视神经和周围神经可不同程度受累。周围血象提示巨细胞低色素性贫血,维生素 B_{12} 含量降低。MRI 可见脊髓后索 T_1 低信号、T_2 高信号,病灶呈条形、点片状。本例患者有锥体束、周围神经、视神经损害体征,需除外该病,但血常规、贫血三项正常,有明确阳性家族史,故可除外脊髓亚急性联合变性。

5. 慢性中毒　患者中年女性,缓慢起病,逐渐加重,影像学提示病灶较对称,需排除慢性中毒可能。慢性中毒常见有重金属,与患者同一生活环境的亲人、邻居未见类似症状,且与两个妹妹分开生活后发病,不支持慢性中毒发病特点。

【诊治经过】

入院后完善各项检查,包括血生化、诱发电位、心脏彩超、肌电图和头颈胸 MR 等检查,治疗上予营养神经、减低肌张力等治疗。

家系成员情况:先证者二妹临床表现及影像学表现具有相似性,查体见"脑神经检查阴性;双下肢肌力稍增高,四肢肌力 5 级,双上肢腱反射未引出,双下肢腱反射稍活跃,双侧 Babinski 征阳性;指鼻试验、跟膝胫试验阳性,闭目难立征阳性;深浅感觉检查正常"。头颅＋颈胸椎 MRI 示:"双侧桥臂、双侧内囊后肢异常信号,脊髓萎缩变性,考虑遗传变性疾病,颈椎生理曲度反弓"(图 20-3)。

先证者以锥体束、锥体外系损害为主,慢性病程,有家族史,故诊断上考虑"遗传性共济失调(hereditary ataxia,HA)"可能性大,遂取先证者及其父母亲的静脉血(二妹及其他亲属均拒绝抽血)送检 HA 相关基因检测(测序＋片段分析),包括 SCA1、SCA2、SCA3、SCA6、SCA7、SCA8、SCA10、SCA12、SCA17、DRPLA 相应基因及弗里德赖希共济失调(Friedreich

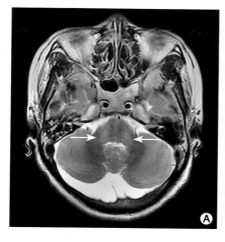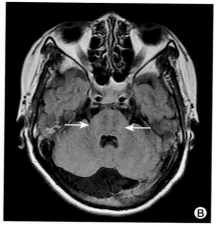

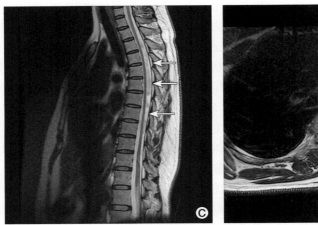
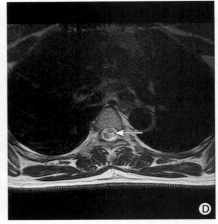

图 20-3　患者二妹的颅脑及胸椎 MRI 检查结果

注：A. 双侧脑桥及桥臂亦可见对称的片状长 T_2 信号（箭头）；B. FLAIR 像为稍高信号影（箭头）；C～D. 胸髓明显变细，可见胸髓双侧侧索对称性长 T_2 信号影（箭头）

ataxia）FXN 基因。

【基因筛查】

1. 基因测序图　先证者本人、先证者母亲及其父亲（图 20-4）基因测序可见，先证者本人及其父亲均为 SACS（NM_014363.5）Exon10：c.13552G>A 突变（致病突变），其母亲无 c.13552G>A 突变。

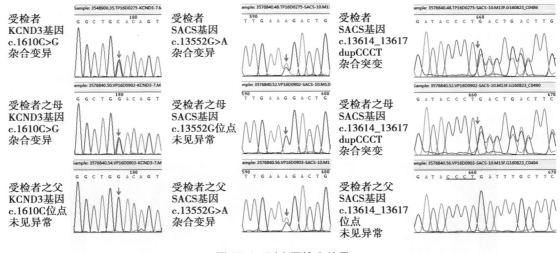

图 20-4　测序图检查结果

注：先证者 SACS 基因 c.13552G>A 杂合变异，SACS 基因 c.13614_13617 杂合突变；先证者之母 SACS 基因 c.13614_13617 杂合变异，SACS 基因 c.13552G 位点未见异常；先证者之父 SACS 基因 c.13552G>A 杂合变异

2. 基因检测结果及家系图（图 20-5）　①SACS c13614、13617 dupcccT 属于移码突变（frame shift），由于目前无法获取相关位点信息，不同实验室采用的参考标准序列不同，目前无法查阅该突变类型的致病等级与临床证据。②SACS c.13614、13617 dupcccT 先证者的基

因型为杂合子,变异来源于其母亲。③SACS c13552G>A 属于错义突变,目前无法获取该变异的致病等级与相应的临床证据。④SACS c13552G>A 先证者的基因型为杂合子,变异来源于其父亲。⑤ARSACS 属于 AR 遗传性疾病,SACS 基因是 ARSACS 的致病性基因,由于受检者 SACS 基因变异属于杂合变异,但含有两种不同类型的变异(移码变异、错义变异),因此属于复杂的杂合变异,而且两处变异分别来源于母、父亲,分布在两条染色体上。所以不排除其中一种变异导致蛋白功能下降50%,两种变异联合作用导致蛋白功能大幅度下降,引起ARSACS 发生,这也属于单倍型的作用。

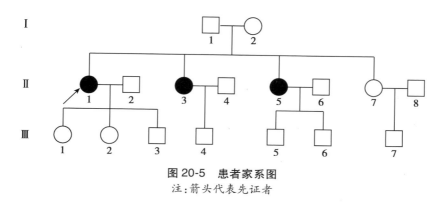

图 20-5　患者家系图

注:箭头代表先证者

【临床讨论】

遗传性共济失调(hereditary ataxia,HA)是一组以慢性进行性共济失调为特征的遗传变性疾病,其特征包括明显的家族遗传背景和小脑损害为主的病理改变。除了小脑及其传导纤维受累外,常累及脊髓后索、锥体束、脑桥核、基底核、脊神经节和自主神经等。临床上常伴有复杂多变的其他系统损害所致的症状和体征,即使同一家族的患者也表现出高度的临床异质性。根据遗传方式和致病基因及位点的不同进行分类,可分为:①常染色体显性遗传共济失调,如脊髓小脑性共济失调(pinocerebellar ataxia,SCA);②常染色体隐性遗传性共济失调,如 Friedreich 共济失调、Charlevoix-Saguenay 常染色体隐性遗传痉挛性共济失调(autosomal recessive spastic ataxia of Charlevoix-Saguenay,ARSACS);③性连锁遗传性共济失调;④伴有线粒体疾病的共济失调。

本例患者所发现三个基因突变位点,其中 SACS(NM_014363.5)Exon10:c. 13614_13617 dupCCCT;p.(Asp4540fs)杂合为致病突变,常染色体隐性遗传,该突变为移码突变(预计会使所编码蛋白质从第 4540 为氨基酸 Asp 开始编码发生紊乱),预计到导致所编码的蛋白质发生截短从而影响其正常功能。目前未见文献报道,ESP6500、千人基因组和dbSNP 数据均未见收录。SACS 基因如发生致病突变可引起 Charlevoix-Saguenay 痉挛性共济失调。

20 世纪 70 年代后期,在加拿大魁北克省 Charlevoix-Saguenay 地区发现了一种以痉挛性共济失调为体征的疾病,该病被命名为 ARSACS。2000 年,致病基因 SACS 首次被克隆。后来世界各地陆续报道 ARSACS 病例。ARSACS 该病以染色体隐性方式遗传,主要临床症状为早发型小脑共济失调、锥体束损害、周围神经病变,癫痫发作为罕见症状。易累及神经系统以外的其他系统,如伴有骨骼畸形、听力、视神经、皮肤、心脏等多系统病变。

ARSACS 患者多在 1~5 岁发病,早期临床表现为学会走路时间较正常同龄人晚,步态不稳,病程在前 20 年,构音障碍和痉挛性截瘫是主要的临床表现,后逐渐出现周围神经病变,后期有远端肌萎缩、弓形足等。头颅 MRI 提示小脑、脊髓萎缩。本病例患者家系在临床上显示与魁北克 ARSACS 不同的临床特征,如发病年龄偏晚,30 多岁发病,生长发育史正常,无明显构音障碍,考虑与突变位点有关。欧阳报道一例新的 ARSACS 基因变异(NM_014363.3:c.3491T>A),该家系发病年龄较晚(10 余岁起病)、没有视网膜有髓纤维增生等。此外,ARSACS 典型改变为小脑、脊髓萎缩,本患者除胸髓萎缩外,MRI 见双侧桥臂片状高信号、胸髓变性,类似改变有文献报道,部分病例还合并有双侧顶叶萎缩。

患者母亲有 SACS 基因杂合突变,但并无临床症状,考虑为外显不全可能性大。患者二妹症状较患者本人症状稍轻,体征、颅脑+颈胸 MR 相似,因故未能前来检查明确基因突变情况,若能检测出与患者相同的 SACS 基因突变位点,可明确为致病突变。目前国内报道 ARSACS 例数极少,随着研究的发展和认识的深入,相信会有越来越多的病例报道。

【治疗及转归】

治疗上予艾地苯醌、甲钴胺等,无明显改善。

【最终临床综合诊断】

Charlevoix-Saguenay 常染色体隐性遗传痉挛性共济失调(ARSACS)

(邓文婷　邓兵梅　杨红军)

【点评】

SCA 在临床较为多见,其表现为脊髓、小脑、脑干、周围神经受累相关症候,可合并心脏、视力、听力等神经系统之外的损害,再结合明显的家族史及基因学手段,不难诊断。该病例家族史明显,姐妹三人均出现行走异常及高足弓,基因检测证实为 SCA。该病例的特殊之处在于,先证者的 SACS 基因变异属于杂合变异,但同时存在两种不同类型的变异,为复杂的杂合变异,且两处变异分别来源于母、父亲,在临床较为少见。不足之处在于,尚缺乏其两个妹妹的基因检测,难以了解其家族遗传中的临床异质性与致病基因型的关系,分析其两妹妹临床症候相对较轻,可能与此相关。临床,ARSACS 报道较少,其临床特及遗传学特点有待于进一步总结。

(刘建国　戚晓昆　姚生)

【参考文献】

1. 贾建平. 神经病学[M]. 北京:人民卫生出版社,2013:389-393.

2. TZOULIS C,JOHANSSON S,HAUKANES BI,et al. Novel SACS mutations identified by whole exome sequencing in a norwegian family with autosomal recessive spastic ataxia of Charlevoix-Saguenay[J]. PLoS One,2013,8(6):e66145.

3. PABLO LE,GARCIA-MARTIN E,GAZULLA J,et al. Retinal nerve fiber hypertrophy in ataxia of Charlevoix-Saguenay patients[J]. Mol Vis,2011,17:1871-1876.

4. PEDROSO JL,BRAGA-NETO P,ABRAHÃO A,et al. Autosomal recessive spastic ataxia of Charlevoix-Saguenay(ARSACS):typical clinical and neuroimaging features in a Brazilian family[J]. Arq Neuropsiquiatr,2011,69(2b):288-291.

5. OUYANG Y,SEGERS K,BOUQUIAUX O,et al. Novel SACS mutation in a Belgian family with sacsin-related ataxia[J]. Journal of the Neurological Sciences,2008,264(1-2):73-76.

6. SYNOFZIK M,SOEHN AS,GBUREK-AUGUSTAT J,et al. Autosomal recessive spastic ataxia of Charlevoix

Saguenay（ARSACS）:expanding the genetic,clinical and imaging spectrum[J]. Orphanet J Rare Dis,2013,8（1）:41.

病例21　行走缓慢、记忆力下降 2 个月,加重伴四肢抽搐 3 天

【现病史】

患者女性,59 岁。2016 年 3 月中旬(2 个月前)无明显诱因出现行走缓慢,症状逐渐加重,但能独立行走,无头痛、头晕,无恶心、呕吐,无饮水呛咳及吞咽困难等症状。2016 年 5 月 15 日(3 天前)家属发现其行走不稳,跌坐于地,意识不清,呼之不应,伴四肢抽搐、口吐白沫,身旁无呕吐物,5 分钟后抽搐自行缓解。当日类似发作共 3~4 次,就诊于当地医院,后未再出现肢体抽搐,头颅 MRI 示左侧额叶占位病变。为求进一步诊治,2016 年 5 月 18 日来笔者所在医院门诊,以"颅内占位性病变"收入院。患者自发病以来,家属述其情感淡漠、记忆力下降,饮食、睡眠正常,无发热,大、小便正常。

【既往史】

2004 年 4 月 20 日,因"左下肢行走困难加重"就诊于当地医院,行头颅 CT、MRI 后怀疑"脑多发转移瘤",予脱水治疗,症状呈进行性加重,记忆力、理解力明显下降,出现答非所问、小便失禁,遂就诊于北京某医院,诊断为"同心圆性硬化",予免疫球蛋白×5d(剂量不详),大剂量糖皮质激素:甲泼尼龙 1 000mg/d×5d(症状好转,搀扶可行走,大小便可示意);地塞米松 20mg/d×10d,减量至 15mg/d×5d(病情再次加重,认知及反应力下降,大、小便失禁),2004 年 5 月 25 日转入我科,再次予以甲泼尼龙大剂量冲击治疗(500mg/d×5d),之后序贯逐步减量:剂量阶梯依次减半,每个剂量 3d,症状逐渐好转,颅内病灶逐渐消退。随访中,1 年后完全能恢复,可正常上班,颅内遗留脑白质多发病灶,并逐渐减少;MRI 显示颅内多发占位性病变,诊断"同心圆性硬化";否认高血压、糖尿病、冠心病、房颤等病史;否认肝炎、结核、伤寒等传染病病史;否认食物及药物过敏史;"肺癌术后"病史 4 年,外院病理示腺癌;否认外伤及输血史;疫苗接种史不详。

【个人史】

生于原籍,无外地久居史,无疫水接触史。无放射性物质及毒物接触史。已婚,爱人及子女均健康。

【家族史】

否认家族中遗传病及传染病病史。

【查体】

体温:36.3℃,脉搏:74 次/min,呼吸:13 次/min,血压:128/72mmHg。心率:74 次/min,律齐,各瓣膜听诊区未闻及病理性杂音,双肺未闻及干湿啰音,腹部查体无异常。神经系统查体:情绪淡漠,理解力、记忆力、定向力均差。双眼球活动各方向灵活到位,无眼震,双侧瞳孔直径 2.5mm,直接、间接对光反射灵敏,双侧鼻唇沟对称,伸舌居中,余脑神经查体无阳性体征发现。四肢肌力 5 级,肌张力正常,双侧面部、躯干、肢体痛温觉正常,双侧深感觉正常。双侧指鼻试验、跟膝胫试验稳准。四肢腱反射活跃,双侧 Hoffmann 征阳性,双侧 Babinski 征(-)。颈软,脑膜刺激征阴性。

【辅助检查】

1. 血液化验　血尿便常规,血清铁 6.1μmol/L↓,游离甲状腺素(FT4)17.02pmol/L↑,甲状腺球蛋白抗体 36.1IU/ml↑,甲状旁腺激素 97.8pg/mL↑,CRP 12.8mg/L↑,肿瘤全套,血管炎疾病检测组套,狼疮组套,类风湿因子,抗链 O,凝血等未见明显异常。

2. 脑脊液化验(2016-5-19)　压力 120mmH$_2$O,红细胞 5 536×10^6/L,白细胞 12×10^6/L,蛋白 555mg/L↑,葡萄糖 3.6mmol/L,氯 121mmol/L,脑脊液和血 OB 阴性,副肿瘤和抗神经节苷脂抗体谱、抗水通道蛋白 4(AQP4)抗体均阴性。

3. 脑电图(2016-5-20)　轻度不正常。

4. 认知情感评估　MMSE28 分,MoCA20 分(视空间与执行功能扣 3 分,延迟记忆扣 4 分,语言表达、抽象、定向力各扣 1 分);焦虑自评量表(SAS)示轻度焦虑。

5. 头颅影像学检查　①头颅 MRI 平扫+增强(2004-4-20)(图 21-1):双额叶、颞叶、枕叶多发大小不等环形长 T$_1$、长 T$_2$ 圆形结节影,周围片状长 T$_1$、长 T$_2$ 信号水肿带,脑室无受压,

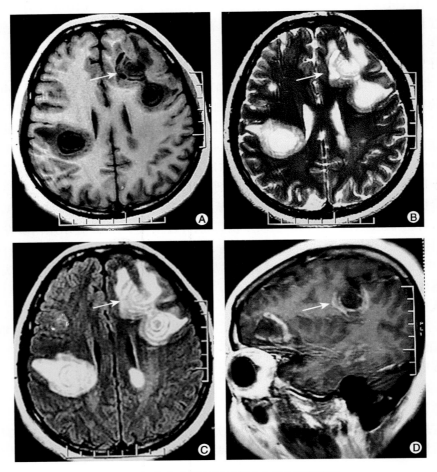

图 21-1　患者头颅 MRI(2004-4-20)检查结果

注:A. 轴位 T$_1$WI 示左侧额顶叶及右侧顶叶多发类圆形占位性病变,周边可见水肿带,病灶呈"年轮样"结构(箭头);B. 轴位 T$_2$WI(箭头)上病灶呈煎鸡蛋样;C. T$_2$ FLAIR(箭头)病灶呈煎鸡蛋样;D. 矢状位 T$_1$WI 增强扫描示左侧额顶叶"开环样"强化(箭头)

中线居中,病灶边缘环形、半环形强化,病灶中心无明显强化,MRA 正常;②2005 年、2006
年、2007 年、2009 年、10 年头颅 MRI(图 21-2):颅内多发陈旧病灶,病变范围缩小;③头颅 CT
(2012 年):双侧侧脑室旁多发片状低密度灶(陈旧病灶);④头颅 MRI(2016-5-16):左侧侧
脑室额角旁白质可见边界清楚类圆形长 T_1 长 T_2 异常信号(3.5cm×2.7cm),病灶内信号混
杂,并可见片状短 T_1 信号,DWI 为高信号,左侧额叶病灶呈团片样强化,信号混杂;⑤头颅
MRI(2016-5-25)(图 21-3):T_1WI、T_2WI、DWI、增强扫描同 5 月 16 日头颅 MRI 表现,左额叶
团片状异常强化,PWI 呈稍高灌注,MRS 可见高耸的胆碱峰及乳酸峰,SWI 可见左额叶病灶
内散在出血信号。

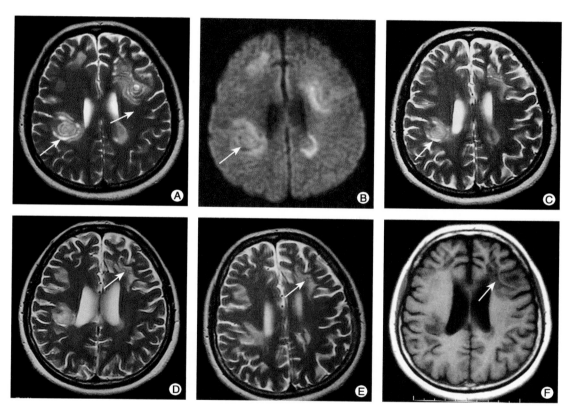

图 21-2　患者头颅 MRI 影像学随访检查结果(2004—2010 年多个时段)
注:A. 轴位 T_2WI 双侧额顶叶多发病灶(2004-6-16),在轴位 T_2WI 呈"年轮样"高信号;B. 双侧额顶叶
DWI"年轮样"高信号(2004-6-16);C. 轴位 T_2WI(2005-8-8)右额叶"年轮样"高信号;D. 轴位 T_2WI
(2006-8-8)左额叶"分层状"高信号,右额叶病灶"年轮样"高信号,病灶较前逐渐缩小;E. 轴位 T_2WI
(2007-8-8)左额叶"分层状"高信号;F. 起病 6 年后的 T_1WI(2010-8-27)仍可见分层样结构

6. 全身 PET/CT 扫描(2016-5-28)　CT 平扫左侧额叶可见类圆形病灶呈环形高密度,
左额叶占位内点片状葡萄糖代谢稍高,但不明显(图 21-4),考虑良性或低度恶性。

7. 其他检查　心电图正常;肺 CT(2016-5-20):右上肺切除术后改变,右肺中叶代偿轻
度气肿,双下肺散在炎性灶、部分陈旧。

【定位分析】

认知功能障碍、情感淡漠、焦虑障碍,定位于额叶皮质;四肢腱反射活跃,双侧 Hoffmann
征阳性,定位于双侧皮质脊髓束。

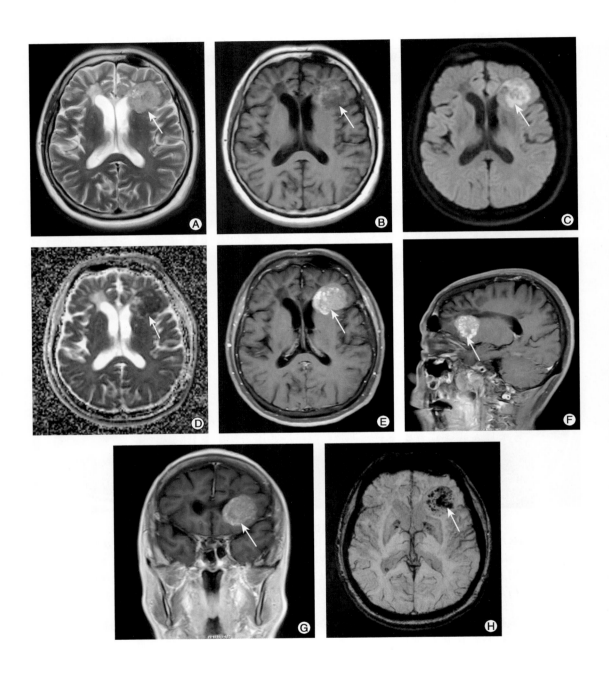

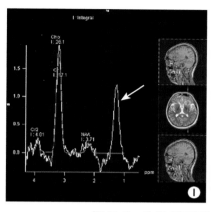
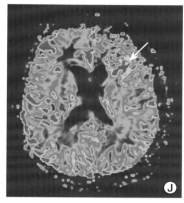

图 21-3 头颅 MRI(2016-5-25)检查结果

注:A.左侧额叶新发类圆形占位病变,T$_2$WI 轴位呈长 T$_2$ 异常信号(箭头),其内信号混杂,左侧侧脑室额角受压变形;B.轴位 T$_1$WI 可见条形短 T$_1$ 异常信号(箭头);C.DWI 左额叶病灶呈高信号,其内信号混杂(箭头);D.ADC 相位显示病灶为低信号(箭头);E.T$_1$WI 增强扫描轴位可见左额叶病灶显著强化,边缘更明显,内部信号混杂(箭头);F.T$_1$WI 增强扫描矢状位可见左额叶病灶强化病灶(箭头),信号混杂;G.T$_1$WI 增强扫描冠状位(箭头)可见强化病灶,信号混杂;H.SWI 示病灶内多发点片状低信号(箭头),提示出血;I.MRS 示 Cho 峰显著升高、NAA 峰下降、高大 Lip 峰(箭头);J.PWI 示左额叶病灶高灌注,以边缘为主(箭头)

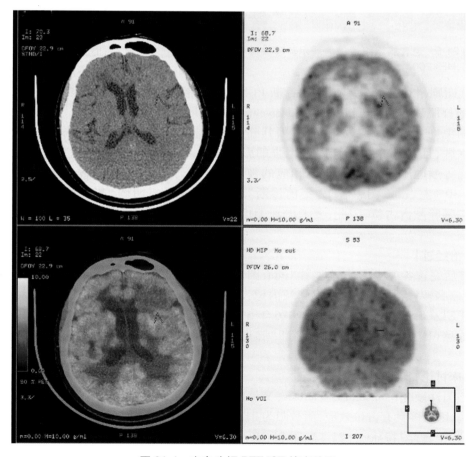

图 21-4 患者头颅 PET/CT 检查结果

注:左侧额叶可见类圆形病灶呈环形高密度,左额叶病灶内点片状轻度葡萄糖代谢增高

【定性讨论】

1. 肺癌脑转移　患者既往 4 年前肺癌手术史,本次亚急性起病,影像学主要表现为左侧额叶皮质下白质较大孤立占位性病变,类圆形,显著强化(图 21-3E、图 21-3F、图 21-3G),SWI(图 21-3I)示病灶内散在多发出血,提示病变组织生长较快,血脑屏障破坏显著,符合肺癌脑转移特点。不支持点:全身 PET/CT 扫描(图 21-5)左额叶病灶葡萄糖代谢仅为轻度增高,提示颅内原发病灶(良性或低度恶性),如原发中枢神经系统淋巴瘤(primary central nervous system lymphomas,PCNSL)与胶质瘤等需要鉴别。

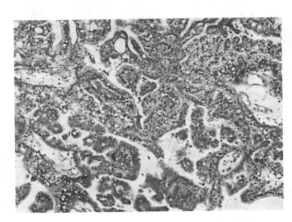

图 21-5　患者脑组织活检病理示转移性腺癌,HE×200

2. 颅内原发肿瘤　包括 PCNSL、胶质瘤等。本例患者亚急性起病,主要表现为精神认知障碍,无明显局灶性神经科体征,头颅 MRI 示:左额叶占位性病变,体积较大,3.5cm×2.7cm,占位效应显著,左侧侧脑室前角受压变形,DWI 为高信号,并呈团片状强化,不除外高级别胶质瘤与 PCNSL 可能性,但 PWI 呈稍高灌注(图 21-3J),不支持 PCNSL,符合高级别胶质瘤影像特点;另外,全身 PET/CT 扫描左额叶病灶葡萄糖代谢仅为轻度增高,提示颅内原发病灶(良性或低度恶性),支持低级别胶质瘤,PCNSL 通常葡萄糖代谢则相对更高一些。因此,诊断 PCNSL 与脑胶质瘤也有不支持之处。

3. 瘤样脱髓鞘病变(tumefactive demyelinating lesions,TDLs)　是中枢神经系统一种相对特殊的免疫介导炎性脱髓鞘病变,因其临床表现相对较轻,影像所见病变体积较大,多伴周边水肿,且具有占位效应或/和增强的影像改变,易与脑肿瘤相混淆,因此得名。常表现为头痛等颅内压增高症状,以及相应的神经功能障碍,多为单相病程,临床也有复发报道,约占 30% 左右,该例患者 12 年前诊断"同心圆性硬化"明确,本次亚急性起病,头颅 MRI 示左额叶颅内占位,因此,要考虑到 TDLs 的可能,但 MRI 增强扫描及 PET/CT 可基本除外该病。

【诊治经过】

入院后完善各项检查,结合既往"同心圆性硬化"12 年、"肺癌切除术史"4 年,需要鉴别 TDLs、肺癌脑转移,同时还要考虑到颅内原发肿瘤的可能性,行头颅 MRI 增强扫描、PWI、MRS 及 PET/CT 检查,仍难以诊断,2016 年 6 月 1 日行无框立体定向脑活检术,病理诊断为转移性腺癌(图 21-5),结合病史,诊断"肺癌脑转移"。2016 年 6 月 6 日行左额叶占位切除术。

【临床讨论】

同心圆性硬化(concentric sclerosis,又称巴洛病)为一种特殊类型的中枢神经系统炎性脱髓鞘病,因其多具有占位效应,而被归为 TDLs。脑内病灶常多发,典型的影像学可于 MRI 平扫见到"年轮样"特征(图 21-1A、图 21-1B、图 21-1C),特别是于 T_1WI 与 T_2 FLAIR 更为显著,镜下脱髓鞘区与髓鞘保留区相间隔而成同心层,多为"环形"或"开环样"强化。临床可以头痛、精神智力减退、肢体无力等起病。本例 2004 年亚急性起病,表现为精神淡漠、反应力下降,尽管外院曾一度诊断"多发脑转移",但依据其"年轮征"及"开环样"强化特点临床确诊 BCS。另外,还有一些 BCS 患者在常规影像学难以看到典型的"年轮征",仅为"煎蛋样",但镜下可见脱髓鞘区与髓鞘保留区呈年轮样交替。

BCS 急性期首选大剂量糖皮质激素冲击治疗,因病灶体积相对较大,故激素的治疗方法则既不同于 NMOSD 的"小剂量长期维持",也不同于 MS 的"短疗程",而是有其自身特点。该例患者病程的第一个阶段为 BCS,对激素冲击治疗的效果良好,病情迅速好转,但由于减量较快,1 000mg/d 甲泼尼龙直接递减为 20mg/d、15mg/d 地塞米松,之后病情出现反弹,出现大、小便失禁、意识障碍。转入我科后再次予以甲泼尼龙 500mg/d 冲击治疗,之后缓慢递减,病情逐渐好转,未再出现病情反复。2016 年三次神经免疫高峰论坛上,中华医学会神经病学分会神经免疫学组对《中枢神经系统瘤样脱髓鞘病变诊治指南》(草案)进行广泛讨论,达成共识,一致认为 TDLs 激素减量要比 MS 更慢,若减量中出现病情反弹,可视具体情况予以再次激素冲击治疗,有条件可给予 1 个疗程静脉大剂量免疫球蛋白治疗。本例患者在治疗后长达 12 年的随访中,1 年后基本痊愈,返回工作岗位,每年 1 次的影像学随访示:原有的颅内病灶逐渐缩小,但仔细观察,T_1WI 仍可见不完整的"年轮征"痕迹(图 21-2F)。

TDLs 多为单时相病程,少数可复发,有的与 MS、NMOSD 等相交叉重叠。本例在 2016 年再次出现行走缓慢及痫性发作,呈亚急性病程,头颅 MRI 示左额叶占位性病变,结合 2004 年 BCS 病史,易给人以 TDLs 复发可能的印象。但仔细分析病情,患者的临床影像有诸多特点并不支持 TDLs 等脱髓鞘疾病特点:①首先,痫性发作在 TDLs 中极为少见,该患者在起病 2 个月后的亚急性期出现癫痫;②在 TDLs 中,出血、坏死较少见,且其影像学表现不会太显著,而本例在 MRI 平扫示病灶内显著混杂信号(图 21-3A),特别是在 T_1WI 可见条索状高信号(图 21-3B),高度提示存在出血,SWI 证实存在显著出血、坏死(图 21-3H),支持肿瘤性病变;③TDLs 一般不会出现团片样强化,本例病灶强化显著,边缘为著,其内信号混杂;④本例在 PWI 呈高灌注,基本可除外 TDLs 可能,更支持胶质瘤或脑转移瘤。

追问病史,患者在 4 年前行"肺癌切除术",尽管入院后肺 CT 未见肿瘤复发,但仍要高度怀疑肺癌脑转移(brain metastases of lung cancer,BMLC)。由于本例颅内病灶为孤立性,还应该考虑到原发性肿瘤的可能性,特别是高级别胶质瘤,后者癫痫较为常见,病灶内出血、坏死多见,MRI 常为混杂信号,强化显著,PWI 可呈高灌注。当然这些影像征象并不足以在本病例区分二者,进一步 MRS 检查示:Cho 峰显著升高、NAA 峰下降,还可见到高大 Lip 峰,提示病灶内坏死显著,一般来说更多见于高级别胶质瘤;PET/CT 也未见左侧额叶病灶有显著摄取增高,对 BMLC 与高级别脑胶质瘤均缺乏支持,最后行脑活检术证实为腺癌脑转移。一般来说,PET/CT 对肺癌及高级别胶质瘤识别的灵敏度较高,而本例 PET/CT 结果可能与病灶内广泛坏死有关,同时也与 MRS 所见的高达 Lip 峰的提示意义一致,PWI 高灌注以边缘为著,与强化分布一致(图 21-3J)。

BMLC 在临床较为常见,部分因出现癫痫、头痛等脑部受累症候而以颅内占位性病变就诊,进一步检查发现肺癌,称之为先行肺癌转移瘤,约占肺癌的 5%~10%。有报道约 24%肺癌尸检病例中可见脑转移灶,多数为多发转移灶,部分可成粟粒样,但超过 5 个转移灶的仅占 5%,而孤立性病灶相对较为少见,这也是本病例在活检前专家会诊更倾向于脑胶质瘤诊断的一个重要因素。

BMLC 的发生有其独特的解剖学基础,肺部血管和淋巴管丰富,脱落的肿瘤细胞不需经过"肝筛"和"肺筛"的滤过,而经肺静脉直接进入体循环,因脑血流量数倍于身体其他器官,故 BMLC 较为常见。先行肺癌脑转移可能是与肺癌的组织学类型有关,腺癌多累及外周小支气管,肺部症候出现相对较晚,先行肺癌较多见。本例肺癌史 4 年,尽管发现后即行手术切除,但仍有可能有残存肿瘤细胞进入循环而发生脑转移。因此,肺癌术后影像学随访至关重要,切勿忽略头颅增强 MRI 扫描筛查,其敏感较强。相比之下,头颅 CT 筛查脑转移灶灵敏度较低,有时仅表现为皮质钙化结节,本例 PET/CT 显示左额叶占位病变呈稍高密环形结构(图 21-4A),从 MRI 上看并非钙化,此特征可见于胶质瘤、脑转移瘤及脑脓肿等,可据此与 TDLs 鉴别。

　　部分脑内肿瘤相对易发生自发性出血,原发性肿瘤主要包括:黑色素瘤、生殖细胞瘤、胶质母细胞瘤等;转移瘤多见于:绒癌、肾透明细胞癌和肺癌等。其中,肺癌脑转移瘤瘤内出血的比例虽然不是最高,但是因肺癌的发病率最高,临床中脑内转移瘤出血的病例最多,尤以腺癌最多见。本例行左额叶病灶切除术后病理证实为腺癌脑转移,也为本病例以出血、坏死为主线的影像学特征奠定了坚实的组织学基础;另外,瘤体较大,达 3.5cm×2.7cm,组织分化较低也病灶内出血坏死显著的又一重要因素。

【治疗及转归】

　　患者于 2016 年 6 月 1 日在局麻下行脑立体定向活组织检查术。术后病理结果示转移性腺癌,结合免疫组化标记及病史符合肺腺癌转移。2016 年 6 月 6 日在全麻下行脑肿瘤切除术,术后患者病情逐步好转出院。2017 年 5 月 12 日电话随访,患者仅遗留右侧肢体力弱,但可以拄拐行走,生活可以自理,未再出现痫性发作。

【最终临床综合诊断】

肺腺癌脑转移;同心圆性硬化治疗后

(刘建国　戚晓昆)

【专家点评】

　　这是一个难得随访了 10 余年病例,主要是开始发病时外院怀疑多发转移瘤,在寻求放射治疗前到本院再次确诊为同心圆性硬化,患者不仅认知受累明显,后期病情较重嗜睡及半身瘫痪状态,经治疗后基本痊愈,应当注意同心圆性硬化出现的认知损伤可能是其早期表现。此外,本例患者同心圆病灶在出院 5 年后 MRI 仍可见,非常少见。该患者经过 13 年再次出现脑内病灶,容易先入为主,误诊为脱髓鞘病,且 PET/CT 结果未发现肺内高代谢、脑内病灶葡萄糖代谢轻度减低,更容易漏诊肿瘤。但经 PWI 检查发现病灶呈高灌注,支持肿瘤,经外科活检证实为转移性腺癌,可能与 4 年前肺癌病史相关。因此,要重视 PWI 对 PET/CT 在脑转移瘤及胶质瘤鉴别诊断中的补充价值。

(王鲁宁　姚生)

【参考文献】

1. 刘建国,董秦雯,张海玲.病理证实的瘤样脱髓鞘病 60 例影像学研究[J].中华神经科杂志,2014,47(10):680-686.

2. 陈楠,李坤成,刘佳宾等.Balo 同心圆性硬化的磁共振表现特征及其病理基础[J].中国医学影像技术,2008,24(4):514-516.

3. 刘建国,乔文颖,郑奎宏,等.瘤样脱髓鞘病与胶质瘤的临床、影像对比研究[J].中华医学杂志,2014,94(39):3047-3051.

4. FERRER REBOLLEDA J,ORTEGA DE LOS MARTIRES F,SANTOS CORES J,et al. Contribution of PET in the follow-up of cerebral metastases in non-small cell lung cancer[J]. Rev Esp Med Nucl,2006,25(2):107-112.

5. DASGUPTA A,SARKAR D,DEVI LG,et al. Primary Neurological Manifestations of Lung Cancer-a Retrospec-

tive Analysis of 8 Patients[J]. J Assoc Physicians India,2005,53(3):208-212.

6. GANG YIN, CHURONG LI, HENG CHEN, et al. Predicting brain metastases for non-small cell lung cancer based on magnetic resonance imaging[J]. Clin Exp Metastasis,2017,34(2):115-124.

7. YOHEI IGUCHI,KAZUO MANO,YOJI GOTO,et al. Miliary brain metastases from adenocarcinoma of the lung: MR imaging findings with clinical and post-mortem histopathologic correlation[J]. Neuroradiology,2007,49(1):35-39.

8. 刘建国,戚晓昆,姚生,等.瘤样炎性脱髓鞘病与脑胶质瘤及中枢神经系统淋巴瘤患者头颅 CT 的对比研究[J].中华神经科杂志,2010,43(1):14-19.

病例 22 头痛伴肢体抽搐 3 个月,言语障碍 2 个月,意识障碍 17 天,间断发热 1 周

【现病史】

患者男性,25 岁,江西九江人。2016 年 9 月 7 日(3 个月前)自觉右手持物力弱,1 周后出现后枕部剧烈钝痛,间断发作,每天发作 10 余次,每次持续约 1~2 分钟,家人发现患者睡眠时右上下肢抽动数次,每次数秒,后逐渐出现右上肢上抬困难,右下肢行走拖地。2016 年 10 月中旬出现言语含糊、不流利,记忆力下降(记不清刚说过的话、不记得常用电话号码),但能听懂他人言语,无发热、呕吐,无肢体抽搐、视物不清,无二便障碍。外院头 CT、头颅 MRI(2016 年 11 月 11 日)示"左侧丘脑、基底节占位"。2016 年 11 月 17 日收入医院神经外科。2016 年 11 月 21 日神经外科行脑立体定向活检(左丘脑、基底节)。术中冰冻病理示:胶质细胞增生,组织细胞反应,淋巴细胞浸润,可见炎性细胞反应。术后应用抗癫痫、脱水、激素减轻脑水肿。2016 年 11 月 22 日嗜睡,精神差、言语少,可理解他人言语,可下地行走,肌力同前。术后 1 周间断出现数次睡眠时右上下肢抽动,症状同发病前。2016 年 11 月 22 日至 12 月 9 日应用甲泼尼龙(80mg/次,每 12 小时 1 次)、甘露醇、依达拉奉、营养神经治疗。2016 年 11 月 30 日外院病理专家读片后诊断:感染病变待除外。应用头孢曲松(2g/次,每 12 小时 1 次,持续 9 天)临床症状无明显改善。2016 年 12 月 3 日出现低热(体温 37.2℃),体温波动升高。2016 年 12 月 8 日体温升高至 38.8℃,不能言语,不能理解他人言语,肢体有自主活动。2016 年 12 月 9 日转入神经内科治疗。

【既往史】

2016 年 6 月清洗活的小龙虾时被其中的"虫子"咬到左手,左手背明显肿胀,10 余天后恢复,当时无发热等症状。否认高血压、糖尿病、冠心病、心房纤颤等慢性病病史;否认肝炎、结核、伤寒等传染病病史;否认食物及药物过敏史;否认手术、外伤及输血史;疫苗接种史不详。

【个人史】

生于原籍,无外地久居史;近期无外地旅游史、无感冒、腹泻感染病史;否认不洁饮食、毒物接触史;否认疫水接触史;否认毒物及放射物接触史;否认冶游及吸毒史;吸烟 100 年支,饮酒 10 年,常醉酒。

【家族史】

否认家族遗传性疾病病史及类似疾病史。

【查体】

体温:37.9℃,脉搏:62 次/min,呼吸:18 次/min,血压:115/65mmHg。内科查体未见明

显异常。神经系统检查：嗜睡，缄默状态，混合性失语。唤醒后有自主肢体动作。双侧瞳孔直径 3mm，直接、间接对光反射消失，眼球浮动，眼动检查不配合。下颌反射、吸吮反射未引出。右侧掌颏反射阳性。右侧肢体肌力 0 级，左上肢肌力 5⁻级，左下肢肌力 3 级，右侧肢体肌张力高。右侧 Hoffmann 征阳性，右侧 Babinski 征阳性，左侧未引出。脑膜刺激征阴性。余神经系统查体不能配合。

【辅助检查】

1. 血液化验（2016-11-17）　WBC $10.29×10^9$/L，中性粒细胞百分比为 54.7%，淋巴细胞百分比为 10.8%，血沉为 2mm/h，降钙素原 0.27ng/ml，ALT 92U/L，血钠 133mmol/L，甲胎蛋白 1.79ng/ml，神经元特异性烯醇化酶（NSE）21.3ng/ml，免疫四项、狼疮组套、ANCA、CRP、抗链 O、类风湿因子、G 试验、尿便常规等未见明显异常。

2. 脑脊液化验（2016-12-9）　初压 250mmH₂O，末压 210mmH₂O，透明清亮。WBC $17×10^6$/L，RBC $0×10^6$/L，总蛋白 776mg/L，糖 3.0mmol/L，氯化物 118mmol/L（同期血糖 5.25mmol/L，血氯 98.4mmol/L）。涂片阴性。

3. 脑电图（2017-1-5）　大量慢波，少量快波，右侧慢波多于对侧。

4. 头颅影像学检查　①颅脑 CT（2016-11-11）（图 22-1）：左侧丘脑、基底节区不规则形

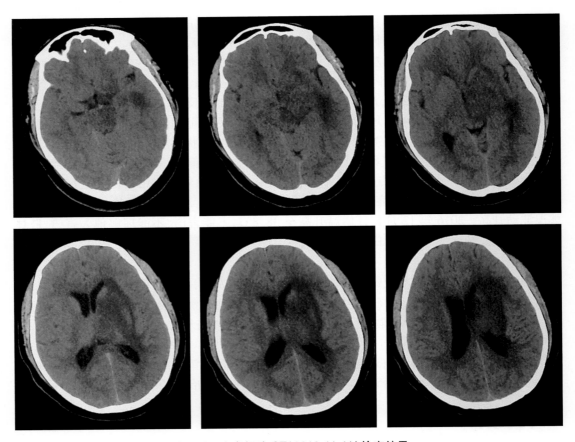

图 22-1　患者颅脑 CT（2016-11-11）检查结果

注：左侧丘脑、基底节区可见不规则形稍低密度影，周围可见片状水肿低密度影，左侧侧脑室受压明显，中线轻度右移

稍低密度影,周围片状水肿低密度影,左侧侧脑室受压明显,中线轻度右移;②颅脑增强 MRI（2016-11-15）（图 22-2）:左侧丘脑、基底节区可见混杂信号影,呈混杂 T_1 混杂 T_2 信号影,FLAIR 及 DWI、ADC 呈稍高信号,增强可见花环样混杂强化影,左侧侧脑室受压,中线结构轻度右移;③颅脑增强 MRI（2016-12-16）（图 22-3）:左侧基底节区混杂异常信号,累及两侧丘脑、左侧中脑、左侧颞叶,增强扫描见异常强化,灌注扫描呈低灌注改变。脑室系统及脑沟、脑裂未见病变征象;中线结构无移位。

5. 其他检查　心电图、胸片未见异常。

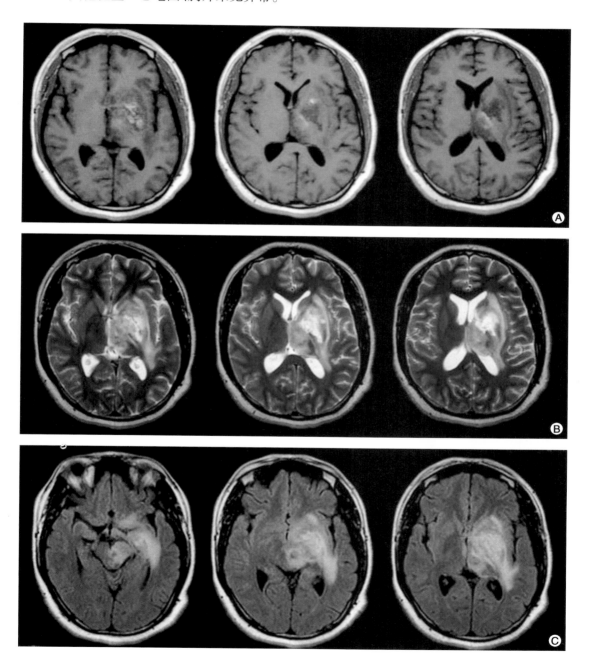

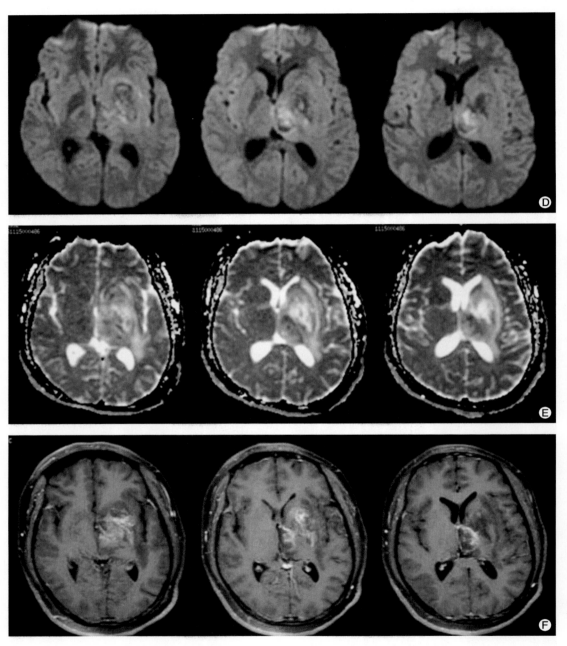

图 22-2　患者治疗前颅脑增强 MRI(2016-11-15)检查结果

注:A. 轴位 T_1WI 可见左侧丘脑、基底节区混杂信号影;B. 轴位 T_2WI 混杂信号;C. 病灶在 FLAIR 高信号;D. 病灶在 DWI 为高信号;E. 病灶在 ADC 呈稍高信号;F. 增强 MRI 可见病灶呈花环样混杂强化影;左侧侧脑室受压,中线结构轻度右移

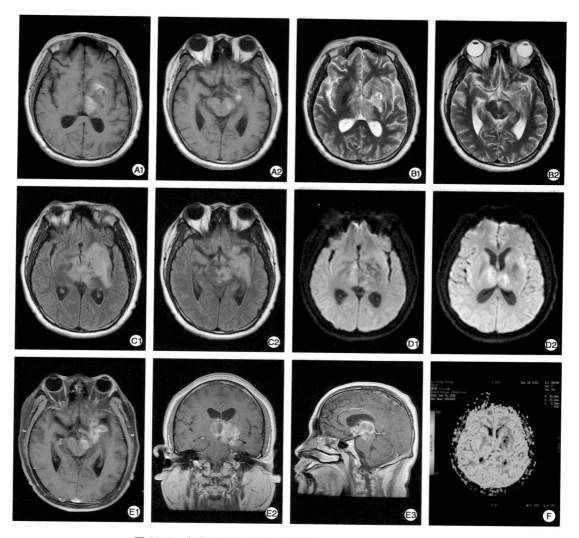

图 22-3　患者治疗前颅脑增强 MRI（2016-12-16）检查结果

注：A1~A2. 左侧基底节区可见混杂异常信号，T_1WI 呈混杂信号；B1~B2. 病灶 T_2WI 呈混杂信号；C1~C2. FLAIR 相累及两侧丘脑、左侧中脑、左侧颞叶呈高信号；D1~D2. DWI 两侧丘脑、左侧中脑、左侧颞叶呈高信号；E1~E3. 增强扫描见病灶强化；F. 灌注扫描呈低灌注改变

【定位分析】

嗜睡，缄默状态，眼球浮动，定位于脑干网状上行激活系统；混合性失语定位于优势半球额叶、颞叶；右侧肢体肌力减退、右侧病理征阳性，定位于左侧锥体束。综合定位于左侧额、颞叶、左侧中脑双侧丘脑。

【定性讨论】

患者入院前有可疑"虫咬伤"史，后出现头痛、认知功能下降、肢体力弱等症状，头颅影像可见左侧底节区占位性病变，病灶有出血，多发不规则强化，绳结样表现，首先考虑寄生虫性等感染性病变。其次，病程中有发热，不除外感染继发脱髓鞘，或者血管炎性改变。另外，动态影像提示病灶范围扩大趋势，不除外肿瘤。

【病理结果】

活检部位:左侧基底节区、丘脑。

镜下见胶质细胞增生、组织细胞反应,血管壁增厚,血管周可见少量淋巴细胞、浆细胞浸润。组织化学染色:组织细胞 PAS(+),六胺银及吉姆萨染色(Giemsa staining)未见特殊病原体,轴索(+),髓鞘染色未见脱失,血管壁网织染色(+)。GFAP(+),Olig-2(+)、NF(+),CD68(++),LCA(+),CD20(+),CD3(+),CD163(+),CD4(+)、CD8(+)(图22-4)。

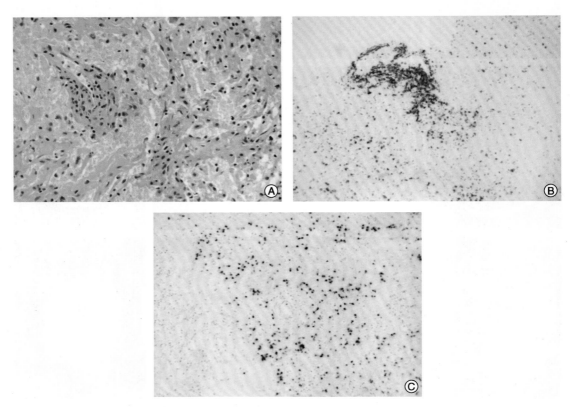

图 22-4　脑立体定位活检病理(2016-11-21)
注:A~C.胶质细胞增生,血管周可见少量淋巴细胞、浆细胞浸润

【治疗经过】

入院后不除外颅内感染可能,应用头孢噻肟(4.5g/次,每 8 小时 1 次)、莫西沙星(0.4g/次,每日 1 次)、脱水、营养支持治疗。2016 年 12 月 11 日:患者高热,最高体温 40℃,转入神经重症监护单元,应用美罗培南(1g/次,每 8 小时 1 次,2d)、复方磺胺甲噁唑(0.96g/次,每 12 小时 1 次)、米诺环素(100mg/次,每日 1 次);2016 年 12 月 14 日:血培养示"屎肠球菌",根据药敏,停美罗培南,改为万古霉素(1g/次,每 12 小时 1 次,2d),病情无明显改善。2016 年 12 月 16 日经华北地区神经系统疑难病会诊中心会诊后考虑原发性中枢神经系统血管炎(primary angi-itis of the central nervous system,PACNS)可能,给予糖皮质激素冲击治疗:甲泼尼龙 0.5g/次,每日 1 次,2d→1g/次,每日 1 次,3d→0.5g/次,每日 1 次,5d→0.25g/次,每日 1 次,4d→0.12g/次,每日 1 次,3d→80mg/次,每日 1 次,3d→40mg/次,每日 1 次,3d,后改口服。2016 年 12 月 23 日:加用环磷酰胺,0.2g/次,每 3 日 1 次,应用两次后改为 0.4g/次,每 3 日 1 次,静脉累计使用

环磷酰胺 1.8g;后改口服。2017 年 1 月 9 日:意识水平改善,双眼对声音有追随动作,可听懂他人声音指令活动,右上肢肌力 2 级,右下肢肌力 2 级,左上下肢肌力 4 级。颅脑增强 MRI(2017 年 1 月 13 日)(图 22-5):左侧基底节区混杂信号,累及两侧丘脑、左侧中脑、左侧颞叶,DWI 呈较高信号,增强扫描见斑片状及环状异常强化,可见占位效应,邻近脑室受压。脑沟、脑裂未见病变征象;中线结构无移位。印象:左侧基底节区病变,累及两侧丘脑、左侧中脑、左侧颞叶,病变较 2016 年 12 月 16 日 MRI 进展。头颅增强 MRI(2017 年 4 月 18 日)(图 22-6):双侧丘脑、左侧基底节区可见混杂异常信号,累及两侧丘脑、左侧中脑、脑桥、左侧颞叶,DWI 呈较高信号,SWI 见较多低信号,轻微占位效应。MRS 显示病变 NAA 峰减低,Cho 峰增高。脑室系统扩张,脑沟、脑裂未见病变征象;中线结构无移位。印象:左侧丘脑、基底节区病变,累及两侧丘脑、左侧中脑、脑桥、左侧颞叶,较 2017 年 1 月 13 日病变范围缩小。病情好转出院。

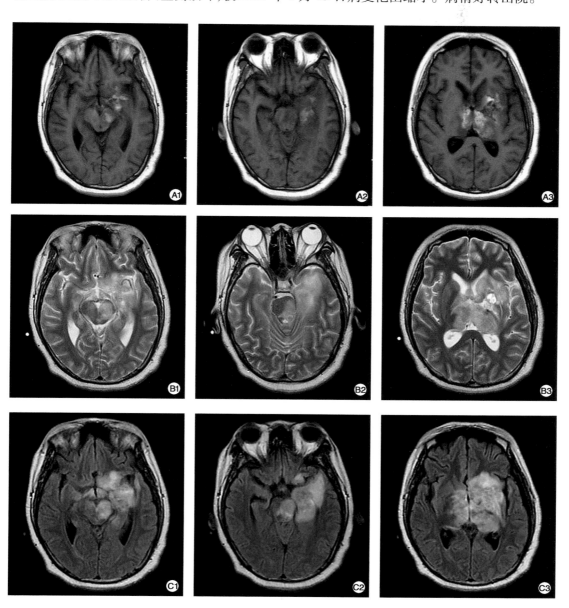

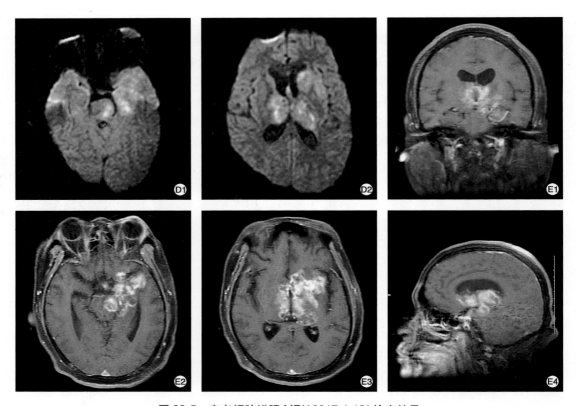

图 22-5　患者颅脑增强 MRI（2017-1-13）检查结果

注：A1~A3. 双侧丘脑、左侧颞叶、左侧基底节区 T_1WI 混杂信号；B1~B3. 混杂 T_2WI 信号影；C1~C3. 病灶累及两侧丘脑、左侧中脑、左侧颞叶，FLAIR 呈高信号；D1~D2. 两侧丘脑、左侧中脑、左侧颞叶 DWI 高信号；E1~E4. 增强扫描见斑片状及环状异常强化，有占位效应，邻近脑室受压

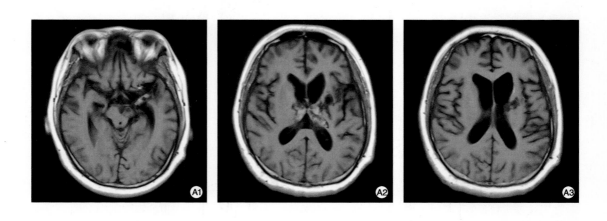

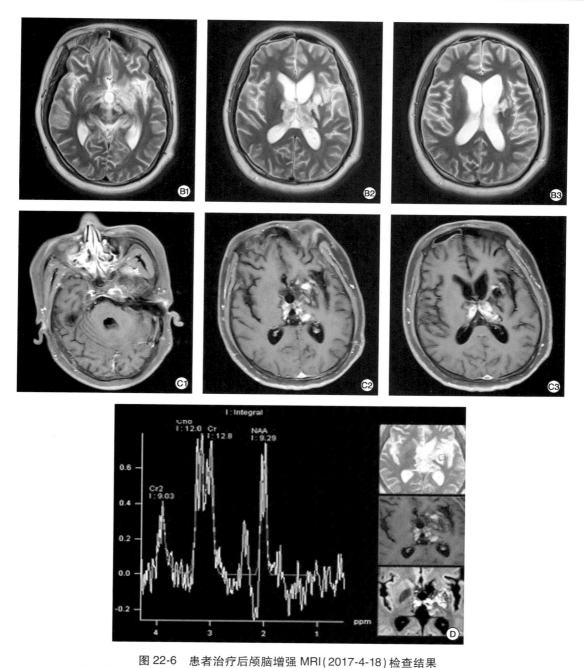

图 22-6　患者治疗后颅脑增强 MRI（2017-4-18）检查结果

注：A1~A3.双侧丘脑、左侧基底节区 T_1WI 混杂信号；B1~B3.病灶呈混杂 T_2 信号；C1~C3.病灶明显强化；D.MRS 显示病变 NAA 峰减低，Cho 峰增高，脑室系统扩张，脑沟、脑裂未见病变征象；中线结构无移位，较 2017 年 1 月 13 日片病变范围缩小

【临床讨论】

原发性中枢神经系统血管炎（primary angiitis central nervous system，PACNS）是一种累及中枢神经系统中小血管和软脑膜微血管管壁的病因不明的炎症性病变。PACNS 发病率极低，约每年 2.4/1 000 000。目前病因及发病机制不明确。有学者认为可能与 T 细胞介导的迟发性过敏反应的自身免疫有关。因有报道称发现类病毒颗粒或类支原体结构存在患者的

单核细胞内,或许可能与各种感染因素导致血管壁的完整性遭到破坏有关。PACNS 临床表现多样,缺乏特征性。可表现为头痛、癫痫、痴呆、吞咽困难、失语、偏瘫、构音障碍等神经系统缺损症状。头颅 MRI 具有较高的敏感性,但缺乏特异性,经病理证实的 PACNS 影像学约 95% 是异常的。虽病理是诊断金标准,仍约 25%~50% 患者存在假阴性,给诊断造成极大困扰。目前普遍采用 Moore 等 1998 年提出的诊断标准:①通过全面的临床及实验室检查仍不能解释的神经系统损害;②排除中枢神经系统的细菌、病毒或其他感染系统性疾病;③脑脊液炎症指标如蛋白、淋巴细胞数升高,但需除外感染和肿瘤;④通过 MRI 除外其他疾病导致的血管炎的可能诊断;⑤病理组织证实有血管炎的表现且排除其他疾病。综上,PACNS 的诊断依赖于临床表现、实验室及影像学检查、组织学特征,且常为排他性诊断。该患者青年男性,发病前 3 个月有"虫咬伤"史,后呈现亚急性起病,进展性加重的发病形式,起病过程中无明显感染中毒表现,脑脊液检查可见少量白细胞以及蛋白升高现象,CSF 以及血的嗜酸性粒细胞均不高,不符合神经系统感染以及寄生虫表现,脑活检未见异形细胞,排除中枢神经系统肿瘤。结合病史、影像、实验室检查、病理以及治疗转归最终诊断 PACNS。

治疗:①目前对 PACNS 尚无特效疗法;②类固醇激素和免疫抑制药治疗可有效改善症状控制病情发展。常用药物有泼尼松、甲泼尼龙、环磷酰胺、氮芥类等可以静脉或口服给药。药物用量同其他自身免疫性疾病;③可结合应用抗生素等药物。

预后:PACNS 若不治疗其病死率高,若单独应用类固醇激素治疗其病死率较不治疗者降低约 50%,如应用类固醇激素和免疫抑制药联合治疗,则其病死率降低至 10% 以下。因此早期诊断与早期治疗对 PACNS 的预后非常重要。

预防:PACNS 尚无较好预防措施,应早期诊断及早期治疗在缓解期,激素维持量要服用数月,可改善预后。

【最终临床综合诊断】

原发性中枢神经系统血管炎

(邱峰　王晓艳　朱宗红)

【专家点评】

本例是一个诊断非常困难的病例,除外了结核、真菌、一些特殊感染,最终结合影像、病理暂时诊断为 PACNS。但从影像上看与经典的 PACNS 还是有所不同,而且,该患者起病不知与小龙虾撕咬皮肤是否有关。从影像上看有出血、坏死表现。病理上可见有血管炎性改变,但 PAS 也阳性。所以,整体上考虑不能除外继发性血管炎可能。在治疗上,除了免疫治疗外,还仿照 whipple 病的用药方法长期给予了复方磺胺甲噁唑等抗生素治疗。2 年后随访显示,患者病情稳定,能交流,但右侧肢体活动不能,仅左侧肢体有 4 级的肌力。这个病例仍在随访中。

(戚晓昆)

【参考文献】

1. CRAVIOTO H,FEIGIN. Noninfectious granulomatous angitis with a predilection for the nervous system[J]. Neurology,1959,9:599-609.

2. LIE JT. Primary(granulomatous) angiitis of the central nervous system:a clinicopathologic analysis of 15 new cases and a review of the literature[J]. Hum Pathol,1992,23(2):164-171.

3. SALVARANI C,BROWN RD,CALAMIA KT,et al. Primary central nervous system vasculitis:analysis of 101 patients[J]. Ann Neurol,2007,62(5):442-451.

4. 王晓玲,曹秉振.原发性中枢神经系统血管炎的临床及病理学特点(附 1 例报告)[J].临床神经病学杂志,2010,23(6):464-465.

5. 王广新,王玉林.原发性中枢神经系统血管炎的研究进展[J].中国医学创新杂志,2012,5(13):154-155.

6. CALABRESE LH, MALLEK JA. Primary angiitis of the central nervous system: report of 8 new cases, review of the literature, and proposal for diagnostic criteria[J]. Medicine (Baltimore), 1988, 67(1): 20-39.

7. MOLLOY ES, SINGHAL AB, CALABRESE LH. Tumour-like mass lesion: an under-recognised presentation of primary angiitis of the central nervous system[J]. Ann Rheum Dis, 2008, 67(12): 1732-1735.

8. YOU G, YAN W, ZHANG W, et al. Isolated angiitis of the central nervous system with tumor-like lesion, mimicking brain malignant glioma: a case report and review of the literature[J]. World J Surg Oncol, 2011, 9: 97.

病例 23 右手笨拙 1 年余,右下肢力弱 1 个月

【现病史】

患者男性,41 岁。约于 2012 年 2 月(1 年前)自觉右手用鼠标时笨拙,伴麻木感,但不影响持物及日常生活,余无不适,未就诊,症状无进行性加重。2013 年 1 月初(1 个月前)开始出现右下肢力弱,伴行走不稳,遂就诊于当地人民医院,行头颅 CT 及 MRI 检查示"左额叶占位性病变",查钩虫、蛲虫、弓形体等寄生虫抗体均阴性,按炎症予罗氏芬治疗(剂量及疗程不详)。2013 年 1 月 25 日当地医院复查头颅 MRI,示颅内病变大小较前未见明显改变。发病以来无头痛、头晕,无恶心、呕吐,无四肢抽搐、意识丧失,无言语不清、饮水呛咳,无发热等。患者为行进一步诊疗,于 2013 年 2 月 5 日就诊于笔者所在医院。患者发病以来精神可,尿、便正常,饮食、睡眠可,体重无明显变化。

【既往史】

否认高血压、糖尿病、冠心病、心房纤颤等慢性病病史;否认肝炎、结核、伤寒等传染病病史;否认食物及药物过敏史;否认手术、外伤及输血史;疫苗接种史不详。

【个人史】

生于原籍,无外地久居史;否认疫水接触史;否认毒物及放射物接触史;否认冶游及吸毒史;无烟酒嗜好。

【家族史】

否认家族肿瘤及遗传性疾病病史及类似疾病史。

【查体】

体温:36.6℃,脉搏:70 次/min,呼吸:18 次/min,血压:120/80mmHg。高级皮质功能正常,脑神经未见明显异常,右肢肌力 4 级,右侧 Babinski 征(+),余未见阳性体征。

【辅助检查】

1. 实验室检查 血尿便常规、肝肾功、电解质、心肌酶、血沉、C 反应蛋白未见异常,乙肝、丙肝、梅毒、艾滋病病毒抗体阴性。

2. 脑脊液化验 细胞学和生化均未见异常。

3. 心电图、胸片 未见异常。

4. 头颅影像学 ①头颅 CT(2013-1-10)(图 23-1):左额叶高密度病灶,周围水肿带;②头颅

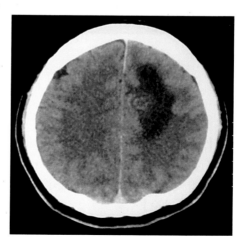

图 23-1 头颅 CT(2013-1-10)示左额叶高密度病灶,周边水肿

MRI(2013-1-10)：左额叶长 T_1 长 T_2 病灶，周边水肿明显；③头颅增强 MRI(2013-1-25)（图 23-2)：左额叶多发肿块影，呈长 T_1 长 T_2 信号，FLAIR 高信号，病变大小较前未见明显改变，增强扫描可见明显强化；④头颅增强 MRI(2013-2-6)（图 23-3)：左侧脑室旁、左胼胝体体部、左额顶叶可见片状长 T_1 长 T_2 弥漫信号，DWI 呈稍高信号，有片状强化，其中左额叶轴位增强 T_1WI 呈"同心圆"样强化。左额叶结节 MRS 示 MI 峰抬高，乳酸峰及脂质峰抬高。

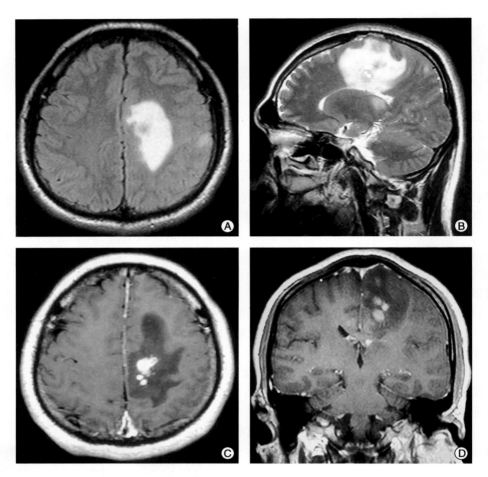

图 23-2　头颅 MRI(2013-1-25)

注：A. 轴位 FLAIR，左额叶病灶呈高信号；B. 矢状位 T_2WI，左额叶长 T_2 病灶，有占位效应；C. 轴位增强 T_1WI，左额叶不均匀结节样强化；D. 冠状位增强 T_1WI，左额叶不均匀结节样强化

【定位诊断】

右侧肢体肌力减退，右侧 Babinski 征(+)，定位于左侧皮质脊髓束；右上肢麻木感，定位于左侧脊髓丘脑束；结合头颅影像学，定位于左侧大脑半球。

【定性讨论】

患者青年男性，隐匿起病，进行性加重，主要表现为右侧肢体轻偏瘫，伴主观感觉障碍（麻木感），头颅影像学提示左侧大脑半球占位性病变。因此，需进行颅内占位性病变的鉴别诊断。

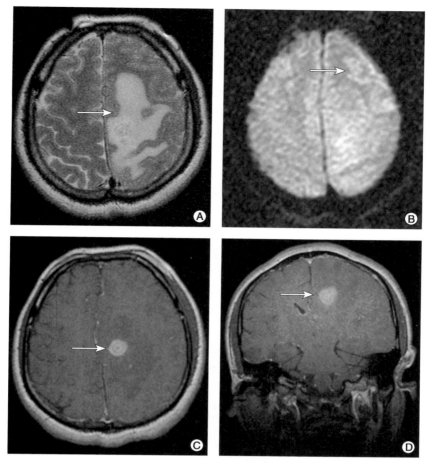

图 23-3　头颅 MRI(2013-2-6)检查结果

注:A. 轴位 T_2WI,左额叶可见混杂信号,周围水肿明显(箭头);B. DWI 左额叶病灶呈稍高信号(箭头);C. 轴位增强 T_1WI,左额叶病灶呈"同心圆"样强化(箭头);D. 冠状位增强 T_1WI,左额叶病灶呈"同心圆"样强化(箭头)

　　首先,中枢神经系统感染不作为首要考虑,因患者无发热,血常规、CRP、ESR、降钙素原等均正常不支持感染。其次病程长、进行性加重的颅内占位性病变,颅内肿瘤的可能性最大。患者年轻,无基础疾病及肿瘤病史,颅内原发性肿瘤可能性最大,最常见的是胶质瘤、淋巴瘤。患者头颅 MRI 以左额顶叶长 T_1 长 T_2 病灶为主,且呈类圆形强化,有轻度占位效应,周围水肿明显,病灶内部有少许短 T_2 混杂信号,DWI 呈稍高信号,且患者有"症征不符"的特点,即临床轻、影像重,除了不严重的肢体偏瘫以外,无失语、构音障碍,无头痛、视物不清等颅内高压症状,考虑胶质瘤可能性大,结合 MRI 强化明显、少许短 T_2 信号提示出血坏死,胶质母细胞瘤可能性最大。

　　鉴别诊断如下:①原发中枢神经系统淋巴瘤(PCNSL)。支持点:本患者病灶有占位效应、MRI 呈均匀强化、幕上结构(额叶)受累为主;不支持点:MRI 强化不致密,不是典型的团块样强化;PCNSL 好发于 50~70 岁年龄段,本患者年龄偏轻;PCNSL 坏死、出血相对少见;本患者未出现 PCNSL 常见的认知功能障碍。②原发进展型多发性硬化(primary progressive multiple sclerosis,PPMS)。为多发性硬化(multiple sclerosis,MS)的少见类型,约占 MS 的

10%,起病年龄偏大(40~60岁),发病后症状如偏瘫可在长时间内缓慢进展。PPMS诊断标准为:病程进展1年,且具备以下3项中至少2项:脑MRI异常(9个T_2病灶或4~8个T_2病灶)和VEP异常;脊髓MRI异常(2个T_2病灶);CSF异常(寡克隆IgG带或IgG指数升高或两者兼有)。本例患者头颅MRI为弥漫单一长T_2病灶,但未完善脊髓MRI、CSF、VEP检查,只有慢性病程且逐渐进展、病灶未累及脑室旁的特点,因此PPMS诊断依据不足。③同心圆性硬化(concentric sclerosis,又称为巴洛病),多认为是MS的一种少见亚型,多为单相病程,病程进展慢,预后较好,诊断需头颅MRI呈同心圆样改变,即呈等T_1、长T_1交替的环形表现,或病理提示髓鞘脱失与髓鞘相对保留相间存在,而增强MRI多为外周强化,少见与同心圆改变一致的T_2对应部位的多层强化。且同心圆性硬化以认知功能障碍、精神行为异常如淡漠、反应迟钝、性格改变起病多见。本患者仅在头MRI呈"同心圆"样改变,但CT高密度不支持脱髓鞘病。

【病理结果】

2013年2月6日行左额叶立体定向活检手术,术后石蜡病理提示:胶质母细胞瘤。镜下可见核异型,核分裂增多,内皮细胞增生,伴坏死性改变。GFAP(+),Olig-2(++),S-100(++),CD56(±),CgA(−),Syn(−),PGP9.5(−),Neu-N(−),CD34(−),CKAE1/AE3(−),TTF1(−),Ki-67标记指数约60%(图23-4)。

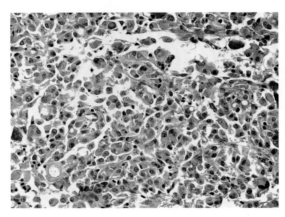

图23-4　左额叶病灶组织病理学检查结果

注:镜下可见核异型,核分裂增多,内皮细胞增生,伴坏死性改变

【临床讨论】

胶质母细胞瘤(glioblastoma),之前被称为多形胶质母细胞瘤,是胶质瘤中恶性程度最高(WHO Ⅳ级)的一种类型,起病隐匿,发病年龄不一,预后差,平均生存期为1年。按病理生理机制,中枢神经系统胶质母细胞瘤可分为原发和继发两种类型,原发型指脑内新发肿瘤出现时即病理证实为胶质母细胞瘤,好发于老年人,多于症状出现时间不长后即就诊;继发型指在脑内低级别胶质瘤的基础上演变为胶质母细胞瘤,多见于年轻人,在明确诊断前低级别胶质瘤的病变可存在3至10年。两种类型的基因突变方式有所不同。原发胶质母细胞瘤多有上皮生长因子受体(epidermal growth factor receptor,EGFR)基因的过表达、突变、异常扩增,10q(10号染色体长臂)染色体上p16杂合性缺失(loss of heterozygosity,LOH),肿瘤抑制基因PTEN的缺失等;继发胶质母细胞瘤可有P53突变,血小板源生长因子(platelet-derived growth factor,PDGF)通路的活性增强等。随着对胶质瘤基因变异认识的逐渐深入,2016年WHO在最新的胶质细胞瘤分级中,强调在组织病理学基础上进行基因分型,将胶质母细胞瘤分为IDH突变型(IDH mutant)和IDH野生型(IDH wild-type)。如未行基因检测,则诊断胶质母细胞瘤(未特指型)(NOS)。本例限于经济条件有限以及尊重患者家属意愿未完善基因检查,病理表现为核异型,核分裂增多,内皮细胞增生,伴坏死性改变,因此诊断为胶质母细胞瘤(未特指型),从起病至死亡,病程2年4个月,预后较差。

　　胶质母细胞瘤可表现肢体偏瘫、言语障碍、高颅内压表现（头痛、视物不清、呕吐等）、癫痫等。与低级别胶质瘤多以癫痫起病（可占80%）不同，胶质母细胞瘤癫痫起病较少（约25%），而肢体无力、感觉障碍起病多见。不同类型的胶质瘤均可有"症状和影像不符"的特点，即临床症状轻，影像学有较大的占位性病变。本例患者即以运动和感觉障碍起病，且临床表现轻，影像表现重，符合胶质瘤的特点。

　　影像学表现上，胶质瘤以白质或皮质下受累为主。头颅CT可呈低、混杂或高密度影，可有强化。头颅MRI呈长T_1长T_2信号，可有等信号，DWI早期多为低或等信号，随着时间延长有可能呈高信号，而且越来越高。与低级别胶质瘤可不强化或少许强化不同，胶质母细胞瘤强化明显，一般中心或团块强化为主，环形强化少。激素早期试验性治疗症状略有减轻（水肿减轻），随着病情进展无效，胶质瘤病灶不会减小或消失，此特点可与淋巴瘤、瘤样脱髓鞘病变（tumefactive demyelinating lesions，TDLs）相鉴别。本例头颅CT病灶呈高密度，周边呈低密度，头颅MRI呈长T_1长T_2信号，病灶周边水肿明显，DWI呈稍高信号，病灶呈中央明显环形、"同心圆"样强化。胶质母细胞瘤头颅MRI可有多种强化改变，呈"同心圆"样强化的文献尚未见报道。表现为"同心圆"样强化的疾病最常见的是同心圆性硬化，但本例T_1、T_2像无环形交替信号改变，且同心圆性硬化一般病灶周边水肿不显著，病理无脱髓鞘改变，不支持同心圆性硬化。另外，曾有报道视神经脊髓炎（NMO）、MS、进行性多灶性白质脑病（PML）、常染色体显性遗传性脑动脉病伴皮质下梗死和白质脑病（CADASIL）、人类疱疹病毒6型感染等疾病的头颅MRI也可有呈同心圆样改变，因此需注意鉴别。

　　本例病理诊断明确后，行肿瘤切除手术后辅助放化疗，术后3个月复查头颅MRI示可疑坏死样改变，可见左额顶叶长T_1长T_2明显水肿，且左顶叶可见短T_1混杂信号。术后3个月和术后7个月脑活检均证实放射性坏死（radiation necrosis），而未见异型肿瘤细胞。放射性坏死可见于胶质瘤放疗术后，而胶质母细胞瘤也可有坏死性改变，单纯依靠影像学表现鉴别两者较为困难，因此常需依靠病理活检来鉴别二者。

【治疗及转归】

　　病理明确诊断后，于2013年2月20日行神经导航下左额胶质母细胞瘤切除术。于2013年3月4日予替莫唑胺胶囊160mg/次，每日1次辅助化疗，并全脑外放疗，以及CIK、DC细胞免疫治疗。

　　2013年3月下旬出现右上肢无力加重并偶有不自主抖动，右下肢无力并跛行。2013年5月20日复查头颅MRI示左额顶胶质瘤术后，局部占位可疑放射性坏死或胶质瘤复发可能。2013年5月31日行左额顶叶立体定向病变活检术，冰冻病理检查提示：大部分为变性坏死组织，残留的脑组织胶质细胞增生伴异型性，组织细胞反应。2013年6月4日复查头MRI（图23-5），轴位T_1WI示左顶叶病灶呈短T_1信号。2013年9月4日行立体定向病变活检+籽粒内放疗术，左额顶叶送检组织石蜡病理提示：大片坏死组织，坏死组织周边可见增生的胶质细胞及组织细胞反应，增生的胶质细胞有轻度异型性、间质血管壁增厚伴透明变性，内皮组织核肿胀、深染，血管腔

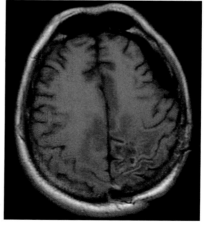

图23-5　放射治疗3个月后头颅磁共振（2016-6-4）检查结果

注：轴位T_1WI示左顶叶病灶呈短T_1病灶

闭塞,以上病变不能除外放射性坏死。2013 年 11 月 4 日患者出现右侧肢体力弱较前加重,考虑肿瘤复发,于 2013 年 11 月 26 日立体定向病变活检+籽粒内放疗术,左额顶叶送检组织石蜡病理提示放射性坏死,予对症治疗。2014 年 1 月初患者出现言语不利,于 2014 年 1 月 21 日行开颅肿瘤切除术+去骨瓣减压术,术后行替莫唑胺辅助化疗。2014 年 3 月开始行贝伐珠单抗注射液 700mg 联合替莫唑胺化疗,患者逐渐出现嗜睡,肌力等查体不配合,后出院回家保守治疗。2014 年 6 月电话随访,患者因意识障碍、循环呼吸衰竭死亡。

【最终临床综合诊断】

胶质母细胞瘤

（王志伟　王鲲宇　王晴晴）

【专家点评】

本例病例诊断中有几点经验值得借鉴:①该患者在外院诊治过程中患者主诉右下肢力弱就 1 个月,可是影像左半球大片病灶。经过仔细询问患者,回忆自己右手尽管肌力不觉得差但使用鼠标笨拙有一年,因此,临床要注意影像与病史结合。②头颅 MRI 影像增强可见多个环形及小结节强化,影像科和临床外科高度怀疑寄生虫感染,但病理结果告诉我们这样的小环状和结节状强化恰恰也是胶质母细胞瘤的特点。③影像中有一个病灶呈同心圆样,似麻将中的"一筒",但 CT 呈高密度病变,根据 2017 年《中枢神经系统瘤样炎性脱髓鞘病变诊疗指南》,"CT 高密度"高度提示胶质瘤。④胶质瘤在 DWI 高信号,提示病变发展时间较长,随时间信号越来越高,表明其恶性程度明显,术后生存期较短,与病理结果一致。

（刘建国　戚晓昆）

【参考文献】

1. LOUIS DN,PERRY A,REIFENBERGER G,et al. The 2016 World Health Organization Classification of Tumors of the Central Nervous System:a summary[J]. Acta Neuropathol,2016(131):803-820.

2. HARDY TA,REDDEL SW,BARNETT MH,et al. Atypical inflammatory demyelinating syndromes of the CNS [J]. Lancet Neurol. 2016,15(9):967-981.

病例 24　右下肢不适感伴视物不清 2.5 年,加重伴反应迟钝 1 个月

【现病史】

患者男性,48 岁,蒙古族,本科学历,律师。患者于 2014 年 4 月（两年半前）自觉右下肢无力伴难以形容的不适感,症状在休息或安静时加重,按摩、敲打或活动后减轻,伴双眼视力较前有所下降,目前使用近视镜矫正,近一年半视力无波动。就诊当地医院,头颅 MRI 提示左侧基底节区、侧脑室旁多发长 T_1 长 T_2 信号,考虑"中枢神经系统脱髓鞘病",予免疫球蛋白 27.5g/d[合 0.4g/(kg·d)]×5d 治疗后症状无明显好转。近 1 个月自觉右下肢不适感较前加重,伴行走不稳,伴反应迟钝,近事记忆力下降。病程中无肢体麻木,无恶心呕吐,无皮肤瘙痒等不适。患者发病以来体重无明显减轻,饮食睡眠正常,大、小便正常。

【既往史】

2011 年 9 月因"原发性肝细胞性肝癌"行右侧肝叶部分切除术,术后长期服用恩替卡韦和胸腺五肽;否认"高血压、糖尿病、冠心病、心房纤颤"等慢性病病史;患"乙型病毒性肝炎"

20 余年,否认结核、伤寒等传染病病史;否认食物及药物过敏史;否认手术、外伤及输血史;疫苗接种史不详。

【个人史】

生于原籍,无外地久居史;否认疫水接触史;否认毒物及放射性物质接触史;否认冶游及吸毒史;否认吸烟、酗酒不良嗜好。

【家族史】

母亲及五个兄弟姐妹均是乙肝病毒携带者;否认家族其他遗传病及类似病史。

【查体】

体温:36.5℃,脉搏:75 次/min,呼吸:18 次/min,血压:130/80mmHg。右上腹部见一处约 15cm 陈旧性手术疤痕,心肺腹检查无特殊。神经系统检查:神清,语利,计算力、定向力及抽象思维能力大致正常,近期及远期记忆力下降,粗测双眼视力下降,左侧眼球外展不充分,双眼向左水平注视时存在复视,双侧乳头连线上方 4cm 以下痛觉减退,闭目难立征阳性,右下肢肌力 5⁻级,余肢体肌力 5 级,四肢肌张力正常,右侧膝跟腱反射(+++),左侧膝跟腱反射(++);右侧 Babinski 征、Chaddock 征阳性,右侧 Hoffmann 征阳性。

【辅助检查】

1. 实验室检查　乙肝病毒表面抗原(+)、乙肝病毒核心抗体(+)、乙肝病毒前 S1 抗原(+);补体 C3 658mg/L↓、补体 C4 114mg/L↓;血尿便常规、生化、ENA、ANA、类风湿专项、抗心磷脂抗体谱、甲状腺功能七项、肿瘤全套等均正常;副肿瘤和神经节苷酯抗体谱、血清 AQP4 抗体、血 OB、MBP 均阴性。

2. 脑脊液检测(2016-9-3)　初压 130mmH$_2$O;红细胞 $1×10^6$/L;白细胞 $9×10^6$/L;淋巴细胞百分比 43%;单核细胞百分比 24%;蛋白 380mg/L;糖 5.5mmol/L;OB(+),MBP(−),IgG 合成指数为 0.84↑。

3. 认识和情感评估　蒙特利尔认知评估量表(MoCA)26 分(总分 30 分,其中语言减 1 分,命名减 0 分,延迟回忆减 2 分,定向力减 0 分,注意力减 0 分,视空间/执行功能减 1 分);简易智能精神状态评价量表(MMSE)27 分;SAS 焦虑自评量表:轻度焦虑;抑郁自评量表(SDS)和 Bech-Rafaelsen 躁狂量表评分均正常。

4. 电生理检查　四肢体感诱发电位、视觉诱发电位、听觉诱发电位、四肢神经传导检测均正常。

5. MRI 检查　①头颅 MRI(2015-12-30)(图 24-1):双侧额叶深面、侧脑室旁、半卵圆中心白质内多发点状稍长 T$_1$ 稍长 T$_2$ 信号,FLAIR 高信号,部分病变 DWI 高信号,增强扫描左侧基底节区、侧脑室旁见数个斑点状强化。②头颅 MRI(2016-9-14)(图 24-2):双侧基底节、侧脑室旁、半卵圆中心见多发点片状长 T$_1$ 长 T$_2$ 信号,部分与脑室垂直,DWI 呈稍高信号;增强扫描未见异常强化;MRS 示较大病灶处 Cho 峰轻度升高、NAA 峰轻度下降,未见高灌注。③头颅 MRI(2017-6-1):双侧基底节、侧脑室旁、半卵圆中心见多发点片状长 T$_1$ 长 T$_2$ 信号,部分与脑室垂直,DWI 低信号,与 2016 年 9 月 14 日片比较未发现新发病灶。④颈胸椎 MRI(2015-12-30)(图 24-3):C$_3$~C$_5$ 脊髓稍长 T$_1$ 稍长 T$_2$ 信号,增强扫描呈环形强化。

6. 视力、视野及 OCT(2016-8-30)　右眼最佳矫正视力 0.5,左眼最佳矫正视力 0.5;双眼视野呈旁中央型视野缺损;双眼视乳头及黄斑区视网膜纤维层厚度均轻度变薄。

7. 其他检查　腹部彩超(2016-9-3)示右肝叶部分切除及胆囊切除术后;左肾囊肿、前列腺增生;肺 CT、心电图、心脏彩超、甲状腺彩超未见明显异常。

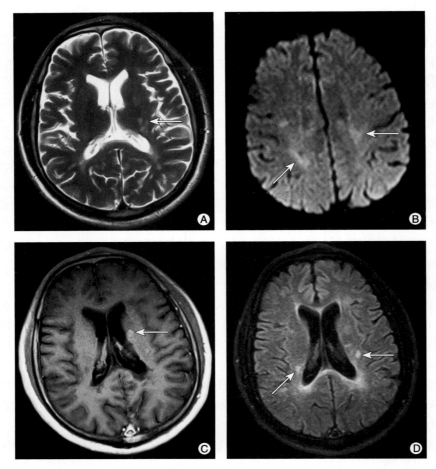

图 24-1   头颅及脊髓 MRI(2015-12-30)检查结果

注:A. 双侧额叶深面、侧脑室旁、半卵圆中心白质内可见多发点状稍长 T_2 信号(箭头);B. 双侧额顶叶 DWI 高信号(箭头);C. 增强扫描示左侧基底节区、侧脑室旁见数个斑点状强化(箭头);D. 双侧侧脑室旁 FLAIR 高信号

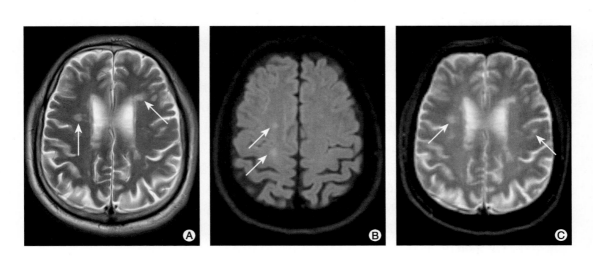

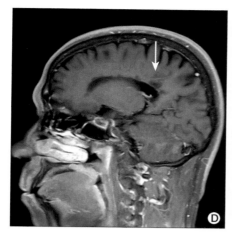
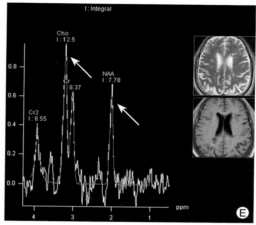

图 24-2　头颅 MRI(2016-9-14)检查结果

注:A.双侧侧脑室旁、半卵圆中心见多发点片状长 T_2 信号,部分与脑室垂直(箭头);B.右额叶 DWI 稍高信号(箭头);C.FLAIR 像呈稍高信号(箭头);D.增强扫描未见异常强化;E.MRS显示 Cho 轻度升高、NAA 峰轻度下降(箭头)

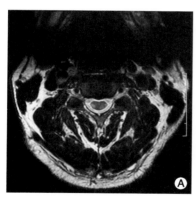
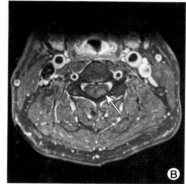
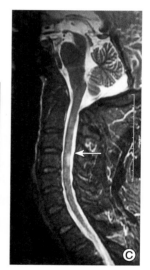

图 24-3　颈胸椎 MRI(2015-12-30)检查结果

注:A~C. C_3 ~ C_5 脊髓稍长 T_1 稍长 T_2 信号,增强扫描呈环形强化。

【定位分析】

右下肢肌力 5⁻级,右侧膝跟腱反射较左侧活跃,右侧 Babinski 征、Chaddock 征及 Hoffmann 征阳性,定位于锥体交叉以上左侧皮质脊髓束;行走不稳,闭目难立征阳性,定位于脊髓后索或小脑系统;左侧眼球外展不充分,双眼向右水平注视时存在复视,定位于中脑;反应迟钝、近事及远事记忆力下降,头颅 MRI 示双侧基底节、侧脑室旁及半卵圆中心多发点片状长 T_1 长 T_2 信号,定位于双侧大脑皮质及皮质下白质。

【定性讨论】

1. 多发性硬化(multiple sclerosis,MS)　①中年男性,亚急性起病;②临床症状相对较轻,但外院多次头 MRI 提示颅内多发点片状长 T_1 长 T_2 信号,占位效应不明显,病灶新旧不一,主要累及脑白质,部分与脑室垂直,增强扫描见部分病灶呈环形强化;③免疫学检测示脑脊液寡克隆区带阳性,血清和脑脊液 AQP4 抗体均阴性。影像学检查和实验室化验均符合 MS 诊断。

2. 颅内肿瘤 ①肝癌脑转移:可表现为头痛,进行性加重,逐渐出现呕吐等颅内高压表现及局灶神经功能缺损症状,且有肝脏病变表现,实验室检查可有 AFP 增高、肝功能异常、肝脏病变,头颅影像学提示皮质和白质交界部位多发病灶,小病灶大水肿。该患者无肝脏病变证据,影像学不符合转移瘤特点,故排除。②原发性中枢神经系统淋巴瘤:主要发生在 60 岁以上,临床表现缺乏特异性,常见的临床症状包括头痛、癫痫发作、局灶神经功能缺损症状,可发生在中枢神经系统任何部位,但大多发生于幕上,基底节、丘脑及脑表面好发,可单发或多发,典型表现为 T_1WI 等或稍低信号,T_2WI 等或稍高信号,瘤周水肿与肿瘤大小不成比例,强化明显,呈"抱拳样"或"握指样"。该患者病史、症状及影像学特点与中枢神经系统淋巴瘤均不符,故排除。③脑胶质瘤病:该病病程可数周或数年,临床特点是头痛、记忆力下降和精神异常;病变累及范围广泛,通常侵犯 3 个脑叶或以上,以白质为主,可以同时累及胼胝体、基底节、脑干及小脑等,以胼胝体弥漫性肥大最常见。肿瘤区脑组织轻微肿胀,境界清楚,占位效应相对较弱。头 MRI 示病灶 T_1WI 呈低信号,T_2WI 高信号,很少有坏死、囊变或出血,亦常无增强表现。该患者临床表现与大脑胶质瘤病不符,且头 MRI 增强扫描见环形强化,亦不支持此诊断。

3. 不宁腿综合征(restless leg syndrome,RLS) 一种常见的神经系统感觉运动障碍性疾病,显著影响患者的睡眠及生活质量。1685 年 Thomas Willis 第一次描述了 RLS,但直至 1945 年,Karl-Axel Ekbom 才在他的开创性专著"不安腿(restless legs)"中提出了诊断标准。为纪念他们,国际上 RLS 也称为 Willis-Ekbom 病(WED),即 RLS/WED。RLS 经历了多次诊断标准的修改,最新的 2014 年国际 RLS 研究小组提出的 RLS 诊断标准必须具备以下 5 个临床特点:①活动双下肢的强烈愿望,常伴随着双下肢不适感,或不适感导致了活动欲望;②强烈的活动欲望,以及任何伴随的不适感,出现于休息或不活动(如患者处于卧位或坐位)时,或于休息或不活动时加重;③活动(如走动或伸展腿)过程中,强烈的活动欲望和伴随的不适感可得到部分或完全缓解;④强烈的活动欲望和伴随的不适感于傍晚或夜间加重,或仅出现在傍晚或夜间;⑤以上临床表现不能单纯由另一个疾病或现象解释,如肌痛,静脉淤滞,下肢水肿,关节炎,下肢痉挛,体位不适,习惯性拍足。该患者均符合上述诊断标准,排除诱因后考虑 RLS。

【诊治经过】

外院曾诊断为"中枢神经系统脱髓鞘病、肝病毒感染和原发性 HCC",故外院未予糖皮质激素治疗,予免疫球蛋白 27.5g/d[合 0.4g/(kg·d)]×5d,疗效欠佳。入笔者所在医院后予甲基泼尼松龙 500mg/d×3d 冲击,序贯减量,同时补充大量 B 族维生素营养神经、改善循环等,并服用普瑞巴林 75mg/d 改善不宁腿症状。治疗 1 周后患者右下肢不适感显著好转。2017 年 6 月 1 日随诊,患者病情平稳,头颅 MRI 未见新发病灶。因患者 1 个月前自行停服普瑞巴林,右下肢夜间休息时不适症状再次出现,余无其他不适。

【病理结果】

取材部位:右肝叶组织。

HE 及免疫组化染色:所检肝脏组织肝硬化不明显,呈现为肝炎后肝癌表现,癌细胞呈多边形,细胞质嗜酸性,细胞核圆形,以梁索状排列为主,梁索之间衬覆血窦,免疫组化染色见 CD-34(+),CK8(++),Hepatocyte(+),Ki-67(+)(图 24-4)。临床病理诊断:肝细胞癌(hepatocellular carcinoma,HCC)。

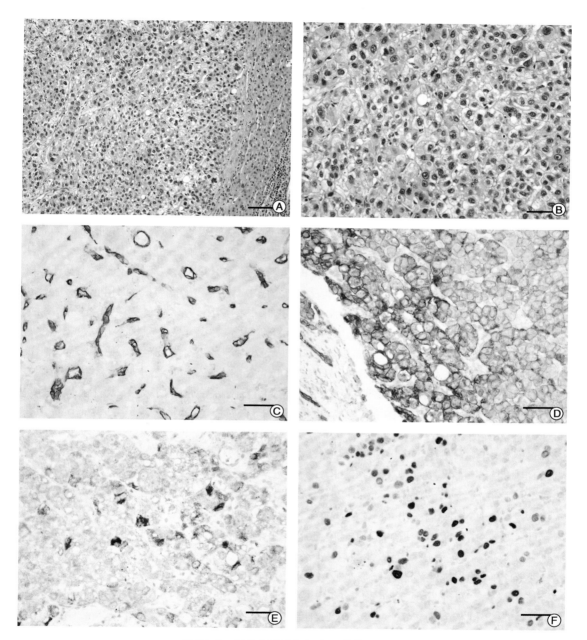

图24-4 患者右肝叶组织病理学检查结果

注:A.所检肝脏组织肝硬化不明显,呈现为肝炎后肝癌表现(10μm);B.癌细胞呈多边形,细胞质嗜酸性,细胞核圆形,以梁索状排列为主,梁索之间衬覆血窦(50μm);C～F.免疫组化染色CD-34(+)(50μm),CK8(++)(50μm),Hepatocyte(+)(100μm),Ki-67(+)(50μm)

【临床讨论】

MS 是一种中枢神经系统(CNS)白质炎症性脱髓鞘病变为主要特点的免疫介导性疾病。其病因尚不明确,可能与遗传、环境、病毒感染等多种因素相关,MRI 的影像学表现为 CNS 白质广泛髓鞘脱失并伴有少突胶质细胞变性坏死,也可伴有神经细胞及其轴索变性坏死。MS 病变具有时间多发性和空间多发性。空间多发性的证据为:在 CNS 的 4 个典型区域(脑室周围、近皮质、幕下和脊髓)中至少有 2 个区域有 ≥1 个 T_2 病变,或者随后出现涉及 CNS 不同部位病变的临床发作。时间多发性的证据为:在任何时间同时存在无症状的钆增强与非增强的病变;或者在随后的 MRI 检查可见新的 T_2 和/或钆增强病变(1 个或多个);或者等待第 2 次临床发作。该患者主要临床症状为单侧肢体运动障碍、视功能障碍及认知功能下降(近事记忆力下降为主)。辅助检查提示头颅 MRI 可见典型的 MS 病灶,双眼最佳矫正视力均轻度下降,双侧视野提示视神经损害相关性视野缺损,OCT 检查发现双侧视网膜神经纤维层轻度变薄,符合 MS 的视觉损伤特点。脊髓 MRI 见髓内病灶呈卵圆形,累及椎体节段<3 个节段,病灶靠周边且不对称,故临床诊断 MS 并不困难。

RLS 是一种睡眠相关的 CNS 感觉运动障碍性疾病,主要表现为肢体深在的、难以形容的不适感,患者被迫活动肢体以缓解症状。不安腿的症状常影响双下肢,也可仅累及单侧下肢、上肢或身体其他部位。具有活动双下肢的强烈欲望,常伴随着双下肢不适感,出现于休息或不活动时,或于休息或不活动时加重,活动过程中,强烈的活动欲望和伴随的不适感可得到部分或完全缓解。RLS 的发病机制尚不明确,根据病因可分为原发性和继发性两种。前者原因不明,与遗传因素关系密切;继发性 RLS 则与多种疾病及生理状态相关,常见的是妊娠、缺铁、贫血、尿毒症、糖尿病、周围神经病以及药物等。近年来研究发现,MS 合并 RLS 较正常人群发病率高,MS 并发 RLS 的风险超过正常人的 5 倍。MS 合并 RLS 症状可能继发于神经系统特定部位或传导通路的损害,尤其是脊髓丘脑传导通路损害,导致脊髓兴奋性过高。国外研究发现与无 RLS 的 MS 患者相比,患 RLS 的 MS 患者具有更长的病程和更严重的神经系统损害(EDSS 评分更高)。MS 发病年龄越大,病程越长,神经系统损害越严重(EDSS 评分越高),发生 RLS 的概率越大,提示 MS 的中枢神经系统损害是导致 RLS 的重要原因。本例患者排除各种因素后考虑 RLS 是由于 MS 所致,且本例患者影像学检查示左侧基底节区存在病灶,予对症治疗后 RLS 症状缓解。提示我们在临床工作中应加强对 RLS 的认识,及早发现 MS 患者合并的 RLS,及时干预治疗。

HCC 是指由肝细胞或肝内胆管上皮细胞发生的恶性肿瘤。HCC 是我国常见的恶性肿瘤之一,其死亡率在消化系统恶性肿瘤中居第三位,仅次于胃癌和食管癌。HCC 的发病机制比较复杂,在我国,慢性病毒性肝炎是原发性肝癌的最主要病因。HCC 患者中约三分之一有慢性肝炎病史。研究发现,导致肝癌的病毒性肝炎为乙型(HBV)和丙型(HCV)病毒性肝炎。主要发病机制为病毒 DNA 整合入肝细胞基因后激活 HBV 的 X 蛋白与其他 HBV 编码蛋白,如前 S 蛋白;HBV 持续感染引起的炎症、坏死及再生本身可能使某些癌基因激活,并改变肝细胞遗传的稳定性,导致细胞突变概率明显增加;HBV 感染导致一些抑癌基因失活,使肝细胞的细胞周期失控;HCV 核心蛋白有致癌作用,以肝硬化为基础,HCV 造成肝细胞异型增生而间接导致肝癌。

既往研究认为乙型肝炎疫苗接种与患 MS 风险增加相关,MS 患者脑脊液寡克隆带阳性也支持感染性病因的假说,尽管抗原性靶标仍然难以琢磨。嗜神经性小鼠肝炎病毒(MHV)感染就是一种可用于研究病毒诱导的 MS 试验模型中脱髓鞘机制的有用工具。研究显示,在感染的急性期实验中,两种菌株诱导炎症先天免疫应答基因,而慢性感染期间多种免疫球蛋白基因的上调对于病毒感染介导脱髓鞘病的作用是显著的,这可能促进慢性感染期间相关基因的转换,甚至在病毒清除后也可能在抗体介导的脱髓鞘中发挥作用。但目前国内外尚无文献报道 MS 合并肝癌或肝癌合并 MS。

本例患者存在长期感染乙型病毒性肝炎史,病理明确诊断为 HCC,推测随后出现的 MS可能与乙型病毒性肝炎、HCC 存在某种关联,可能与病毒慢性感染激活机体免疫应答导致颅内继发脱髓鞘改变。有趣的是,该患者 HCC 规范治疗后病情平稳,至今尚无癌症复发征象,明确诊断 MS 和 RLS 后大剂量激素冲击并序贯减量至停药(约 3 个月),随诊 9 个月示 MS 病情平稳,无复发。MS 一直处于缓解稳定期是否与长期使用抗病毒药恩替卡韦抑制病毒复制有关目前尚无相关研究,尚有待于临床研究证实。

【最终临床综合诊断】

多发性硬化;肝细胞癌术后

(郭起峰　戚晓昆)

【专家点评】

这例是非常少见的肝癌手术后一例多发性硬化病例,其特点一是肝癌后生存期较长,至近期随访已经生存 8 年。其二是脑室旁是典型的 MS 病灶,但患者平时无特殊症状,本次是以不宁腿综合征来院就诊发现脑内多发病灶。脑内多发病灶是否与其长期应用肝炎治疗药物有关也未可知。乙型肝炎患者少数有吉兰-巴雷综合征(Guillain-Barré syndrome,GBS),是否也可以累及中枢造成 MS 样病变值得追踪。临床上 GBS 常见有肝酶升高,但不知与肝炎有何关系,可能与自身免疫相关。

(戚晓昆)

【参考文献】

1. LEN RP,PICCHIETTI DL,GARCIA-BORREGUERO D,et al. Restless legs syndrome/Willis-Ekbom disease diagnostic criteria:updated International Restless Legs Syndrome Study Group(IRLSSG) consensus criteria—history,rationale,description,and significance[J]. Sleep Med,2014,15(8):860-873.

2. ASS SD,DUQUETTE P,PROULX-THERRIEN J,et al. Sleep disorders in patients with multiple sclerosis[J]. Sleep Med Rev,2010,14(2):121-129.

3. ENKWALDER C,ALLEN R,HÖGL B,et al. Restless legs syndrome associated with major diseases:A systematic review and new concept[J]. Neurology,2016,86(14):1336-1343.

4. GER C,MONTPLAISIR J,DUQUETTE P. Increased frequency of restless legs syndrome in a French-Canadian population with multiple sclerosis[J]. Neurology,2005,65(10):1652-1653.

5. LMAN CH,REINGOLD SC,BANWELL B,et al. Diagnostic criteria for multiple sclerosis:2010 revisions to the McDonald criteria[J]. Ann Neurol,2011,69(2):292-302.

6. ISMITH RT,CROSS AH. Does the hepatitis B vaccine cause multiple sclerosis?[J]. Neurology,2004,63(5):772-773.

7. JAFI S,GHANE M,POORTAHMASEBI V,et al. Prevalence of Cytomegalovirus in Patients With Multiple Sclerosis:A Case-Control Study in Northern Iran[J]. Jundishapur J Microbiol,2016,9(7):e36582.

8. SWAS K,CHATTERJEE D,ADDYA S,et al. Demyelinating strain of mouse hepatitis virus infection bridging innate and adaptive immune response in the induction of demyelination[J]. Clin Immunol,2016,170(1):9-19.

病例 25　**反复发热伴右耳红肿、头痛 3 年余**

【现病史】

患者男性,6 岁,3 年前感冒后出现发热、右耳红肿,伴头痛,家属诉抗感染治疗大约半月后症状缓解。2016 年 7 月(8 个月前)感冒后再次出现右耳郭红肿,伴双颞侧头痛,压迫后可缓解。2016 年 8 月 6 日(7 个月前)在当地医院做腰穿:压力 400mmH$_2$O,白细胞 8×10^6/L,糖、氯化物、蛋白均正常,8 月 20 日复查腰穿:白细胞 25×10^6/L,单核细胞百分比 80%,多核细胞百分比 20%,蛋白 73.2mg/dl,糖、氯化物正常,当地医院考虑结核,建议异烟肼治疗,但家属未同意于 8 月 22 日出院。出院后 2 天,再次出现发热伴头痛,最高 38.0℃,给予退热对症治疗症状稍有好转。2016 年 10 月(5 个月前)再次因反复发热、右耳红肿、头痛就诊当地医院,TB-MB(-)、抗酸杆菌、免疫球蛋白系列均未见异常,治疗过程中给予地塞米松发热即好转。2017 年 2 月 20 日(1 个月前)无明显原因晨起后出现体温升高达 38.5℃,口服布洛芬体温恢复正常,次日体温再次升高达 39℃,右耳郭红肿,并伴有头痛,疼痛主要位于两侧太阳穴及枕部,张口及扭头受限,扭头时头痛加剧,当地医院给予颈托,并行头颅增强 MRI 示:符合双侧中耳乳突炎累及枕骨、蝶骨及枕后软组织 MRI 及强化表现。2017 年 2 月 28 日就诊于笔者所在医院耳鼻喉科,以“颌颈咽旁间隙感染(右)”收入院,行抗感染治疗后缓解不明显,查颞骨 CT 平扫+重建:左侧内听道扩大,右侧颞、枕部颅骨膨胀性改变;内耳 MRI 平扫+增强扫描(图 25-3):右侧颞骨岩部、乳突、颅底部异常信号及强化,考虑感染性病变,累及右侧内耳。遂转入神经外科治疗,行脑脊液常规、生化、培养及抗酸杆菌、真菌、隐球菌涂片检查未见异常,予以脱水及阿奇霉素抗感染治疗无效,2017 年 3 月 15 日转入神经内科进一步治疗,发病以来患儿精神可,饮食、睡眠正常,二便无异常。

【既往史】

否认“高血压、糖尿病”等慢性病病史;否认肝炎、结核等传染病病史;否认药物及食物过敏史;否认手术、外伤及输血史;预防接种史不详。

【个人史】

出生于原籍,未到过疫区,无外地久居史;否认毒物接触史。

【家族史】

否认家族遗传性疾病病史及类似疾病史。

【查体】

意识清楚,言语流利,理解力、记忆力、定向力正常,双耳郭红肿,右侧为著(图 25-1),颧骨、乳突有压痛。脑神经检查正常。四肢肌力 5 级,双侧肢体肱二头肌、肱三头肌、膝跟腱反射偏低;深、浅感觉正常,共济运动未见异常,病理征未引出。颈部无抵抗,kernig 征阴性,Brudzinski 征阴性。

【辅助检查】

1. 实验室检查　抗核抗体初筛 1:100,血尿便常规和生化等正常。

2. 脑脊液检查(表 25-1)

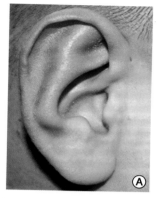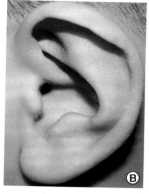

图 25-1　患儿双侧外耳郭对比图

注：A.右耳郭红肿；B.左耳郭轻度发红

表 25-1　脑脊液检查结果汇总

日期	压力/ （mmH$_2$O）	白细胞/ （×10^6·L^{-1}）	蛋白/ （mg·L^{-1}）	糖/ （mmol·L^{-1}）	氯/ （mmol·L^{-1}）
2016-8-6	400	8	342	3.08	126
2016-8-20	–	25	72	–	–
2017-3-6	80	–	388	3.1	124
2017-3-10	90	21	458	2.9	121

注：多次脑脊液白细胞增高，脑脊液蛋白及葡萄糖、氯化物正常

3. 超声（2017-3-1）　右颈部超声：右侧斜方肌肌层表面不光滑，回声增强，杂乱不均，内可见多个小低回声区，CDFI 示未见明显异常血流信号。

4. 头颅影像学　①颞骨 CT 平扫+重建（2017-3-3）：左侧内听道扩大，右侧颞、枕部颅骨膨胀性改变（图 25-2）；②内耳 MRI 平扫+增强扫描（2017-3-2）：右侧颞骨岩部、乳突、颅底部异常信号及强化，考虑感染性病变，累及右侧内耳；③头颅 MRI 增强磁共振（2017-3-30）：颅脑增强未见明确异常。

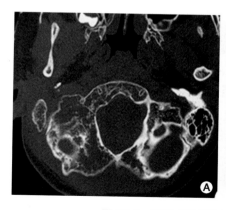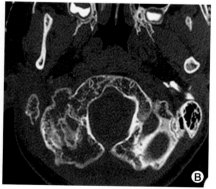

图 25-2　颞骨 CT 平扫+重建（2017-2-28）结果

注：A~B.枕骨呈膨胀性改变，密度减低

5. 其他检查　心电图正常;胸部 CT 示双肺纤维灶。

【定位分析】

患者头痛、颈部疼痛、颅内压高,脑脊液白细胞增多,考虑有脑膜受累;除耳垂外其他耳部红肿,提示耳软骨受累。

【定性讨论】

患者 6 岁儿童,主要表现为反复发热,双耳郭红肿,右侧为著,伴头痛,否认麻疹、水痘、风疹及流行性腮腺炎等发热出疹性疾病史,治疗过程中反复检查未发现细菌、结核、病毒、隐球菌感染证据,给予抗炎、抗病毒、抗支原体治疗效果不明显,上述症状仍反复发作,激素治疗后效果显著,考虑免疫介导相关疾病。因病变累及耳软骨,伴头痛、脑脊液白细胞高,考虑复发性耳软骨炎伴脑膜炎。

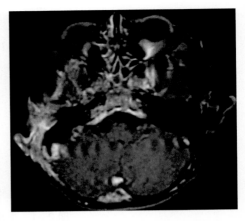

图 25-3　内耳 MRI 平扫+增强扫描示右侧颞骨岩部明显强化

【诊疗经过】

于 3 月 21 日行右乳突部皮下软组织切开活检术。

【病理结果】

病理部位:右侧乳突。

送检为增生的纤维结缔组织及横纹肌组织,其内可见散在少许慢性炎细胞浸润(图 25-4)。

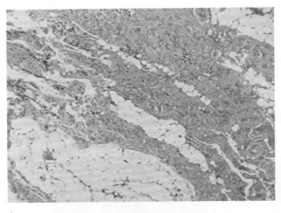

图 25-4　右侧乳突活检病理结果
注:镜下可见增生的纤维结缔组织及横纹肌组织,其内可见散在少许慢性炎细胞浸润,HE×100

【临床讨论】

本文报道患儿主要表现为反复发作的发热、双耳红肿伴头痛,就诊于多家医院神经科及耳鼻喉科未明确诊断,因乳突 CT 提示颞骨乳突部异常信号,骨头为膨胀性改变,密度减低,病灶像感染,但多次给予抗感染治疗患儿症状无明显改善,仍反复发作。右侧乳突部筋膜及肌肉活检提示炎症反应。静脉给予甲泼尼龙 40mg,次日耳郭红肿明显减轻,治疗效果显著,应考虑自身免疫介导相关疾病,因病变主要累及耳软骨,考虑复发性耳软骨炎伴脑膜炎。复发性多软骨炎(relapsing polychondritis,RP)不能除外,该患者每次发作均伴有头痛,腰穿脑脊液压力、白细胞有时偏高,有脑膜受累的表现,排除感染性病变后,考虑 RP 累及中枢神经系统可能。RP 合并中枢神经系统并发症非常罕见,神经系统损害可累及:①脑内中小动脉,表现为脑梗死;②脑膜或脑实质,表现为脑膜炎、精神认知功能障碍、癫痫等。该患儿出现无菌性脑膜炎的症状,亦支持 RP 的诊断。

RP 是一种罕见的自身免疫性疾病,发病机制未明,以全身反复发作的软骨组织(包括关节、耳、鼻、喉、气管、支气管、椎间盘等)炎症反应为特征,可能发展为软骨畸形或萎缩,同时非软骨组织也可受累,如眼、皮肤、心脏、主动脉、内耳、中枢神经系统。其发病机制可能是软骨基质受外伤,炎性反应、过敏等因素暴露其抗原性,导致机体产生对软骨局部的自身免疫反应。研究已表明,33%的 RP 患者有 II 型胶原的循环抗体,疾病的活动度与该抗体的滴度相关。其他研究发现抗体的产生不仅与天然和变性 II 型胶原有关,也和 IV、VI 型胶原蛋白相关,它们是软骨细胞骨架的主要成分。软骨的破坏不仅是由于软骨膜的炎症,软骨细胞自身也会产生蛋白水解酶导致细胞凋亡。

RP 起病隐匿,病情可突然加重,常见的临床表现有:①气道软骨受累表现为咳嗽、声音嘶哑、呼吸困难;②关节软骨受累可出现关节炎症状;③耳软骨受累可出现外耳红肿疼痛,若累及内耳,可出现听力下降、眩晕;④鼻软骨受累可形成特征性的"鞍鼻"畸形,软骨以外系统还可累及眼部表现为结膜炎、巩膜炎、葡萄膜炎等,皮肤受累可表现为结节性红斑、溃疡,少数还可累及心血管系统、神经系统。白雪等总结 RP 的临床特征,发现呼吸系统起病者所占比例最大(33.3%),其次是耳郭(27.1%)、眼(12.5%)、关节(10.4%)、内耳(5.3%)、鼻软骨(8.3%)、皮肤(8.3%)。儿童 PR 患者非常少见,目前也仅有少数个案报道,其临床表现与成人不同,首发症状常为关节炎,累及呼吸系统最常见和严重,且很少合并其他自身免疫性疾病。

实验室检查可出现 RP 急性期血沉增快,C 反应蛋白增高,部分患者还可有抗核抗体(ANA)、类风湿因子阳性。CT 检查可在早期发现气管内径及气管壁的变化,表现有管腔狭窄、管壁增厚伴钙化,呼气相显示气管软化、肺内空气滞留。全身 PET/CT 可发现软骨、关节部位放射性浓聚。喉镜检查可直观地发现喉室狭窄、软骨变形,支气管镜可见气管狭窄、部分软骨消失、黏膜充血水肿。典型的病理表现:早期表现为炎症细胞的浸润,在软骨连接处有灶性糖蛋白减少,晚期则出现软骨的变性坏死、炎症细胞浸润及纤维化。

RP 诊断根据 McAdam 的诊断标准及 Damiani 的修订标准:①双耳反复发生的软骨炎;②非侵蚀性多关节炎;③鼻软骨炎;④眼结膜炎、角膜炎、巩膜炎或葡萄膜炎;⑤喉和气管软骨的呼吸道软骨炎;⑥耳蜗或前庭受累。符合以下标准的一项可明确诊断:①满足 3 个或以上上述表现,可以不需要组织学证实;②1 个或以上上述阳性,并经病理证实;③2 个或以上上述不同解剖部位的软骨炎且对激素或氨苯砜治疗敏感。

RP 的治疗少部分患者可以应用非甾体抗炎药,而大部分严重的患者需要系统性应用皮质类固醇激素,对于危及生命和激素依赖或耐药的患者需要用免疫抑制剂治疗,如:环磷酰胺、氨甲蝶呤、硫唑嘌呤、霉酚酸酯,生物制剂可以作为二线治疗,有报道托珠单抗已成功用于难治性巩膜炎相关的复发性多软骨炎。本病大部分患者治疗后可缓解,有文献报道 94% 的患者存活期超过 8 年,但可反复发作,气道受累者预后不佳,是导致患者死亡的主要原因,有文献报道,呼吸道受累患者死亡率达 20%。该患儿目前仅有耳软骨受累,因其激素治疗敏感,仍不能排除 RP,临床需密切随访,警惕其他部位软骨损害,早期发现、早期治疗。

【治疗及转归】

2017 年 3 月 23 日给予甲泼尼龙注射液 40mg/次,静脉滴注每日 1 次,患者第二天右耳红肿明显减轻,右耳郭出现皱褶,左耳充血明显消退,颈部疼痛较前减轻,于 2017 年 3 月 26 日患者去除颈托,头部活动自如,2017 年 4 月 3 日调整为甲泼尼龙片 20mg/次,口服每日 1 次,每周递减甲泼尼龙片 4mg,患者双耳红肿完全消退,颈部活动自如,于 2017 年 4 月 5 日好转出院。

【最终临床综合诊断】

复发性多软骨炎伴脑膜炎

（刁东卫　罗忠伟　戚晓昆）

【专家点评】

　　本例诊断复发性耳软骨炎伴脑膜炎。这也是相对罕见的免疫相关疾病。它的特征是软骨或非软骨结构的炎症，如耳朵、鼻子、呼吸道、眼睛和关节。有的仅伴有脑膜炎，称为复发性耳软骨炎伴脑膜炎，有的还有脑实质的受累称为复发性耳软骨炎伴脑膜脑炎。有脑受累的容易出现痴呆和相应受累结构的定位体征。因此，临床上中老年出现认知障碍的并有脑脊液白细胞增多的患者，当考虑为无菌性脑膜脑炎时，应该注意患者有无软骨受累的证据，尤其是有无"突出的耳朵迹象"，切忌不要总认为是睡觉压了耳朵的问题，出现"耳疮"。复发性耳软骨炎伴脑膜炎使用类固醇冲击疗法在大多数情况下是有效的，关键是早期诊断最重要。对于复发性多软骨炎的患者也要注意神经系统的评价，如有无头痛、认知障碍，以及脑脊液的炎性改变，所以，有时脑增强 MRI 可能是必要的。

（戚晓昆）

【参考文献】

1. 王守春，张昱，马涤辉，等. 复发性多软骨炎一例的中枢神经系统表现［J］. 中华神经科杂志，2006，（12）：884.

2. MEYER O，CYNA J，DRYLL A，et al. Relapsing polychondritis-pathogenic role of anti-native collagen type Ⅱ antibodies. A case report with immunological and pathological studies［J］. J Rheumatol，1981，8（5）：820-824.

3. GIROUX L，PAQUIN F，GUÉRARD-DESJARDINS MJ，et al. Relapsing polychondritis：an autoimmune disease［J］. Semin Arthritis Rheum，1983，13（2）：182-187.

4. YANG CL，BRINCKMANN J，RUI HF，et al. Autoantibodies to cartilage collagens in relapsing polychondritis［J］. Arch Dermatol Res，1993，285（5）：245-249.

5. ALSALAMEH S，MOLLENHAUER J，SCHEUPLEIN F，et al. Preferential cellular and humoral immune reactivities to native and denatured collagen types Ⅸ and Ⅺ in a patient with fatal relapsing polychondritis［J］. J Rheumatol，1993，20（8）：1419-1424.

6. OUCHI N，UZUKI M，KAMATAKI A，et al. Cartilage destruction is partly induced by the internal proteolytic enzymes and apoptotic phenomenon of chondrocytes in relapsing polychondritis［J］. J Rheumatol，2011，38（4）：730-737.

7. 白雪，胡红，许菡苡，等. 复发性多软骨炎 48 例临床特征及治疗效果分析［J］. 疑难病杂志，2015，（2）：137-140.

8. 王振荣，马丽晶，卢东洪，等. 儿童复发性多软骨炎 3 例［J］. 中国实用儿科杂志，2012，（10）：799-800.

9. ZHOU H，SU M，LI L. 18F-FDG PET/CT imaging of relapsing polychondritis：A case report［J］. Medicine（Baltimore），2016，95（33）：e4496.

10. 唐福林，石振峰. 复发性多软骨炎 19 例临床分析［J］. 中华风湿病学杂志，1997，1（1）：28-30.

11. DAMIANI JM，LEVINE HL. Relapsing polychondritis-report of ten cases［J］. Laryngoscope，1979，89（6 Pt 1）：929-946.

12. SHIMIZU H，NISHIOKA H. Successful treatment with tocilizumab for refractory scleritis associated with relapsing polychondritis［J］. Scand J Rheumatol，2017，46（5）：418-419.

13. BEHAR JV，CHOI YW，HARTMAN TA，et al. Relapsing polychondritis affecting the lower respiratory tract［J］. AJR Am J Roentgenol，2002，178（1）：173-177.

病例 26

左侧肢体麻木无力 4 个月余,右眼视力下降 3 天

【现病史】

患者女性,38 岁,河北省张家口市蔚县人。患者 2017 年 1 月 23 日(4 个半月前,孕 2+月)出现左侧肢体麻木,2 天后左下肢力弱,并逐渐加重且累及左上肢,表现为偏瘫步态,需搀扶行走,左上肢抬举困难。2 月 6 日(4 个月前)出现言语不清,当地查头颅 CT 提示右侧颞叶低密度占位病变,2 月 9 日入笔者所在医院神经外科行立体定向活检。2 月 21 日转入我科给予甲泼尼龙 240mg/d 冲击治疗并缓慢减量,20 天后患者左侧肢体肌力恢复正常,言语清楚出院。2017 年 6 月 2 日,患者无明显诱因出现右眼眶周刀割样疼痛,次日右眼视物模糊,2 天后右眼视力明显下降,不能分辨近物,为明确诊治再次就诊于我科,患者自发病以来,精神、饮食及睡眠可,大、小便正常,体重无明显变化。

【既往史】

否认"高血压、糖尿病、冠心病"等慢性病病史;否认肝炎、结核、伤寒等传染病病史;否认食物及药物过敏史;2017 年 2 月 16 日行超声引导下人工流产术,否认外伤及输血史;预防接种史不详。

【个人史】

生于原籍,无外地久居史;否认疫水接触史;否认毒物及放射物接触史;否认性病接触史;无烟酒不良嗜好。

【家族史】

否认家族遗传性疾病病史及类似疾病史。

【查体】

体温:37.1℃,脉搏:80 次/min,呼吸:16 次/min,血压:120/70mmHg。内科查体未见明显异常。神经系统检查:意识清楚,语言流利,高级皮质功能正常,右利手。脑神经检查:右眼仅能见眼前指动、眼球压痛、视乳头水肿,左眼视力正常、眼球无压痛、无视乳头水肿,双侧瞳孔等大等圆,对光反射灵敏,余脑神经检查未见异常。四肢肌力、肌张力正常,深、浅感觉及共济检查均正常。四肢腱反射对称引出,双侧霍夫曼征、Babinski 征未引出。脑膜刺激征阴性。

【辅助检查】

1. 实验室检查(2017-6-6)　血常规、肝肾功能正常;免疫三项、肿瘤标志物、血清自身免疫病相关抗体均阴性。血清水通道蛋白 4(AQP4)抗体(2017-6-7)阴性,血清髓鞘少突胶质细胞糖蛋白(MOG)抗体(2017-6-7)(图 26-1)阳性

图 26-1　患者(MOG)抗体免疫组化结果
注:血 MOG-IgG 阳性(细胞转染技术,CBA 法×200)

（细胞转染技术,CBA 法）。

2. 脑脊液（2017-6-7）　压力 110mmH$_2$O,WBC 3×10^6/L,蛋白 354mg/L,IgG 合成指数 0.9↑,血及脑脊液 OB（－）。

3. 胸部 CT（2017 年 6 月）　未见明显异常。

4. 视觉诱发电位（VEP）（2017-6-7）　左侧正常,右侧 P100 未引出。

5. MRI 检查　①头颅 MRI 平扫+增强（2017-2-9）（图 26-2）:脑干、右颞叶肿胀,可见不规则稍长 T$_1$、长 T$_2$ 信号,DWI 病变呈等、稍高信号,增强扫描病变可见不均匀、不规则花环样强化,占位效应明显,病变周围不规则片状稍长 T$_1$ 稍长 T$_2$ 信号,右侧脑室受压,中线结构向左侧移位。②头颅 MRI（2017-6-7）（图 26-3）:与 2017 年 2 月 9MRI 片比较,脑干、右侧颞叶病变明显减小,强化不明显;右侧视神经改变,较前新发,考虑视神经炎可能大。③视神经 MRI 平扫+增强（2017-6-7）（图 26-4）:右侧视神经较对侧增粗,内见条片状长 T$_2$ 信号,右侧视神经明显强化,考虑视神经炎可能性大。

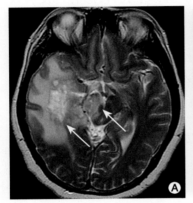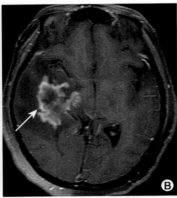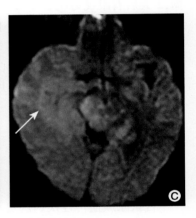

图 26-2　患者首次发病治疗前头颅 MRI 增强（2017-2-9）检查结果

注:A.右侧颞叶、脑干长 T$_2$ 信号（箭头）;B.增强后呈不规则花环样强（箭头）;C.DWI 呈稍高信号（箭头）

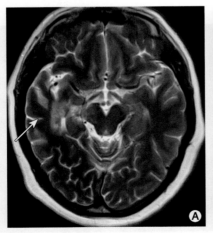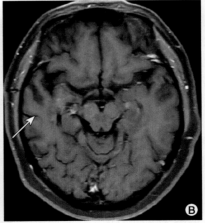

图 26-3　患者复查头颅 MRI 增强（2017-6-7）检查结果

注:A.右侧颞叶、脑干病变明显减小（箭头）;B.增强后轻度强化（箭头）

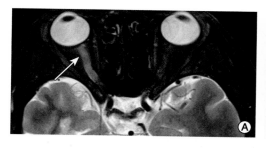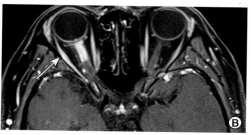

图 26-4　患者第二次发病眼眶 MRI 增强（2017-6-7）检查结果

注：A. 右侧视神经较对侧增粗，其内见模糊条片状较长 T_2 信号（箭头）；B. 增强扫描球后段可见明显强化（箭头）

【定位分析】

左侧肢体无力，定位于右侧皮质脊髓束；左侧肢体麻木，定位于右侧脊髓丘脑束；右眼视力下降，定位于右侧视神经。

【定性讨论】

患者中年女性，急性起病，反复发作，首次发病以偏侧肢体麻木无力起病，头颅 MRI 提示右侧颞叶及脑干病变，不符合血管分布，占位效应不明显，经激素治疗后症状明显缓解。再次复发以单侧视神经病变起病，辅助检查血清 IgG 合成指数增高，MOG 抗体阳性。定性诊断考虑髓鞘少突胶质细胞糖蛋白相关疾病（MOG-IgG associated disorders，MOGAD）。

鉴别诊断如下：

1. 胶质瘤　脑胶质瘤多慢性起病，以单发病灶为主，呈长 T_1、长 T_2 信号，多呈不规则环形强化且水肿和占位效应显著，早期 DWI 信号值不高且边缘不清楚。胶质瘤也可见花环样强化，以高级别胶质瘤为主，影像重，临床症状相对较轻。而本例患者急性起病，病灶水肿明显而占位效应不显著，此为不支持点。

2. 原发性中枢神经系统血管炎　临床表现多样，可有头痛、意识障碍、智力减退和共济失调、偏瘫等局灶性体征，影像也可表现为花环样强化，确诊需要病理，该患者首次发病不能除外该病，但复发时表现为视神经受累，血清 MOG 抗体阳性，不支持该诊断。

【病理结果】

活检部位：右侧颞叶病变。

病变区域胶质细胞增生，片状组织细胞反应，小血管周围套状淋巴细胞浸润，特殊染色及免疫组化染色提示轴索存在，髓鞘片状脱失（图 26-5）。

【治疗经过】

结合患者的临床、影像、病理及免疫学检测最终诊断 MOG 抗体阳性的视神经脊髓炎谱系疾病（neuromyelitis optica spectrum disorders，NMOSD）。入院后给予甲泼尼龙 1g/d 序贯治疗，7d 后症状有明显改善，视力基本恢复正常；6 月 20 日始应用环磷酰胺 0.4g/次，每周 2 次。

【临床讨论】

髓鞘少突胶质细胞糖蛋白（myelin oligodendrocyte glycoprotein，MOG）位于中枢神经系统少突胶质细胞髓鞘或浆膜的表面，是非常重要的抗体介导和 T 细胞介导的免疫反应作用靶点。近年来关于 MOG 抗体介导的炎性脱髓鞘病研究越来越多，在很多疾病中都可以检测到

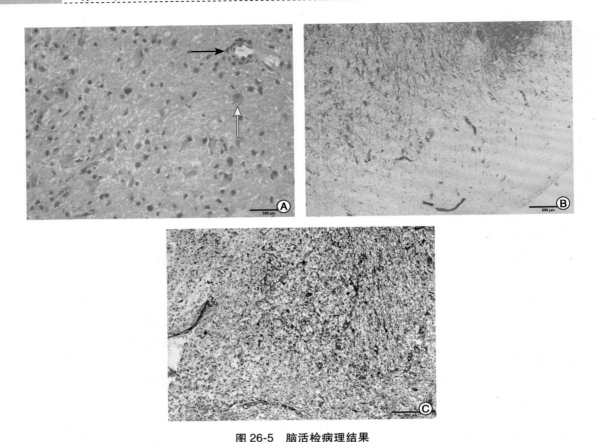

图 26-5 脑活检病理结果

注:A. 反应性星形胶质细胞增生(白色箭头),小血管周套状淋巴细胞浸润(黑色箭头),多量格子细胞;B. 髓鞘片状脱失[luxol fast blue(LFB)髓鞘染色];C. 轴索相对保留

MOG 抗体,如急性播散性脑脊髓炎(acute disseminated encephalomyelitis,ADEM)、AQP4 抗体阴性的视神经脊髓炎谱系疾病(neuromyelitis optica spectrum disorders,NMOSD)、视神经炎(optic neuritis,ON)、长节段横贯性脊髓炎(longitudinally extensive transverse myelitis,LETM)、多发性硬化(multiple sclerosis,MS)。Mariotto 报道的 22 例 MOG 抗体阳性的中枢神经系统脱髓鞘病患者中,首发平均年龄 35 岁,女性占 59%,其中孤立的 ON 占 59%,孤立的脊髓炎(myelitis,MY)占 36%,ON 合并 MY 占 4.5%。Sato 等报道的 16 例 MOG 抗体阳性的 NMOSD 患者中,7 例(43.8%)有颅内病变,该类病变主要位于深部灰质和白质,ADEM 样更多见。近期 Ogawa 等发现 4 例 MOG 抗体阳性的单侧皮质脑炎患者,磁共振液体衰减反转恢复(FLAIR)序列均有单侧大脑半球皮质高信号伴水肿,这可能也是一种 MOG 抗体相关的脑病。我们发现此例血清学检测 MOG 抗体阳性以瘤样脱髓鞘病变(tumefactive demyelinating lesions,TDLs)为首发的 NMOSD 患者,检索相关文献,目前未见类似报道。

TDLs 是中枢神经系统一种相对特殊类型的免疫介导的炎性脱髓鞘病变,影像所见病灶体积增大,多伴周边水肿,具有占位效应和/或增强的影像改变,病灶最长直径≥2cm。该例 MRI 检查发现右侧颞岛叶及脑干大片占位性病变,占位效应明显,增强扫描呈花环样不均匀强化,DWI 稍高信号,该表现可见于 TDLs 亚急性期。胶质瘤也可见花环样强化,且以高级别胶质瘤为主。刘建国等的研究显示脑胶质瘤以单发病灶为主,呈长 T_1、长 T_2 信号,多呈不规则环形强化且水肿和占位效应显著,早期 DWI 信号值不高且边缘不清楚。另外,原发性中枢神经系统血管炎(primary angiitis of the central nervous system,PACNS)影像学上也可有类似的表现,郑奎宏等报道的 8 例经活检病理证实的肿块样 PACNS 的磁共振表现,均呈团块样或花环样明显强化。因此从影像学分析,TDLs 极易误诊为胶质瘤或 PACNS。

值得注意的是,该患者以 TDLs 起病,4 个月后出现了右眼 ON,同时伴 MOG 抗体阳性,增强 MRI 可见视神经前部明显增粗强化,激素及免疫抑制治疗后视力迅速基本恢复正常。国外有研究报道 27.3%(3/11)TDLs 病程中出现 ON,72.7%(8/11)视觉诱发电位(VEP)延长。Jeong 等报道的 31 例首发 TDLs 的患者中有 11 例(35.5%)最终诊断为 NMOSD。该患者目前有 ON 的表现,同时典型的颅内病变,符合 NMOSD 的诊断。

与 AQP4 抗体阳性的 ON 不同,MOG 抗体阳性的 ON 更多地累及视乳头和与视乳头相连的球后段(视神经前部),更易出现视乳头水肿(80%),视神经鞘及周围脂肪组织强化具有特征性。Matsuda 的研究显示 MOG 抗体血清阴性的 ON 年复发率是 0.4,治疗后视敏度提高占 71.2%,MOG 抗体血清阳性的 ON 年复发率是 0.82,治疗后视敏度提高占 88.9%,提示 MOG 抗体阳性患者易复发,但治疗后视力恢复较好。本例患者单侧视神经病变,球后段强化,激素及环磷酰胺治疗效果明显,具有 MOG 抗体阳性的 ON 特征。

TDLs 病理学特征表现为髓鞘脱失,轴索相对保留,病变区可见大量格子细胞,血管周围"袖套样"淋巴细胞浸润,病变组织内不同程度反应性增生的星形胶质细胞,多数可见散在分布的 Creutzfeudt 细胞。关于 MOG 抗体阳性的脱髓鞘病病理学报道很少,Körtvélyessy 等报道 2 例 MOG 抗体阳性的 ADEM 患者,其脑活检病理同 MS 样表现。本例患者脑活检病理符合 TDLs 病理特征。

该患者发病前无疫苗接种及上呼吸道感染史,首次发病时妊娠 2 个月余,考虑其发病可能与妊娠有关。Adachi 等报道一例 MOG 抗体阳性的患者在分娩 2 个月后出现右眼视力下降,以后 3 次妊娠均有急性 ON 发作。Numa 报道的另一例 MOG 抗体阳性的脱髓鞘患者在产后 4 个月出现了右眼视力下降,4 天后出现头痛、麻木,磁共振提示右侧苍白球、右侧内囊后肢、左侧丘脑枕和延髓腹侧 T_2 高信号。NMOSD 在妊娠期复发率的增加与雌激素水平升高诱导免疫球蛋白产生增加,促进外周自身反应性 B 细胞发育,增加疾病的活动性有关,MS 则在产后复发率增加,因此,推测妊娠和分娩期性激素水平变化可能会使 MOG 抗体阳性的 NMOSD 患者病情加重。

目前,经大量研究表明,MOG 抗体可介导中枢神经系统炎性脱髓鞘病,其确切机制未明。本例是经病理证实的 TDLs,同时伴 MOG 抗体阳性,最终发展为 NMOSD,由此推测 MOG 抗体阳性可能与 TDLs、NMOSD 的发病存在一定联系。因此,提倡对所有 TDLs、NMOSD 患者都进行 MOG 抗体的检测,将来扩大样本进一步研究该类患者的临床、预后特点。

【转归及随访】

治疗后 3 个月随访患者视力完全恢复,体检未发现明显阳性体征。

【最终临床综合诊断】

抗髓鞘少突胶质细胞糖蛋白免疫球蛋白 G 抗体相关疾病

(刁东卫 刘建国 戚晓昆)

【专家点评】

MOGAD 是一种新近认识到的免疫介导的中枢神经系统炎性脱髓鞘疾病,抗 MOG 自身抗体是其致病抗体。临床上 MOGAD 可以分成视神经炎、脊髓炎、脑干脑炎、视神经脊髓炎、脑膜脑炎、脑假瘤型等多个类型。像本例 MOGAD 尽管病理上有与 MS 相似的脱髓鞘病理改变，再发时又有视神经炎的表现，但它是不同于 MS，也不同于 NMOSD 的独立疾病谱，属于 MOGAD 的假瘤型。这就要求早期对于视神经炎、视神经脊髓炎、脑内单发或多发大病灶的脱髓鞘病除了 AQP4 抗体、寡克隆区带检测外，必须进行抗 MOG 抗体的检测，以区分病因。MOGAD 容易复发，但对类固醇治疗的反应比较好，也要适当应用免疫抑制剂减少其复发。

（刘建国 姚生）

【参考文献】

1. BOYLE LH，TRAHERNE JA，PLOTNEK G，et al. Splice variation in the cytoplasmic domains of myelin oligo-dendrocyte glycoprotein affects its cellular localisation and transport［J］. J Neurochem，2007，102（6）：1853-1862.

2. MARIOTTO S，FERRARI S，MONACO S，et al. Clinical spectrum and IgG subclass analysis of anti-myelin oligo-dendrocyte glycoprotein antibody-associated syndromes：a multicenter study［J］. J Neurol，2017，264（12）：2420-2430.

3. SATO DK，CALLEGARO D，LANA-PEIXOTO MA，et al. Distinction between MOG antibody-positive and AQP4 antibody-positive NMO spectrum disorders［J］. Neurology，2014，82（6）：474-481.

4. KITLEY J，WATERS P，WOODHALL M，et al. Neuromyelitis optica spectrum disorders with aquaporin-4 and myelin-oligodendrocyte glycoprotein antibodies：a comparative study［J］. JAMA Neurol，2014，71（3）：276-283.

5. OGAWA R，NAKASHIMA I，TAKAHASHI T，et al. MOG antibody-positive，benign，unilateral，cerebral cortical encephalitis with epilepsy［J］. Neurol Neuroimmunol Neuroinflamm，2017，4（2）：e322.

6. Neuroimmunology Group of Neurology Branch of Chinese Medical Association，Neuroimmunology Committee of Chinese Society for Immunology，Immunology Society of Chinese Stroke Association. Chinese Guidelines for the Diagnosis and Management of Tumefactive Demyelinating Lesions of Central Nervous System［J］. Chin Med J，2017，130（15）：1838-1850.

7. 李健，武永康，董伦，等. 脑胶质瘤磁共振成像增强特征与病理分级相关性研究［J］. 医学综述，2011，17（11）：1725-1727.

8. 刘建国，乔文颖，郑奎宏，等. 瘤样脱髓鞘病与胶质瘤的临床、影像对比研究［J］. 中华医学杂志，2014，94（39）：3047-3051.

9. 郑奎宏，马林，史丽静，等. 肿块样原发性中枢神经系统血管炎的磁共振表现［J］. 中国临床医学影像杂志，2010，21（11）：761-764.

10. JAIN RS，KHAN I，KANDELWAL K，et al. Tumefactive demyelinating lesions（TDLs）：A case series of clinic-oradiological features［J］. Clin Neurol Neurosurg，2017，162：91-94.

11. JEONG IH，KIM SH，HYUN JW，et al. Tumefactive demyelinating lesions as a first clinical event：Clinical，ima-ging，and follow-up observations［J］. J Neurol Sci，2015，358（1-2）：118-124.

12. 戚晓昆，郭起峰. 把握中枢神经系统特发性炎性脱髓鞘病与自身免疫性脑炎的诊断与鉴别［J］. 中华神经科杂志，2017，50（10）：721-724.

13. MATSUDA R，KEZUKA T，UMAZUME A，et al. Clinical Profile of Anti-Myelin Oligodendrocyte Glycoprotein Antibody Seropositive Cases of Optic Neuritis［J］. Neuroophthalmology，2015，39（5）：213-219.

14. 孙辰婧，刘建国，桂秋萍，等. 颅内肿瘤样脱髓鞘病病理分期特点［J］. 中华医学杂志，2014，94（45）：3557-3561.

15. KÖRTVÉLYESSY P，BREU M，PAWLITZKI M，et al. ADEM-like presentation，anti-MOG antibodies，and MS pathology：TWO case reports［J］. Neurol Neuroimmunol Neuroinflamm，2017，4（3）：e335.

16. ADACHI T，YASUI K，TAKAHASHI T，et al. Anti-myelin Oligodendrocyte Glycoprotein Antibodies in a Patient

with Recurrent Optic Neuritis Involving the Cerebral White Matter and Brainstem[J]. Intern Med,2016,55
（10）:1351-1354.

17. NUMA S,KASAI T,KONDO T,et al. An Adult Case of Anti-Myelin Oligodendrocyte Glycoprotein（MOG）An-
tibody-associated Multiphasic Acute Disseminated Encephalomyelitis at 33-year Intervals[J]. Intern Med,
2016,55(6):699-702.

18. DAVOUDI V,KEYHANIAN K,BOVE RM,et al. Immunology of neuromyelitis optica during pregnancy[J].
Neurol Neuroimmunol Neuroinflamm,2016,3(6):e288.

19. MILLER DH,FAZEKAS F,MONTALBAN X,et al. Pregnancy,sex and hormonal factors in multiple sclerosis
[J]. Mult Scler,2014,20(5):527-536.

病例 27　就餐后发作性意识不清 2 个月余

【现病史】

患者男性,65 岁。患者于 2015 年 9 月间断出现就餐后头晕,随即出现意识不清,平卧位持续约数分钟意识恢复清醒,自测卧位血压最低可达 80/40mmHg,约 4 次/月。追问病史患者自 2009 年出现行走左偏,2010 年出现便秘,2012 年出现尿频、性功能障碍,未曾就诊。病程中无快速眼动睡眠行为障碍(RBD)等伴随症状。患者发病来体重未明显减轻,饮食睡眠可,尿频,大便正常。

【既往史】

高血压病史 7 年,卧位最高达 180/110mmHg,血压控制欠佳;否认糖尿病、冠心病、房颤等慢性病病史;否认肝炎、结核、伤寒等传染病病史;否认食物及药物过敏史;否认手术、外伤及输血史;疫苗接种史不详。

【个人史】

生于原籍,无外地久居史;否认疫水接触史;否认毒物及放射物接触史;否认冶游及吸毒史;否认吸烟、喝酒等不良嗜好。

【家族史】

否认家族遗传性疾病病史及类似疾病史。

【查体】

卧位血压为 170/90mmHg,立位血压为 90/60mmHg,餐后 2h 内卧位血压为 80/50mmHg。强笑,掌颏反射阳性,口周反射阳性,四肢肌力正常,四肢肌张力齿轮样增高,双侧肱二头肌、肱三头肌、膝跟腱反射活跃,双侧 Babinski 征、Chaddock 征阳性,共济、肢体感觉未见异常。

【辅助检查】

1. 血尿便常规、生化、肿瘤全套　无明显异常。

2. 饱餐后 2 小时视频脑电图检查　未见异常。

3. 认知情感评估　焦虑和抑郁自评量表示轻度抑郁、严重焦虑;简易智能精神状态评价量表(mini-mental state examination,MMSE)25 分,蒙特利尔认知评估量表(montreal cognitive assessment,MoCA)18 分。

4. 头颅 MRI(图 27-1)　脑桥、小脑萎缩,脑桥可见"十"字征。

5. 肌电图　肛门括约肌肌电图(external anal sphincter electromyography,EAS-EMG)、尿

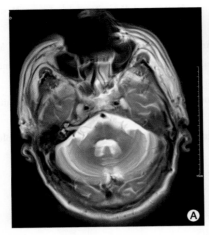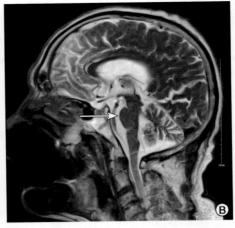

图 27-1　头颅 MRI 检查结果

注：A. 轴位 T_2WI 示环池增宽，脑桥"十"字征；B. 矢状位 T_2WI 示脑桥、小脑萎缩（箭头）

道括约肌肌电图（urethral sphincter electromyography，US-EMG）结果（表 27-1）提示轻收缩动作电位时限延长，大力收缩募集电位呈单纯相。

表 27-1　肛门、尿道括约肌肌电图结果

指标	运动单位动作电位			大力收缩募集电位
	时限/ms	波幅/μV	多相波百分比/%	
EAS-EMG	11.2	436	29.4	单纯相
US-EMG	11.9	330	14.3	单纯相

注：EAS-EMG：肛门括约肌电图；US-EMG：尿道括约肌肌电图

【定位分析】

患者掌颏反射、口周反射阳性，双侧肱二头肌肌腱、肱三头肌肌腱、膝跟腱反射活跃，双侧 Babinski 征、Chaddock 征阳性，定位于双侧锥体束；四肢肌张力齿轮样增高，定位于锥体外系；便秘、尿频、性功能障碍、直立性低血压，定位于自主神经系统。

【定性讨论】

患者 65 岁男性，隐匿起病，主要表现为就餐后发作性意识不清，既往有高血压病史，神经系统查体示锥体束、锥体外系、自主神经系统受累的体征，没有小脑受累表现，结合辅助检查，考虑为多系统萎缩 P 型。

【诊疗经过】

入院后完善头颅 MRI、肌电图等检查，最终诊断为临床确诊的多系统萎缩（multiple system atrophy，MSA）。

【临床讨论】

MSA 是一种隐匿起病、散发、进行性发展的神经系统变性疾病。自主神经功能障碍如尿、便障碍、直立性低血压、快速眼动睡眠行为障碍等是 MSA 的突出临床表现，且常常作为首发症状，先于运动症候之前出现。而既往以就餐后意识不清就诊的 MSA 患者尚未见报道。

2008 年 Gilman 最新诊断标准将 MSA 分为 MSA-P 和 MSA-C 两个亚型，分别以帕金森综合征、小脑共济失调为主要的运动症候表现，两者均有不同程度的自主神经功能障碍。患者中年起病，进行性加重，临床症候以自主神经系统损伤为主要表现，神经系统查体示锥体束、锥体外系、自主神经系统受累，头颅 MRI 示脑桥、小脑萎缩，EAS-EMG 和 US-EMG 示神经源性损伤，可诊断为临床确诊的 MSA-P 型。

餐后低血压（postprandial hypotension，PPH）是指就餐 2h 内收缩压降低 ≥20mmHg 或餐前收缩压 ≥100mmHg，而餐后收缩压 <90mmHg。PPH 严重时可导致意识障碍，在普通社区人群患病率可达 2.6%。其发病机制不明。Fukushim 等研究发现，PPH 多与直立性低血压（orthostatic hypotension，OH）同时出现，PPH 患者餐后胰高血糖素样肽 1（GLP-1）分泌增多，推测 PPH 发病机制与自主神经功能障碍、胃肠血管活性肽释放有关。本患者餐后 2h 内收缩压降低幅度为 90mmHg，立卧位血压差 ≥20/10mmHg，除外了进餐速度过快、进食大量碳水化合物、低血糖等诱因，同时符合 PPH 和 OH 的诊断标准。此患者 PPH 较文献报道更为显著，考虑与 MSA 患者有严重的自主神经功能受损有关。对于 PPH 患者，还需注意与晕厥、倾倒综合征、急性冠脉综合征等疾病鉴别。

患者以 PPH 首诊，但首发症状为行走不稳、泌汗异常，病程已有 6 年，提示 MSA 早期症状较为隐匿，容易被忽视。患者在出现就餐后意识不清症状后才首诊于神经内科，被确诊为 MSA。这提示临床医师需重视 MSA 的自主神经症候。

MSA 目前尚无特效治疗手段，改良"鸡尾酒"疗法或可能有部分疗效。PPH 治疗以改变饮食方式、补液、药物治疗为主。有研究指出三餐时服用阿卡波糖 50mg，可有效改善餐后血压下降，因阿卡波糖可以减少进餐后胃肠道血液灌注从而改善全身血液供应。通过改变饮食方式及药物治疗，电话随访患者餐后低血压症状较前发作次数减少。

在临床实践中，遇到中老年以头晕、餐后意识不清起病的患者，临床医师需详细询问病史及全面查体，以减少 MSA 漏诊与误诊。

【治疗及转归】

嘱患者随餐后饮水、少食碳水化合物、少量多餐等改变饮食方式，防摔倒，药物上给予改良"鸡尾酒"疗法，症状好转。

【最终临床综合诊断】

多系统萎缩伴餐后低血压

（王晴晴　朱宗红　戚晓昆）

【专家点评】

MSA 临床近年诊断越来越多。一方面得益于电生理检查方法的改进与突破，有了肛门或尿道括约肌肌电图加以确证诊断。另一方面是自主神经功能多参数的评价，像直立倾斜试验、皮肤交感反应、泌汗试验等。即使影像改变不突出时，也可以根据这些检查加以辅助诊断。特别应当注意 MSA 的非运动症状发生多先于运动症候，实际上就是自主神经受累往往更早，如尿、便障碍、出汗异常、性功能减退、直立性头晕或直立性调节障碍等，容易被误诊为前列腺肥大、自主神经调节不良、阳萎、颈性头晕（颈椎病）等。像本例 MSA 误诊长达 6~7 年，直到伴餐后晕厥才明确。就像"酱油瓶立卧效应"一样，实际该患者直立低血压在很多年前已有，并且有卧位高血压的表现，只是没有到晕厥表现。这种 MSA 卧位高血压降压效果不好，是 MSA 血管调节受累的特点，因为 MSA 患者血管壁对于降压药的作用无反应或反应轻微。

（戚晓昆）

【参考文献】

1. FANCIULLI A,WENNING GK. Multiple-system atrophy[J]. N Engl J Med,2015,372(3):249-263.

2. GILMAN S,WENNING GK,LOW PA,et al. Second consensus statement on the diagnosis of multiple system atrophy[J]. Neurology,2008,71(9):670-676.

3. 邱峰,刘建国,李丽萍,等.肛门和尿道括约肌肌电图对多系统萎缩的诊断价值[J].中华医学杂志,2013,93(25):1958-1961.

4. TRAHAIR LG,HOROWITZ M,JONES KL. Postprandial hypotension:a systematic review[J]. J Am Med Dir Assoc,2014,15(6):394-409.

5. FUKUSHIMA T,ASAHINA M,FUJINUMA Y,et al. Role of intestinal peptides and the autonomic nervous system in postprandial hypotension in patients with multiple system atrophy[J]. J Neurol,2013,260(2):475-483.

6. 张海玲,戚晓昆.多系统萎缩的自主神经功能障碍及其他非运动症候[J].中国神经免疫学和神经病学杂志,2014,21(2):138-140.

7. 邱峰,刘建国,张海玲,等.改良"鸡尾酒"疗法对多系统萎缩的疗效观察[J].中华老年心脑血管病杂志,2014,(9):958-960.

8. Qiao W,Li J,Li Y,et al. Acarbose,the α-glucosidase inhibitor,attenuates the blood pressure and splanchnic blood flow responses to meal in elderly patients with postprandial hypotension concomitant with abnormal glucose metabolism[J]. Blood Press Monit,2016,21(1):38-42.

病例28　进行性记忆力下降1年余,行走不稳5个月

【现病史】

患者女性,75岁。患者自2016年初(1年前)明显出现记忆力下降,表现为记不起朋友、家属的名字,找不到东西等,未诊治。2016年9月(5个月前)患者出现走路不稳,小碎步,偶有摔倒,无头晕、视物旋转,无肢体力弱、饮水呛咳等症。自2016年11月(3个月前)起患者记忆力下降逐渐加重,表现为迷路,找不到家门,不会穿衣服,情绪烦躁,无幻视、幻听,无肢体抖动,于2017年2月13日就诊于笔者所在医院骨科,行腰椎MRI平扫提示腰椎管狭窄,行头颅MRI平扫提示:大脑半球及小脑半球脑膜及脑沟内多发异常强化灶,转移可能。为进一步诊治转至我科。患者自发病以来,精神差,饮食、睡眠一般,二便正常,体重无明显变化。

【过去史】

"高血压"40年,最高血压170/100mmHg,目前口服"坎地沙坦酯、琥珀酸美托洛尔",血压控制可;否认其他慢性病病史;否认肝炎、结核、伤寒等传染病病史;否认食物及药物过敏史;否认手术、外伤及输血史;预防接种史不详。

【个人史】

出生于湖南长沙,无外地久居史;否认疫水接触史,未到过疫区;否认毒物及放射物接触史;否认冶游及吸毒史;无烟、酒等不良嗜好。已婚,配偶体健,子女体健。

【家族史】

否认家族遗传性疾病病史及类似疾病史。

【查体】

体温:36.4℃,脉搏:76次/min,呼吸:18次/min,血压:160/76mmHg。内科检查无特殊。

神经系统查体:神清语利,查体合作。高级皮质功能差;脑神经查体未见明显阳性体征。左侧肢体肌力 5 级,右侧肢体肌力 5⁻级;四肢肌张力正常;左侧膝反射、跟腱反射减弱,余肢体腱反射正常存在;双侧肢体共济试验正常;四肢深浅感觉正常;双侧腹壁反射减弱;双侧 Hoffmann 征阴性,双侧 Babinski 征、Chaddock 征阳性。

【辅助检查】

1. 实验室检查(2017-2-13)　D-二聚体 773.0ng/ml↑,肾上腺素诱聚试验 36.1%↓,二磷酸腺苷诱聚试验 61.1%,花生四烯酸诱聚试验 34.0%↓,补体 C3 1 530mg/L↑,血常规、肝肾功、肿瘤标志物、狼疮组套、血管炎、血尿 LAMBDA、KAMPPA 未见明显异常。副肿瘤抗体阴性。

2. 脑脊液化验(2017-2-14)　初末压 180/100mmH$_2$O;潘迪试验阴性,白细胞 4×10⁶/L,红细胞 4 062×10⁶/L,氯 118mmol/L,糖 2.8mmol/L,蛋白 988mg/L,OB 阴性,24 小时 IgG 合成指数 1.19,未见异形细胞。Aβ40 蛋白 414.56pg/nl↓、Aβ42 蛋白 71.54pg/nl↓。

3. APOE 基因检测　结果为 APOEε3/ε3。

4. 头颅 MRI(2017-2-13)(图 28-1)　脑内多发异常信号,增强后大脑半球及小脑半球脑膜及脑沟内可见多发异常强化灶;左侧上颌窦炎;空泡蝶鞍。

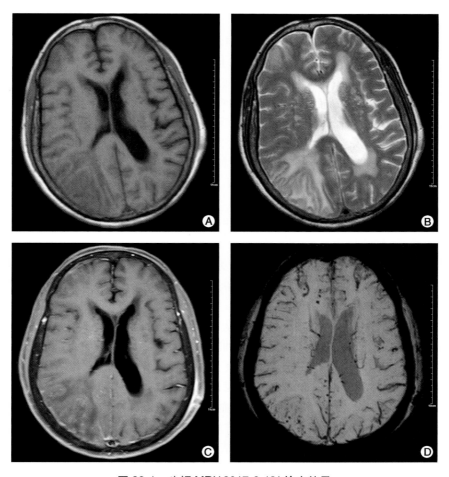

图 28-1　头颅 MRI(2017-2-13)检查结果

注:A. 轴位右侧顶、枕叶均可见稍长 T$_1$ 信号;B. 右顶枕叶稍长 T$_2$ 信号;C. 增强扫描可见病灶多发异常强化;D. SWI 可见皮质下白质多发低信号

5. PET/CT(2017-2-17)   ①右额、顶、颞叶及左颞多发低密度水肿带,局部脑回葡萄糖代谢弥漫性减低,未见明确葡萄糖代谢增高灶,脑萎缩,双侧基底节区钙化灶;②双肺多发炎性及陈旧性病灶,纵隔及双肺门多发肿大淋巴结,葡萄糖代谢增高,考虑为炎性淋巴结;③右侧第3、4前肋及第5骶椎多发葡萄糖代谢增高灶,考虑外伤所致;脊柱退变,腰4椎体轻度移位并伴椎管轻度狭窄。

6. 脑电图   大量及较多低波幅慢波。

7. 认识情感测定   简易智能精神状态评价量表(MMSE)9分,蒙特利尔认知评估量表(MoCA)5分。无抑郁状况,有中度焦虑。

8. 其他检查   心电图示完全性左束支阻滞;胸部CT(2017-2-13)示细支气管炎表现,双肺散在陈旧病变,气管、支气管多发钙化,淀粉样变可能;超声示双侧下肢动脉多发斑块形成;颈腰椎MRI示退行性变,C_4和L_4椎体轻度滑脱。

【定位分析】

高级皮质功能差定位于大脑皮质;右侧肢体肌力5$^-$级,右侧Babinski征、Chaddock征阳性定位于左侧皮质脊髓束;左侧膝反射、跟腱反射减弱,定位于神经根及周围神经;左侧Babinski征、Chaddock征阳性定位于右侧皮质脊髓束。

【定性讨论】

1. 脑淀粉样血管病   是淀粉样物质沉积在脑内血管导致症状性脑血管功能障碍的一种疾病,也称嗜刚果红性血管病。其临床特点是血管破裂而致反复和多灶的自发脑叶出血。发病机制为淀粉样物质沉积在脑血管和脑实质而引起临床表现。临床表现为自发性颅内出血(主要累及皮质及皮质下或脑叶等区域)和痴呆等。该患者肺部CT提示气管、支气管多发钙化,淀粉样变可能,头颅SWI及增强MRI可见大脑半球及小脑半球脑膜及脑沟内多发异常强化灶及散在出血灶,结合患者年龄较大,认知障碍进行性加重,不能排除此病可能。

2. 进行性多灶性白质脑病(PML)   是一种由人类乳头多瘤空泡病毒中的JC病毒引起的亚急性致死性脱髓鞘性疾病,呈亚急性起病,病情进展迅速,早期癫痫、智力障碍和人格改变较为常见。结合患者病史暂不考虑。

3. 中枢神经系统血管炎   指一类累及中枢神经系统的炎性血管病;包括①感染性血管炎:梅毒性血管炎、细菌性血管炎、真菌性血管炎和病毒性血管炎。患者无明显感染史,体温正常,血常规未见明显异常,暂不考虑。②原发性免疫相关性中枢神经系统血管炎:可累及中枢神经系统,包括结节性多动脉炎、过敏性肉芽肿、Takayasu综合征、Wegner肉芽肿、淋巴细胞性动脉炎、过敏性动脉炎。患者血常规未见明显异常,嗜酸性粒细胞正常,结合影像检查暂不考虑。③继发性血管炎,为系统性或全身疾病所引起,包括自身免疫病合并血管炎(系统性红斑狼疮、风湿性关节炎、硬皮病、皮肌炎、重叠性胶原病和干燥综合征)以及感染、药物和肿瘤相关的过敏性血管炎;完善血管炎、狼疮组套、免疫球蛋白等相关检查不能分类的血管炎累及中枢神经系统,如血栓闭塞性血管炎、moyamoya综合征、Sneddon综合征、Cogan综合征、孤立的中枢神经系统血管炎。血管炎主要表现头痛、局灶性神经系统损害、弥漫性脑损害症状(意识或认知障碍);MRI最常见的表现是广泛的皮质和白质的损害,应用对比剂可见软脑膜出现增强。诊断的金标准是脑病理检查。

【治疗经过】

入院后完善相关检查,给予患者激素冲击、补钾、补钙、抑酸、控制血压、血糖等治疗,患者理解力、记忆力、定向力较前好转。

复查头颅磁共振示脑内多发异常信号(图28-2),较2017年2月13日的结果明显好转、强化减少;多发慢性缺血灶、腔隙性梗死灶,老年性脑改变。复查智能测定:MMSE评分为17分,MoCA评分为9分。

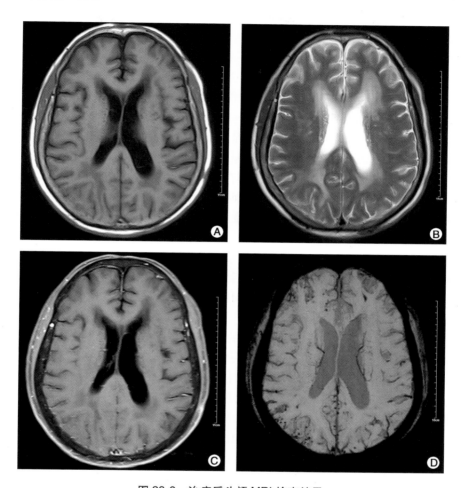

图28-2 治疗后头颅MRI检查结果

注:A.轴位 T_1WI,右顶、枕叶可见点状、不规则片状稍长 T_1 信号;B.右顶枕叶稍长 T_2 信号;C.增强扫描未见明显异常强化灶,与2017年2月13日结果比较,右侧半球异常信号范围明显减小,脑肿胀减轻;D.SWI可见皮质下白质低信号较前稍减少

【临床讨论】

脑淀粉样血管病(cerebral amyloid angiopathy,CAA)是一种老年人常见的颅内微血管病,病理特征主要为软脑膜和大脑皮质血管的淀粉样蛋白沉积,表现为自发性脑叶出血,在老年人自发性脑出血的原因中占5%~20%,尚缺乏有效的治疗。近年来有研究发现一些颅内血管Aβ沉积的患者中同时存在血管炎症,现普遍称之为脑淀粉样血管病相关炎症(cerebral amyloid angiopathy related inflammation,CAA-RI),因其不仅包含了Aβ沉积引起的血管内炎症,也包括了血管周围炎症。目前的观点认为,CAA-RI是一种潜在可治且效果良好的CAA亚型。

CAA-RI作为CAA一种疾病亚型,其发病年龄较CAA小,常见于年龄60岁以上(平均

67 岁)患者,与性别无相关性,多呈急性或亚急性起病,可表现为不同程度的认知减退伴亚急性神经行为症状,如癫痫、头痛、脑卒中样征象等,以癫痫、头痛等症状起病的患者也不在少数。磁共振可见 T_2WI 上白质高信号,脑脊液检查可见蛋白升高,细胞数可轻度增高,脑脊液 Aβ40 和 Aβ42 浓度降低,Aβ 可呈阳性。其诊断主要基于临床资料与影像学检查,确诊需要病理支持。

发病机制:CAA-RI 的发病机制尚不清楚。Vromman 等证实单独的 Aβ1-40 不会引起炎症反应,但可以增加血管平滑肌细胞对促炎环境的敏感性。此外,在一些 CAA-RI 患者中发现 CD68+巨噬细胞和 CD4+T 细胞在血管炎症附近聚集,脑脊液中有抗 Aβ 的自身抗体,部分患者的血清中抗中性粒细胞包质抗体(anti-neutrophil cytoplasmic antibody,ANCA)阳性,提示自身免疫反应可能参与了 CAA-RI 的疾病过程。有研究表明:APOE $\varepsilon4/\varepsilon4$ 基因可能为 CAA-RI 的危险因素,CAA-RI 患者中 APOE $\varepsilon4/\varepsilon4$ 基因的携带率高达 80%,而在无炎症反应的 CAA 中的携带率仅为 5%,提示了 APOE $\varepsilon4/\varepsilon4$ 基因在对 Aβ 的免疫反应中可能起着重要促进作用。

病理学特点:CAA-RI 主要病理表现为大脑皮质及柔脑膜等处有 Aβ 沉积的微小血管呈刚果红染色阳性,血管和/或血管周围炎症细胞浸润或呈肉芽肿改变,常伴有微小出血灶,也可表现为多发梗死灶。

诊断标准:脑活检是 CAA-RI 诊断的金标准,而 MRI 是最重要的辅助诊断手段。Kinnecom 等对 CAA-RI 患者进行一系列 MRI 检查后发现 T_2 高信号损伤区的容积分析与临床症状密切相关,认为当患者有相应的临床表现时,MRI 示白质 T_2 高信号,且伴有多发性的皮质或皮质下微出血,这足以诊断,而不需要脑活检。2011 年,Chung 等对 72 例 CAA 相关炎症患者进行分析总结,提出了 CAA 相关炎症可能的临床诊断标准:①急性或亚急性起病。②发病年龄≥40 岁。③出现至少一种以下症状:头痛,精神或行为改变,局灶性的神经功能障碍和癫痫。④MRI 可见斑片状或融合的长 T_2 加权像信号。⑤MRI 可见 CAA 的证据或既往脑叶区出血。⑥无肿瘤,感染或其他病因。⑦病理学证实有血管内炎症或者血管周围炎症;皮质或软脑膜血管 Aβ 沉积。满足 1~6 条,可诊断为可疑 CAA 相关炎症;满足 1~6 任意一条以上及第 7 条,可确诊为 CAA 相关炎症。2016 年,Auriel 在 Chung 等的基础上提出基于临床-影像发现的 CAA-RI 临床放射学诊断标准,认为临床中可以针对"很可能的 CAA-RI"患者可尝试经验性的免疫抑制治疗从而避免脑活检。若患者 3 周内对激素治疗无反应需考虑进行脑活检。很可能 CAA-RI 的标准:①≥40 岁。②至少有其中一个临床症状:头痛,意识减退,行为改变,或局灶性神经系统体征和癫痫;表现不直接于急性颅内出血导致。③MRI 示单个或多个脑白质病变(皮质,皮质下或深部):非对称性,快速扩展到皮质下白质;非对称性病灶不是因为既往颅内出血。④至少一个皮质或皮质下出血病灶:脑大出血,脑微出血或皮质表面铁沉积。⑤排除肿瘤,感染或其他病因。可能 CAA-RI 的标准:①≥40 岁。②至少有其中一个临床症状:头痛、意识减退、行为改变或局灶性神经系统体征和癫痫;表现不直接由急性颅内出血导致。③MRI 示快速扩展到皮质下白质的脑白质病变。④至少一个皮质或皮质下出血病灶:脑大出血,脑微出血或皮质表面铁沉积。⑤排除肿瘤,感染或其他病因。

治疗及预后:免疫抑制治疗对 CAA-RI 患者反应较好,最常用的药物是皮质类固醇,对皮质类固醇抵抗的患者可以考虑环磷酰胺、氨甲蝶呤、麦考酚酸酯等,一般在用药后 1~3 周临床症状出现缓解。影像学可出现 T_2 损伤容积迅速减少,并在后续影像学随访中没有反弹。对于很可能为 CAA-RI 的患者,未做脑活检也可采用试验性的免疫抑制治疗,但如果在 3 周内对高剂量的激素治疗无反应时,还是应该考虑活检。

本例患者为 75 岁女性,主要表现为记忆力下降伴行走不稳,偶伴头痛。入院查体可见认知功能下降,双侧病理征阳性,头颅磁共振可见散在的皮质及皮质下白质异常信号,表现为血管间隙病变,头颅磁共振 SWI 可见皮质及皮质下大量出血灶,患者行 APOE 基因检测示 APOE $\varepsilon3/\varepsilon3$ 等位基因纯合子;脑脊液 $A\beta40$ 蛋白 414.56pg/nl↓、$A\beta42$ 蛋白 71.54pg/nl↓,经除外感染因素、肿瘤、自身免疫疾病,结合病史和神经影像,考虑患者为 CAA-RI 可能,给予激素冲击治疗后,复查头颅 MRI 脑内多发异常信号,较 2017 年 2 月 13 日的结果明显好转、强化减少;多发慢性缺血灶、腔隙性梗死灶,老年性脑改变。复查智力:MMSE 评分为 17 分,MoCA 评分为 9 分,认知功能明显好转。

本病例经验:对于 60 岁以上患者,起病方式表现为急性或亚急性认知功能下降、头痛、癫痫,头颅磁共振可见 $T_2WI/FLAIR$ 高信号灶,呈散在或融合,多为不对称,可伴有占位效应,可有软脑膜及脑实质的强化。此时在除外肿瘤、感染等因素外,应考虑到 CAA-RI。在既往报告中,给予患者口服类固醇和/或环磷酰胺治疗后,T_2、FLAIR 高信号病灶明显好转。据现有文献报道,只有极少数的患者存活超过 60 个月。另外,值得注意的是,CAA-RI 疾病相关表现与 $A\beta$ 抗体在脑脊液中的浓度有关,血浆 $A\beta40$ 水平与白质病变和/或腔隙性梗死相关,且 $A\beta40$ 对白质高信号体积的效应不依赖于 APOE 基因型。如果这种抗体确实是致病的,免疫抑制治疗可能通过抑制 B 细胞的产生来阻止疾病的进展,或者,用类固醇和/或环磷酰胺治疗通过炎症机制改善血管 $A\beta$ 抗体沉积的损伤,减少 $A\beta$ 抗体的产生或促进其清除。

【转归及随访】

给予激素冲击序贯治疗(改为口服后逐渐减量)、免疫抑制治疗后其症状及影像表现得到明显改善。治疗后 3 个月电话随访,患者认知功能较前明显好转,可自行行走。

【最终临床综合诊断】

脑淀粉样血管病相关炎症

(王帅　戚晓昆)

【专家点评】

脑淀粉样血管病相关炎症(CAA-RI)是近几年才被逐渐认知和不断掌握的一种疾病。有的患者表现为头痛、高颅内压(我科一例 50 岁男性患者,仅以高颅内压为表现,头颅常规及增强 MRI 未见异常,后补做 SWI 看到相当多的微出血灶),有的老年患者表现为波动或渐进性认知障碍,有的表现为癫痫样发作。所以,在临床上要重视这类疾病的诊断,要进行 SWI 检查,如果见到皮质或皮质下多发微出血时就要除外 CAA-RI。此外,MRI 增强可以见到沿脑沟裂的软脑膜有淡淡的线状强化也是其特点,有的占位效应显著,不要误诊为脑肿瘤。CAA-RI 对糖皮质激素治疗的反应效果非常好,可以说是"戏剧性"变化,即使有快速进展的认知功能障碍,用药后 2~3 天也会显著好转。因而,不管患者年龄多大,只要诊断可靠,没有使用禁忌,尽早应用糖皮质激素是最佳治疗手段。

(戚晓昆)

【参考文献】

1. VROMMAN A,TRABELSI N,ROUXEL C,et al. β-Amyloid context intensifies vascular smooth muscle cells induced inflammatory response and de-differentiation[J]. Aging Cell,2013,12(3):358-369.

2. DIFRANCESCO JC,BRIOSCHI M,BRIGHINA L,et al. Anti-Aβ autoantibodies in the CSF of a patient with CAA-related inflammation:a case report[J]. Neurology,2011,76(9):842-844.

3. KINNECOM C,LEV MH,WENDELL L,et al. Course of cerebral amyloid angiopathy-related inflammation[J].

Neurology,2007,68(17):1411-1416.

4. CHUNG KK,ANDERSON NE,HUTCHINSON D,et al. Cerebral amyloid angiopathy related inflammation:three case reports and a review[J]. J Neurol Neurosurg Psychiatry,2011,82(1):20-26.

5. TRASCHUTZ A,TZARIDIS T,PENNER AH,et al. Reduction of microbleeds by immunosuppression in a patient with Aβ-related vascular inflammation[J]. Neurol Neuroimmunol Neuroinflamm,2015,2(6):e165.

病例 29　发作性意识丧失伴抽搐 7 年

【现病史】

患者男性,20 岁,学生。2006 年 12 月 16 日(7 年前)无诱因出现意识不清、口角流涎、上肢抽搐,10 分钟后清醒,对发病过程无记忆。在当地医院行头颅 MRI(图 29-1):左侧额顶叶长 T_2 异常信号,软脑膜强化,考虑颅内感染性病变。给予"青霉素、病毒唑"及营养神经等治疗好转。2007 年 2 月 1 日复查头颅 MRI:左侧额顶叶病变明显减小,未见明显强化(图 29-2);2008 年 7 月(5 年前)再次发生意识丧失、抽搐,头颅 MRI 未见明显异常(图 29-3),未予治疗。2010 年 10 月(3 年前)出现发热伴头痛,颅脑 MRI 无异常,腰穿检查:压力 220mmH$_2$O,白细胞数 60×10^6/L,糖 2.5mmol/L,蛋白定量 1.017g/L;脑脊液结核杆菌 DNA 定量稍高于正常值,血沉 28mm/h。诊断为"中枢神经系统感染(结核性脑膜炎可能性大)",给予营养神经,抗结核药物及激素等治疗,未见明显好转。2010 年 11 月 3 日在笔者所在医院神经疑难病多学科会诊中心会诊,诊断"结核性脑膜炎",此后规律口服抗结核药物 1 年。2011 年 11 月 5 日(2 年前)再次出现发热、头痛,头颅 MRI 提示右侧额叶多发异常信号(图 29-4);全脑血管造影术未见异常;腰穿结果:压力 326mmH$_2$O,白细胞数 28×10^6/L,蛋白定量 1.77g/L。11 月 24 日再次会诊考虑"局灶性肥厚性脑膜炎(右侧额叶)",给予激素冲击及改善循环等治疗好转;2013 年 6 月(1 个月前)出现 2 次癫痫全面强直阵挛发作,颅脑 MRI 提示右侧顶部异常信号及异常强化(图 29-5),为明确诊治于 2013 年 7 月 24 日再次入院就诊。患者神志清,精神可,饮食、夜眠可,体重无明显变化,二便正常。

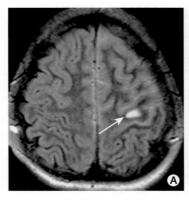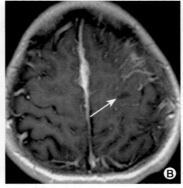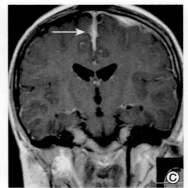

图 29-1　患者头颅 MRI(2006-12-17)检查结果

注:A. 左侧额顶叶可见 FLAIR 高信号(箭头);B. 轴位增强 T_1WI 示中线及左额叶软脑膜强化(箭头);C. 冠状位 T_1WI 示中线及左额叶脑膜强化(箭头)

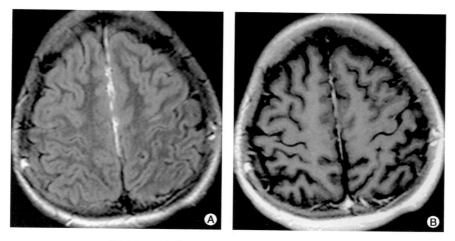

图 29-2 患者头颅 MRI(2007-2-1)检查结果

注:A. 左侧额顶叶 FLAIR 稍高信号,病变明显减小;B. 增强 T₁WI 未见明显强化

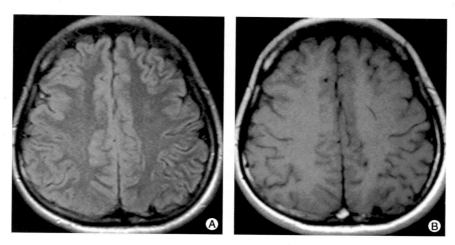

图 29-3 患者头颅 MRI(2008-7-24)检查结果

注:A. FLAIR 未见明显异常;B. 轴位增强 T₁WI 未见明显强化

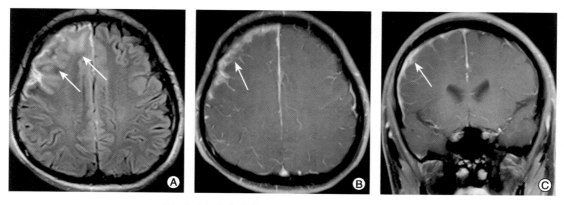

图 29-4 患者头颅 MRI(2011-11-9)检查结果

注:A. 右额叶可见多发 FLAIR 高信号;B. 轴位增强 T₁WI 示中线及右额叶软脑膜明显强化(箭头);
C. 冠状位增强 T₁WI 示中线及右额叶软脑膜明显强化(箭头)

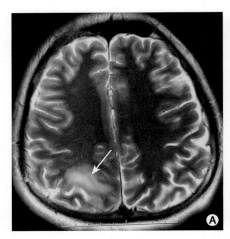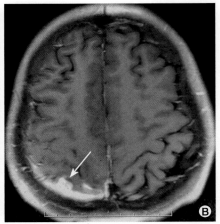

图 29-5　患者头颅 MRI（2013-06-29）检查结果

注：A. 右顶叶可见 T_2WI 高信号（箭头）；B. 右顶叶部位软脑膜异常强化

【既往史】

1997 年曾患"病毒性脑炎"，已治愈；否认"高血压、糖尿病"等慢性病病史；否认肝炎、结核等传染病病史；否认手术、外伤及输血史；预防接种史不详。

【家族史】

父母健在，否认家族传染病及遗传病病史。

【查体】

体温：36.5℃，脉搏：84 次/min，呼吸：16 次/min，血压：120/80mmHg。神志清楚，言语流利，计算力、理解力、记忆力、定向力正常。双侧掌颏反射阳性，余脑神经检查未见异常。四肢肌力、肌张力正常，双侧肱二、三头肌肌腱反射对称、存在，双侧膝跟腱反射对称存在；左上肢及左下肢痛觉减退，双侧音叉振动觉正常，双侧 Hoffmann 征阴性，双侧 Babinski 征、Chaddock 征阴性。颈部无抵抗，Kernig 征阴性，Brudzinski 征阴性。

【辅助检查】

1. 血尿便常规和生化　血沉 19mm/h，丙氨酸氨基转移酶 134.0U/L↑，血谷氨酰转肽酶 127.0U/L↑，血常规、肿瘤标志物、血清自身免疫抗体等未见异常。

2. 脑脊液化验　弓形体抗体、抗风疹病毒抗体、抗巨细胞病毒抗体、抗Ⅱ型单纯疱疹病毒抗体均阴性。脑脊液 IgG 合成率 15.31，血清 OB 阳性，脑脊液 OB 阴性，髓鞘碱性蛋白（血清）3.22mg/ml，髓鞘碱性蛋白（脑脊液）1.12mg/ml。

3. 腰穿结果（表 29-1）

表 29-1　脑脊液结果汇总

时间	压力/ mmH_2O	WBC 计数/ $(\times 10^6 \cdot L^{-1})$	中性粒细胞 百分比/%	蛋白/ $(mg \cdot L^{-1})$	糖/ $(mmol \cdot L^{-1})$	氯/ $(mmol \cdot L^{-1})$
2010-10-16	220	60	80	1 017	2.5	120
2010-10-23	260	48	−	1 125	2.75	124
2010-10-30	280	38	40	1 474	2.8	117

续表

时间	压力/ mmH₂O	WBC 计数/ (×10⁶·L⁻¹)	中性粒细胞 百分比/%	蛋白/ (mg·L⁻¹)	糖/ (mmol·L⁻¹)	氯/ (mmol·L⁻¹)
2010-11-05	326	22	55	1 770	2.75	124
2011-11-12	326	22	50	1 460	2.75	120
2011-11-22	300+	17	–	2 638	2.6	117
2011-12-07	300+	170	–	1 667	2.8	118
2011-12-23	300+	30	–	347	3.5	118
2013-7-25	300	2	–	422	3.5	121
2016-12-16	280	1	–	350	3.2	128

4. 头颅 MRI ①第 1 次(2011-11-9):右额叶多发异常信号,考虑脑膜脑炎;②头颅 MRI 平扫+增强扫描(2013-7-29):右侧顶部异常信号及异常强化,考虑感染性病变,结核性脑膜脑炎可能性大。

5. 视频脑电图(2016-12-20) 正常。

6. 数字减影血管造影(DSA)(2011-11-26) 未见异常。

【诊治经过】

患者于 2013 年 8 月 22 日行右顶开颅病灶活检术,切除右顶异常硬膜及病灶 3cm×2cm×2cm,病理示肉芽肿结节形成。术后给予抗癫痫(丙戊酸钠缓释片 0.5g/次,每日 2 次口服,后因肝功能异常,改为左乙拉西坦 0.5g/次,每日 2 次口服治疗,病情稳定。2016 年 10 月 28 日再次发作癫痫,2016 年 12 月 16 日复查头颅 MRI(图 29-6)示右顶部术后,右侧顶叶见斑片状长 T₁ 长 T₂ 信号影,增强扫描异常信号未见强化。

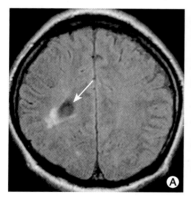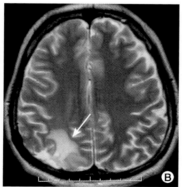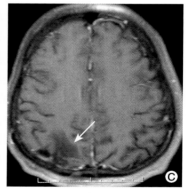

图 29-6 患者头颅 MRI(2016-12-16)检查结果

注:A. 右顶部术后改变,右侧顶叶见斑片状 FLAIR 高信号;B. 右顶叶稍长 T₂ 信号(箭头);C. 增强扫描未见异常强化

【定位诊断】

患者发作性意识丧失伴四肢抽搐,定位于广泛大脑皮质;双侧掌颏反射阳性,定位于双侧皮质脑干束;左侧肢体痛觉减退,定位于右侧大脑半球中央后回。

【定性讨论】

患者青年男性,急性起病,反复发作意识丧失、抽搐及发热、头痛,经抗结核治疗后曾有好转,但 1 年后再次复发,给予激素治疗后病情缓解,每次发病头颅 MRI 病灶位置均不一致,脑血管造影未见异常。定性考虑:①皮质静脉炎:患者多次行腰穿检查压力均较高,存在慢性压力增长趋势,结合头颅 MRI 提示皮质病灶,皮质静脉病变不除外,但行全脑 DSA 检查未见异常,此为不支持点;②颅内感染:结合患者病程中有发热、头痛,头颅 MRI 有皮质、脑膜受累,腰穿脑脊液细胞轻中度升高,考虑病毒性脑膜脑炎或不典型结核感染,但给予抗病毒及抗结核治疗后效果不佳,也不支持;③原发性中枢神经系统血管炎:患者临床及 MRI 检查均不能除外该病,因该病比较少见,临床及影像无特异性,确诊需结合活检病理;④特发性肥厚性硬脑膜炎:此病为免疫相关,临床可表现为反复头痛、癫痫发作及局部脑神经组织受累的体征,如听力下降、视力下降等。影像学主要表现为硬膜增厚,显著强化,可局限或广泛受累,若影响局部血供,可出现皮质及皮质下缺血病灶,该病例有类似病灶。但一般脑脊液白细胞和蛋白升高不明显。

【病理】

2013 年 8 月 22 日病理结果:(右侧颞叶占位)镜下大脑皮质及白质结构,蛛网膜下腔大量炎性细胞浸润,部分血管周围淋巴细胞套袖形成,部分血管管壁增厚,管腔闭塞,另见大的上皮样细胞结节形成,中间出现凝固性坏死,周围炎性细胞包绕,肉芽肿形成,周围脑组织水肿,部分血管周围淋巴细胞套袖形成,符合慢性肉芽肿性炎,为蛛网膜下腔为主的慢性炎,局部上皮样细胞,炎细胞及中心性坏死构成的肉芽肿结节形成。符合慢性肉芽肿性炎。镜下为硬脑膜,局部硬脑膜内表面可见淋巴细胞浸润(图 29-7)。

【临床讨论】

颅内肉芽肿(intracranial granuloma)是一种慢性炎症形成的病灶,病理上为一种慢性增生性炎症。颅内各种炎性疾病均可导致颅内炎性肉芽肿的形成,以结核、梅毒、霉菌及寄生虫感染最为常见,也可由颅外中耳炎、鼻旁窦炎直接蔓延所致;同时,外来异物、结节病也是导致颅内肉芽肿的致病因素。临床上,青年多发,癫痫发作是颅内肉芽肿性病变常见的首发症状,可伴头痛和头晕,Kumar 等认为病灶周围炎性细胞浸润导致炎性介质的释放、小血管壁通透性增高以及小的栓塞性静脉炎等导致病灶周围水肿是诱发癫痫发作的主要原因。后续的临床症候与颅内肉芽肿性病变累及部位导致的神经功能缺损有关。

颅内肉芽肿的头 MRI 表现具有一定的特征性:①病灶发生部位以皮质及皮质下区多见,符合感染性疾病的易受累部位,这与病原体多经终末血管和毛细血管侵入血管周围间隙,或经脑脊液循环滞留于脑沟回间隙侵犯软脑膜与脑皮质有关。如果通过血液循环致病的病原体数量多、菌团体积大的时候,则栓塞终末管径大的血管,而病原体毒力强时则易穿透血脑屏障,病灶发生部位以皮质下区多见;反之以皮质区多见。②病灶边界较清晰,与病灶的新生血管形成、纤维母细胞增生和胶原沉积作用等有关。③病灶周边多见明显水肿带,与致病源引起血脑屏障破坏,血浆从血管内漏出至细胞外间隙导致的血管源性水肿有关。④病灶多呈明显的结节状或环状强化。病理检查为脑组织部分区域可见灶性泡沫细胞聚集,可见多核巨细胞及小血管周围淋巴细胞浸润,大部分区域可见散在星形胶质细胞增生。

本例患者青年起病,发病前无明显诱因,慢性病程,临床表现多样:癫痫、发热、头痛,且缓解与复发交替,首次发病到最后开颅活检的病程约 10 年,10 年中颅内病灶有 3 次大的变化,部位多变,且均不符合血管分布区,游走性是其最主要的特点,病灶受累以脑膜为主,邻

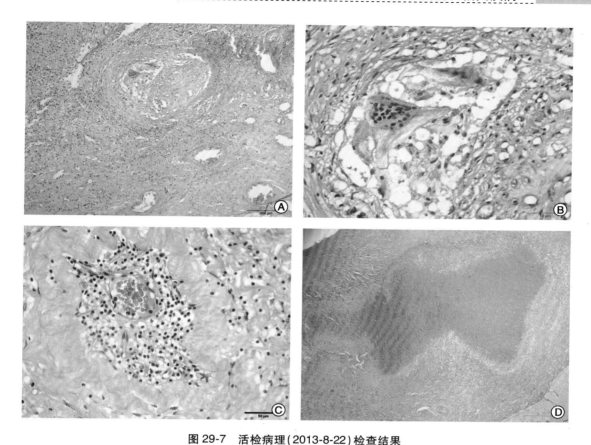

图 29-7 活检病理（2013-8-22）检查结果

注：A. 可见血管壁增厚，管腔闭塞，形成大的上皮样结节（HE 染色，×100）；B. 可见上皮样细胞（HE 染色，×400）；C. 可见血管周围大量淋巴细胞浸润（HE 染色，×400）；D. 可见坏死的干酪样组织（HE 染色，×100）

近的皮质及皮质下白质也有累及，增强扫描脑膜强化明显。首次发病时（10 年前）病灶位于左侧额顶部，第二次复发（7 年前）病灶位于右侧额顶部，第三次复发（本次）位于右侧顶枕部。脑脊液多次检查发现蛋白升高及有核细胞数增加，IgG 合成率增加，血清寡克隆区带阳性，血清及脑脊液病原学检查阴性。结合血液常规、生化、免疫、肿瘤筛查、自身免疫性脑炎抗体、血管炎抗体谱筛查等，未发现确切有价值的诊断指标。前 2 次颅内出现病灶后经过诊断性抗结核及糖皮质激素治疗后病情缓解，复查头 MRI 病灶消失。第三次复发后行右侧顶枕部开颅活检，病理示血管周围淋巴细胞套袖形成，局部上皮样细胞、炎细胞及中心性坏死构成的肉芽肿结节形成，符合慢性肉芽肿性脑膜脑炎，经过多家三甲医院病理会诊考虑特殊感染所致，尽管抗酸染色、PAS 及六胺银染色均为阴性，但治疗过程中抗结核治疗有效，不能排除结核感染的可能性。

该病要与结节病、特发性肥厚性硬脑膜炎等疾病鉴别：①结节病：支持点：颅内病变侵犯脑膜及脑实质，头颅 MRI 可见到脑膜强化及脑实质病灶；病理可可见到凝固型坏死为中心的慢性肉芽肿性改变。不支持点：未见到肺部结节以及多部位的淋巴结肿大，血清血管紧张素转换酶（SACE）正常。②特发性肥厚性硬脑膜炎：支持点：头颅 MRI 局限性脑膜累及，脑膜强化明显；血免疫指标正常。不支持点：未见头痛及脑神经累及表现，无低颅内压表现，脑脊液细胞数偏高,颅内脑膜病灶呈游走性变化。病理见到伴有凝固型坏死的炎性肉芽肿结构。

在颅内肉芽肿性脑膜脑炎的药物选择上,由于导致炎性肉芽肿的病原体寻找比较困难,治疗多选择诊断性治疗,尽可能选择广谱抗生素,必要时联合应用。颅内肉芽肿性脑膜脑炎的手术治疗,如果头痛及头晕等症状轻微,偶尔有癫痫发作,且药物可控制者,手术要慎重,如症状进一步加重应采取手术治疗。

【最终临床综合诊断】

慢性肉芽肿性脑膜脑炎

（刁东卫　姚生　郑奎宏）

【专家点评】

本例患者最大的特点就是影像的游走性变化,10 年中颅内病灶有 3 次大的变化,在轴位上按照逆时针方向走遍了 3 个部位(左侧额顶部、右侧额顶部、右侧顶枕部),3 次病灶影像基本一致,且不符合血管分布区,病灶受累以脑膜为主,邻近的皮质及皮质下白质也有累及,增强扫描脑膜呈线状及结节状强化。临床症候相对较轻。脑脊液多次检查发现蛋白升高及有核细胞数增加。前 2 次颅内出现病灶后经过正规及足量诊断性抗结核及糖皮质激素治疗后病情缓解,复查头 MRI 病灶消失。但是患者分别于发病后第 3 年和第 10 年病灶复发,尽管病灶部位不固定,但病灶的性质相似。为了确诊第 3 次行右侧顶枕部开颅活检,其病理特点表现为脑膜血管周围淋巴细胞套袖形成,局部上皮样细胞、炎细胞及中心性坏死构成的肉芽肿结节形成,病理诊断为慢性肉芽肿性脑膜脑炎,考虑特殊感染所致。尽管脑组织病理抗酸染色、PAS 及六胺银染色均为阴性,但在诊断性治疗过程中抗结核治疗有效,因此,不能排除结核感染的可能性。

该患者是一例"自身免疫性疾病"和"感染性疾病"相鉴别的病例。临床的疾病过程"发热、头痛、高颅内压"与"脑脊液少量白细胞、蛋白高、糖和氯化物稍低"的特征,不仅存在于中枢神经系统感染性疾病,在系统性免疫疾病导致中枢神经系统受累如结节病等也有类似的表现。癫痫症状在结核性脑膜炎和结核瘤中极为少见,即便如此,本例患者早期的"试验性抗结核治疗"是正确的选择。

（戚晓昆　刘建国）

【参考文献】

1. 付殿勋,伊慧明,张敬. 颅内肉芽肿 MRI 分析[J]. 实用放射学杂志. 2011,27(9):1313-1316.
2. KUMAR GARG R,KUMAR SINGH M,MISRA S. Single-enhancing CT lesions in Indian patients with seizures: a review[J]. Epilepsy Res,2000,38(2-3):91-104.
3. 陈卫鹏,郑潮标. 颅内肉芽肿的影像诊断与误诊分析[J]. 中国误诊学杂志. 2004,4(3):352-354.
4. 郭效东,高国栋,秦怀洲,等. 颅内炎性肉芽肿的手术治疗[J]. 中国微侵袭神经外科杂志. 2003,8(8):369-370.

病例 30　左侧耳鸣、面部麻木 3 个月,吞咽困难 2 个月,发作性意识丧失 3 周

【现病史】

患者男性,26 岁。患者于 2016 年 10 月(3 个月前)无明显诱因出现左耳低调耳鸣、耳胀

及轻度听力下降,自行口服"耳聋片、头孢类"治疗 5 天后效果不佳,就诊于当地县人民医院耳鼻喉科考虑为"中耳炎",给予"头孢类抗生素及滴耳药(具体不详)"治疗 4 天后仍不佳;辗转就诊于黑龙江其他医院耳鼻喉科住院,予"中药、针灸等"治疗 3 天后出现左侧面部麻木疼痛及咀嚼略费力,耳胀感缓解但仍有耳鸣,治疗 7 天出院,出院时仍有耳鸣、听力正常,面部麻木、疼痛仍存在。2016 年 11 月耳鸣持续存在且面部麻木区域扩大,上至左侧头顶部,下至喉结以上,营养神经治疗效果不佳,同时出现吞咽困难、饮水呛咳;2016 年 11 月中旬行钡餐造影诊断"轻度十二指肠淤滞症";数天后(2 个月前)仍吞咽困难、饮水呛咳同时有低热(37.5℃左右),当地给予"抗炎、对症降温治疗 5 天,后加用抗结核药物(具体不详)治疗 5天"后体温正常,又出现头胀、左眼视物模糊、复视,给予"甘露醇"静脉滴注后头胀缓解;2016 年 12 月上旬(3 周前)突发意识丧失、双眼上翻,无肢体抽搐及大小便失禁,持续约 10秒左右缓解。2016 年 12 月下旬就诊外院眼科完善相关检查并请神经内科会诊完善腰穿、头颅检查,自诉结果未见异常,住院期间出现一次除双足外的全身麻木(持续时间不详),同时出现伸舌偏左且持续存在。2017 年 1 月 5 日收入笔者所在医院。

【既往史】

14 岁左右时出现左侧颈部脓肿、破溃但疼痛不明显,迁延不愈,自诉就诊于某医大行病理检查不考虑"结核"病变,一直规律口服"夏枯草"治疗,约 20 岁左右后逐渐瘢痕形成,在劳累、抵抗力下降时瘢痕处仍有小结节形成但无破溃。否认"高血压病、冠心病"等慢性病病史;否认肝炎、结核等传染病病史;否认药物及食物过敏史;3 岁时右侧面部外伤留有一弧形瘢痕;否认手术及输血史;预防接种随当地进行。

【个人史】

生于黑龙江方正县,无疫区居住史,无疫水、疫源接触史,左耳有蜱虫咬伤史(3~4 岁时),无放射物、毒物接触史,无毒品接触史,偶尔吸烟,饮酒,有冶游史。

【家族史】

父亲曾有林区工作经历,目前体健,母亲体健,其父亲的姑姑和父亲的表姐有颈部脓肿(外观表象同患者),否认家族中有遗传病及传染病病史。

【查体】

体温:36.5℃,脉搏:55 次/min,呼吸:20 次/min,血压:124/85mmHg(左侧卧位),125/86mmHg(左侧立位),126/86mmHg(右侧卧位),131/91mmHg(右侧立位);身高:171cm,体重:59kg。精神欠佳,面瘫面容,表情痛苦,发育正常,营养正常,步入病房,自动体位,查体合作,对答切题。左侧颈部有大小分别约 4cm×2cm、2cm×1.5cm 大小疤痕区域(图 30-1A),右侧面部有一弧形长约 6cm 的瘢痕愈合,余内科查体正常。

神经系统查体:意识清楚。高级皮质功能检查正常。言语含糊,构音障碍。左眼视力粗测减退、粗测视野正常。左眼外展受限,双眼左视时有复视,余眼球活动正常(图 30-1B、图30-1C),无眼震。左侧额纹变浅,闭眼左侧力弱,左侧鼻唇沟浅,示齿口角向右侧偏斜,鼓腮左侧漏气。双耳听力粗测正常。右侧腭弓低垂,软腭抬举差,腭垂偏向左侧,双侧咽反射迟钝。伸舌偏左侧,左侧舌肌萎缩,无明显舌肌纤颤。无肌萎缩,四肢肌力 5 级,四肢肌张力正常,深、浅感觉正常。双上肢腱反射(++),双下肢腱反射(+++)。双侧 Hoffmann 征阳性,双侧 Babinski 征、Chaddock 征阴性。颈无抵抗,Kernig 征阴性,Brudzinski 征阴性。指鼻试验:双侧稳准,轮替试验:双侧无笨拙,跟膝胫试验:双侧稳准,闭目难立征阴性。

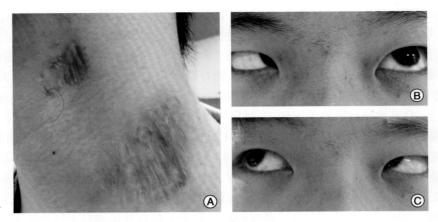

图 30-1　患者左侧颈部瘢痕以及患者治疗前眼位图片

注：A. 左侧颈部可见大小分别约 4cm×2cm、2cm×1.5cm 疤痕区域；B. 左眼外展受限，右眼内收完全；C. 右眼外展、左眼内收完全

【辅助检查】

1. 血液化验　C 反应蛋白 11.0mg/L↑、降钙素原 0.020ng/mL，乙肝表面抗体 11.900IU/L↑，维生素 B_{12}>2 000pg/ml↑，叶酸 3.85ng/ml↓。糖化血红蛋白 5.3%，血尿便常规、生化、传染病四项、甲状腺功能七项未见异常。抗中性粒细胞胞质抗体阴性，血培养未见细菌生长。

2. 感染相关检查　血结核抗体（38KD+16KD）弱阳性，结核抗体（38KD）阳性；血结核杆菌 γ-干扰素释放试验 6pg/ml（正常参考值 0~14pg/ml）；血、脑脊液 IgG 相关抗体未见明显异常，血、脑脊液莱姆 IgG 抗体阴性。

3. 脑脊液化验　测脑脊液压力为 140mmH$_2$O。脑脊液无色透明，潘迪试验弱阳，细胞总数 $12×10^6$/L↑，白细胞数 $12×10^6$/L↑，单个核细胞百分比 83%，多核细胞百分比 17%。蛋白定量 446.1mg/L，糖氯正常。涂片、培养未见异常；脑脊液结核抗体（38KD+16KD）弱阳性，结核抗体（38KD）阴性。脑脊液结核杆菌 γ-干扰素释放试验 1pg/ml（正常参考值 0~14pg/ml）。

4. 头颅 MRI　①第 1 次（2017-1-11）（图 30-2）：头颅增强磁共振示左侧眶尖、海绵窦旁、美克尔腔、岩骨尖、斜坡旁至眶下缘水平颈动脉鞘旁可见团块状等 T_1 稍长 T_2 信号，边界欠清，DWI 像呈等信号，包绕左侧海绵窦、左侧颈内动脉颅内段，增强扫描病灶强化明显，病变沿中颅窝脑膜向后下方生长，右侧岩骨尖亦见团块状等 T_1 稍长 T_2 信号，边界欠清，增强扫描明显强化，双侧中后颅窝脑膜强化，可见以面神经和展神经为主的脑神经强化，颅底骨质信号不均匀减低。②头颅平扫+增强（2017-1-25）（图 30-3）：双侧颅底病变较前（2017-1-11）好转。双侧中耳乳突炎，较前吸收明显。右侧下鼻甲肥大。

5. 电生理检查　脑干听觉诱发电位示右耳 I 波潜伏期延长，左耳 I 波波幅减低，考虑神经性耳鸣；上下肢体感诱发电位未见异常。四肢神经传导速度，双侧正中神经、尺神经 F 波，双侧胫神经 H 反射未见异常。视觉诱发电位：双侧 P100 波呈"W 图形"，潜伏期未见异常。视频脑电图：未见癫痫样放电及慢波异常。

6. 其他检查　心电图和胸片未见异常；TCD、心脏超声、腹部超声、浅表淋巴结未见明显异常。

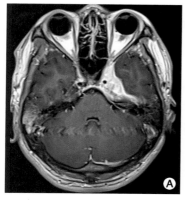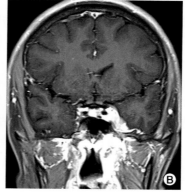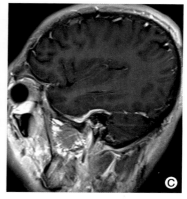

图 30-2　头颅增强磁共振扫描（2017-1-11）检查结果

注：A.轴位增强 T_1WI，左侧眶尖、海绵窦旁、美克尔腔、岩骨尖、斜坡旁至眶下缘水平颈动脉鞘旁可见团块状病灶，边界欠清，包绕左侧海绵窦、左侧颈内动脉颅内段，增强扫描病灶强化明显，可见以面神经和展神经为主的脑神经强化，病变沿中颅窝脑膜向后下方生长；B.冠状位增强 T_1WI，左海绵窦旁、岩骨尖可见病灶强化明显；C.矢状位增强 T_1WI，双侧中后颅窝脑膜强化

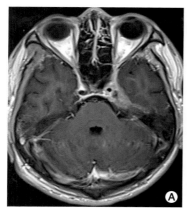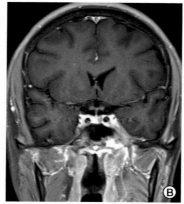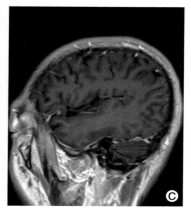

图 30-3　治疗 2 周后头颅增强磁共振扫描（2017-1-25）检查结果

注：A.轴位增强 T_1WI，左侧眶尖、海绵窦旁岩骨尖病灶有少许强化，较 2 周前好转；B.冠状位增强 T_1WI，病灶缩小；C.矢状位增强 T_1WI，中后颅窝脑膜强化较前减轻

【定位分析】

患者左侧面部麻木，左眼外展受限，左侧周围性面瘫，双侧耳鸣耳堵感，右侧腭弓低垂，软腭抬举差，腭垂偏向左侧。伸舌偏左侧，左侧舌肌萎缩，无明显舌肌纤颤，并结合电生理检查，定位于左侧 Ⅴ、Ⅵ、Ⅶ、Ⅷ、Ⅻ，右侧Ⅷ、Ⅸ、Ⅹ脑神经；结合头颅增强检查提示颅底、海绵窦脑膜异常强化，定位于脑膜。

【定性讨论】

患者青年男性，既往有蜱咬伤史，左侧颈部反复破溃史，查体可见多组脑神经受累，颅底、海绵窦脑膜异常强化，C 反应蛋白增高，脑脊液检查提示脑脊液蛋白增高，考虑脑膜病变，结合病程中有一次痫性发作，综合考虑为脑膜脑病：炎性感染可能性大。结合本人及亲属颈部脓疡史，高度怀疑结核感染史不除外，即结核性脑膜脑炎。鉴别需要除外原发性硬脑膜炎，此病病变多见于双侧，以硬膜受累为主，较少有脑神经强化，而该患者左侧脑神经受累较多,并有软膜强化为主,更支持继发性脑膜病变。此外还需与神经莱姆病、IgG4 相关性血管炎,真菌感染鉴别。此外该患者海绵窦有明显强化,淋巴结肿大,应考虑与窦组织细胞增生伴巨大淋巴结病(Rosai-Dorfman disease,RDD)鉴别,临床影像不支持。

【诊治经过】

入院后积极完善腰穿及头颅 MRI 增强检查,考虑脑膜脑病,针对可疑病因分别送检莱姆抗体、血脑脊液结合抗体及干扰素试验、IgG 分类、血及脑脊液培养、咽部分泌物培养,并密切监测体温。将标本送检后,以防病情进一步加重导致脑神经粘连加重,给予莫西沙星及头孢曲松、氟美松试验性治疗,治疗 3 天后患者面瘫症状开始好转,后左侧眼球活动稍好转。随后各项化验检查逐步回报,莱姆抗体、IgG 分类、血及脑脊液培养均未见异常,血及脑脊液 γ-干扰素释放试验阴性。血结核抗体(38KD+16KD)弱阳性,结核抗体(38KD)阳性。脑脊液结核抗体(38KD+16KD)弱阳性,结核抗体(38KD)阴性。患者血及脑脊液结核抗体阳性或弱阳性,但 γ-干扰素释放试验阴性,当时未确诊考虑结核感染。患者症状虽逐渐好转中,但具体病因未明。行淋巴结活检。

【病理结果】

活检部位:左侧颈部淋巴结。

颈部淋巴结病理:淋巴结组织萎缩,大量纤维组织增生,伴轻度玻璃样变,可见干酪样坏死,及少许朗汉斯巨细胞。分子病理:结核分枝杆菌核酸检测阳性(图 30-4)。

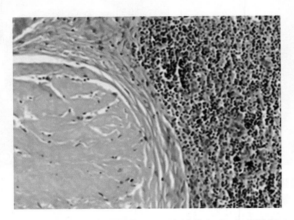

图 30-4　患者左侧颈部淋巴结活体组织病理学检查结果

注:镜下可见萎缩淋巴结组织,大量纤维组织增生,伴轻度玻璃样变,可见干酪样坏死,及少许朗汉斯巨细胞,分子病理符合淋巴结结核

【临床讨论】

近年来由于人口流动频繁、免疫抑制剂的广泛使用、耐药性结核菌种的出现及 AIDS 患者的增多,使得结核患者明显增多,而且临床症状不典型,导致诊断困难,容易延误治疗。该患者入院时因多组脑神经损伤,左侧颈部肿块无痛性破溃,有低热病史,曾高度怀疑结核感染。送检化验中血脑脊液结核抗体弱阳性,但考虑结核杆菌 γ-干扰素释放试验阴性,暂时不支持结核。但最终淋巴结活检病理回报提示淋巴结核,综合考虑诊断为结核性脑膜脑炎(tuberculous meningoencephalitis)、淋巴结结核。患者家族中有另外两人颈部肿块,反复无痛性破溃坏死,高度可疑为家庭内传播、聚集感染,提示如家族中有相似症状患者时,除了较多考虑的遗传疾病时,不要忽略聚集感染的可能性。

【治疗与转归】

莫西沙星注射液静脉滴注 250ml/d×7d,后改为左氧氟沙星片 0.5g/次、口服每日 1 次,地塞米松 10mg/×5d,莫菲氏管入,后改为泼尼松龙片 48mg/次、口服每日 1 次,异烟肼片 0.6g/次、口服每日 1 次,利福平胶囊 0.45g/次、口服每日 1 次,吡嗪酰胺片 0.5g/次、口服每日 3 次。治疗两周后患者左眼外展活动明显好转,左视时可过中线,左侧头面部麻木不适症状基本消失,左侧周围面瘫好转,咀嚼吞咽恢复正常,腭垂左偏好转,耳鸣症状变化不大。治疗 3 个月后复诊,临床症状进一步恢复,左侧面瘫完全恢复,眼球活动恢复正常(图 30-5)。复查头颅增强,提示病变范围进一步缩小。

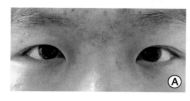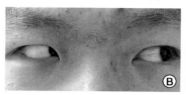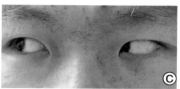

图 30-5 患者治疗后眼位图片
注:A~C.患者治疗 3 个月后,眼球活动恢复正常,双眼左视及右视时眼动完全

【最终临床综合诊断】
结核性脑膜脑炎

(徐芳 赵建国 王伟英 唐取春 王磊)

【专家点评】
　　结核杆菌与人类的免疫系统长期"磨合",致使一旦出现结核性脑膜脑炎,临床表现往往不典型,其实,结核感染的不典型表现,已经成为目前临床表现的"新常态"。同时,基于免疫基础的各种诊断结核的辅助检查,往往其敏感性和特异性均受到挑战。该例患者虽然经过淋巴结活检和抗结核治疗,最终诊断为"中枢神经系统结核感染",但临床和影像如此表现的病例,还是应该注意排除"曲霉菌感染",以免造成误诊误治。

(张家堂)

【参考文献】
1. 李兵,陈献雄,杨倩婷,等.卡介苗对结核分枝杆菌 IFN-y 酶联免疫斑点检测法的影响[J].临床肺科杂志,2010(7):955-957.
2. DIEL R,LODDCNKEMPER R,MEYWALD-WALTER K,et al. Comparative performance of tuberculin skin test, QuantiFERON-TB-Gold In Tube assay,and T-Spot. TB test in contact investigations for tuberculosis[J]. Chest, 2009,135(4):1010-1018.
3. 蒋英,赵蓉,张胜男,等.干扰素释放酶联免疫法(TB-IGRA)用于检测结核分枝杆菌的优越性[J].实用预防医学,2012,19(1):24-26.

病例 31

腹胀 7 年,十二指肠空肠吻合术后呕吐 2 个月

【现病史】
　　患者男性,21 岁,山东人。患者自 2004 年(13 岁左右,7 年前)经常出现腹胀、腹痛,间有腹泻症状,并逐渐出现消瘦,在当地医院诊断"十二指肠淤滞症",于 2012 年 9 月 8 日(2 个月前)行十二指肠(水平段)空肠吻合术。术后 12 天患者出现腹胀、呕吐、腹泻,胃镜检查示反流性食管炎、胃潴留,于 2012 年 10 月 8 日收入笔者所在医院普外科。2012 年 10 月 19 日(1 个月前)无明显感染诱因出现双下肢无力,并逐渐加重,约 20 天后出现双上肢远端无力,肌电图检查示周围神经病变,脑脊液检查示脑脊液蛋白-细胞分离,经神经内科会诊考虑

吉兰-巴雷综合征,给予人免疫球蛋白[0.4g/(kg·d)]治疗,病情无明显变化。2012年11月19日行头颅MRI检查示双侧放射冠、侧脑室旁、胼胝体、脑干、小脑半球多发等T_1、长T_2异常信号,遂转至神经内科继续诊治。

【既往史】

否认"高血压、糖尿病"等慢性病病史;否认肝炎、结核等传染病病史;否认药物及食物过敏史;否认手术、外伤及输血史;预防接种史不详。

【个人史】

生长于原籍,无外地久居史,无烟酒嗜好,未婚育。

【家族史】

因自幼被现在家庭抱养,家族遗传史无从查考。

【查体】

体温:37℃,脉搏:126次/min,呼吸:16次/min,血压:140/80mmHg。体型消瘦,营养差,较标准体重低约35%,心肺体检无明显异常。舟状腹,上腹部一长约15cm手术瘢痕,腹部皮褶约0.4cm,全腹无明显压痛、反跳痛,振水音阳性。神经系统检查:意识清楚,声音嘶哑,双眼外展运动不完全,无复视,抬头及转颈力量弱,双上肢近端肌力4级,双手握力3级,双下肢近端肌力3级,双足背屈力0级,四肢肌张力减低,腱反射消失,双踝以下痛觉过敏,振动觉减退,病理征阴性,脑膜刺激征阴性。

【辅助检查】

1. 实验室检查 血红蛋白93g/L,总蛋白37.8g/L,白蛋白25g/L,钾2.94mmol/L,钠139mmol/L,钙1.96mmol/L,糖4.71mmol/L,尿素氮1.7mmol/L。尿便常规正常。

2. 心电图 窦性心动过速。

3. 胸片 2012年10月24日示双肺炎症;2012年11月22日示心肺未见明显异常。

4. 神经电生理检查(2012年10月19日) 双侧正中神经、尺神经、腓总神经和胫神经的感觉及运动神经传导速度均减慢,动作电位波幅均轻度减低,双侧正中神经F波传导速度减慢,双侧胫神经的H反射未引出。结果提示:周围神经病变,以脱髓鞘损害为主,合并轴索损害。

5. 头颅MRI检查 双侧放射冠、侧脑室旁、胼胝体、脑干、小脑半球多发等T_1长T_2异常信号(图31-1)。

【诊疗经过】

入院后给予患者营养神经及肠内营养支持等治疗,病情无明显改善,于2012年12月28日行右肱二头肌活检术并送病理检查。

【定位分析】

根据患者临床体征及电生理影像特点,定位诊断:①长期胃肠功能障碍,腹胀、腹泻、腹痛,定位胃肠道平滑肌;②四肢对称性无力,远端为著,肌电图示神经传导速度及波幅下降,定位周围神经,轴索及髓鞘均受累;③双眼外展不完全,定位双眼外直肌;④头颅MRI示脑白质内多发异常信号,定位脑白质。

【定性讨论】

该患者临床表现具有以下特点:①以消化道症状为早期临床表现,主要表现为腹胀、腹痛、腹泻,逐渐因营养不良导致了恶病质表现。曾被诊断为十二指肠淤滞症行十二指肠空肠吻合术,但手术并未改善患者的胃肠道症状,具备典型的假性肠梗阻表现。②周围神经损害

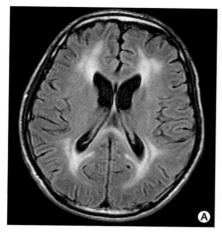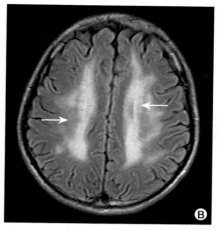

图 31-1　患者头颅 MRI 检查结果
注:A~B. FLAIR 序列可见双侧放射冠、侧脑室旁高信号

表现突出,亚急性起病,临床上表现为对称性感觉运动神经病,肌电图提示周围神经病变,以脱髓鞘为主,部分合并轴索损害。③呈现弥漫性脑白质病变,且其分布特点不同于肾上腺脑白质营养不良、多发性硬化症及脑小动脉病。④存在轻微眼外肌麻痹,表现为外展受限。具体分析如下:

1. 吉兰-巴雷综合征(GBS)　该患者如将胃肠系统及神经系统表现分开考虑,需与 GBS 鉴别:急性起病,四肢对称性弛缓性瘫痪,肌电图提示髓鞘及轴索损害,脑脊液蛋白-细胞分离,符合 GBS 表现。少数可合并脑白质脱髓鞘。但患者给予免疫球蛋白等药物治疗无效,不支持 GBS。

2. 维生素 B 族缺乏症　患者长期胃肠道病史,术后又因呕吐、禁食等因素,可能导致 B 族缺乏所致的亚急性联合变性、Wernick 脑病、Marchiafava-Bignami 病等,但补充大剂量 B 族维生素后症状无改善,患者临床及影像特点(仅脑室周白质病变)不支持该病。

3. 线粒体神经胃肠脑肌病(mitochondrial neurogastrointestinal encephalopathy disease, MNGIE)样综合征　常无白质脑病,多表现为胃肠周围神经病,可检测到 RRM2B 及 POLG1 基因突变,胸腺嘧啶磷酸化酶(thymidine phosphorylase,TP) 基因及 TP 酶活性检测无异常。

【病理结果】

活检部位:右肱二头肌肌肉组织。

酶组织化学染色,常规进行 HE、MGT、NADH、SDH、COX、Oil-red、ATPase、PAS 染色。可见肌纤维大小略不等,MGT 可见破碎红纤维(RRF),NADH 染色可见部分氧化酶活性增高(图 31-2)。

【基因筛查】

1. 线粒体基因测序分析　提取外周血单核细胞 DNA 进行了线粒体全基因测序,对 13 个编码多肽基因序列进行了分析,结果发现线粒体基因 ND2、ATP6、ND3、ND6 及 CYTB 存在 14 个错义突变:A>G8 个、G>A3 个、C>T2 个、标记 R1 个。

2. TP 基因外显子序列分析　以外周血提取的 DNA 为模板,进行 PCR 扩增、纯化、测序,检测 TP 基因 10 个外显子测序。TP 基因的第 5、10 号外显子各存在 1 个杂合突变,分别

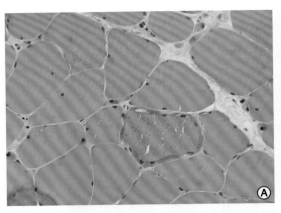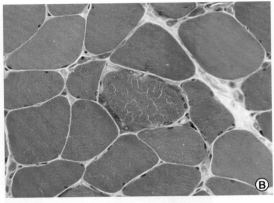

图 31-2　患者右侧肱二头肌组织病理学检查结果

注：A. 镜下可见肌纤维大小略不等及破碎红纤维，HE×400；B. 镜下可见肌纤维大小略不等及破碎红纤维，MGT 染色×400

导致氨基酸 aa. 207T>N 和 aa. 476S>L 改变。另一个为同义突变（8 号外显子第 43 位置上 C>T 杂合突变）。（图 31-3）

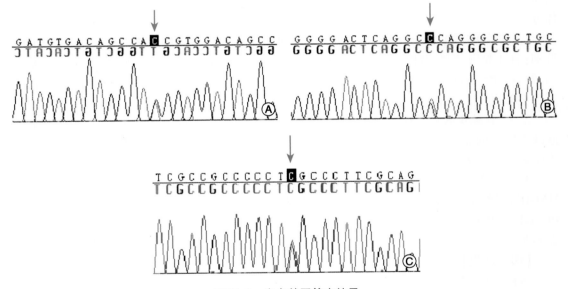

图 31-3　患者基因筛查结果

注：A. 5 号外显子第 104 位置上 C>A 杂合突变；B. 8 号外显子第 43 位置上 C>T 杂合突变；C. 10 号外显子第 111 位置上 C>T 杂合突变

　　为进一步确定基因突变是否引起酶活性改变，为患者进行 TP 酶定量检测：采用 ELISA 法，采集空腹血 3ml，试剂盒为市售。并采集年龄匹配的 30 例正常人进行了对照。结果提示患者 TP 酶为正常对照的 26%。

【临床讨论】

　　MNGIE 是一组以胃肠道症状、恶病质、周围神经病、眼外肌麻痹、白质脑病为临床表现的线粒体病，于 1976 年由 Okamura 等首次报道。MNGIE 是一种常染色体隐性遗传病，其致病基因是位于染色体 22q13.32 区的 TP 基因,编码 TP,调控线粒体基因的复制、转录及蛋白质合成。TP 基因突变导致 TP 活性降低,其所催化的底物脱氧胸苷及脱氧尿苷显著增加,使线粒体核苷库处于不平衡状态,mtDNA 复制紊乱而出现丢失、多片段缺失和点突变。MNGIE 发病年龄从 5 个月到 43 岁不等,平均 19 岁,60% 在 20 岁前起病。临床可出现多系统损害,常具有五大临床表现,包括:①胃肠道症状:45% ~ 67% 为首发症状,可表现为恶心、吞咽困难、餐后呕吐、胃食管反流、腹胀、肠鸣、阵发性腹痛、腹泻、假性肠梗阻及胃轻瘫等,少数可合并严重肝病;②恶病质:体形消瘦,因长期营养障碍出现体重下降,平均体重可下降 15kg,少数患者身材矮小;③眼肌麻痹:出现眼睑下垂、眼球活动受限,但很少出现复视,少数患者合并视网膜色素变性及视神经萎缩;④周围神经病:几乎见于所有患者,主要表现为手套、袜套样感觉异常,如麻木、针刺感,键反射消失;⑤脑白质病变:出现在所有患者,病变明显而症状轻微,少见智力发育迟滞或痴呆。MNGIE 还可出现听力异常、自主神经系统功能紊乱等表现。

　　本例患者从 13 岁开始出现消化道症状,主要表现为腹胀、腹痛、腹泻,逐渐因营养不良导致了恶病质表现。曾被诊断为十二指肠淤滞症,行十二指肠空肠吻合术,但手术并未改善患者的胃肠道症状,因此,该患者具备典型的假性肠梗阻表现。该患者的周围神经损害表现突出,亚急性起病,临床上表现为对称性感觉运动神经病,肌电图提示周围神经病变,以脱髓鞘为主,部分合并轴索损害,且脑脊液存在蛋白细胞分离现象,因此患者的临床表现与 GBS 极为相似。文献中亦有将 MNGIE 的周围神经病表现误诊为 GBS 的报道,本例患者亦给予了免疫球蛋白治疗,但并没有使患者获益,表明周围神经损害是该患者 MNGIE 的表现之一。脑白质病变可见于全部 MNGIE 患者中,本例患者呈现弥漫性脑白质病变,且其分布特点不同于肾上腺脑白质营养不良、多发性硬化及脑小动脉病。该患者的眼外肌麻痹较为轻微,仅表现为外展受限。本例患者具备 MNGIE 的典型临床表现:假性肠梗阻、恶病质、眼肌麻痹、周围神经病和脑白质病变。

　　MNGIE 的确诊依赖典型的五大临床表现、肌肉活检、TP 活性检测、线粒体基因及 TP 基因测序。本例患者 TP 基因中有两个为错义突变导致氨基酸序列发生改变,经检测可能具有致病性,另外通过与基因数据库比对,本例患者的两个错义突变为新发现突变位点。为了进一步验证这 2 个突变是否具有致病性,采用 ELISA 法对 TP 进行了定量检测,结果显示该患者酶定量只有健康对照的 26%,表明基因的突变可能降低了 TP 的活性。TP 活性的降低可导致线粒体核酸库平衡紊乱,由此导致线粒体基因复制紊乱。因此我们进一步对线粒体 13 个编码多肽的基因进行了测序分析,结果发现其线粒体基因存在多处突变。尽管这些突变是否全部具有病理意义,亦或部分为生理性变异,尚有待与大量健康人线粒体基因测序比对分析。但可以肯定的是,本患者线粒体基因突变影响了线粒体的正常结构功能,因为在活检肌肉的病理上观察到不整红边纤维,此为线粒体结构及功能损害的佐证,因此该患者诊断 MNGIE 明确。文献中报道该病的 COX 染色多表现为活性降低,但本病中没有观察到这一现象,这可能在线粒体基因测序中没有观察到 COX 基因突变有关。MNGIE 尚需与 MNGIE 样综合征鉴别,后者常无白质脑病,多表现为胃肠周围神经病,TP 基因及 TP 活性检测无异常。在治疗上遵循线粒体病的共同治疗原则,TP 替代治疗及干细胞移植治疗目前尚未应用于临床。本病预后较差,平均生存年龄 37.6 岁。

　　综上所述,本例具有完整的临床、病理及基因资料。但临床上不典型的病例可能较多,因此,对不完全具备五大临床表现的患者,基因学检查有助于提高对本病的认识。

【治疗及转归】

加强营养支持治疗（包括肠内及肠外营养支持），补充各种维生素及大剂量辅酶Q10片（30mg/次，每日3次），改善肠道功能（给予吗丁啉、匹维溴铵等药物）。经治疗后患者胃肠道症状及神经系统症状均明显改善，体重恢复至45kg，能从事轻体力劳动。

【最终临床综合诊断】

线粒体神经胃肠脑肌病（MNGIE）

（唐吉刚　胡怀强　曹秉振）

【专家点评】

一例典型的教科书样MNGIE病例，临床资料和辅助检查结果很全面，尤其发现了新的致病基因位点，更加难能可贵。给我们临床的提示：①遇到全身系统性疾病和神经专科疾病共存时，除了考虑到是巧合或者继发，还应该考虑到是同一种疾病的可能；如果一元论考虑的证据较多的话，那这样的全身疾病合并神经系统疾病的情况，则多见于遗传代谢性疾病和结缔组织疾病。②神经系统疾病的诊治中，如果遇到广泛白质病变合并周围神经受累，除了考虑到中毒等因素，也需要考虑遗传代谢性疾病的可能。美中不足的是该患者未说明认知障碍情况，鉴于影像学表现及营养状况差，不应忽视认知相关评估。

（张家堂　姚生）

【参考文献】

1. OKAMURA K，SANTA T，NAGAE K，et al. Congenital oculoskeletal myopathy with abnormal muscle and liver mitochondria［J］. J Neurol Sci，1976，27（1）：79-91.

2. HIRANO M，NISHIGAKI Y，MARTI R. Mitochondrial neurogastrointestinal encephalomyopathy（MNGIE）：a disease of two genomes［J］. Neurologist，2004，10（1）：8-17.

3. 呼群，王朝霞，袁云. 线粒体神经胃肠脑肌病［J］. 中华内科杂志，2005，44（8）：630-632.

4. 许二赫，张弥兰，董会卿. 线粒体神经胃肠型脑肌病［J］. 中风与神经疾病杂志，2011，28（9）：850-852.

5. NISHIGAKI Y，MARTÍ R，COPELAND WC，et al. Site-specific somatic mitochondrial DNA point mutations in patients with thymidine phosphorylase deficiency［J］. J Clin Invest，2003，111（12）：1913-1921.

6. GARONE C，TADESSE S，HIRANO M. Clinical and genetic spectrum of mitochondrial neurogastrointestinal encephalomyopathy［J］. Brain，2011，134（Pt 11）：3326-3332.

7. BARBONI P，SAVINI G，PLAZZI G，et al. Ocular findings in mitochondrial neurogastrointestinal encephalomyopathy：a case report［J］. Graefes Arch Clin Exp Ophthalmol，2004，242（10）：878-880.

8. FINSTERER J. Mitochondrial disorders，cognitive impairment and dementia［J］. J Neurol Sci，2009，283（1-2）：143-148.

9. 杜岩，张晓君，郭玉璞. 线粒体周围神经病、胃肠型脑病［J］. 临床神经病学杂志，2002，15（3）：190-191.

10. BEDLACK RS，VU T，HAMMANS S，et al. MNGIE neuropathy：five cases mimicking chronic inflammatory demyelinating polyneuropathy［J］. Muscle Nerve，2004，29（3）：364-368.

11. 焉传祝，李大年. 线粒体病诊断中的若干问题［J］. 中华神经科杂志，2005，38（8）：533-534.

12. LARA MC，WEISS B，ILLA I，et al. Infusion of platelets transiently reduces nucleoside overload in MNGIE［J］. Neurology，2006，67（8）：1461-1463.

13. TORRES-TORRONTERAS J，GÓMEZ A，EIXARCH H，et al. Hematopoietic gene therapy restores thymidine phosphorylase activity in a cell culture and a murine model of MNGIE［J］. Gene Ther，2011，18（8）：795-806.

病例 32

发作性意识丧失伴肢体抽搐 11 年,行走不稳 7 年

【现病史】

患者女性,32 岁,山东临沂人。患者 2004 年(11 年前)于分娩 20 余天后无明显诱因出现意识丧失、跌倒在地,牙关紧闭、肢体抽搐,伴口吐白沫,约 3 分钟后缓解,事后对发作无记忆。当地医院诊为癫痫,并给予抗癫痫药,未规律服用,上述症状未得到良好控制。2008 年(7 年前)家属发现其行走不稳,伴反应迟钝、言语不清、眼神呆滞,就诊于复旦大学附属华山医院,给予"拉莫三嗪、氯硝西泮"口服,癫痫症状控制可,但走路不稳症状逐渐加重,言语不清及反应迟钝症状变化不大。2015 年出现双下肢无力,不能站立、行走,就诊于笔者所在医院。

【既往史】

既往体健。否认"高血压、糖尿病"等慢性病病史;否认肝炎、结核等传染病病史;否认药物及食物过敏史;否认手术、外伤及输血史;预防接种史不详。

【个人史】

足月顺产,生长发育与同龄人无明显差异,发病前学习、工作、运动、智能良好。

【家族史】

父母体健,女儿体健,有 1 弟体健;否认家族遗传性疾病史。

【查体】

心肺腹部查体无明显异常。神志清楚,构音障碍,记忆力、计算力、定向力、理解力等高级智能均减退,余脑神经检查未见异常。头部、肩部及四肢不自主舞蹈样动作,双上肢肌力 4⁺级,双下肢肌力 5⁻级,四肢肌张力减低,四肢腱反射(++),双侧指鼻试验及跟膝胫试验欠稳准,双侧快复轮替动作欠协调,右侧为著,Romberg 试验睁闭眼均不稳,深浅感觉无异常,病理征阴性,脑膜刺激征阴性。

【辅助检查】

1. 实验室检查　血尿便常规、生化、甲状腺功能五项、贫血相关指标、血/尿有机酸分析、血清铜蓝蛋白均未见明显异常。

2. 心电图　窦性心律,大致正常心电图。

3. 电生理检查　脑电图示轻度异常脑电图,未见癫痫波(基本节律为 α 活动,全头区见较多 20~30μV 5~7c/s θ 活动及 20~40μV 3~4c/s 复形慢波)。

4. 头 MRI(图 32-1)　小脑萎缩,脑沟及脑池增宽,脑干变细;双侧脑室旁白质可见片状长 T_2 异常信号。

【定位分析】

高级皮质功能减退、癫痫定位于大脑皮质;头部、肩部及四肢不自主舞蹈样动作定位于锥体外系;构音障碍、四肢肌张力减低、指鼻及跟膝胫试验不稳、Romberg 试验睁闭眼均不稳定位于小脑,四肢肌力减低定位于双侧锥体束。

【定性讨论】

该患者自幼体健,产后癫痫起病,逐渐出现高级皮质功能减退、小脑性共济失调、锥体外

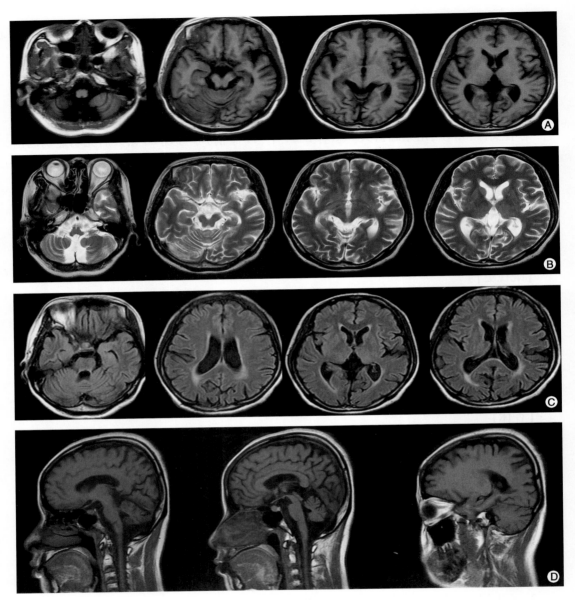

图 32-1　头颅 MRI 检查结果

注:A~D. 脑干、小脑萎缩,脑沟增宽,侧脑室旁长 T_2 信号,FLAIR 像呈高信号

系症状、锥体束症状,影像学表现为全脑萎缩。需与以下疾病鉴别:①亨廷顿舞蹈病:发病年龄以 30~40 岁多见,也可见于儿童和老年人,临床表现为舞蹈样动作、进行性认知障碍,精神障碍,个别患者出现癫痫,头部 CT 和 MRI 显示大脑皮质萎缩、尾状核萎缩变小,脑室扩大,侧脑室尾状核形成特征性的"蝴蝶征",该患者小脑性共济失调、肢体无力,且尾状核萎缩不明显,不符合该病特点。②多系统萎缩(MSA):累及锥体外系、锥体系、小脑和自主神经系统,典型三大综合征为小脑症状为主的橄榄体-脑桥-小脑脑萎缩(OPCA)、帕金森样症状为主的纹状体-黑质变性(SND)、自主神经功能障碍为突出表现的夏伊-德拉格综合征(Shy-Drager syndrome,SDS),由单一系统向多系统发展,各组症状可先后出现,有互相重叠和组

合。影像学典型表现为脑干小脑萎缩，可见脑桥"十字征"，该患者青年起病、癫痫、认知障碍、白质异常信号、无典型"十字征"，不支持 MSA。③进行性核上性眼外肌瘫痪：多于 55～70 岁发病，病程 6～10 年，男性多于女性；核上性凝视瘫痪是其特征性临床症状，常见姿势不稳、构音障碍伴吞咽困难，动作徐缓，视觉症状，认知和行为障碍、语言障碍及额叶症状；脑 CT 可见大脑萎缩，头颅 MRI 可显示中脑萎缩，伴第三脑室后部扩大，额叶前部萎缩。该患者其临床影像与上述特点有相似之处，但发病年龄小、以癫痫和小脑性共济失调为主要表现，且无核上性凝视瘫痪均为不支持点。④肝豆状核变性：常染色体隐性遗传，通常发生于儿童期或青少年期，临床上以肝损害、锥体外系症状与角膜色素环等为主要表现，本病突出的神经系统表现是锥体外系症状：震颤、构音障碍、肌张力增高、精神障碍、痴呆，也可有较广泛神经系统损害，如小脑损害导致共济失调及语言障碍，锥体系损害出现腱反射亢进、病理反射和假性延髓麻痹等，下丘脑损害产生肥胖、持续高热及高血压等，95%～98% 的患者可见角膜 K-F 环，血清铜蓝蛋白降低，该患者肌张力减低、癫痫、血清铜蓝蛋白正常、无肝损害不符合肝豆状核变性。

【诊治经过】

继续给予抗癫痫、氯硝西泮对症治疗，并给予辅酶 Q10、艾地苯醌等改善能量代谢治疗。

【基因筛查】

予以行遗传性共济失调基因检测：该样本共检测临床常见 SCA1、2、3、6、7、8、12、17、齿状核-红核-苍白球-丘脑下部萎缩（dentatorubral-pallidoluysian atrophy，DRPLA，又称齿状核红核苍白球丘脑底核萎缩症）等常见常染色体显性遗传共济失调的亚型，发现 DRPLA 相关基因 CAG 重复数超出正常范围，为 65 次，符合 DRPLA 亚型致病特征；并予以行家系验证，其父亲的样本结果显示 ATN1 基因相关 CAG 重复次数超过正常范围，为 54 次，符合 DRPLA 致病特征；其母亲及其弟弟 ATN1 基因 CAG 重复次数处于正常范围。

【临床讨论】

该患者青年女性，出生至发病前生长发育、生活、工作等均完全正常，无家族史，以癫痫为首发症状，逐渐出现智能减退、行走不稳、构音不清、肢体无力，查体示高级智能减退、小脑性共济失调、锥体外系症状、锥体束症状，呈进展加重病程。入院给予行遗传性共济失调基因检测，结果提示为 DRPLA 相关基因 CAG 重复数超出正常范围，诊断为 DRPLA。

DRPLA 是以共济失调、智力衰退、语言障碍、癫痫和不自主运动（包括舞蹈样动作、震颤和肌阵挛等）为临床特征的常染色体显性遗传性神经系统退行性疾病，是脊髓小脑共济失调（SCAs）的一种类型。该病是由位于 12 号染色体 12p13.31 的肌萎缩蛋白-1（atrophin-1，ATN1）基因 5 号外显子 CAG 的异常扩增所致，正常重复的范围是 3～36 次，异常重复的范围是 49～88 次。目前认为 DRPLA 患者的 CAG 重复次数与发病年龄存在负相关性，与病情的严重程度则存在正相关。CAG 的异常拷贝可使 ATN1 蛋白多聚谷氨酰胺链延长，致使异常蛋白在细胞核内聚集产生包涵体，引起细胞毒性。病理上表现为严重的齿状核萎缩、小脑上脚变性与轻微的红核胶质增生、外侧苍白球与下丘脑核严重萎缩、被盖部最为突出的脑干萎缩、纹状体不受累。

临床分为：①少年型：20 岁之前发病，主要表现为癫痫、肌阵挛、智力发育迟滞和共济失调，病情进展迅速，与进行性的肌阵挛性癫痫（PME）非常相似。②成年型：20 岁之后发病，主要表现为小脑性共济失调、舞蹈手足徐动症、痴呆和精神症状，该型患者的临床变异较大。成年起病多以共济失调为首发症状，又可分为成年早期型及成年晚期型：成年早期型：发病年龄在 30~40 岁之间,以共济失调及舞蹈样动作为主;成年晚期型:发病年龄在 40 岁以上,除共济失调外,进行性痴呆是其主要特点。

影像学特点:影像学方面,DRPLA 患者头部 MRI 的主要特征为小脑脑干萎缩,包括中脑、脑桥、齿状核、红核、苍白球和丘脑核。有报道显示,成年起病的 DRPLA 患者通常出现大脑白质异常,常见于晚发成年型和症状严重的少年患者。研究者近期发现,DRPLA 患者发病早期即可出现大脑白质异常。对于 DRPLA 患者大脑白质的改变与发病年龄、病程和重复次数的相关性应进行深入的研究。

日本厚生劳动省 1996 年 DRPLA 诊断标准:①有家族史,遗传方式符合常染色体显性遗传。②发病年龄从小儿到中年,且临床表现因发病年龄而有所不同。③20 岁以下发病者主要表现肌阵挛、癫痫发作、小脑共济失调,以及精神发育迟滞或痴呆;40 岁以上发病者主要表现小脑共济失调、舞蹈手足徐动症、性格变化和痴呆;20~40 岁发病者表现为上述中间型。④无眼外肌瘫痪、感觉障碍和肌萎缩等。⑤有癫痫发作的遗传性共济失调要首先考虑 DRPLA。⑥MRI 示小脑和脑干萎缩,晚期患者 T_2 示大脑白质弥漫性高信号,尾状核无萎缩。⑦在第 12 号染色体短臂上存在基因突变方式是 CAG 重复扩展,即可确定诊断。⑧除外亨廷顿病、MJD 及 MERRF 型线粒体脑肌病等。

【治疗及转归】

继续给予抗癫痫、氯硝西泮治疗,并给予辅酶 Q10 片及多种维生素改善能量代谢治疗。2 年内随访,症状无明显进展。

【最终临床综合诊断】

齿状核-红核-苍白球-丘脑下部萎缩(DRPLA)

（董春霞　胡怀强　曹秉振）

【专家点评】

本例患者,临床表现典型,诊断依据充分,参考和学习价值极高。临床思路的提示:①脑容积变小的青少年患者,除了某些感染及中毒相关疾病外,遗传变性病更为多见;②以锥体外系症状为核心表现之一的遗传变性类疾病,随着年龄的变化,往往临床表现会出现些许不同,其原因和机制目前尚无合理的解释;③对于癫痫起病且反复发作的年轻患者,尽早完善影像学,有条件行相关基因检测;④神经系统疾病的诊治中,临床遇到多系统受累,又伴有广泛脑萎缩的情况,更需要进行遗传性疾病的基因筛查。

（张家堂　刘建国）

【参考文献】

1. TAKANO T,YMANOUCHI Y,NAGAFUCHI S,et al. Assignment of the dentatorubral and pallidoluysian atrophy（DRPLA）gene to 12p13. 31 by fluorescence in situ hybri-dization［J］. Genomics,1996,32(1):171-172.

2. KOIDE R,IKEUCHI T,ONODERA O,et al. Unstable expansionof CAG repeat in hereditary dentatorubral-pallidoluysian atrophy（DRPLA）［J］. Nat Genet,1994,6(1):9-13.

3. IKEUCHI T,KOIDE R,TANAKA H,et al. Dentatorubral-pallidoluysian atrophy:clinical features are closely related to unstable expansions of trinucleotide（CAG）repeat［J］. Ann Neurol,1995,37(6):769-775.

4. KANAZAWA I. Dentatorubral-pallidoluysian atrophy or Naito Oyanagi disease［J］. Neurogenetics,1998,2(1):11-17.

5. YOON WT,YOUN J,CHO JW. Is cerebral white matter involvement helpful in the diagnosis of dentatorubral-pallidoluysian atrophy［J］? J Neurol,2012,259(8):1694-1697.

6. 童绥军,王德生. 齿状核红核苍白球路易体萎缩症［J］. 中华神经科杂志,2000,33(2):118-120.

病例 33

突发头晕、言语不清、右侧肢体无力6天

【现病史】

患者女性,51岁,山东陵县人。患者于6天前(2015年10月)无明显诱因突然出现头部昏沉感,持续约5分钟后好转,随后右侧肢体无力,伴言语不清、眼前飞蚊感。就诊于当地某市级医院,颅脑MRI示双侧基底节区、放射冠区、右侧胼胝体压部异常信号,右侧外囊区、放射冠区多发软化灶,左侧放射冠区梗死灶;颅脑MRA未见异常。按"脑梗死"给予输液治疗(具体不详),2天后症状好转。为进一步诊治来笔者所在医院,门诊以"脑梗死"收住。患者起病以来,饮食、睡眠可,大小便正常,近期体重无变化。

【既往史】

3个月前(2015年7月)诊断"急性脑梗死",经治疗后遗留左侧肢体活动不灵;否认"高血压、糖尿病"等其他慢性病病史;否认肝炎、结核等传染病病史;否认药物及食物过敏史;否认手术、外伤及输血史;预防接种史不详。

【个人史】

生于原籍,无外地久居史,无疫水接触史。30岁有口干、眼干,牙齿逐渐变黑,全部脱落(图33-1)。已婚,爱人及子女均健康。

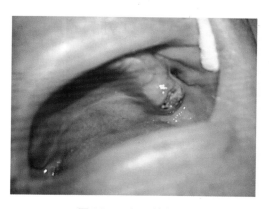

图33-1 猖獗性龋齿

【家族史】

父亲因"心脏病"去世,生前患癫痫;母亲50多岁患两次"脑梗死",65岁去世;哥哥58岁患脑出血,60岁去世;1弟患病(具体不详),2弟体健,子女体健(26岁~29岁)。

【查体】

体温:36.3℃,脉搏:74次/min,呼吸:18次/min,血压:左上肢110/70mmHg,右上肢120/70mmHg。心肺腹部查体未见异常。神经系统检查:神志清楚,言语清晰,脑神经检查未见明显异常,左上肢肌力4⁺级,左下肢肌力4⁻级,右上肢肌力5⁻级,右下肢肌力4级,双侧腱反射对称(++),双侧指鼻试验及跟膝胫试验欠稳准,深浅感觉对称,双侧病理征未引出,颈软,脑膜刺激征阴性。

【辅助检查】

1. 实验室化验 血尿便常规、肝肾功、空腹血糖、电解质、血脂、C反应蛋白、血沉、肿瘤标志物、凝血、甲状腺功能、性激素未见明显异常。

2. 免疫学指标 抗心磷脂抗体Ig、抗β2糖蛋白I抗体:正常。血清固定电泳:IgG、IgA、IgM、κ链、L链为阴性。免疫球蛋白IgG 20.6g/L,IgE 954IU/ml,κ轻链5.68g/L,λ轻链2.77g/L。血清MPO为阴性,血清PR3为临界值。免疫印迹检测抗核抗体谱IgG:抗SSA(+++),抗SSB(+),抗Ro-52抗体(+++),抗核抗体(ANA)(+),荧光模型为均质性,滴度1:1 000。

3. 脑脊液检查   颅内压 160mmH$_2$O；脑脊液生化、常规正常，蛋白 0.79g/L，IgG 197mg/L，白蛋白 462mg/L；抗 NMDA 受体抗体为阴性。血及脑脊液水通道蛋白 4 为阴性，髓鞘碱性蛋白正常，寡克隆带阳性。

4. 颅脑 MRI   ①第 1 次（2015-7-19）（图 33-2）：右侧基底节区、放射冠区急性梗死灶；②第 2 次（2015-10-20）（图 33-3）：双侧基底节区、放射冠区、右侧胼胝体压部异常信号，右侧外囊区、放射冠区多发软化灶，左侧放射冠区梗死灶。

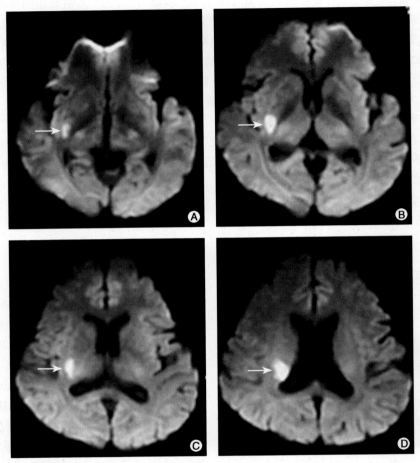

图 33-2   颅脑 MRI（2015-7-19）检查结果
注：A～D. 右侧基底节区、放射冠区急性梗死灶

5. 超声检查   肝、胰、脾、肾大致正常，胆囊息肉。甲状腺结节性病变，考虑胶质沉着。双侧颈动脉硬化。双颌下和颈部淋巴结肿大，考虑反应性。

6. 心电图和胸片   心电图正常；主动脉硬化。

【诊治经过】
入院后完善泪液分泌试验、抗核抗体等检查，并进行了唇黏膜活检病理检查。

【定位分析】
患者言语不清、右侧肢体无力，定位于左侧皮质脑干束及皮质脊髓束，结合头颅 CT 和 MRI，定位于双侧基底节区、放射冠区、右侧胼胝体压部、右侧外囊区多发性病变。

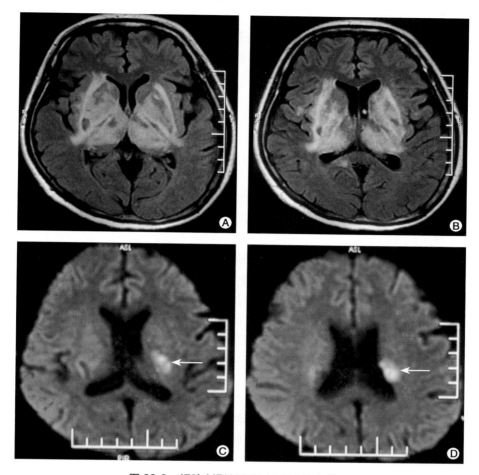

图 33-3　颅脑 MRI(2015-10-20)检查结果
注:A~D. 双侧基底节区、放射冠区、右侧胼胝体压部异常信号,右侧外囊区、放射冠区多发软化灶,左侧放射冠区梗死灶

【定性讨论】

该患者为 51 岁女性,既往无高血压病、糖尿病等血管疾病危险因素。3 个月前突然出现左侧肢体麻木无力,颅脑 MRI 示右侧基底节、放射冠区急性梗死灶,按照脑梗死治疗有效,患者遗留轻度左侧肢体活动不灵。本次急性发病,临床表现为突发头晕、言语不清、右侧肢体无力,查体有明确的神经功能损害的体征。结合 3 个月前的发作,因此该患者临床首先考虑患者为脑梗死再发。但进一步的影像学检查提示双侧基底节区、放射冠区、右侧胼胝体压部异常信号,右侧外囊区、放射冠区多发软化灶,左侧放射冠区梗死灶,尤其是基底节区的病灶分布呈弥漫对称性,因此该患者的影像学改变尽管存在急性梗死的特点,但其分布范围很难用血管领域区解释。且该患者颅脑 MRA 未显示颅内主干血管的狭窄性病变。无心脏病史,心电图、心脏彩超未提示心脏器质性病变及房颤存在,临床上可以排除心源性脑梗死的可能。结合患者年龄相对较轻,且无血管病危险因素,导致血管损害的原因是什么,值得临床进一步探索。

追述病史,患者 30 岁开始出现口干、眼干症状,牙齿逐渐变黑并全部脱落呈猖獗性龋齿的表现,泪液分泌试验示泪膜破裂时间阳性(左眼 9s、右眼 8s),基础泪液分泌双眼 1.5mm。

这些临床特点提示干燥综合征的可能,进一步实验室检查证实抗 SSA(+++),抗 SSB(+),抗 Ro-52 抗体(+++),抗核抗体(ANA)(+),荧光模型为均质性,滴度 1∶1 000。为了进一步明确干燥综合征的诊断,对患者进行了唇黏膜活检病理检查,结果提示在叶内及小叶间多量淋巴细胞浸润,局部淋巴细胞组织聚集成小灶状,符合干燥综合征唇黏膜损害的病理特点。因此该患者诊断干燥综合征明确。

【临床讨论】

干燥综合征(Sjögren syndrome,SS)是一种以外分泌腺为主要靶器官的自身免疫性疾病,可为原发性,也可继发于其他自身免疫性疾病,如类风湿关节炎、系统性红斑狼疮、皮肌炎、硬皮病等。

大量的临床资料表明干燥综合征可出现多种类型的神经系统损害,其可以侵犯中枢和周围神经系统,也可以导致炎性肌病。干燥综合征可以侵犯垂体、下丘脑的神经分泌核团,导致多种类型的内分泌功能障碍;也可以损害肾脏远曲小管的功能,因离子交换障碍可导致低钾性周期麻痹等。来自尸检及活检组织病理学检查的结果提示干燥综合征可以导致小血管炎,也可以通过 CD8 阳性的 T 淋巴细胞介导组织的免疫炎症反应损害神经系统。本例患者的两次卒中发作,不排除是血管炎作为病理基础。但从对激素的反应良好,在激素治疗后基底节区病变接近消失,提示干燥综合征介导的自身免疫性脑病的存在。

除本病例外,本科室曾对 8 例干燥综合征的神经系统损害进行了总结。全部病例均符合欧洲原发性 SS 的诊断标准。8 例患者中 5 例进行了唇黏膜活检,2 例进行了涎腺造影,1 例临床有多发性肌炎的表现,但肌活检示间质内仅见少量炎性细胞浸润、肌纤维变性坏死轻微,缺乏多发性肌炎的典型病理改变。对称性感觉运动性周围神经病 2 例、多发性单神经病 3 例、感觉性周围神经病 1 例、脑神经包括三叉神经、面神经、视神经损伤 2 例、累及中枢神经 2 例,表明 SS 导致神经损伤的多样性。另外,全部患者虽以神经系统表现为主要症状,但经追述病史全部患者均有眼干、口干症状,但这些症状常不被患者重视,也易被医生忽视。因此对神经系统尤其是周围神经受累,应注意与 SS 的鉴别。详细病史采集有助于鉴别。

SS 可侵犯多个系统,累及神经系统时以周围神经系统病变多见,发病率约为 20%。如果包括依据神经电生理确诊的亚临床患者,其发病率可达 50% 以上。临床可表现为多发性单神经病、感觉运动神经病、感觉性神经病、脱髓鞘性多发性神经根神经病,脑神经尤其是视神经、三叉神经、面神经、舌咽及迷走神经可受累,也有腕管综合征、运动神经元病综合征及自主神经病的报道。中枢神经系统受累较周围神经系统少见,发病率约为 10%,可侵犯大脑半球、基底节、小脑、脑干及脊髓。其临床表现呈多样性,病灶可为局灶性或弥漫性,病程可为进行性或缓解复发性。有 SS 并发脑卒中、NMOSD、MS、脑炎、痴呆、脑桥中央髓鞘溶解及横贯性脊髓炎的病例报道。

SS 的病因和发病机制至今尚未明确。唇黏膜活检可显示部分腺体萎缩,淋巴细胞、浆细胞及单核吞噬细胞浸润,免疫组化染色示淋巴细胞主要为表达 CD RO 的 CD 阳性毒性/抑制性 T 细胞。而且多数患者血清中均存在一定的自身抗体,如 ANA、SSA、SSB 等,提示细胞及体液免疫均参与 SS 的涎腺损伤。我们在 5 例 SS 腓肠神经活检病例中仅 1 例有典型血管炎改变,而 4 例无血管炎性改变,后者病理上除表现为有髓纤维丢失、轴索及髓鞘变性外,免疫组织化学染色显示小静脉周围可见 CD68 阳性单核吞噬细胞及 CD45 RO 阳性 T 细胞。也有学者在 11 例合并感觉运动性周围神经病的 SS 患者腓肠神经活检中,6 例有典型血管炎改变,全部病例均有血管周围的袖套状淋巴细胞浸润。Griffin 报道的 13 例 SS 中有 12 例表现为周围神经内有髓纤维丢失和淋巴细胞浸润。Grant 等在 47 例腓肠神经活检中,观察到 33 例为血管周围的非特异性炎性细胞浸润,而典型血管炎为 12 例。尽管本组多数患者发现血管炎性病理改变,但免疫介导的非血管炎性神经损伤也是其主要致病机制之一。

综上所述,SS 导致的神经损伤呈多样性,其临床症候的出现多先于 SS 的诊断,病理上表现为血管炎性及非血管炎性免疫介导的神经损伤。进一步临床病理研究有助于深入了解其神经损伤机制。

【治疗及转归】

激素治疗后(甲泼尼龙 520mg/次、静脉滴注每日 1 次,连用 3 天后减为 240mg/次,静脉滴注每日 1 次,连用 3 天后改为醋酸泼尼松片 60mg/次、口服每日 1 次),复查颅脑 MRI (2015-11-6)示双侧额叶皮质下、基底节区见多发等长 T_1 长 T_2 异常信号,T_2 FLAIR 示高、低信号,DWI 示双侧基底节区部分病灶高信号(图 33-4)。随访 5 个月,颅脑 MRI 双侧基底节区、放射冠区异常信号较前明显减少(图 33-5)。

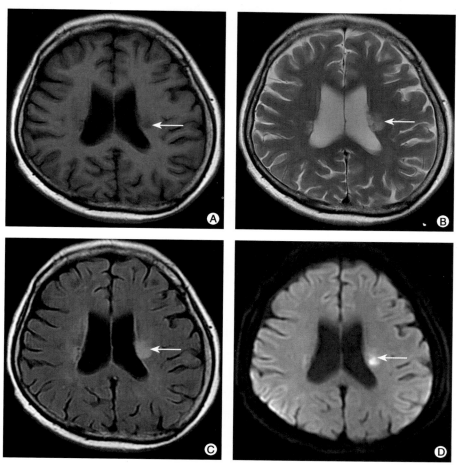

图 33-4 颅脑 MRI(2015-11-6)检查结果

注:A~D. 双侧额叶皮质下、基底节区见多发等、长 T_1 长 T_2 异常信号,T_2 FLAIR 为高信号,DWI 示双侧基底节区部分病灶高信号

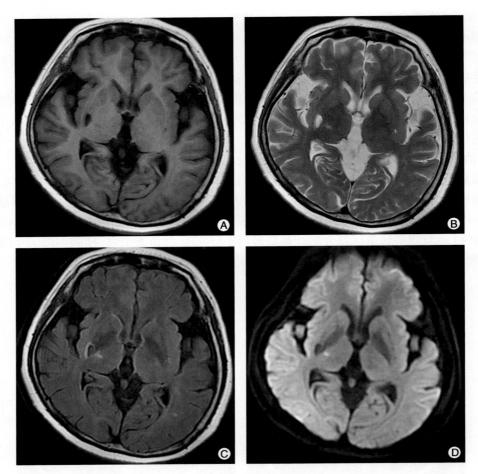

图 33-5　随访 5 个月,颅脑 MRI 检查结果

注:A~D. 双侧基底节区、放射冠区异常信号较前明显减少

【最终临床综合诊断】

干燥综合征相关神经系统损害

（申玉勤　胡怀强）

【专家点评】

　　SS 作为自身免疫性疾病之一,以口干、眼干等临床症状为主,唇腺病理容易获得。与其他自身免疫性疾病相同,SS 可累及大脑、脑干、小脑、周围神经和肌肉等多部位。其致病基础除了小血管炎,还有免疫介导因素。从临床表现上,SS 可以造成复发性视力（周围或中枢）及脊髓损害,也可以因为中枢神经某些部位的受累和免疫诱导而出现部分抗体阳性的叠加,如伴有 AQP4 抗体阳性。但临床诊断上不能唯抗体是论,而应以临床症候为依据。

（张家堂　戚晓昆）

【参考文献】

1. 曹秉振,曹霞,常高峰,等. 干燥综合征神经系统损伤的临床病理分析[J]. 中华神经科杂志,2005,38(7): 434-437.

2. ANDONOPOULOS AP,LAGOS G,DROSOS AA,et al. The spectrum of neurological involvement in Sjogren's syndrome[J]. Br J Rheumatol,1990,29(1):21-23.

3. 李越星,吴丽娟,陈清棠.干燥综合征患者伴神经系统损害 7 例临床及病理变化[J].中华神经科杂志, 2001,34(6):344-346.

4. TAKAHASHI Y,TAKATA T,HOSHINO M,et al. Benefit of IVIg for long-standing ataxic sensory neuronopathy with Sjogren's syndrome. IV immunoglobulin[J]. Neurology,2003,60(3):503-505.

5. LAFITTE C,AMOURAZ,CACOUB P,et al. Neurological complications of primary Sjogren's syndrome[J]. J Neurol,2001,248(7):577-584.

6. FONT J,RAMOS-CASALS M,DE LA RED G,et al. Pure sensory neuropathy in primary Sjogren's syndrome. Longterm prospective followup and review of the literature[J]. J Rheumatol,2003,30(7):1552-1557.

7. KADOTA Y,TOKUMARU AM,KAMAKURA K,et al. Primary Sjogren's syndrome initially manifested by optic neuritis:MRI findings[J]. Neuroradiology,2002,44(4):338-341.

8. KLEIN CM,VEMINO S,LENNON VA,et al. The spectrum of autoimmune autonomic neuropathies[J]. Ann Neurol,2003,53(6):752-758.

9. SMITH AJ,WATERMAN SA,GORDON TP. Autonomic involvement in Sjogren's syndrome[J]. J Rheumatol, 2003,30(10):2296-2297.

10. BRAGONI M,DI PIERO V,PRIORI R,et al. Sjogren's syndrome presenting as ischemic stroke[J]. Stroke, 1994,25(11):2276-2279.

11. MAUCH E,VOLK C,KRATZSCH G,et al. Neurological and neuropsychiatric dysfunction in primary Sjogren's syndrome[J]. Acta Neurol Scand,1994,89(1):31-35.

12. YOON KH,FONG KY,KOH DR,et al. Central pontine myelinolysis-a rare manifestation of CNS Sjogren's syndrome[J]. Lupus,2000,9(6):471-473.

13. YANAGIHARA C,NAKAJI K,NISHIMURA Y. A case of primary Sjogren's syndrome with acute transverse myelopathy and polyneuropathy as the initial manifestations[J]. Rinsho Shinkeigaku,2001,41(1):50-55.

14. ROGERS SJ,WILLIAMS CS,ROMAN GC. Myelopathy in Sjogren's syndrome:role of nonsteroidal immunosuppressants[J]. Drugs,2004,64(2):123-132.

15. WANG YJ,TSAI KY,FUH JL,et al. High frequency of primary Sjogren's syndrome in Taiwanese patients presenting as relapsing-remitting multiple sclerosis[J]. Eur Neurol,2004,51(1):21-25.

16. MELLGREN SI,CONN DL,STEVENS JC,et al. Peripheral neuropathy in primary Sjogren's syndrome[J]. Neurology,1989,39(3):390-394.

17. GRIFFIN JW,COMBLATH DR,ALEXANDER E,et al. Ataxic sensory neuropathy and dorsal root ganglionitis associated with Sjogren's syndrome[J]. Ann Neurol,1990,27(3):304-315.

18. GRANT IA,HUNDER GG,HOMBURGER HA,et al. Peripheral neuropathy associated with sicca complex[J]. Neurology,1997,48(4):855-862.

病例 34

双下肢麻木无力伴行走不稳 7 年余,加重 20 天

【现病史】

患者男性,26 岁。2008 年 9 月(7 年前)于感冒后出现双下肢麻木、行走不稳,有踩棉花感,伴有腰背部束带样紧缩疼痛不适感,腰骶 MRI 检查示"腰椎退行性变,L_5/S_1 椎间盘轻度膨出"。查体:双下肢近端肌力 4 级,双下肢腱反射未叩出,双侧跟膝胫试验欠稳准,闭目难立征阳性,双侧 T_7 以下深、浅感觉减退。余查体未见明显异常。颈胸 MRI 均未见明显异常。肌电图示:左股四头肌募集减少、右尺神经感觉神经传导速度减慢。视觉诱发电位:视觉诱

发电位 P 100 各波幅均降低,潜伏期正常。诊断为"脊髓炎、周围神经病"。给予"维生素 B_1、弥可保、糖皮质激素"等药物治疗 1 个月后好转。2011 年 1 月(4 年前)于工作中突然出现双下肢活动不灵,蹲下起立困难,伴双足麻木、心慌。查体:双上肢肌力 5⁻级,双下肢近端肌力 4 级、远端 5 级,双下肢跟膝胫试验欠稳准,闭目难立征阳性。抗 O 305U/L(正常值 0~200U/L)。肌酸激酶 887U/L(正常值 26~200U/L),出院时 253U/L。心电图正常。予维生素 B_1、甲钴胺治疗后好转。2012 年 4 月(3 年前)患者双下肢麻木无力较前加重,伴行走不稳,腰腹部束带感、坐位站立困难。抗 O 293U/L,肌酸激酶 206U/L(正常值 26~200U/L),脑脊液化验、头颅、胸椎 MR 平扫未见异常。复查肌电图示:右尺神经感觉神经传导速度减慢,双胫神经 H 反射波幅低,右胫神经 H 反射潜伏期延长。诊断"脊髓亚急性联合变性",给予维生素 B_1、甲钴胺治疗 1 个月后好转。2015 年 12 月患者(20 天前)出现双下肢无力较前加重、坐位起立困难,言语欠流利,行走不稳,大便费力、小便频。

【既往史】

平素体力活动弱,学习成绩差;否认慢性病病史;否认肝炎、结核等传染病病史;否认药物及食物过敏史;否认手术、外伤及输血史;预防接种史不详。

【个人史】

无疫区居住史,无疫水、疫源接触史,无放射、毒物接触史,曾有吸烟、饮酒 2 年,吸烟 20 支/d,啤酒每周 4 瓶,已戒烟酒 7 年。

【家族史】

父母体健;否认家族有类似病史及遗传疾病病史。

【查体】

记忆力减退,言语欠流利,双侧咽反射减弱,双下肢近端肌力 4 级、远端 5 级,双上肢腱反射(+),双下肢腱反射未叩出,双侧病理征阳性,双侧跟膝胫试验欠稳准,闭目难立征阳性,余未见明显异常。

【辅助检查】

1. 血常规(表 34-1)　正常。

表 34-1　病程中患者的血常规化验结果

指标	2008 年 9 月	2011 年 1 月	2012 年 4 月	2015 年 12 月	2016 年 5 月
红细胞计数/($\times 10^{12} \cdot L^{-1}$)	4.75	4.14	4.44	4.15	5.55
血红蛋白/($g \cdot L^{-1}$)	145	130	142	131	166
红细胞百分比/%	41.3	37.8	40.7	37.8	46.3
红细胞平均体积/fl	86.9	91.3	91.7	91.1	83.4

2. 贫血诊断标志(表 34-2)　均正常。

3. 血沉、生化、凝血等化验结果　血同型半胱氨酸(Hcy)209.7μmol/L(正常值 0~15μmol/L),肌酸激酶 295U/L(正常值 24~194U/L),肝功、生化、血脂、甲状腺功能、尿便常规均正常。

4. 免疫指标　免疫球蛋白、免疫固定电泳、传染病四项、风湿病多肽抗体均正常。

5. 脑脊液检查　脑脊液常规、生化、免疫球蛋白、寡克隆带电泳均正常。

表 34-2 病程中患者的贫血诊断标志物检测结果

指标	2008 年 9 月	2012 年 4 月	2015 年 12 月	2016 年 5 月
铁蛋白/(μg·L^{-1}) （正常参考范围:23.9~336)	20.17	65.6	85.3	36.5
叶酸/(μg·L^{-1}) （正常参考范围:>3)	7.95	15.68	24.4	>24.6
维生素 B$_{12}$/(ng·L^{-1}) （正常参考范围:180~914)	>2 000	470	423	1 014
促红细胞生成素/(U·L^{-1}) （正常参考范围:2.59~18.50)	—	13.74	20.34	6.92

6. 电生理检查　肌电图示:右尺神经感觉神经传导速度减慢,双胫神经 H 反射波幅低,右胫神经 H 反射潜伏期延长。视觉诱发电位:视觉诱发电位 P100 各波幅均降低,潜伏期正常。

7. 血氨基酸、肉碱检测　C3、C3/C0、C3/C2、C3/C16、C5/C4、C5DC/C8、C5DC/C16 增高;Val、Leu/Phe、Val/Phe、C0、C8/C10、C8/C12 降低。

8. 尿代谢检查　甲基丙二酸增高。

【基因检测】

患者 MMACHC 基因编码区发现两个突变位点,杂合突变:c.482G>A、p. R161Q;缺失突变:c.656_658del、p. 219_220del。

【定位分析】

记忆力减退定位于广泛大脑皮质;构音障碍、咽反射减弱定位于舌咽迷走神经;双下肢无力、双侧病理征阳性定位于双侧锥体束;双下肢腱反射未叩出定位于神经根及周围神经;双侧跟膝胫试验欠稳准,闭目难立征阳性,感觉性共济失调定位于脊髓后索。综合定位于大脑皮质、脊髓、周围神经。

【定性讨论】

1. 晚发型甲基丙二酸血症　该病起病隐匿,发病前多有明确诱因(发热、感染、饥饿、疲劳、外伤等应激状态下机体能量需求增加),临床可累及脑、脊髓、周围神经、血液、肝、肾等多系统,以神经系统损害为主,运动障碍表现突出,尤其是以双下肢运动障碍为主,智力损害相对轻,少数有小脑共济失调、构音障碍及肢体震颤等,很少发生高氨血症,血清叶酸、维生素 B$_{12}$ 正常,临床有发病年龄越晚,临床表现越轻的倾向。该患者以双下肢无力起病,给予维生素 B$_{12}$ 治疗症状明显好转,且病程中反复发作,后出现高级智力受损,需要考虑本病。

2. 亚急性联合变性　是因维生素 B$_{12}$ 缺乏引起的神经系统变性疾病,常起病隐袭,逐渐缓慢进展,主要累及脊髓后索、侧索和周围神经,部分患者视神经和大脑白质亦有损害,临床表现为肢体无力、共济失调和肢体末端感觉异常,部分可合并认知功能不良、行为异常等精神症状,常伴恶性贫血和无胃酸,化验周围血可表现为巨细胞性贫血,血清维生素 B$_{12}$ 含量降低,脑脊液检查一般正常。该患者临床主要以脊髓侧索、后索损害为主,但该患者多于发热、劳累等因素下急性起病,无胃病病史,无巨细胞性贫血和维生素 B$_{12}$ 缺乏的表现。

3. 视神经脊髓炎　是一种免疫介导的以视神经和脊髓受累为主的中枢神经系统炎性

脱髓鞘疾病,临床上多以严重的视神经炎和纵向延伸的长节段横贯性脊髓炎为特征表现,常于青壮年起病。该患者虽表现反复发作肢体无力,但视神经未受累,且其脊髓 MRI 未见明显异常改变,因此该患者不符合视神经脊髓炎的临床特征。

【诊治经过】

感染后起病,临床查体有脊髓损害的症状与体征,且合并有周围神经损害,化验维生素 B_{12} 正常,诊断为"脊髓炎",给予"维生素 B_1、甲钴胺、糖皮质激素"等药物治疗后好转。间隔 2 年余患者反复出现双下肢无力,曾诊断"脊髓亚急性联合变性",给予"维生素 B_1、甲钴胺"等药物治疗后好转。第 4 次发病时化验血同型半胱氨酸明显升高,随化验患者血、尿有机酸,结合基因检测,诊断:晚发型甲基丙二酸尿症 cblC 型,嘱患者坚持服用叶酸、甲钴胺、维生素 B_6。随访 1 年,患者症状明显好转。

【临床讨论】

甲基丙二酸血症(methylmalonic acidemia,MMA)是由于甲基丙二酰辅酶 A 变位酶缺陷或其辅酶钴胺素(cb1)的摄取、转运或合成缺陷所致,从而使甲基丙二酰辅酶 A 通过其他代谢旁路而产生出非正常代谢物,积聚在血液、组织、脑脊液和尿液中,导致 MMA 患者出现一系列病理,生化及临床指标的变化。MMA 临床表现缺乏特异性。先天性有机酸代谢异常疾病主要表现为智力运动发育迟缓或倒退、癫痫、肌张力减低、喂养困难、贫血、肝大、高血氨及代谢性酸中毒的常染色体隐性遗传病。依据其发病年龄可以分为早发型(发病年龄≤1 岁)和晚发型(发病年龄≥4 岁),该病临床相对少见,多在新生儿期和婴儿期起病,晚发型较罕见,临床症状多变,容易误诊误治。

晚发型 MMA 患者起病隐匿,多系统(包括脑、脊髓、周围神经、血液、肝、肾)损害及运动障碍更突出,智力损害相对轻。发病年龄越晚,临床表现越轻。发病前多有明确诱因(发热、感染、饥饿、疲劳、外伤等应激状态下)造成机体能量需求增加,有波动性症状加重;主要临床表现为运动功能障碍(下肢尤为明显)、智力损害和惊厥三主征;国内有关晚发型 MMA 的报道多为个案,临床表现以神经系统受累为主,表现为高级皮质功能下降、锥体束征和精神症状。影像学脑萎缩多见。血叶酸及维生素 B_{12} 浓度均正常,但其血 MMA 及 Hcy 水平均显著增高,血浆 MMA 和 Hcy 浓度的升高反映了维生素 B_{12} 的缺乏,已有研究证实患者在缺乏维生素 B_{12} 时,血浆维生素 B_{12} 浓度可能是正常的,这多为维生素 B_{12} 反应型,若能及时治疗预后较好。对于临床出现厌食肉、蛋类食物,步态异常,癫痫,短期内迅速出现痴呆或精神异常的年轻患者要考虑该疾病的可能,并及时行尿有机酸筛查及血清 Hcy 测定。尿液的有机酸气相色谱-质谱分析(GC/MS)是诊断本病的首选方法,基因分析则是确诊本病和分型的可靠依据。

维生素 B_{12} 无效型:以饮食治疗为主,理想方式为限制天然蛋白质,补充去除异亮氨酸、缬氨酸、蛋氨酸、苏氨酸的特殊治疗奶粉,婴幼儿期天然蛋白质每日摄入量应控制在 1.0～1.2g/kg。维生素 B_{12} 有效型:其维生素 B_{12} 长期维持可肌内注射或口服,每日口服甲基钴胺 500～1 000μg,中等量蛋白质摄入,使血、尿甲基丙二酸浓度维持在理想范围。同时应用叶酸、维生素 B_6、左卡尼汀、甜菜碱等药物。晚发型的 MMA 预后好于早发型。

【最终临床综合诊断】

甲基丙二酸血症

(胡怀强　曹秉振)

【专家点评】

该例患者核心的症状为双侧锥体束征和深感觉性共济失调,同时合并认知功能下降和周围神经损害,反复发病,予维生素 B_{12} 治疗有一定疗效。因此,从临床正确的诊疗思路上讲,首先考虑到亚急性联合变性是正确的。随着辅助检查的序贯进行,未发现内因子缺乏的物理和生化证据,但却发现了血 Hcy 的明显升高和血氨基酸和尿液代谢的异常,从而进行基因检测确诊。临床资料完善,诊断依据充分,诊断思路清晰,值得借鉴和学习。本病例提示维生素治疗有效也是验证 MMA 诊断的方法。遇到维生素 B_{12} 治疗有效的类似患者,除了想到维生素 B_{12} 直接缺乏性疾病外,还应该想到其他代谢性疾病的可能。

（张家堂　戚晓昆）

【参考文献】

1. MARTINELLI D, DEODATO F, DIONISI-VICI C. Cobalamin C defect: natural history, pathophysiology, and treatment[J]. J Inherit Metab Dis, 2011, 34(1): 127-135.

2. WANG X, SUN W, YANG Y, et al. A clinical and gene analysis of late-onset combined methylmalonic aciduria and homocystinuria, cblC type, in China[J]. J Neurol Sci, 2012, 318(1-2): 155-159.

3. 王蓓, 赵重波, 朱雯华, 等. 晚发型甲基丙二酸血症 CB1C 亚型一例[J]. 中华神经科杂志, 2014, 47(10): 742-743.

4. SOLOMON LR. Disorders of cobalamin (vitamin B12) metabolism: emerging concepts in pathophysiology, diagnosis and treatment[J]. Blood Rev, 2007, 21(3): 113-130.

5. 雷如意, 刘艳茹, 籍炀飞, 等. 晚发型甲基丙二酸尿症 cblC 型三例临床特点和基因分析[J]. 中华神经科杂志, 2014, 47(2): 101-106.

病例 35

头沉 6 天,发热 5 天,加重伴意识障碍 1 天

【现病史】

患者男性,61 岁。患者 6 天前在炎热环境中工作后感持续性头沉伴全身发冷、流清涕,当日患者有大量饮水、大汗,无头痛、头晕,无意识障碍,无肢体无力、抽搐,无恐水、畏声,无皮肤麻木及蚁走感,无寒战、鼻塞、咽痛、眼痛、腰痛及全身肌痛等症状。1 天后出现高热,达 40℃,当地医院化验血常规:白细胞 $2.2×10^9/L$,血小板 $74×10^9/L$;骨髓穿刺示反应性骨髓象;腰椎穿刺脑脊液压力 210mmH$_2$O,常规正常,潘迪试验阴性;给予抗病毒、抗生素、糖皮质激素等治疗无效。入院 1 天前出现嗜睡、精神异常,呕吐胃内容物 1 次,排尿困难。

【既往史】

诊断"慢性胃炎"3 年;否认"高血压、糖尿病"等慢性病病史;否认肝炎、结核等传染病病史;否认药物及食物过敏史;家属述患者 3 年前被狗咬伤,自行挤出血液,未接种狂犬病疫苗,否认手术及输血史;预防接种史不详。

【个人史】

无疫区、疫水及放射性毒物接触史。吸烟史 30 年,约每日 10 支;不饮酒。

【家族史】

父母已故,死因不详;1 姐姐因"心脏病"去世,1 妹妹精神异常(自杀);子女均体健;否认家族遗传疾病史。

【查体】

体温:37.8℃,脉搏:78 次/min,呼吸:16 次/min,血压:120/70mmHg。发育正常,营养一般,表情淡漠,查体不合作。颈胸、四肢可见多发出血点,双肺呼吸音粗,可闻及湿啰音,小腹膨隆。神经系统查体:意识不清,缄默状态,双侧瞳孔等大等圆,对光反射灵敏,双侧额纹及鼻唇沟对称,四肢可见自主活动,四肢肌张力增高,四肢腱反射未叩出,双侧病理征未引出,颈强直,脑膜刺激征阳性,尿潴留,余查体不配合。

【辅助检查】

1. 血尿便常规和生化   白细胞 $19.8×10^9/L$,中性粒细胞绝对值 $18.26×10^9/L$,血小板 $97×10^9/L$;凝血酶时间 23.7s,纤维蛋白原 1.88g/L,D-二聚体测定 1.9mg/L;尿常规:葡萄糖(++),蛋白质(+++);丙氨酸氨基转移酶 57U/L,天门冬氨酸氨基转移酶 88U/L,抗 O、类风湿因子、CRP、肿瘤标志物正常;副肿瘤抗体谱、血及脑脊液流行性出血热、流行性乙型脑炎抗体、血及脑脊液抗 NMDA 受体抗体均为阴性。

2. 脑脊液化验   淡红色微混浊,红细胞 $1\,912×10^6/L$,白细胞 $122×10^6/L$,蛋白 0.94g/L,脑脊液抗酸杆菌、新型隐球菌、细菌及真菌培养均为阴性。

3. 脑电图   中度异常。

4. 颅脑 MRI(图 35-1)   脑内多发小缺血灶、腔隙灶;双侧颞叶内侧可疑异常信号。

5. 胸部 CT   双侧胸腔少量积液,邻近双肺下叶部分肺组织膨胀不全。

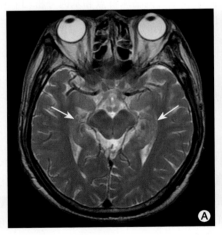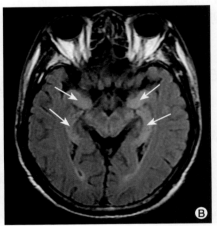

图 35-1   患者头颅 MRI 检查结果

注:A. 双颞叶、海马区可见长 T_2 信号(箭头);B. 双颞叶、海马区、脑干 FLAIR 呈稍高信号(箭头)

【定位分析】

意识障碍、精神行为异常,脑电图中度异常,定位于广泛大脑皮质;颈强直、脑膜刺激征阳性定位于脑膜。结合影像,病变以颞叶、海马、脑干为著。

【定性讨论】

患者高热,化验血常规白细胞计数明显升高,脑脊液白细胞和蛋白升高,脑膜刺激征阳性,考虑脑膜脑炎。需考虑以下诊断:

1. 麻痹型狂犬病   是狂犬病毒引起的一种侵犯中枢神经系统为主的急性传染病,麻痹型狂犬病临床上无兴奋期，无恐水症状和吞咽困难，而以高热、头痛等非特异表现起病，继而出现肢体软弱无力、腹胀、共济失调、部分或全部肌肉瘫痪、尿潴留或大小便失禁等，呈现横断性脊髓炎或上升性脊髓麻痹表现。病程较长，可达 10 天以上。该患者曾有被狗咬伤病史，且未做处理，不除外该病。

2. 单纯疱疹性脑膜脑炎 是由单纯疱疹病毒引起的急性中枢神经系统感染，病变主要侵犯颞叶、额叶和边缘叶脑组织，可发生于任何年龄，发病前可有口唇、生殖道疱疹史，或有皮肤、黏膜疱疹，有上呼吸道感染的前驱症状，呈急性起病，临床表现发热、头痛、精神行为异常、癫痫、意识障碍或肢体瘫痪等症状，脑脊液检查可见压力增高，脑脊液常规白细胞数正常或轻度增高，脑脊液蛋白正常或轻度增高，糖和氯化物基本正常，脑电图异常，头颅 CT 或 MRI 可见额、颞叶炎症性异常信号，特异性抗病毒药物治疗有效。该患者起病急，临床表现及辅助检查符合病毒性脑膜脑炎的表现，因此不能除外本病。

3. 热射病 是由于暴露在高温高湿环境中导致机体核心温度迅速升高，表现高热、头痛、头晕、恶心、呕吐，伴有皮肤灼热、意识障碍（如谵妄、惊厥、昏迷），可有心血管循环衰竭、肺水肿、肝肾功能损害或弥散性血管内凝血等多器官系统损伤的严重临床综合征。脑脊液可见压力增高，细胞数增多和蛋白质增高。脑电图可以出现异常。该患者在炎热环境中突发疾病，临床表现发热、头痛、意识障碍，临床需考虑热射病的可能性。

4. 其他细菌感染、自身免疫性脑炎 需要鉴别。

【诊治经过】
狂犬病抗体检测虽然脑脊液、血清狂犬病抗体为阴性，但唾液狂犬病抗体阳性，结合临床及影像，符合狂犬病。给予抗感染、抗病毒治疗，出现颈部及四肢不自主抽动，血氧饱和度下降，给予气管插管、呼吸及辅助呼吸。入院第三天患者仍意识不清、持续高热，出现持续睁眼，大量流涎，面肌、颈部及四肢不自主抽动，尤其在声音、翻身、吸痰等刺激时加重，并可见喉肌抽动。我科住院 13 天后无效出院，出院第 2 天死亡。

【临床讨论】
狂犬病是狂犬病毒引起的不可逆的、病死率接近 100% 的传染病，因被病兽咬伤而感染。该疾病发病呈地域性，在亚洲、非洲流行，主要有病犬等咬伤、猫抓史，在美国、加拿大等国家主要有蝙蝠咬伤。该疾病潜伏期 3 个月到数十年不等。根据临床症状的不同分为经典的狂躁型及麻痹型。狂躁型在经前驱期及明确的兴奋激动期后进入麻痹期。前驱期可出现伤口处疼痛、麻木、蚁走感等感觉症状，也可出现发热、恶心、呕吐、头痛等全身不适。兴奋激动期以恐水、恐风、喉头痉挛、过度兴奋、流涎、发热等症状为特点。进入麻痹期的患者可出现 Landry 上升性麻痹，或以昏迷、呼吸衰竭为特点的脑干型麻痹。麻痹型狂犬病无明显的兴奋期及典型的恐水表现，常以高热、头痛、呕吐等发病，继之出现肢体瘫痪或脑干麻痹症状。该型狂犬病较少见，症状与 GBS 及脊髓炎相似，易误诊，临床医生应提高对该型狂犬病的认识，减少误诊。

麻痹型狂犬病（paralytic rabies）与狂躁型相比临床症状不典型，表现多样，诊断困难。该型狂犬病与 GBS 在临床表现、肌电图等方面相似，甚至在病理损害也有相同部分，因此鉴别困难。我国及其他国家均有麻痹型狂犬病误诊为 GBS、脊髓炎等的病例报道。一些麻痹型狂犬病患者以极其少见的症状首诊，2013 年我国报道了 1 例以自发性气胸首诊的麻痹型狂犬病病例。另外也有以尿潴留、腹痛、急性臂丛神经炎为主要首发表现的麻痹型狂犬病病例被报道。

本患者唾液狂犬病病毒抗体阳性,缺乏典型的疼痛、恐水、恐惧、痉挛等狂犬病症状,高热起病,逐渐出现意识不清,诊断为麻痹型狂犬病。其潜伏期为3年,未注射疫苗。有研究报道,未注射疫苗的麻痹型狂犬病潜伏期较注射疫苗的长,提示注射疫苗后可能抗体增加,加速发病。本患者发热后迅速出现尿潴留、意识不清、呼吸衰竭等脊髓、脑干损害症状,初期易误诊为颅内炎症,患者后期有大量流涎、抽动症状,结合患者有犬咬伤病史,考虑狂犬病,狂犬病病毒抗体检测阳性确认诊断。狂犬病病毒在患处肌肉停留后,逆轴浆流动到中枢神经系统,在脊髓延髓背根神经节及前角细胞处复制。进入中枢神经后的具体病理过程还不明确,但研究证实狂犬病患者脑损害相对较轻,且病毒上行到脑干会出现延搁,以逃避免疫清除。颅脑MRI及尸检报告证实脑干、丘脑、脊髓、基底节为病毒好侵犯部位。两种临床类型的狂犬病易损伤部位无明显差别,但也有研究显示麻痹型狂犬病主要侵犯脑干,且损害相对较轻,而狂躁型狂犬病还可损害大脑半球。该患者颅脑MRI示双侧颞叶内侧异常信号,提示患者脑损害达大脑半球,与狂躁型相似,病情重。麻痹型与狂躁型狂犬病在周围神经病理损害不同。麻痹型狂犬病周围神经出现轴索变性及脱髓鞘改变。周围神经功能障碍(主要是脱髓鞘改变)导致了麻痹型狂犬病的瘫痪。

两型狂犬病目前仍无有效的标准治疗方案,根据经治疗生存的病例治疗经验,有研究推荐应用狂犬病免疫球蛋白、疫苗、利巴韦林、干扰素及NMDA受体抑制剂等治疗。

【治疗及转归】

积极给予抗病毒、对症支持治疗,无效。患者于发病20天后去世。

【最终临床综合诊断】

麻痹型狂犬病

（胡怀强）

【专家点评】

目前国内饲养宠物人群巨大,尤其在城镇人口中,而我国对于饲养宠物的管理和疫苗免疫工作,尚有诸多"盲区",加之诸如"假疫苗"事件等因素,尤其是狂犬病从被宠物咬伤到发病,潜伏期可以长达数十年。综上因素,临床工作中,遇到急性期病、迅速进展,不管是否具有恐风、恐水和喉头痉挛等典型的狂犬病症状,都应该仔细询问是否饲养宠物、是否有被宠物咬伤、抓伤等病史;同时,应该进行唾液、血液和脑脊液的针对性检测。一旦确诊,积极救治并同时向家属交代病情。针对本病的有效治疗,除了NICU的生命支持疗法,其他都尚在探索之中。病理组织于海马锥体细胞及小脑浦肯野神经细胞中所见的嗜酸性Negri包涵体是诊断狂犬病的金标准。

（张家堂　王鲁宁）

【参考文献】

1. HEMACHUDHA T,LAOTHAMATAS J,RUPPRECHT CE. Human rabies:a disease of complex neuropathogenetic mechanisms and diagnostic challenges[J]. Lancet Neurol,2002,1(2):101-109.

2. SHEIKH KA,MANUEL RA,JACKSON AC,et al. Overlap of Pathology in Paralytic Rabies and Axonal Guillain-Barré Syndrome[J]. Ann Neurol,2005,57(5):768-772.

3. WANG WP,NI YF,GAO KX,et al. Spontaneous pneumomediastinum due to paralytic rabies[J]. Brazjinfectdis,2013,17(1):94-96.

4. AYATOLLAHI J,SHARIFI MR,SHAHCHERAGHI SH. Severe abdominal pain as the first manifestation of rabies[J]. Jundishapur J Microbiol,2014,7(8):11671.

5. MADER JR EC,MAURY JS,SANTANA-GOULD L,et al. Human Rabies with Initial Manifestations that Mimic

Acute Brachial neuritis and Guillain-Barré syndrome[J]. Clin Med Insights Case Rep,2012,5:49-55.

6. CHARLTON KM,NADIN-DAVIS S,CASEY GA,et al. The long incubation period in rabies:delayed progression of infection in muscle at the site of exposure[J]. Acta Neuropathol,1997,94(1):73-77.

7. CHARLTON KM,CASEY GA,WANDELER AI,et al. Early events in rabies virus infection of the central nervous system in skunks (Mephitis mephitis)[J]. Acta Neuropathol,1996,91(1):89-98.

8. MITRABHAKDI E,SHUANGSHOTI S,WANNAKRAIROT P,et al. Difference in neuropathogenetic mechanisms in human furious and paralytic rabies[J]. J Neurol Sci,2005,238(1-2):3-10.

9. WILLOUGHBY JR RE,TIEVES KS,HOFFMAN GM,et al. Survival after treatment of rabies with induction of coma[J]. N Engl J Med,2005,352(24):2508-2514.

病例 36
多饮、多尿 2 年,视物模糊 4 个月,左侧肢体力弱 3 天

【现病史】

患者女性,58 岁,农民。2014 年初(2 年前)出现多饮(约每日 8L)、多尿(约每日 5~6L)。2015 年 10 月(4 个月前)出现双眼视物模糊、视力下降,视乳头水肿,无明显头痛、呕吐、意识障碍。2016 年 2 月初全身乏力、烦渴加重,当地医院头颅 MRI 示双侧额顶颅板下及小脑幕异常信号,左侧脑室后角内结节影,全组鼻旁窦内信号增高,鞍上池下疝。2016 年 2 月 20 日(3 天前)9 时左右患者突然自觉左侧肢体力弱,左上肢抬举及持物不能,左下肢站立行走不能,症状持续。当地医院诊断"急性脑梗死",给予静脉输液治疗后症状无改善。以"急性脑梗死,硬脑膜病变待查"收入我科。

【既往史】

幼时患有脊髓灰质炎,遗留左下肢弛缓性瘫痪;否认"高血压、糖尿病"等慢性病病史;否认肝炎、结核等传染病病史;否认药物及食物过敏史;否认手术、外伤及输血史;预防接种史不详。

【个人史】

生于原籍,无疫区久居史,自幼务农。无烟酒嗜好,无毒物接触史。已婚,爱人及 1 子 1 女均体健。

【家族史】

否认家族中有遗传病及传染病病史。

【查体】

体温:36.4℃,脉搏:96 次/min,呼吸:18 次/min,血压:124/77mmHg。全身皮肤无黄染、结节及色素沉着;骨关节无红肿、压痛;心肺腹无异常;双下肢无水肿。神经系统检查:头颅、面部无畸形,眼球无突出;意识清楚,言语流利,高级皮质功能正常;双眼视力下降,视野检查欠合作,眼底视乳头边界欠清,视网膜 A/V=1:2,无渗出及出血。双侧瞳孔等大等圆,直径 3mm,对光反射灵敏。双侧眼球运动正常,无眼震。双侧额纹对称,双眼睑闭合有力,左侧鼻唇沟略浅,粗测听力正常,无构音障碍、饮水呛咳、吞咽困难,转颈耸肩对称有力。伸舌略左偏。左上肢肌力 2 级,左下肢 3 级,右侧肢体肌力 5 级,左下肢肌张力减低,左下肢肌肉萎缩。左下肢腱反射减弱,深、浅感觉正常,双侧 Babinski 征阳性,颈软,Kernig 征(-)。

【辅助检查】

1. 血尿便常规和生化   白细胞 7.84×10⁹/L,中性粒细胞 73.2%,淋巴细胞 20.0%,嗜酸性粒细胞 1.7%,红细胞 3.5×10¹²/L;血红蛋白 96.0g/L;血糖 8.46mmol/L,白蛋白 26.5g/L,血沉 106mm/h,C 反应蛋白 87.4mg/L,抗链"O"48IU/ml,类风湿因子 20IU/ml,血管紧张素转换酶 13U/L,血清皮质醇 527.4nmol/L,神经角质烯醇化酶 23.5ng/ml,恶性肿瘤特异生长因子 66.3U/L。肝肾功、凝血全项、自身抗体 15 项、免疫球蛋白、抗核抗体、ANCA、IgG4、结核抗体、免疫四项均正常。

2. 眼底检查   双侧视乳头水肿。视野:双眼可见盲点扩大,视野向心性缩小,左眼较重,未见明显偏盲。

3. 头颅 CT(2015-11-4)   额顶颅骨下不均匀密度影。

4. 头颅 MRI 检查   ①头颅 MRI(2016-2-10):双侧额顶颅板下及小脑幕异常信号,左侧侧脑室后角内结节影,全组鼻旁窦内信号增高,鞍上池下疝,右侧大脑中动脉 M1 段重度狭窄。②头颅 MRI(2016-2-25)(图 36-1):双侧额顶、大脑镰、小脑幕及左侧脑室后角内见多发异常信号,右侧脑室旁多发急性脑梗死;空蝶鞍;筛窦炎、乳突炎。③头颅 MRI 增强扫描(2016-2-25)(图 36-2):双侧额顶、大脑镰、小脑幕及左侧脑室后角内见多发异常信号强化。

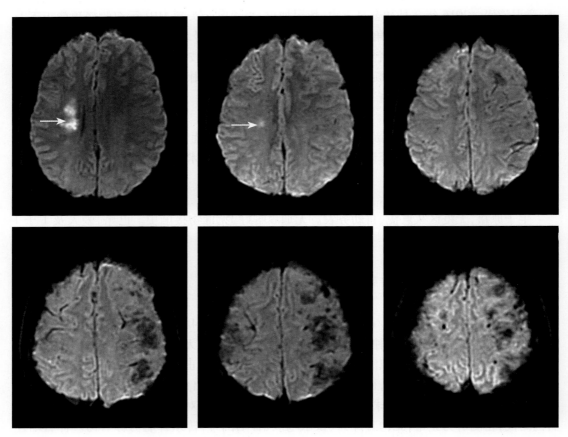

图 36-1 头颅磁共振 DWI(2016-2-25)检查结果

注:右侧脑室旁可见 DWI 高信号(箭头),双侧皮质及皮质下(左侧为著)多发片状低信号

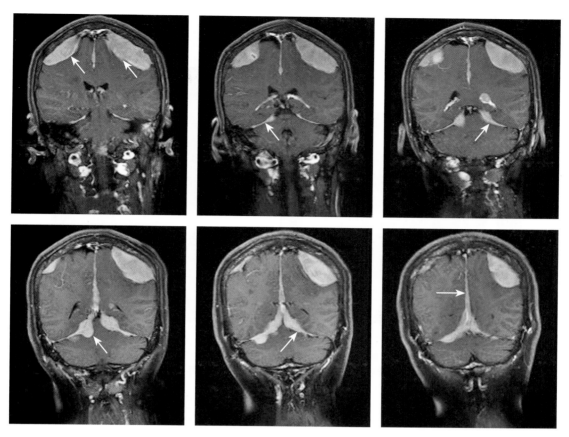

图 36-2　头颅 MRI 增强扫描（2016-2-25）检查结果

注：双侧额顶、大脑镰、小脑幕及左侧脑室后角内见多发异常信号强化（箭头）

5. 胸部 CT（图 36-3）　部分椎体及右侧部分肋骨骨质密度不均匀增高。两肺少许模糊影，右肺中叶及左肺下叶见小结节，纵隔内未见肿大淋巴结。

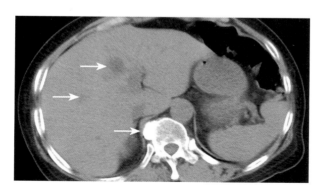

图 36-3　胸部 CT 检查结果

注：部分椎体及右侧部分肋骨骨质密度不均匀增高（箭头）

6. 鼻旁窦 CT（图 36-4）　额骨、颞骨、颅底、筛骨、眼眶及各鼻窦壁骨质多发破坏，体积增粗，骨质密度不均。

7. X 片（2016 年 5 月）（图 36-5）　股骨下端、胫骨上段骨质密度增高,皮髓质分界不清,髓腔密度增高。

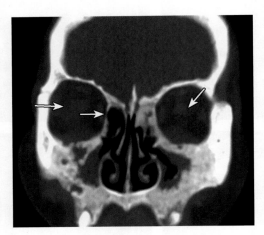

图 36-4　鼻旁窦 CT 检查结果

注:额骨、颞骨、颅底、筛骨、眼眶及各鼻窦壁骨质多发破坏,体积增粗,骨质密度不均(箭头)

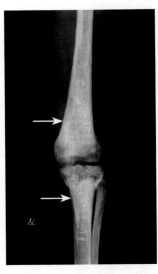

图 36-5　下肢 X 片(2016 年 5 月)检查结果

注:股骨下端、胫骨上段骨质密度增高,皮髓质分界不清,髓腔密度增高(箭头)

【诊治经过】

入院后患者病情无明显加重和缓解,于 2016 年 3 月 2 日转神经外科行左侧额、颞、顶部病变切除术,并取病变组织送病理。

【定位分析】

根据患者多饮、多尿,每日尿量大于 3 升,考虑中枢性尿崩症,定位于下丘脑-垂体病变;视物模糊,双侧视乳头水肿,双眼视野向心性缩小,提示高颅内压或视交叉受压;左侧中枢性面舌瘫及左侧肢瘫定位于右侧脑室旁病变;结合头颅 CT 和 MRI 定位于双侧额顶颅板下硬脑膜病变;结合鼻旁窦 CT 及 X 片检查定位于骨骼系统多部位受累,胸部 CT 提示双肺少许模糊影呼吸系统受累,贫血提示血液系统受累,综上所述,患者存在神经系统、骨骼系统、呼吸系统、血液系统等多系统受累。

【定性讨论】

1. Erdheim-Chester 病（ECD）　本患者为中老年女性,以中枢性尿崩症为首发,有多发颅内病变、颅内压增高、骨质破坏、呼吸和血液系统等多系统受累表现,符合 ECD 的主要临床特征。影像学检查颅内有广泛性损害,如结节样浸润性改变及硬脑膜增厚或脑膜瘤样改变,符合 ECD 的影像学特点。最终确诊有赖于组织病理学检查。患者合并脑梗死,可能与血管病危险因素及右侧大脑中动脉狭窄有关。

2. 多发性骨髓瘤　支持点:多系统受累但不累及脑实质,突出表现为脑室脑膜系统、垂体受累、颅底及鼻旁窦骨质病变,化验结果方面轻度贫血、血沉快、CRP 升高,复习国外文献发现有多发性骨髓瘤脑膜脑室系统受累的病例报道常被误诊为 ECD 或脑膜瘤,确诊需骨穿找到浆细胞比例增高的证据。不支持点:浆细胞病变恶性度高,病程多在 1 年内,预后差。

3. 结节病　该患者有尿崩症、脑膜受累、肺结节,需要考虑到此病累及神经系统的可能。结节病多为慢性肉芽肿病变,可累及多个脏器,5%侵犯到神经系统,脑膜病变多在基底部,软脑膜为主,血清血管紧张素转换酶(SACE)升高有助于诊断。该患者 SACE 正常,颅底骨质病变表现为骨质硬化破坏,与结节病骨关节系统损害表现为急性或慢性骨关节炎伴有骨吸收不符合,不符合结节病。

4. 多发性脑膜瘤　患者影像学表现均匀强化,有皮质压弯和脑膜尾征,需要与脑膜瘤鉴别。脑膜瘤的好发部位为大脑凸面,矢状位旁和蝶骨嵴附近,少数也可发生于脑室内,非典型的脑膜瘤可以侵犯鼻旁窦区,可以侵及附近的颅骨,10%脑膜瘤为多发脑膜瘤。但脑膜瘤除恶性脑膜瘤可发生颅外转移,肺,骨骼肌肉系统以及肝和淋巴系统,此外,肿瘤侵犯静脉窦、颅骨、头皮也可能是造成转移,也可经脑脊液播散种植,肿瘤多位于大脑凸面,有脑膜尾征。本患者病程 2 年,相对缓慢,不支持恶性脑膜瘤伴有多系统转移。

【病理结果】

取材部位:左侧额顶部脑组织,灰黄色,9cm×5cm×3cm 大小,实性,质软(图 36-6)。

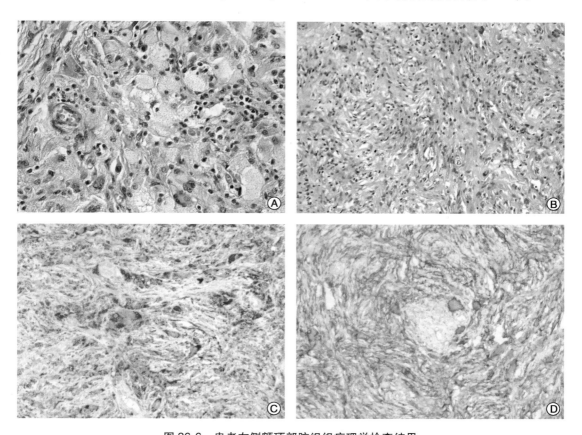

图 36-6　患者左侧额顶部脑组织病理学检查结果

注:A. 泡沫组织细胞及多核巨细胞,HE×400;B. 纤维组织增生,HE×100;C. 免疫组化染色阳性,CD68×100;D. 免疫组化染色阳性,CD163×100

HE 染色:梭形纤维细胞增生伴泡沫组织细胞及多核巨细胞,其间少量淋巴细胞,未见明确核分裂及异形性(细胞温和),未见明确淋巴细胞伸入现象。免疫组化染色显示:Vimentin(+)、Ki-67(+2%)、CD34(血管+)、CD68(+)、CD163(+)、CD138(散在少许+)、8 因子(血管+)、LCA(部分+)、ALK(散在少许弱+);EMA(−)、PR(−)、S-100(−)、SOX-2(−)、AE1/AE3(−)、

GFAP(-)、Neu-N(-)、Oligo-2(-)、CD1a(-)。基因检测：BRAF V600E 突变型，V600L 野生型，符合非朗格汉斯组织细胞增生症病理特点，ECD 可能性大。

【临床讨论】

ECD 是一种罕见的非朗格汉斯组织细胞增生症，可多器官受累。1930 年 Erdheim 和 Chester 首次报道；至今全世界文献报道约 500 例，平均确诊年龄约 53 岁，年龄范围 16~80 岁，男性:女性=1.5:1；诊断延误约 1 年。其病因和发病机制目前尚不明确。发病机制考虑与：①细胞因子介导：已发现 ECD 患者 INF-α、IL-12、IL-4、IL-7，MCP-1 表达水平异常升高，提示炎性因子和趋化因子参与组织细胞的激活和募集，炎症反应可能在发病过程中发挥重要作用；②基因突变：50%ECD 患者有 BRAF V600E 基因突变。原癌基因 BRAF 的活化型突变引起 RAS-RAF-MEK-ERK 信号转导通路非依赖性 RAS 异常激活，而 RAS-RAF-MEK-ERK 信号转导通路在肿瘤（黑色素瘤、甲状腺癌）发生与发展中发挥重要作用。

本病可引起骨骼、中枢神经系统、内分泌、腹膜后及肾脏、肺、心血管、皮肤等多系统受累。ECD 患者股骨远端、胫骨近端受累常见，多呈对称性骨质硬化；也可见于四肢长骨及颅骨。50%患者有骨痛表现，有溶骨性损害和骨质硬化并存。X 线检查可见骨主干和干骺端骨质硬化、皮质不规则，骨膜增厚。放射性核素骨显像长骨干骺端对称性放射性核素聚集。50%的患者存在中枢神经系统病变，中枢神经系统受累提示预后不良，是死亡的独立危险因素；临床表现包括尿崩症、小脑共济失调、垂体功能低下、眼底水肿、眼球突出；病灶多有显著强化，需要与 Rosai-Dorfman 病、朗格汉斯组织细胞增生症（langerhans cell histiocytosis，LCH）、脑膜瘤、淋巴瘤、转移瘤、肉芽肿性病变等相鉴别。

神经影像学检查有 3 种情况：①脑实质型（44%）：表现为广泛性损害如结节或颅内占位，可累及脑桥、齿状核和大脑半球；②脑膜型（37%）：表现为硬脑膜增厚或脑膜瘤样改变；③混合型（19%）：25%发生眼眶浸润，引起双侧眼球突出，眶周疼痛，压迫眼外肌及视神经引起视力减退。

内分泌受累最常见的是糖尿病，25%ECD 早期可发现糖尿病；可出现激素水平变化包括高催乳素血症、促性腺激素分泌不足、胰岛素生长因子缺乏、血清睾酮降低；影像学检查可见腺垂体、垂体柄、下丘脑受累；部分患者虽有上述结构受累，但并无内分泌功能异常的临床表现。泌尿系统受累可引起输尿管狭窄、肾盂积水、慢性肾衰竭；肾动脉受压引起肾性高血压；肾脏周围受累可见典型的"hairy kidney"征象；约 30%的患者影像学检查可见腹膜后浸润；与特发性腹膜后纤维化鉴别点是 ECD 患者盆腔段输尿管和下腔静脉不受累。50%的患者肺部受累（肺实质和胸膜）；仅少数患者有咳嗽、呼吸困难；CT 显示肺叶间隔增厚、肺组织"毛玻璃"样改变；单纯肺实质病变不常见；支气管灌洗液可发现 CD68(+)、CD1a(-)组织细胞。60%有心脏并发症（心包受累、心包炎、心脏压塞、右心房假瘤样病变、心包纤维化、心脏瓣膜浸润、传导异常）。约 2/3 的 ECD 患者胸主动脉或腹主动脉周围浸润形成典型的"coated aorta"影像学改变；冠状动脉周围浸润狭窄致心肌梗死。心血管系统、肺及神经系统受累提示预后差；心脏受累是重要死亡原因。皮肤损害常见眼睑黄斑瘤；面部、颈部、躯干、腹股沟和腋窝也可见黄色或棕红色斑块；与幼年性黄色肉芽肿（JXG）相鉴别，后者少有多系统受累。

诊断依据病理及影像学检查，HE 染色可见泡沫细胞或富含脂质的组织细胞浸润，多核 Tonton 巨细胞，病灶周围组织纤维化。免疫组织化学染色 CD68、CD163 阳性，CD1a 和 Langerin 阴性，S-100 阴性或弱阳性，BRAF V600E 基因检测（50%以上阳性）。X 线下肢长骨骨干和干骺端对称性骨质硬化，骨扫描 99Tcm-MDP 骨显像可见长骨远端放射性高摄取。CT

肾脏周围脂肪浸润形成的"hairy kidney"具有诊断特异性。PET可发现骨骼以外的其他器官受累情况评价疾病负荷。基线评估：胸、腹、骨盆CT、全身PET、头颅MRI、心脏MRI。需要与LCH、RDD、IgG4-RD、脑膜瘤病鉴别。

治疗一线药物为INF-α；二线治疗药物包括Vemurafenib用于BRAF V600E基因突变者；阿那白滞素、英利昔单抗和妥珠单抗；糖皮质激素可减轻颅内病灶周围组织水肿，单独治疗无效。

Erdheim-Chester病患者多预后不良，受累器官越多、预后越差；中枢神经系统受累是不良预后的独立危险因素；5年生存率约为68%；炎性指标对于活动期的判断无临床意义；定期影像学检查：每6个月复查胸、腹、骨盆CT、头、眼眶、心脏MRI；每3~6个月PET检查对于发现中枢神经系统病灶更加敏感。

本例患者发病年龄为56岁，首发症状为尿崩症，2年后出现视力下降、眼底水肿；无皮肤改变、无突眼，心、肺、腹膜后及肾脏受累症状不明显；无骨痛但X线检查提示长骨及颅骨有骨质受累；中枢神经系统症状：①垂体功能受累中枢性尿崩症；②脑膜受累高颅内压；③急性脑梗死左侧肢体瘫痪。病理特点：梭形纤维细胞增生伴泡沫组织细胞及多核巨细胞，其间少量淋巴细胞，未见明确核分裂及异形性；免疫组化染色显示：CD68（+），Ⅷ因子（血管+），CD1a（−），S-100（−）；基因检测：BRAF V600E突变型，V600L野生型。ECD中枢神经受累表现后颅窝脑实质及脑膜浸润，脑卒中少见；ECD60%有胸主动脉、腹主动脉壁较颅内动脉壁周围浸润多见；本例患者有急性脑梗死，右侧大脑中动脉狭窄，是否有动脉周围浸润因未行PET检查无法进一步证实。未行骨扫描、腹部、骨盆CT扫描、心脏MRI检查进行基线评估。患者手术切除额顶叶脑膜病灶减压治疗后目前视力有改善；干扰素治疗1个月，因不耐受已停用。

总之，ECD是一种罕见病，由于病理学家、放射科及临床医生的不断认识诊断例数明显增加；细胞因子及BRAF基因突变的研究推动了治疗进展；应用抗炎性因子、免疫调节、抗增殖药物治疗的研究为ECD患者带来了希望。

【治疗及转归】

2016年3月2日转神经外科行左侧额、颞、顶部病变切除减压手术后患者头痛、视物模糊减轻。临床病理诊断明确后给予INF-α 3×10⁶U/次（3次/周）皮下注射，1个月后因药物不良反应停用。目前患者病情较平稳。

【最终临床综合诊断】

Erdheim-Chester病

（黄勇华　魏微）

【专家点评】

对于颅内基于脑膜的增殖性病变，除了考虑骨髓瘤、结节病、脑膜瘤等常见病变外，确实应考虑到各种类型组织细胞增生症的可能。当然，本例患者同时有肺部、鼻旁窦和长骨的影像学支持，在神经外科积极的病灶切除病理支持下，诊断ECD证据确凿。至于患者病程中出现的右侧半卵圆中心的脑梗死，其原因值得商榷。患者虽然否认糖尿病史，但其入院后晨起血糖8.46mmol/L，不管其血糖的问题是否由ECD引起，但其客观上也会引起动脉粥样硬化，甚至就是患者右侧大脑中动脉狭窄的始作俑者。从影像学上看，患者DWI两处缺血灶，信号很高，均处于右侧大脑中动脉长穿支和深穿支的分水岭区域，且该患者存在尿崩症，所以，不排除患者的脑梗死纯粹来自大脑中动脉狭窄和血流动力学变化所造成，而与ECD无直接关系。临床对于以尿崩起病的患者,无论病史长短,首先要想到 LCH 和 ECD。尽早行头颅影像学检查以明确下丘脑、垂体有无病变。CD1a 免疫组化是区分 LCH 和 ECD 的最重要的病理改变特点,前者为阳性,后者阴性。

（张家堂　姚生）

【参考文献】

1. SEZER H,AYGÜN M S,ARMUTLU A,et al. Erdheim-chester disease：Case report with testes involvement and review of literature[J]. Urol Case Rep,2018,25(18):19-21.

2. CHASSET F,BARETE S,CHARLOTTE F,et al. Cutaneous manifestations of Erdheim-Chester disease（ECD）：Clinical,pathological,and molecular features in a monocentric series of 40patients[J]. Am Acad Dermatol,2016,74(3):513-520.

3. HAROCHE J,COHEN-AUBART F,CHARLOTTE F,et al. The histiocytosis Erdheim-Chester disease is an inflammatory myeloid neoplasm[J]. Expert Rev Clin Immunol,2015,11(9):1033-1042.

4. ÁLVAREZ-ÁLVAREZ M,MACÍAS-CASANOVA R,FIDALGO-FERNÁNDEZ M Á,et al. Neurological Involvement in Erdheim-Chester Disease[J]. J Clin Neurol,2016,12(1):115-116.

5. LAURETTA L,DAGNA L,ALBERTI L,et al. Cardiovascular involvement in Erdheim-Chester syndrome：clinical and therapeutic implications[J]. Recenti Prog Med,2013,104(12):637-642.

6. TASHJIAN V,DOPPENBERG EM,LYDERS E,et al. Diagnosis of Erdheim-Chester disease by using computerized tomography-guided stereotactic biopsy of a caudate lesion[J]. Neurosurg,2004,101(3):521-527.

病例 37　反应迟钝、言语障碍 12 天

【现病史】

患者男性,50 岁,浙江人,2014 年 11 月 29 日(12 天前)中午饮白酒 2 两(100g),下午 5 时下班后走失 4 个小时,家人找到后发现患者稍有惊恐,反应迟钝,不会穿衣,具体表现为言语减少,衣服前后不分,衣服拉链不能对齐。家属强制戒酒,4 天内症状仍逐渐加重,表现为言语更少,声音改变,很多话表达不出,不能写字,不能读,部分言语听不懂,不能穿脱衣服,反应慢,交流困难。11 月 30 日当地医院头颅 MRI 显示双侧大脑半球白质、右侧基底节及胼胝体广泛变性,头颅 MRA 未见明显异常,空腹血糖 8.45mmol/L。予以"血尿安,心肝宝,格列齐特"口服,症状有所好转。病程中无头晕、头痛,无发热、抽搐,无恶心呕吐,无饮水呛咳、吞咽困难及肢体活动障碍等症。为进一步诊治,12 月 11 日转入笔者所在医院,入院时可部分交流,自己缓慢穿衣。患者自发病以来,精神差,饮食及睡眠可,二便正常,体重无明显减轻。

【既往史】

童年时因左耳发炎手术治疗,遗留左耳听力下降。否认"高血压、糖尿病"等慢性病病史;否认肝炎、结核等传染病病史;否认药物及食物过敏史;否认手术、外伤及输血史;预防接种史不详。

【个人史】

生于原籍,久居山东,无疫水接触史,无粉尘及有毒化学物品、放射物品接触史。吸烟史 30 余年,平均每日 30 支,饮酒史 30 年,平均每日白酒 250g(40°左右)。已婚,爱人及子女均

健康。

【家族史】

否认家族性遗传病及传染病病史。

【查体】

体温：36.1℃，脉搏：78 次/min，呼吸：18 次/min，血压：140/84mmHg。消瘦（体重 45kg），内科系统检查未见异常。神经系统检查：意识水平正常，近记忆力、理解力、计算力、定向力减退。不完全运动性、命名性、感觉性失语，部分失读、失写，左右不分，简单指示可完成，稍复杂指示不能完成。右利手。脑神经检查：嗅觉正常，视力、视野粗测可，双眼底视乳头无水肿，无出血及渗出。粗测左耳听力下降。余脑神经未见异常。四肢肌力对称 5 级，未见不自主运动。躯干及四肢深、浅感觉对称。指鼻稳准，跟膝胫试验完成好。双侧肱二头肌肌腱、肱三头肌肌腱、膝腱及跟腱反射（+++），双侧 Hoffmann、Babinski 及 Chaddock 征（-）。颈软，Kernig 征（-）。

【辅助检查】

1. 血尿便常规和生化　白细胞 $3.27×10^9$/L，平均红细胞体积 98.4fl（正常参考值范围 80~100fl），平均红细胞血红蛋白含量 33.9pg（正常参考值范围 26~32pg），中性粒细胞 $1.63×10^9$/L。红细胞 $4.28×10^{12}$/L，血色素 145g/L；乳酸诱发实验：静息状态 1.05mmol/L），运动后立即 2.35mmol/L），运动后半小时 1.50mmol/L）；同型半胱氨酸 28μmol/L；糖耐量实验：空腹血糖 4.8mmol/L，餐后 120 分钟血糖 8.7mmol/L；肝功、肾功、电解质、自身免疫系列、肿瘤标志物、甲状腺功能及甲状腺抗体、类风湿因子、C 反应蛋白、血沉、凝血、免疫四项未见明显异常。

2. 心电图、腹部 B 超、脑电图　未见明显异常。

3. 腰穿检查（2014-12-19）　压力 120mmH$_2$O，外观无色透明，细胞总数 $1×10^6$/L，白细胞 $1×10^6$/L，蛋白 400mg/L，糖 3.2mmol/L，氯化物 122mmol/L，24 小时鞘内合成率-4.71，脑脊液液基细胞学检查：未找到恶性细胞。

4. MOCA 评分　14 分。

5. 头颅 MRI+MRA（2014-12-1）　双侧大脑半球、胼胝体可见片状长 T$_1$、长 T$_2$、FLAIR 序列高信号，DWI 弥散受限，以胼胝体明显（图 37-1）。影像学诊断：双侧大脑半球白质，右侧基底节及胼胝体广泛变性。头颅 MRA 未见明显异常。

【诊治经过】

入院后予以大量 B 族维生素（维生素 B$_1$ 100mg/次，每日 1 次，肌内注射；腺苷钴胺 1.5mg/次，每日 1 次，肌内注射；叶酸 10mg/次，每日 3 次，口服）、胞磷胆碱、辅酶 Q10 神经营养支持，依达拉奉清除氧自由基等治疗。患者病情明显缓解，出院时（住院 13 天）：失用基本消失，运动性失语及命名性失语明显好转，可简单交流。

【定位分析】

根据患者临床表现为智能下降，失用，不完全运动性、命名性、感觉性失语，部分失读、失写，结合影像，定位于广泛大脑皮质、皮质下、胼胝体。

【定性讨论】

中年男性，急性起病，既往有大量饮酒病史，平均红细胞体积 98.4fl（偏大），头颅 MRI 显示双侧胼胝体及脑白质对称性改变，定性为营养障碍性脑病。

1. 胼胝体变性　中年男性，急性起病；既往长期大量饮酒史；从头颅 MRI 来看，胼胝体

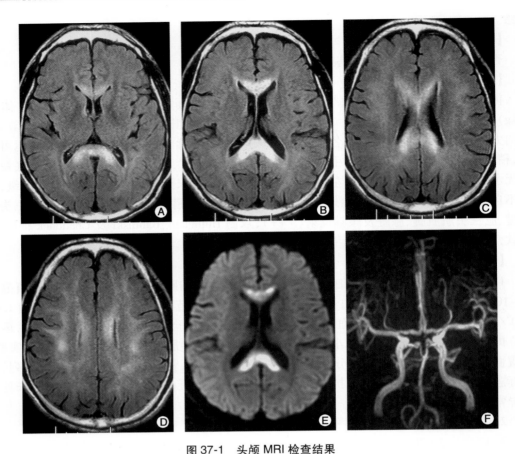

图 37-1 头颅 MRI 检查结果

注：A～D.胼胝体膝部、体部、压部及脑室旁白质可见对称性病灶，FLAIR 像高信号；E.DWI 示胼胝体膝部、压部高信号；F.头颅 MRA 检查未见明显异常

膝部、体部、压部及双侧大脑半球白质广泛、对称性病变；平均红细胞体积偏大（98.4fl）；大量 B 族维生素治疗后病情明显好转。

2. 胼胝体梗死　①支持点：中年男性，急性起病；有长期吸烟、饮酒史，糖耐量异常；临床表现为胼胝体功能缺损症状；头颅 MRI 显示胼胝体 T_2 及弥散高信号。②不支持点：从头颅 MRI 来看，胼胝体广泛、均匀的 T_2 高信号，弥散高信号，胼胝体膝部及体部为前循环供血，压部为后循环供血，不符合血管分布情况；脑血管检查未见明显的血管硬化或狭窄。

3. 胼胝体脱髓鞘或多发性硬化（MS）　①支持点：中年男性，急性起病；头颅 MRI 显示胼胝体均匀的 T_2 高信号，弥散高信号。②不支持点：无明显的空间及时间多发性；MS 累及胼胝体时病灶多位于胼胝体下部（胼胝体-透明隔界面），该病病灶多分布于脑室周围白质内，极少单独胼胝体受累；脑脊液中蛋白正常，鞘内合成率正常。

4. 胼胝体肿瘤　胼胝体肿瘤临床主要表现为头晕、头痛及突发意识丧失。最常见的是胶质瘤，其次为淋巴瘤与转移瘤。原发于胼胝体的胶质母细胞瘤常累及双侧半球，胼胝体增厚，影像学上可见"蝴蝶征"，具有占位效应或强化，胶质母细胞瘤病灶呈等低混杂密度，增强后不均匀强化。淋巴瘤在 MRI 上病灶明显强化，多均匀一致。胼胝体肿瘤 MRI 均显示胼胝体部位有占位性病变。该患者脑脊液细胞学未发现恶性细胞，无明显颅内高压表现，大量

B 族维生素治疗后明显好转,影像学无明显占位效应,不支持胼胝体肿瘤的诊断。

【临床讨论】

马-比二氏病(Marchiafava-Bignai disease,MBD)又称原发性胼胝体变性,最早于1898年由 Carducci 进行描述,1903年两位意大利病理学家 Marchiafava E 和 Bignami A 在解剖3例饮用廉价红葡萄酒的慢性酒精中毒患者尸检时发现其病理变化而得名。该病是以累及胼胝体为主的脱髓鞘性疾病,多见于慢性酒精中毒性患者。

MBD 病因不明,多数学者认为本病与慢性酒精中毒、营养不良有关。也有非酒精中毒的个例报道,如一氧化碳中毒、氰化物中毒以及低血容量、脓毒血症等。也有报道镰状细胞病和疟原虫感染亦可导致 MBD。Rickert 等曾报道1例80岁女性患者,营养不良,无酗酒史,尸检发现 MBD。提示除酒精的神经毒性以外,中毒及营养不良可能也是 MBD 的原因之一。

MBD 病理特点:该病病理改变主要表现为胼胝体脱髓鞘,同时伴有水肿和坏死改变。病变中心区域少突胶质细胞几乎完全消失,轴索改变较轻。中央坏死区境界较清楚,可呈小囊状并伴有少量巨噬细胞浸润。胼胝体部分或整个胼胝体受累,并可累及前后连合、半卵圆中心、皮质下白质、大脑脚等。偶见胼胝体出血。

该病的临床特点:MBD 好发于成年男性,临床表现复杂多样。可急性、亚急性、慢性起病。主要表现为智力下降、反应迟钝、缄默、精神行为异常、意识障碍、步态不稳、失语、构音障碍、癫痫发作、肢体震颤等,缺乏无特异性,诊断困难。根据其起病方式分为3型:①急性型:表现为昏迷等严重意识障碍,可伴有肌张力增高;②亚急性型:表现为快速进展的痴呆;③慢性型:表现为渐进性痴呆、分离综合征等。根据临床发病形式不同,MBD 又可分为 A 型和 B 型:A 型患者以急性意识障碍甚至昏迷起病,多伴有癫痫发作、锥体束征和肢体肌张力增高,一般预后差,病死率高;B 型患者主要表现为意识清楚或轻度嗜睡,可有认知功能受损、步态不稳、失语及大脑半球间失联合表现,少有肢体肌张力增高及癫痫等,一般预后较好。

MBD 影像学特点:MBD 患者头颅 CT 急性期表现为胼胝体肿胀,呈片状低密度影,为胼胝体对称性病灶。MRI 检查对于 MBD 具有重要的诊断价值。典型表现为双侧胼胝体对称性长 T_1、长 T_2 信号,DWI 呈高信号,ADC 则可呈现低、等或高信号。病灶大多位于胼胝体膝部、体部,甚至全部胼胝体。亚急性期的膨胀性改变较急性期减轻,在亚急性及慢性期可出现胼胝体中层信号异常,而腹侧、背侧结构完好,呈“三明治”夹层状改变。也可有胼胝体外的白质纤维受累,大脑皮质受累较少,胼胝体外受累尤其是皮质受累的患者多预后不佳。

MBD 的诊断主要依靠病理结果、临床表现及头颅 MRI 检查。因临床表现无特异性,易误诊。通过病史、症状、体征、影像学检查等结果可做出临床诊断。长期嗜酒,急性或亚急性起病的意识障碍,或慢性起病的精神、智能障碍患者,应考虑该病。头颅 MRI 典型的胼胝体广泛、对称的病变,高度提示 MBD。合并大细胞贫血、周围神经病变、营养不良支持该病的诊断。MBD 需要与胼胝体梗死、多发性硬化、CNS 感染、胼胝体肿瘤、可逆性胼胝体压部病变、Wernicke 脑病等相鉴别。

治疗:MBD 目前无特异性治疗,戒酒、及早应用 B 族维生素治疗对改善预后有帮助。病情重的患者,可试用糖皮质激素治疗。有报道,MBD 应用糖皮质激素治疗能通过减轻血管源性水肿而稳定血脑屏障,从而减轻炎性水肿缓解病情。

总之,MBD 可急性、亚急性、慢性起病,临床症状无特异性,主要表现为智能下降、意识障碍、精神异常,容易误诊。临床上嗜酒及营养不良的患者应警惕 MBD 的可能,早期诊断及治疗可以防止胼胝体发展为不可逆的损伤。部分患者对大量 B 族维生素有效,预后不一,一般认为病程数月至数年。

【治疗及转归】

该患者住院期间应用大量 B 族维生素 13 天,出院时症状明显改善,出院查体:稍欣快,不完全感觉性失语、失读、失写、失用基本消失,运动性失语及命名性失语明显好转。出院后继续口服 B 族维生素 1 月余,2017 年 4 月随访时症状明显好转,未完全戒酒,每日白酒约50g,可自己接听电话,言语流畅,交流正常,能记起当住院时管床医生信息,生活自理,可正常工作,体重增长 15kg。

【最终临床综合诊断】

Marchiafava-Bignami 病

（刘海平　毕晓莹　侯晓军）

【专家点评】

MBD 主要发生在慢性以及严重的酗酒和多种维生素缺乏患者,选择性累及胼胝体,表现为 T_1 低信号、T_2 FLAIR 高信号,在急性期通常出现 DWI 弥散受限以及强化。其他少见受累的部位包括皮质下、白质纤维束以及小脑中脚。如果伴有坏死或空洞,则会出现"三明治"或"夹心饼干"样表现。此外,胼胝体病变也见于 Wernicke 脑病、Susac 综合征、科萨科夫综合征（Korsakoff syndrome）、中毒、髓鞘溶解等。

（戚晓昆　姚生）

【参考文献】

1. 张彤,许蕾,白素格,等. Marchiafava-Bignami 病的临床和影像学特点（附 2 例报告）［J］. 临床神经病学杂志,2014,27(5):350-353.

2. MÁS G,GONZÁLEZCABALLERO G,MARTÍNEZORTIZ MJ,et al. Marchiafava-Bignami disease in a non-alcoholic patient［J］. Rev Neurol,2006,42(10):637-638.

3. BOUTBOUL D,LIDOVE O,AGUILAR C,et al. Marchiafava-Bignami disease complicating SC hemoglobin disease and Plasmodium falciparum infection［J］. Presse Med,2010,39(9):990-993.

4. RICKERT C H,KARGER B,VARCHMIN-SCHULTHEISS K,et al. Neglect-associated fatal Marchiafava-Bignami disease in a non-alcoholic woman［J］. Int J Legal Med,2001,115(2):90-93.

5. MANZO G,DE GENNARO A,COZZOLINO A,et al. MR imaging findings in alcoholic and non-alcoholic acute Wernicke's encephalopathy:a review［J］. Biomed Res Int,2014,2014:503596.

6. KIM MJ,KIM JK,YOO BG,et al. Acute Marchiafava-Bignami disease with widespread eallosal and conical lesions［J］. J Korean Med Sci,2007,22(5):908-911.

7. LAKATOSS A,KOSTA P,KONITSIOTIS S,et al. Marchiafava-Bignami disease:an acquired callosotomuy［J］. Neurology,2014,83(13):1219.

8. HEINRICH A,RUNGE U,KHAW AV. Clinicoradiologic subtypes of Marchiafava-Bignami disease［J］. J Neurol,2004,251(9):1050-1059.

9. KUMAR KS,CHALLAM R,J N,et al. Marchiafava-bignami disease:a case report［J］. J Clin Diagn Res,2014,8(8):1-2.

10. UEHINO A,TAKASE Y,NOMIYAMA K,et al. Acquired lesions of the corpus callosum:MR imaging［J］. Ear Radiol,2006,16(4):905-914.

11. HILLBOM M,SALOHEIMO P,FUJIOKA S,et al. Diagnosis and management of Marchiafava-Bignami disease:

a review of CT/MRI confirmed cases[J]. J Neurol Neurosurg Psychiatry,2014,85(2):168-173.

12. CONSOLI A,PIRRITANO D,BOSCO D,et al. Corticosteroid treatment in a patient with Marchiafava-Bignami disease[J]. Neurol Sci,2014,35(7):1143-1145.

病例 38

行走不稳、记忆力下降 10 个月余,加重 1 周

【现病史】

患者男性,63 岁。入院前 10 个月余开始缓慢出现行走不稳,易摔倒,未予重视。逐步出现认知功能障碍,以近记忆下降为主,时有答非所问,易烦躁发怒。1 周前行走时突然摔倒、双膝跪地,扶起后行走不能。后患者病情有所好转,仍行走困难,伴近记忆力减退加重。于银川某医院行头颅 MRI 平扫+增强检查:"左颞叶 T_2FLAIR 高信号,T_1WI 低信号,不均匀强化",给予改善认知药物及对症治疗未见好转,遂来笔者所在医院进一步诊治。病程中患者无意识障碍、肢体抽搐,无头痛呕吐,无发热。尿、便正常。

【既往史】

"高血压"病史 20 余年,长期口服"厄贝沙坦氢氯噻嗪、硝苯地平缓释片"控制血压,血压控制可;"糖尿病"病史 10 余年,目前应用"门冬胰岛素注射液"控制血糖,血糖控制情况不详;"糖尿病视网膜病变"病史多年;"冠心病"病史 8 年,长期服用"阿司匹林、瑞舒伐他汀、比索洛尔"等药物;否认肝炎、结核等传染病病史;否认药物及食物过敏史;5 年前因"白内障"行手术治疗;2013 年 10 月头部摔伤,伴少量蛛网膜下腔出血,经治疗病情恢复,否认输血史;预防接种史不详。

【个人史】

生于原籍,无外地久居史,无疫水接触史。无放射性物质及毒物接触史。已婚,爱人及子女均健康。

【家族史】

家族中无遗传病及传染病病史。

【查体】

体温:36.3℃,脉搏:74 次/min,呼吸:13 次/min,血压:128/72mmHg。神志清楚,营养良好,查体合作。心率:74 次/min,律齐,各瓣膜听诊区未闻及病理性杂音。双肺未闻及干湿啰音。腹部查体无异常。神经系统查体:神志清楚,言语清晰,查体合作。近记忆力减退,脑神经查体未见异常。四肢肌力 5 级,肌张力正常。双侧躯干和肢体痛温觉、深感觉正常。四肢腱反射(+),双侧 Babinski 征(+)。双侧指鼻试验正常。双侧跟膝胫试验不稳,直线行走不能。颈软,脑膜刺激征阴性。

【辅助检查】

1. 实验室检查(2016-9-6) 甘油三酯 1.99mmol/L↑、间接胆红素 13.2μmol/L↑、葡萄糖 13.5mmol/L↑、糖化血红蛋白 11.1%↑、总胆固醇 6.40mmol/L↑,血尿便常规、生化、甲状腺功能、传染病四项、结核菌感染 T 细胞检测、ASO、RF、抗核抗体谱项、肿瘤标志物、神经元抗原谱 2 抗体(Hu、Yo、Ri 等)均正常。

2. 脑脊液检查(2016-9-8) 脑脊液压力 180mmH$_2$O;脑脊液常规:白细胞 0/μl,红细胞

0/μl;脑脊液生化:蛋白 1.89g/L↑,葡萄糖 5.3mmol/L,氯 117mmol/L;脑脊液免疫:IgG
0.164g/L,IgA 0.030 6g/L;脑脊液寡克隆带、抗 NMDA 受体抗体均阴性;脑脊液结核、隐球菌
培养均阴性。

　　3. 头颅 MRI 平扫+增强　①第 1 次(2016-8-30):左侧颞叶片状异常信号,部分强化(图
38-1);②第 2 次(2016-9-7):左侧颞叶片状异常信号,T₁WI 呈低信号、T₂WI 呈高信号、DWI
未见高信号,部分不规则强化,考虑左侧颞叶局部脑水肿;脑干、双侧基底节区及侧脑室旁多
发缺血灶;MRA 示脑动脉粥样硬化(图 38-2)。

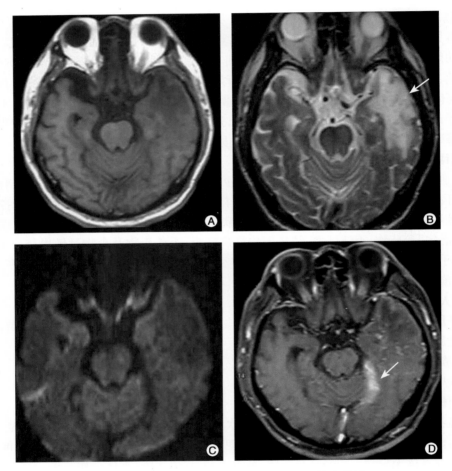

图 38-1　头颅 MRI 平扫+增强(2016-8-30)检查结果
注:A~C. 左侧颞叶片状异常信号(箭头);D.病灶部分强化(箭头)

　　4. MMSE 评分　19 分(文化程度:中学)。

　　5. 其他检查　胸片示双肺下叶少许炎症,纵隔内多发小淋巴结;主动脉及冠状动脉硬
化。心电图、脑电图、脑干听觉诱发电位、肝胆胰脾超声、泌尿系统超声无明显异常。

【定位分析】

　　患者行走不稳,跟膝胫试验不稳,直线行走不能,双侧指鼻试验正常,提示小脑(蚓部)受
损。双侧 Babinski 征阳性,提示双侧皮质脊髓束受累。认知功能下降、伴情感障碍,与皮质
受损有关,结合 MRI 定位于左侧颞叶。

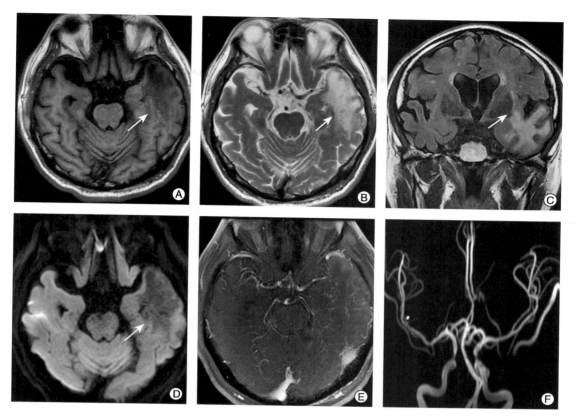

图 38-2　头颅 MRI 平扫+增强+MRA（2016-9-7）检查结果

注：A～B. 左侧颞叶可见片状长 T_1 信号（箭头）及长 T_2 信号（箭头）；C. FLAIR 可见高信号（箭头）；
D. DWI 未见高信号，可见低信号（箭头）；E. 部分不规则强化，考虑左侧颞叶局部脑水肿；脑干、双侧
基底节区及侧脑室旁多发缺血灶；F. MRA 示脑动脉粥样硬化改变，未见颅内大血管狭窄及闭塞

【定性讨论】

1. 脑梗死　患者存在脑血管病高危因素（高血压、糖尿病），但缓慢起病，进行性加重，不符合脑梗死的发病特点；且发病时 DWI 未见高信号，MRA 未见相应颅内动脉异常改变，与脑梗死不符合。

2. 颅内静脉窦血栓形成（CVST）　CVST 以青年患者多见，临床以颅内高压（头痛等）、癫痫为临床表现，MRV 有相应静脉窦闭塞或充盈缺损，患者病程中无头痛，腰穿脑脊液压力正常，MRV 未见异常改变，CVST 暂不考虑。

3. 自身免疫性脑炎（AE）　常见的临床表现是癫痫、认知功能下降、精神障碍；典型 MRI 表现为双侧颞叶、海马对称性异常信号；脑脊液白细胞数轻度增高；脑电图异常；自身免疫脑炎抗体阳性有助于诊断。但患者抗 NMDA 受体抗体阴性，脑脊液白细胞为 0，AE 诊断依据不足。

4. 颅内肿瘤　包括原发中枢神经系统淋巴瘤、大脑胶质瘤病、转移瘤等。该患者未见颅内高压表现，病程 10 月余，进展缓慢，颅内病灶无明显占位效应，肿瘤可能性较小，但不能完全排除。

5. 其他　病毒性脑炎、脱髓鞘病，患者临床影像不支持。

【诊治经过】

给予营养神经、改善微循环、改善认知、控制血压血糖等治疗1周,患者症状无改善。仔细阅片:MRI颞叶强化病灶可见紊乱血管影,考虑颅内血管性疾病;再次查体示患者左侧乳突部闻及血管杂音,右侧乳突未闻及;结合患者脑外伤病史,考虑脑血管结构异常疾病可能,决定行DSA检查。

2016年9月14日行全脑DSA检查(图38-3):可见左侧枕动脉、左侧脑膜中动脉通过横窦、乙状窦回流至左侧颈内静脉。明确诊断为硬脑膜动静脉瘘。

2016年9月27日行硬脑膜动静脉瘘(Onyx胶)栓塞术(图38-4)。

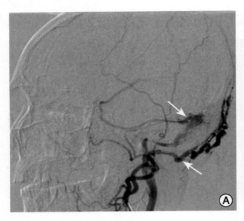
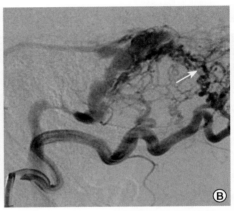

图38-3 全脑血管造影检查结果(2016-9-14)

注:A.可见左侧枕动脉-横窦-乙状窦瘘,枕动脉向横窦、乙状窦、颈内静脉回流(箭头);B.左侧脑膜中动脉-横窦乙状窦瘘(箭头)

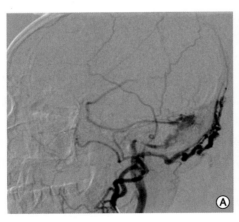
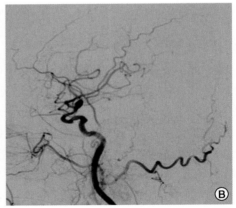

图38-4 硬脑膜动静脉瘘栓塞术(Onyx胶)治疗

注:A.治疗前造影;B.治疗后造影

【临床讨论】

硬脑膜动静脉瘘(dural arteriovenous fistula,DAVF)属于颅内血管畸形的一种,是指发生在硬脑膜的动静脉分流。由于动脉血液直接流入静脉窦而导致静脉窦内压力增高,从而使得脑静脉回流障碍甚至逆流进而出现颅内压增高、脑代谢障碍、血管破裂出血等病理改变。

发病率占所有颅内血管畸形的 10%~15%,其中后颅窝处的病变较多,占 DAVF 的 35%。多发生于 50~60 岁的中年人,女性患病率高于男性,但在男性患者中更易出现严重的进行性神经功能缺损症状。作为少见病,DAVF 也可见于儿科人群中,且病变更广泛。

　　DAVF 的病因和发病机制尚不完全清楚,可与颅脑手术、感染、辐射、妊娠、外伤和静脉窦血栓形成等相关,其自然病程与静脉引流方式相关,因此主要依据 DSA 显示的静脉引流方式进行分型,有助于风险分层,常用的分型方法为 Borden 分型和 Cognard 分型。分型中 Borden Ⅰ型、Cognard Ⅰ和Ⅱa 型 DAVF 无皮质静脉引流,发生颅内出血的风险极低,偶可出现自然闭塞。其他分型存在皮质静脉引流,发生出血性和非出血性神经功能缺损的风险较高。

　　DAVF 的临床表现无明显特异性:取决于动静脉瘘的位置、动脉供应、动静脉分流程度,尤其是静脉引流方式,如果无皮质静脉逆流,可无症状。可出现与血流动力学改变引起的搏动性耳鸣,累及海绵窦可出现结膜水肿、眼球突出、眼肌瘫痪、视力下降等症状。静脉高压可引起剧烈头痛、癫痫、可逆性认知功能下降等表现;不太常见的表现包括如帕金森症状,共济失调,以及侵犯脊髓静脉引起脊髓损伤相关症状。

　　DAVF 的影像学特点及诊疗价值:CT 及 MRI 平扫对于 DAVF 的诊断价值有限,但对于 DAVF 引起的继发出血、静脉充血水肿等有提示意义;瘘口较大的病变,CT 或 MRI 可见增粗的血管影和血管流空效应。CTA 用于 DAVF 的筛查,增粗的动脉很可能为 DAVF 的供血动脉。DSA 优于 CTA 和 MRA,是目前诊断 DAVF 的金标准,可准确判定供血动脉和瘘口的静脉回流,以及识别如皮质静脉回流、静脉瘤等高危因素,同时可显示硬脑膜静脉窦血栓形成或闭塞,决定治疗方式。

　　DAVF 治疗及预后:血管内栓塞治疗已逐渐成为 DAVF 的主要治疗方式。对于 DAVF 治疗方式的选择,主要取决于临床表现及 DSA 结果,皮质静脉引流是预后的主要预测因素,对分型较高的患者应尽早行手术治疗,以避免出血性事件及进一步发生神经功能缺损。Borden Ⅰ型、Cognard Ⅰ和Ⅱa 型一般选择保守治疗,密切观察是否出现新症状以及原有病灶是否进展。若存在如视力下降、耳鸣影响生活质量等症状,即使分级较低,也应行手术干预治疗。DAVF 的治疗原则是闭塞硬脑膜静脉窦壁上的瘘口,除血管内栓塞治疗外,常用的方法包括手术治疗和放射治疗,必要时几种治疗方法联合使用。

　　本例患者主要表现为行走不稳、认知功能下降,定位分析累及神经系统多个部位:双侧锥体束、小脑、左侧颞叶,MRI 显示的左侧颞叶病灶难以定性。我们的诊断思维是:增强 MR 可见左侧颞叶异常血管影提示血管性疾病;患者有脑外伤史,听诊可闻及左侧乳突血管杂音,“脑外伤+乳突血管杂音+MRI 异常血管影”,定性为脑血管结构异常性疾病,经 DSA 确诊为 DAVF。文献报道,DAVF 除累及颞叶病灶外,还可累及丘脑、脊髓等部位,经介入栓塞治疗后病灶消失。对于中老年人出现不明原因的痴呆,也要排除 DAVF 的可能。本例患者双侧 Babinski 征阳性,不排除合并脊髓病变的可能,但是因为患者四肢肌力正常,我们没有行脊髓 MRI 检查,使得我们缺乏进一步分析的病例资料。

　　该病例诊断过程中有几点体会:①听诊血管杂音对疾病诊断很有帮助。对于有脑外伤病史,出现神经系统和眼科症状,听诊闻及颅内血管杂音的患者,要考虑脑动静脉瘘的可能。②神经内科医生对头颅 MRI 阅片不但掌握 T_1WI、T_2WI、DWI 图像的阅读,还要掌握 MRI 增强、MRA/MRV 图像的阅读,善于找寻蛛丝马迹。③DSA 能提供脑血管不同期的动态变化信息,是脑血管检查的金标准。对于临床怀疑 DAVF,而无创检查 MRA/CTA 正常的病例,需要行 DSA 确诊或排除。

【治疗及转归】

术后第 2 天,患者言语较前明显增多,与家属交流较前顺畅;

术后 1 周,患者走路不稳较前改善;术后 20 天,患者走路不稳、近事记忆较前改善;术后 1 个月,患者生活基本自理。2016 年 11 月 16 日术后于外院复查 MRI 示颞叶病灶范围较术前明显减小,病灶强化减弱(图 38-5)。

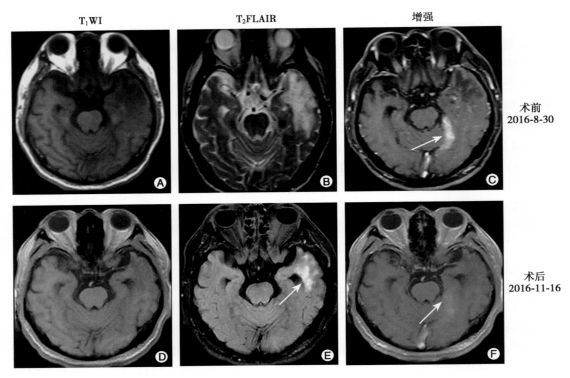

图 38-5

A~F. 术后(2016-11-16)复查 MRI 示病灶较术前明显缩小

【最终临床综合诊断】

硬脑膜动静脉瘘

(刘晓昀　朱武生　刘新峰)

【点评】

脑血管病大部分是急性病程,本例患者起病隐袭,虽之前有外伤病史但治疗后症状缓解,很难与本次病程联系。进行性"行走不稳、记忆力下降"的主诉也一般不是脑血管病的典型表现,最终通过头颅影像学检查得以确诊。

硬脑膜动静脉瘘是属于硬脑膜动静脉畸形的一种情况,主要是由于硬脑膜动静脉或者颅内其他的动静脉出现了瘘洞,因此称为硬脑膜动静脉瘘。硬脑膜动脉瘘的病因主要分为两种,有先天性因素和后天性因素。由于动脉血液直接流入静脉窦而导致静脉窦内血液动脉化及静脉窦内压力增高,从而使得脑静脉回流障碍甚至逆流,出现脑水肿、颅内压增高、脑代谢障碍、血管破裂出血等病理改变。症状与发病部位直接相关,本例患者病灶局限在优势半球的颞叶,因此主要表现为高级认知功能的下降,但病情相对比较迁延,考虑与瘘口较小,缓慢渗血相关。近年来随着血管内治疗的增多,该病发病率有上升趋势。在此类疾病的病史采集中要特别注意平时是否有颅内杂音,有无头痛,癫痫发作及蛛网膜下腔出血病史,有无外伤史,大静脉窦炎及血栓形成史。

(邱　峰)

【参考文献】

1. MILLER TR,DHEERAJ GANDHI. Intracranial Dural Arteriovenous Fistulae:Clinical Presentation and Management Strategies[J]. Stroke,2015,46(7):2017-2025.

2. NABORS MW,AZZAM CJ,ALBANNA FJ,et al. Delayed postoperative dural arteriovenous malformations[J]. Report of two cases. J Neurosurg,1987,66(5):768-772.

3. HOUSER OW,CAMPBELL JK,CAMPBELL RJ,et al. Arteriovenous malformation affecting the transverse dural venous sinus-an acquired lesion[J]. Mayo Clin Proc,1979,54(10):651-661.

4. CHUNG SJ,KIM JS,KIM JC,et al. Intracranial dural arteriovenous fistulas:analysis of 60 patients[J]. Cerebrovasc Dis,2002,13(2):79-88.

5. SINGH V,SMITH WM,HALBACH V,et al. Risk factors for hemorrhagic presentation in patients with dural arteriovenous fistulae[J]. Neurosurgery,2008,62(3):628-635.

6. MORITA A,MEYER FB,NICHOLS DA,et al. Childhood dural arteriovenous fistulae of the posterior dural sinuses:three case reports and literature review[J]. Neurosurgery,1995,37(6):1193.

7. GANDHI D,CHEN J,PEARL M,et al. Intracranial dural arteriovenous fistulas:classification,imaging findings,and treatment[J]. AJNR Am J Neuroradiol,2012,33(6):1007-1013.

8. KIM MS,HAN DH,KWON OK,et al. Clinical characteristics of dural arteriovenous fistula[J]. J Clin Neurosci,2002,9(2):147-155.

9. SARMA D,TER BK. Management of intracranial dural arteriovenous shunts in adults[J]. Eur J Radiol,2003,46(3):206-220.

10. BORDEN JA,WU JK,SHUCART WA. A proposed classification for spinal and cranial dural arteriovenous fistulous malformations and implications for treatment[J]. J Neurosurg,1995,82(2):166-179.

11. COGNARD C,GOBIN YP,PIEROT L,et al. Cerebral dural arteriovenous fistulas:clinical and angiographic correlation with a revised classification of venous drainage[J]. Radiology,1995,194(3):671-680.

12. HACEINBEY L,KONSTAS AA,PILESPELLMAN J. Natural history,current concepts,classification,factors impacting endovascular therapy,and pathophysiology of cerebral and spinal dural arteriovenous fistulas[J]. Clin Neurol Neurosurg,2014,121(4):64-75.

13. AOUN SG,BENDOK BR,BATJER HH. Acute management of ruptured arteriovenous malformations and dural arteriovenous fistulas[J]. Neurosurg Clin N Am,2012,23(1):87-103.

14. MARCH BT,JAYARAMAN MV. Aneurysms,arteriovenous malformations,and dural arteriovenous fistulas:diagnosis and treatment[J]. Semin Roentgenol,2014,49(1):10-21.

15. MOSSABASHA M,CHEN J,GANDHI D. Imaging of cerebral arteriovenous malformations and dural arteriovenous fistulas[J]. Neurosurg Clin N Am,2012,23(1):27-42.

16. METOKI T,MUGIKURA S,HIGANO S,et al. Subcortical calcification on CT in dural arteriovenous fistula with cortical venous reflux[J]. AJNR Am J Neuroradiol,2006,27(5):1076-1078.

17. FUJIWARA H,MOMOSHIMA S,AKIYAMA T,et al. Whole-brain CT digital subtraction angiography of cerebral dural arteriovenous fistula using 320-detector row CT[J]. Neuroradiology,2013,55(7):837-843.

18. SANTILLAN A,NANASZKO M,BURKHARDT JK,et al. Endovascular management of intracranial dural arteriovenous fistulas:A review[J]. Clin Neurol Neurosurg,2013,115(3):241-251.

19. RAMMOS S,BORTOLOTTI C,LANZINO G. Endovascular Management of Intracranial Dural Arteriovenous Fistulae[J]. Neurosurg Clin N Am,2014,25(3):539-549.

20. GOMEZ J,AMIN AG,GREGG L,et al. Classification schemes of cranial dural arteriovenous fistulas[J]. Neurosurg Clin N Am,2012,23(1):55-62.

21. GHOBRIAL GM,MARCHAN E,NAIR AK,et al. Dural Arteriovenous Fistulas:A Review of the Literature and a Presentation of a Single Institution's Experience[J]. World Neurosurg,2013,80(2):94-102.

22. VANLANDINGHAM M,FOX B,HOIT D,et al. Endovascular treatment of intracranial dural arteriovenous fistulas[J]. World Neurosurg,2014,82(3-4):318-319.

23. IWASAWA E,ISHIBASHI S,MIKI K,et al. Teaching NeuroImages:reversible cognitive impairment with bithalamic lesions caused by a dural arteriovenous fistula[J]. Neurology,2013,81(6):e38-e39.

24. TANAKA J,FUJITA A,MAEYAMA M,et al. Cognard Type V Dural Arteriovenous Fistula Involving the Occipital Sinus[J]. J Stroke Cerebrovasc Dis,2017,26(4):e62-e63.

25. HOLEKAMP TF,MOLLMAN ME,MURPHY RK,et al. Dural arteriovenous fistula-induced thalamic dementia:report of 4 cases[J]. J Neurosurg,2016,124(6):1752-1765.

26. BERNSTEIN R,Dowd CF,Gress DR. Rapidly reversible dementia[J]. Lancet,2003,361(9355):392.

27. 朱武生.不应忽视的脑静脉系统疾病[J].中国现代神经疾病杂志,2016,16(11):727-730.

病例 39　上腹痛 2 个月余,反复抽搐伴双眼向右侧凝视 40 天

【现病史】

患者青年女性,26 岁。2016 年 5 月 30 日(2 个月前)油腻饮食后出现中上腹疼痛,伴有恶心及呕吐,盐城某医院诊断为"急性胰腺炎"。5 月 31 日症状加重,转院治疗。6 月 4 日头颅+胸部 CT 示"双侧基底节区、丘脑、小脑半球多发钙化,双肺炎症,双侧胸腔积液,伴两下肺肺不张,胰腺炎,腹腔积液,脂肪肝"。患者腹痛及胰腺炎病情加重,于 6 月 9 日转南京某医院普外科治疗,考虑"急性重症胰腺炎"。住院期间患者发生高热、肺部感染、呼吸衰竭,予以气管切开、呼吸机辅助呼吸及腹腔穿刺引流等治疗,经综合治疗后胰腺炎有所好转。但患者持续烦躁,给予"奥氮平+艾司西酞普兰"控制后好转。6 月 24 日颅脑 MRI 检查示"双侧脑室旁多发缺血病灶,脑轻度萎缩";6 月 26 日出现阵发性面部抽搐伴双眼向右侧凝视,持续 10 余分钟后停止;7 月 3 日再次出现面部抽搐伴双眼向右侧凝视,继而四肢抽搐,持续约 1 小时后抽搐停止,但 1 小时后再次发作,发作间期患者意识清楚。先后给予"咪达唑仑"控制癫痫,病情稳定后患者于 7 月 19 日转院继续治疗。8 月 1 日患者再次出现阵发性面部抽搐伴双眼向右侧凝视,持续 10 余分钟后抽搐停止,但诉视物模糊,颅脑 MRI 示"左侧枕叶急性脑梗死",为进一步诊治,以"急性脑梗死"收住我科。

【既往史】

5 年前体检发现血脂高,甘油三酯>20mmol/L,未规律服用降脂药物;2014 年因"左侧卵巢功能衰退"一直服用"雌二醇片";否认其他慢性病病史;否认肝炎、结核等传染病病史;否认药物及食物过敏史;否认手术、外伤及输血史;预防接种史不详。

【个人史】

生于原籍,无外地久居史,无疫水接触史。无烟酒史。无放射性物质及毒物接触史。已婚,未孕,配偶体健。自青春期后月经量较少。

【家族史】

家族中无遗传病史;母亲及奶奶均患有糖尿病。

【查体】

体温:36.5℃,脉搏:78 次/min,呼吸:20 次/min,血压:110/70mmHg。神志清,精神差。卧床,苍白面容,语言欠清晰,查体基本合作。全身毛发略多于常人。脑神经未见异常。四肢肌力 5 级,肌张力正常。双侧腱反射对称(++),病理征(−)。深浅感觉无异常。指鼻试验及跟膝胫试验稳准。颈软,脑膜刺激征(−)。

【辅助检查】

1. 血常规和生化(2016-8-3)　血沉 73mm/h↑,血小板计数 400×10⁹/L↑,尿白细胞阳性(+++),大便隐血试验阳性(+)。总胆固醇 7.63mmol/L↑,低密度脂蛋白胆固醇 3.99mmol/L↑,甘油三酯 6.90mmol/L↑,余正常。

2. 血气分析(2016-8-3)　安静状态下乳酸 6.4mmol/L↑。

3. 免疫和感染指标　甲状旁腺激素 0.7pmol/L↓,三碘甲腺原氨酸 0.79nmol/L↓,孕酮 6nmol/L↑,传染病、肿瘤标志物及自身免疫抗体阴性。

4. 脑电图(2016-8-3)　异常脑电图;以 9～11Hz α 波为主,25～35μV,左右对称,调幅节律性欠好。各区散在较多量 5.5～7.5Hz θ 波及较多 14～20Hz β 波,25～55μV,左右对称。深呼吸试验和闪光刺激:合作欠好;睁闭眼试验:睁眼时 α 波抑制不完全。

5. 胸腹部 CT(2016-6-4)　双肺炎症,双侧胸腔积液,伴两下肺肺不张;胰腺炎,腹腔积液,脂肪肝。胸腹部 CT(2016-8-2)示两下肺感染伴双侧胸腔积液、两下肺膨胀不全;重症急性胰腺炎治疗后改变。

6. 头颅 CT(2016-6-4)(图 39-1)　双侧基底节、丘脑、小脑半球多发钙化。

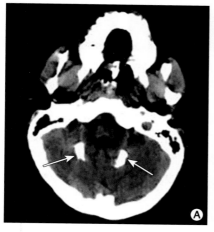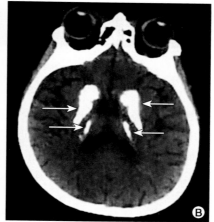

图 39-1　头颅 CT(2016-6-4)检查结果
注:A～B. 双侧基底节区、丘脑、小脑半球可见高密度(箭头)

7. 心脏超声(2016-8-3)　左室舒张功能减退,轻度二尖瓣功能减退。

8. 头颅 MRI　①第 1 次(2016-8-1)(图 39-2):左枕叶急性梗死灶,双侧基底节区、背侧丘脑对称性异常信号,双侧下鼻甲肥大,左侧蝶窦炎,右侧蝶窦囊肿。②第 2 次(2016-8-4)(图 39-3):左枕叶急性梗死灶;双侧基底节区、背侧丘脑对称性异常信号影,考虑代谢性病变;脑动脉 MRA 病变区域可见血管增粗增多,左侧乙状窦、横窦管腔纤细。

9. 肌电图(2016-8-4)　神经性受损(注:患者无法配合,针极肌电图未检)。运动神经传

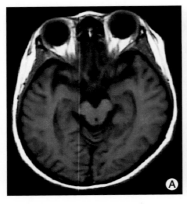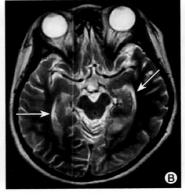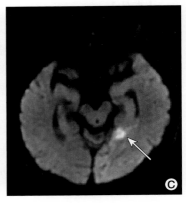

图 39-2　头颅 MRI(2016-8-1)检查结果

注:A~B.双侧基底节区、背侧丘脑对称性异常信号影(箭头);C.左侧枕叶 DWI 呈高信号(箭头)

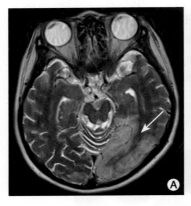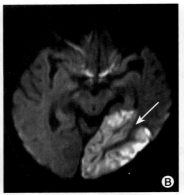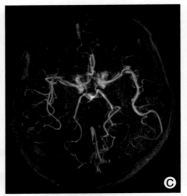

图 39-3　头颈部 MRI(2016-8-4)检查结果

注:A.左侧枕叶长 T_2 信号(箭头);B.DWI 呈高信号(箭头);C.MRA 病变区域可见血管增粗增多

导(MCV):左侧腓总神经 CMAP 波形未测及,右侧腓总神经 MCV 降低。左侧胫神经 CMAP 波幅未测及。右侧胫神经远端 CMAP 波幅较近端下降大于 100%,MCV 减慢。双侧尺神经、双侧正中神经、右侧股神经 MCV 均正常。右侧腓神经及左侧股神经 CMAP 潜伏期及波幅均正常。感觉神经传导(SCV):双侧腓肠神经 SNAP 波形未测及,双侧尺神经、双侧正中神经 SCV 均正常。

【定位分析】

　　患者反复发作肢体抽搐,眼球刺激性右侧凝视,伴有视物模糊,定位于皮质,结合头颅 MRI 检查定位于左侧枕叶。

【定性讨论】

　　1. 脑梗死　患者急性起病,临床表现为癫痫发作,有视物模糊,头颅 MRI 及 DWI 符合急性脑梗死表现。但是患者年轻,无脑血管病危险因素,头颅 MRA 未见明显异常,血液自身免疫指标阴性,需查找青年脑梗死的病因。

　　2. 脑肿瘤　肿瘤患者多起病缓慢,伴有头痛、呕吐、视乳头水肿等颅内高压症状,头颅 CT 及 MRI 可见颅内肿瘤占位效应,患者症状与此不符,暂不考虑。

　　3. 脑静脉系统血栓形成(CVT)　CVT 病因大部分归结于各种原因所致的血凝异常,包括血液高凝状态(如围生期)、遗传性凝血机制异常、自身免疫疾病、局灶或全身感染等。临床表现为颅内高压、癫痫发作等。MRV可见脑静脉(窦)闭塞或充盈缺损,MRI可发现静脉性脑梗死病灶。该患者MRI检查结果不符合典型的CVT的影像特点,CVT诊断不符合。

4. 可逆性后部白质脑病综合征(RPLS)　急性或亚急性起病,症状包括头痛、癫痫、皮质盲或视觉改变等,解除病因及时治疗预后较好。常见病因包括恶性高血压、妊娠子痫、肾脏疾病、恶性肿瘤以及服用免疫抑制药物。血压升高时,血管自我调节能力下降,导致血管源性脑水肿有关。RPLS多累及后循环供血区,研究提示其机制与后循环缺少交感神经支配,现也有报道RPLS可累及脑前循环和脊髓部位。该患者无RPLS高危因素,血压不高,MRI病灶不符合RPLS特点,且病情改善缓慢,暂不考虑该病。

5. 甲状旁腺功能减退　甲状旁腺功能减退,可出现手足搐搦、癫痫样发作、低钙血症和高磷血症。长期低钙可引起基底节钙化。本例患者有基底节钙化表现,甲状旁腺激素偏低,从2016年6月9日至2016年7月16日患者血钙水平维持在1.87~2.36mmol/L,整体偏低,但是血磷维持在0.6~1.61mmol/L之间,基本正常。且患者无手足搐搦反复发作史,仅在住院期间发生抽搐现象,并且患者颅内病灶及胰腺炎不能解释,不优先考虑该病。

6. 代谢性疾病(线粒体脑肌病)　该病是由于线粒体DNA或核DNA缺陷导致的线粒体结构和功能障碍、ATP合成不足导致的多系统疾病,其共同特征为轻度活动后即感到极度疲乏无力、休息后好转,肌肉活检可见破碎红纤维。线粒体脑肌病可表现为慢性进行性眼外肌瘫痪,肌阵挛性癫痫伴肌肉破碎红纤维,高乳酸血症和卒中样发作。生化检查乳酸、丙酮酸最小运动量试验阳性。头颅CT或MRI检查提示基底节钙化、脑萎缩、脑室扩大,DWI为脑皮质层状坏死改变。线粒体DNA分析对诊断有决定性意义。该患者有癫痫发作、血乳酸升高,头颅CT提示双侧基底节钙化,DWI为层状高信号改变,考虑线粒体脑肌病可能性大。

【肌肉组织病理】

左肱二头肌活检(2016-8-4)　免疫组化及特殊染色:ATPase9.4、ATPase4.6、MHCs、MHCf示两型肌纤维分型良好,NADH-TR示极个别可疑虫蚀纤维,COX、SDH示破碎红纤维酶活性紊乱,MGT染色示破碎红纤维,COX/SDH示可疑蓝纤维,PAS未见糖原颗粒,ORO未见脂质沉积,未见新生、发育肌纤维(MHCn阴性、MHCd阴性),未见淋巴细胞浸润(CD4阴性、CD8阴性),未见肌纤维炎症反应(HLA-I阴性)。部分破碎红纤维内见异常线粒体增殖(mitochondrion阳性)(图39-4)。病理诊断:肌束内散在分布不整红边纤维(RRF),结合临床病

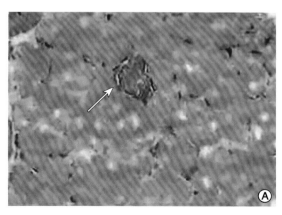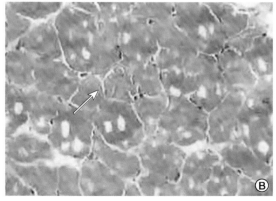

图39-4　患者肌肉组织病理学检查结果

注:A.组织内见破碎红纤维,HE×40(箭头);B.镜下可见破碎红纤维,改良Gomori三色染色(箭头)

史及影像学考虑线粒体脑肌病。

【临床讨论】

线粒体肌病及线粒体脑肌病（mitochondrial encephalomyopathy）是由于线粒体 DNA（mtDNA）或核 DNA 缺陷导致的线粒体结构和功能障碍、ATP 合成不足导致的多系统疾病，是最常见的遗传性疾病之一。据文献报道，线粒体疾病发病率约占到新生婴儿的 1/5 000，该病可发生于任何年龄，慢性进展，可累及多系统，临床表现复杂多样。其发病由以下因素综合作用导致：双 DNA 控制（核 DNA 和 mtDNA）、突变的 DNA 数量（每个细胞多个线粒体，每个线粒体多个 mtDNA）、组织能量需求不同、母系遗传、有丝分裂分离。不同的基因位点突变导致的临床症状有所不同。大约 80% 的线粒体脑肌病伴高乳酸血症和卒中样发作（MELAS）是由 mtDNA 第 3 243 位点发生 A 到 G 的突变导致。骨骼肌和脑由于线粒体含量丰富、能量需求高，故容易受累及出现症状。如病变侵犯骨骼肌为主则称为线粒体肌病；如病变同时累及肌肉和中枢神经系统，则称为线粒体脑肌病。本例患者 MRI 为枕叶梗死，影像学具有层状坏死特点，伴有钙化、内分泌改变，符合线粒体脑肌病表现。

线粒体脑肌病可引起全身多系统损伤：线粒体脑肌病合并高脂血症，线粒体脑病合并性腺功能不全，线粒体脑病合并多毛症，线粒体脑病合并基底节钙化均见报道。本例患者以消化道症状（急性胰腺炎）为首发表现，就诊于普通外科，初诊时不易考虑线粒体脑肌病的诊断。既往有线粒体脑肌病合并胰腺炎病例的文献报道，线粒体脑肌病导致胰腺炎的可能机制：①胰腺线粒体基因突变导致胰腺能量代谢障碍。腺泡内线粒体呼吸链受损，氧化磷酸化产生的活性氧升高，导致 mtDNA 受损，腺泡发生自身消化；②血管内皮功能紊乱，导致血管舒张功能障碍再加上胰腺对缺血损伤敏感，容易发生胰腺损伤。另外该患者血脂高，发病前进食油腻食物，是可能的发病诱因之一。

线粒体脑肌病诊断标准主要有 1996 年的成人线粒体病诊断标准，和改良线粒体病诊断标准。该病目前尚无特异性治疗，主要是对症治疗，包括：①饮食疗法：高蛋白、高碳水化合物、低脂饮食能代偿受损的糖异生和减少脂肪的分解。②药物治疗：辅酶 Q10 和大量 B 族维生素可使血乳酸和丙酮酸水平降低。左卡尼汀可以促进脂类代谢、改善能量代谢。若血清肌酶谱明显升高可选择皮质激素治疗。③对症治疗：治疗癫痫发作、颅内压增高、心脏病、糖尿病等。注意线粒体脑肌病合并癫痫时，避免使用干扰呼吸链的药物，如丙戊酸钠。

本例患者以急性胰腺炎为首发表现，发病过程中出现癫痫发作，初步考虑为胰腺炎合并继发性神经系统病变；或者考虑在胰腺炎的基础上合并急性脑梗死。但仔细阅读 DWI 为枕叶层状坏死，以及 CT 显示双侧基底节钙化，就要考虑到该病可能，最后通过肌肉活检病理确诊，诊断线粒体脑肌病。该患者多系统损害，疾病诊断应尽量考虑一元论解释，单纯治疗胰腺炎、癫痫容易造成漏诊误诊。本病例的指导意义在于提醒临床医生关注疾病的多方面表现，及时从非典型症状或多种症状中找寻根本的病因。

【治疗及转归】

患者入院后予补充辅酶 Q10、左卡尼汀及维生素 E、三磷酸腺苷补充能量、拉莫三嗪控制癫痫、奥氮平控制精神症状、阿米卡星抗感染、美托洛尔控制心率、阿卡波糖降糖等治疗。经治疗后患者癫痫症状控制、右侧视野偏盲缓解。

【最终临床综合诊断】

线粒体脑肌病

（胡挺　朱武生　姜永军　刘新峰）

【专家点评】

该例诊断线粒体脑肌病,符合线粒体脑肌病伴高乳酸血症和卒中样发作(mitochondrial encephalopathy with lactic acidosis and stroke-like episodes,MELAS)。该患者有卒中样发作起病、检查有高乳酸血症,头颅影像 DWI 可见左侧枕叶病变(不符合血管分布),MRA 见病变区域血管增粗增多,CT 双侧小脑、基底节区对称性片状钙化,均符合 MELAS 临床、典型受累部位及影像特点。线粒体脑肌病往往以代谢旺盛器官最先受累,如脑、胰腺、前庭神经、肌肉、心脏等("眼观六路,耳听八方、饥肠辘辘"分别代指易受累的枕叶、眼外肌,颞叶及前庭神经,胃肠道及胰腺),该患者以胰腺炎起病,临床中容易被忽视,而这一点正是要鉴别该类疾病的关注点。本例美中不足的是未说明儿童生长发育史及运动耐受情况,也未提供基因筛查信息。影像还应注意病变的游走性、"可逆性",若行 MRS 见典型的乳酸峰,更支持线粒体脑病损伤。治疗以改善线粒体功能的"鸡尾酒"疗法为主,包括丁苯肽、辅酶 Q10、艾地苯醌、左卡尼汀、精氨酸、多种维生素等,辅以相应对症治疗。

（姚生　戚晓昆　刘建国）

【参考文献】

1. SCARPELLI M,TODESCHINI A,VOLONGHI I,et al. Mitochondrial diseases:advances and issues[J]. Appl Clin Genet,2017,10:21-26.

2. SCHON EA,DIMAURO S. Mitochondrial respiratory-chain diseases[J]. N Engl J Med,2003,348(26):2656-2668.

3. MAGNER M,KOLÁŘOVÁ H,HONZIK T,et al. Clinical manifestation of mitochondrial diseases[J]. Dev Period Med,2015,19(4):441-449.

4. FINSTERER J,KOVACS GG,RAUSCHKA H,et al. Adult,isolated respiratory chain complex IV deficiency with minimal manifestations[J]. Folia Neuropathol,2015,53(2):153-157.

5. GIRONI M,LAMPERTI C,NEMNI R,et al. Late-onset cerebellar ataxia with hypogonadism and muscle coenzyme Q10 deficiency[J]. Neurology,2004,62(5):818-820.

6. TOPALOĞLU H,SEYRANTEPE V,KANDEMIR N,et al. mtDNA nt3243 mutation,external ophthalmoplegia,and hypogonadism in an adolescent girl[J]. Pediatr Neurol,1998,18(5):429-431.

7. KALKAN IH,TAYFUR O,OZTAŞ E,et al. A novel finding in MNGIE(mitochondrial neurogastrointestinal encephalomyopathy):hypergonadotropic hypogonadism[J]. Hormones(Athens),2012,11(3):377-379.

8. LAMPERTI C,DIODATO D,LAMANTEA E,et al. MELAS-like encephalomyopathy caused by a new pathogenic mutation in the mitochondrial DNA encoded cytochrome c oxidase subunit I[J]. Neuromuscul Disord,2012,22(11):990-994.

9. CAROD-ARTAL FJ,HERRERO MD,LARA MC,et al. Cognitive dysfunction andhypogonadotrophic hypogonadism in a Brazilian patient with mitochondrial neurogastrointestinal encephalomyopathy and a novel ECGF1 mutation[J]. Eur J Neurol,2007,14(5):581-585.

10. CARMI E,DEFOSSEZ C,MORIN G,et al. MELAS syndrome(mitochondrial encephalopathy with lactic acidosis and stroke-like episodes[J]. Ann Dermatol Venereol,2001,128(10 Pt 1):1031-1035.

11. TSCHAMPA HJ,URBACH H,GRESCHUS S,et al. Neuroimaging characteristics in mitochondrial encephalopathies associated with the m.3243A>G MTTL1 mutation[J]. J Neurol,2013,260(4):1071-1080.

12. TOYONO M,NAKANO K,KIUCHI M,et al. A case of MERRF associated with chronic pancreatitis[J]. Neuro-

muscul Disord,2001,11(3):300-304.

13. VERNY C,AMATI-BONNEAU P,LETOURNEL F,et al. Mitochondrial DNA A3243G mutation involved in fa-milial diabetes,chronic intestinal pseudo-obstruction and recurrent pancreatitis[J]. Diabetes Metab,2008,34 (6 Pt 1):620-626.

14. ISHIYAMA A,KOMAKI H,SAITO T,et al. Unusual exocrine complication of pancreatitis in mitochondrial dis-ease[J]. Brain Dev,2013,35(7):654-659.

15. KISHNANI PS,VAN HOVE JL,SHOFFNER JS,et al. Acute pancreatitis in an infant with lactic acidosis and a mutation at nucleotide 3243 in the mitochondrial DNA tRNA(Leu(UUR))gene[J]. Eur J Pediatr,1996,155 (10):898-903.

16. WALKER UA,COLLINS S,BYRNE E. Respiratory chain encephalomyopathies:a diagnostic classification[J]. Eur Neurol,1996,36(5):260-267.

17. BERNIER FP,BONEH A,DENNETT X,et al,Diagnostic criteria for respiratory chain disorders in adults and children[J]. Neurology,2002,59(9):1406-1411.

18. WOLF NI,SMEITINK JA. Mitochondrial disorders:a proposal for consensus diagnostic criteria in infants and children[J]. Neurology,2002,59(9):1402-1405.

19. LIN CM,THAJEB P. Valproic acid aggravates epilepsy due to MELAS in a patient with an A3243G mutation of mitochondrial DNA[J]. Metab Brain Dis,2007,22(1):105-109.

20. HSU YC,YANG FC,PERNG CL,et al. Adult-onset of mitochondrial myopathy,encephalopathy,lactic acidosis, and stroke-like episodes (MELAS) syndrome presenting as acute meningoencephalitis:a case report[J]. J Emerg Med,2012,43(3):e163-e166,

病例 40　右侧面部麻木 27 天,左侧肢体无力 18 天

【现病史】

患者男性,61 岁,于 2016 年 7 月 8 日(27 天前)无诱因出现右侧面部麻木感,无头晕、头痛,无肢体活动不灵,未予重视及治疗。7 月 14 日无诱因出现头晕症状,伴视物旋转,测血压 150/100mmHg,症状持续约半小时后自行缓解,当地医院头部 MRI 提示多发脑梗死,给予"阿司匹林肠溶片,脑苷肌肽"等对症支持治疗后,右侧面部麻木未见好转,头晕症状未再发作。7 月 17 日(18 天前)自觉左侧肢体活动不灵,力量较前减弱,左下肢行走稍有拖拽。左肢无力逐渐加重,至 7 月 24 日表现为左上肢持物不稳,左下肢行走拖拽。7 月 31 日家属发现患者口角左偏。8 月 1 日患者出现言语笨拙症状。就诊于笔者所在医院,门诊以"脑梗死"收入我科。患者病来进食差,饮水偶有呛咳,睡眠尚可,二便如常。

【既往史】

高血压病史 10 余年,最高血压 180/100mmHg,平素规律口服"坎地沙坦酯片 4mg/次口服,每日 1 次",血压控制在 130/80mmHg;鼻咽癌病史 40 余年,经"烤电"治疗好转。否认其他慢性病病史;否认肝炎、结核、伤寒等传染病病史;否认手术、外伤及输血史;对花粉过敏,否认食物及药物过敏史;预防接种史不详。

【个人史】

生于原籍,无外地久居史;否认疫水接触史;否认毒物及放射物接触史;否认冶游及吸毒史;否认吸烟、饮酒不良嗜好。

【家族史】

否认家族遗传病病史及类似疾病史。

【查体】

体温:36.5℃,呼吸:20 次/min,脉搏:78 次/min,血压:140/80mmHg。心肺听诊未见异常,腹软,双下肢无水肿。神经系统查体:神志清楚,言语笨拙,智力正常。右侧鼻唇沟浅,右侧面部痛觉减退,腭垂居中,咽反射减弱,伸舌居中。余脑神经检查无异常。左侧肢体肌力 4 级,右侧 5 级,四肢肌张力正常,左侧共济运动欠稳准,左侧肢体及躯干痛觉减退。双侧腱反射对称(++),双侧 Babinski 征(-)。颈软,Kernig 征(-)。

【辅助检查】

1. 实验室检查　血常规、凝血五项、肝肾功、心肌酶谱、TNT、BNP、E4A、血脂、梅毒乙肝 HIV 抗体、ANA+ANA 系列、抗磷脂抗体、抗神经元抗原谱抗体、抗 NMDAR 抗体、血沉、类风湿三项、肿瘤标志物均未见明显异常。病毒谱:EB 壳抗原 IgG 抗体(+);EB 病毒核抗原抗体(+);EB 病毒早期抗原抗体(+);EB 病毒衣壳抗原抗体(+);单纯疱疹病毒抗体Ⅰ型 IgM(+);单纯疱疹病毒抗体Ⅰ型 IgG(+)。

2. 头部磁共振(2016-8-4)　多发腔隙性脑梗死(累及脑干),脑桥及双侧小脑中脚异常信号,右侧侧脑室异常信号,海绵状血管瘤可能性大;MRI 增强提示脑干及桥臂多发病变(图 40-1)。

3. 头+颈部 CTA(2016-10-10)　左侧丘脑腔隙性梗死;右侧大脑中动脉 M1 段局限性狭窄;右侧大脑前动脉 A1 未显影,A2 段局限性狭窄;双侧大脑后动脉 P2 段局限性狭窄;右侧

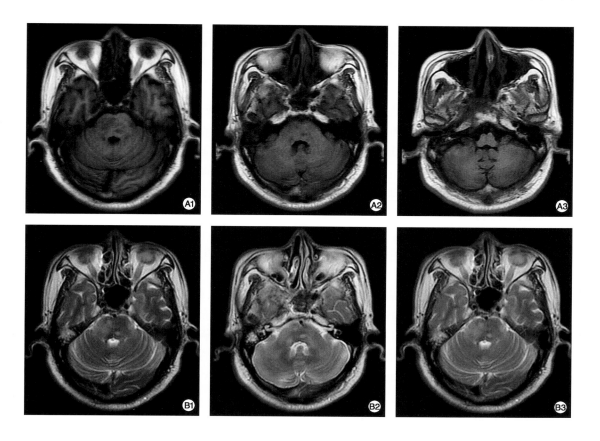

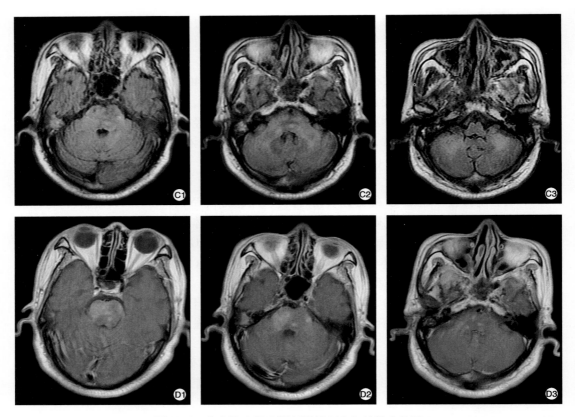

图 40-1　患者治疗前头颅 MRI(2016-8-4)检查结果

注:A1~A3. 脑桥及双侧小脑中脚可见长 T_1 信号;B1~B3. 脑桥及双侧小脑中脚可见长 T_2 信号;C1~C3. FLAIR 像可见脑桥及双侧小脑中脚片状高信号;D1~D3. 头部 MRI 增强提示脑干及桥臂呈点状、斑片状不规则强化

颈内动脉近段钙化斑块形成;左侧颈内动脉近段混合斑块形成,管腔轻微狭窄。

4. 肌电图检查　左正中神经、尺神经感觉神经传导未引出电位。

5. 脑脊液化验　压力 130mmH$_2$O,无色透明。脑脊液潘迪试验(+);脑脊液红细胞 0× 10^6/L;脑脊液白细胞 0×10^6/L;脑脊液蛋白测定 0.90g/L↑;脑脊液氯测定 116.9mmol/L↓;IgG 指数 0.59。细菌、新型隐球菌涂片未见异常。

【定位分析】

主要临床表现为共济失调、构音障碍、面部感觉异常等脑干、小脑症状,以及锥体束损害症状,影像示脑桥及双侧小脑中脚异常信号,定位于脑干、小脑。

【定性讨论】

患者老年男性,亚急性起病,主要以共济失调、构音障碍、面部感觉异常等脑干、小脑受累的症状为临床特点,体征:构音障碍,右侧鼻唇沟浅,右侧面部痛觉减退,腭垂居中,咽反射减弱,左侧肢体肌力 4 级,左侧共济运动欠稳准,左侧肢体及躯干痛觉减退。影像示脑桥及双侧小脑中脚异常信号,激素治疗有效,考虑类固醇反应性慢性淋巴细胞性炎症伴脑桥血管周围强化症(chronic lymphocytic inflammation with pontine perivascular enhancement responsive to steroids,CLIPPERS)综合征。

需要与 CLIPPERS 综合征鉴别的疾病:

1. 多发性硬化　患者发病前无发热、腹泻及疫苗接种等病史,脑脊液常规白细胞不高,颅脑 MRI 虽见中脑、脑桥异常,但临床上无典型复发-缓解的病程,且脱髓鞘疾病颅脑增强MRI 多为结节状或环形强化,故不符合多发性硬化或临床孤立综合征的临床表现。

2. 中枢神经系统淋巴瘤　虽然对激素敏感,但停用激素后可迅速恶化,生存周期极少超过 5 年,且增强 MRI 多为团块状、结节状或环形强化,有明显占位效应。本例患者已随访半年余,无复发及加重情况,暂不考虑中枢神经系统淋巴瘤。

3. 淋巴瘤样肉芽肿　本例患者病变局限于脑桥、桥臂和小脑,强化较为显著,但不同于淋巴瘤样均一,而是较为散在,呈点片状、弥漫性病灶,虽非典型的"胡椒粉样"斑点状强化,但其增强病灶较为散在,尤其是患者 EB 病毒抗体阳性、激素治疗有效,也不能完全排除故淋巴瘤样肉芽肿可能,需密切随访。

4. 干燥综合征　常累及多个脏器和系统,也可累及中枢神经系统,可出现口干、眼干、胃肠道、肺脏、血液系统等多个脏器受损症候,本例患者无其他脏器损伤的证据,且 SSA 抗体、SSB 抗体及 dsDNA 抗体阴性,不支持。

【治疗经过】

入院完善相关检查,考虑 CLIPPERS 综合征,给予地塞米松 10mg/次,静脉滴注每日 1 次(10 天);患者临床症状及影像(图 40-2)较前好转。出院泼尼松 60mg/次,口服每日 1 次(每周减 5~10mg 口服,维持),随访 6 个月患者临床症状明显好转。

【临床讨论】

CLIPPERS 综合征是一种主要累及脑桥的罕见的中枢神经系统炎性疾病。临床表现为特征性的共济失调、构音障碍、面部感觉异常、复视等脑干、小脑症状,也可出现认知功能障碍、长传导束及脊髓损伤等症状。常亚急性起病,可出现复发缓解的病程。目前 CLIPPERS 综合征尚无统一诊断标准,临床诊断主要符合以下几条:①亚急性、渐进性脑干、小脑受损的症状,如共济失调、构音障碍、复视、面部感觉异常等;②颅脑 MRI 可见累及脑干、小脑典型的"胡椒粉样"点状、斑片状强化病灶;③脑组织活检可见血管周围明显的 T 淋巴细胞浸润性炎症反应;④对类固醇激素敏感;⑤排除其他疾病。本例患者虽未行脑组织病理活检,但符合其他诊断条件,最终考虑 CLIPPERS 综合征可能性大。CLIPPERS 综合征头颅增强 MRI 可见脑桥血管周围点状、斑片状强化病灶,部分患者病灶分布于中脑、小脑及丘脑。强化病灶以脑桥为中心,可累及多个相邻区域。部分患者可累及颈、胸髓及幕上结构,如内囊、基底节、胼胝体、大脑白质等。通常没有占位效应及血管源性水肿表现,MRA 和 DSA 的颅内血管及颈部血管无特异性表现,尤其不会出现血管性疾病的异常改变。CLIPPERS 综合征脑脊液可出现轻度蛋白及细胞数增高,神经病理学检查及活检可发现白质内血管周围性炎症,以 CD3[+] 和/或 CD4[+]T 淋巴细胞浸润为主,可合并 CD68[+] 组织细胞浸润,小动脉或小静脉周围均可受累;可伴有脑实质性炎性浸润;CLIPPERS 综合征血管周围性炎症的病理基础决定了其特征性强化表现的影像学特点。目前,CLIPPERS 综合征病因及发病机制仍不清楚,也缺乏特异性的生物标志物,免疫治疗有效,可能为自身免疫性疾病。

CLIPPERS 综合征早期应用大剂量激素治疗效果显著,临床症状和影像学改善明显,且需要激素维持防止病情复发。有研究表明静脉注射免疫球蛋白(IVIG)可能无效,部分报道羟氯喹、抗结核药对 CLIPPERS 综合征有效。

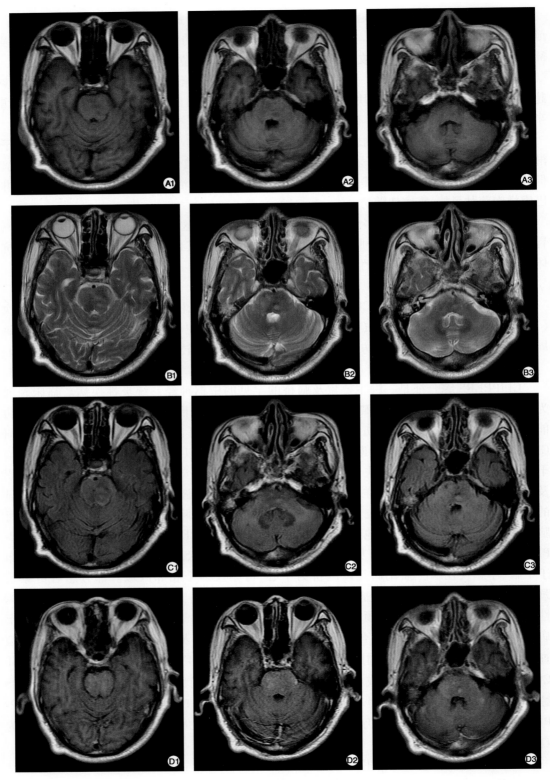

图 40-2   患者治疗后头颅磁共振检查结果

注:A1~D3 脑桥及双侧小脑中脚病灶明显缩小

【最终临床综合诊断】

类固醇反应性慢性淋巴细胞性炎症伴脑桥血管周围强化症

（姚志国 陈会生）

【专家点评】

CLIPPERS 综合征是淋巴增殖性病变之一，与淋巴瘤肉芽肿同为恶性淋巴瘤的前哨病变。部分患者可发展为恶性淋巴瘤。该病主要以脑桥、小脑受累为主，颅脑 MRI 可见脑干、小脑典型的"胡椒粉样"点状、斑片状强化病灶。但也有累及基底节、丘脑及大脑深部白质的报道。应与淋巴瘤样肉芽肿、神经白塞病、脑桥脱髓鞘病、自身免疫性脑炎、单核细胞性李斯特菌感染等鉴别，上述疾病影像特点也可主要累及脑干，其病灶增强特点有类似之处，除李斯特菌感染外，均对激素治疗敏感，容易误诊，而淋巴瘤样肉芽肿与该病临床、影像极其类似，且均与 EB 病毒感染相关，更易误诊，只能靠临床随访；对于神经白塞病，病史询问至关重要，而本例缺乏关于口腔、会阴部溃疡相关信息，难以完全排除。

（戚晓昆 姚生 刘建国）

【参考文献】

1. TAIEB G, WACONGNE A, RENARD D, et al. A new case of chronic lymphocytic inflammation with pontine perivascular en-hancement responsive to steroids with initial normal magnetic resonance imaging[J]. Brain, 2011, 134(Pt 8):e182.

2. GABILONDO I, SAIZ A, GRAUS F, et al. Response to immuno-therapy in CLIPPERS syndrome[J]. J Neurol, 2011, 258(11):2090-2092.

3. DUPREZ TP, SINDIC C. Contrast-enhanced magnetic resonance imaging and perfusion-weighted imaging for monitoring features in severe CLIPPERS[J]. Brain, 2011, 134(Pt 8):e184.

4. PITTOCK SJ, DEBRUYNE J, KRECKE KN, et al. Chronic lymphocytic inflammation with pontine perivascular enhancement responsive to steroids(CLIPPERS)[J]. Brain, 2010, 133(9):2626-2634.

病例41 发热 40 天, 头痛 6 天

【现病史】

患者男性, 35 岁。40 天前无诱因夜间睡眠中突觉寒战，自觉发热，无头昏、头痛，无恶心、呕吐，口服"安乃近"后热退入睡。此后几天内均有寒战、高热，体温波动在 38~40℃ 之间，当地县医院给予头孢类抗生素静脉滴注，体温一直居高不下。转至省人民医院，血巨细胞病毒及单纯疱疹病毒 I 型阳性，C 反应蛋白、血沉高，右锁骨上淋巴结病理活检见肉芽肿性病变伴大量坏死及中性粒细胞浸润，考虑"猫抓病"。头颅 CT 未见明显异常，查骨髓、血培养，布鲁氏菌凝集试验、流行性出血热、免疫学检查、ENA 多肽、乙肝标志物、肿瘤标志物、结核菌素荧光抗体、肥达试验、免疫球蛋白及补体、伤寒标记物等均未见异常。出院后自寻中医治疗，口服方剂后五天均无高热出现。6 天前患者值班后再次出现高热不适，14 时左右，家人发现其神志不清，辱骂他人，送至当地县医院就诊，静脉滴注甘露醇后，凌晨 1 时患者神志恢复正常，诉头痛，以站位显著、卧位减轻为特点。腰穿示脑脊液压力 400mmH$_2$O，细胞数约 40×10^6/L，蛋白 0.74g/L。来笔者所在医院就诊，以"头痛待查"收入我科。自患病以来，睡眠一般，饮食不佳，二便正常，体重无明显减轻。

【既往史】

否认"高血压、糖尿病、冠心病、房颤"等慢性病病史；否认肝炎、结核、伤寒等传染病病史；否认食物及药物过敏史；否认手术、外伤及输血史；疫苗接种史不详。

【个人史】

生于原籍，无外地久居史；否认疫水接触史；否认毒物及放射物接触史；否认冶游及吸毒史；否认吸烟、饮酒等不良嗜好。

【家族史】

否认家族遗传性疾病病史及类似疾病史。

【查体】

体温 39.5℃，脉搏：80 次/min，呼吸：15 次/min，血压：121/70mmHg。内科系统查体未见明显异常。神经系统查体：意识清醒，GCS 15 分。高级皮质功能正常。脑神经查体未见异常。四肢肌力、肌张力、深浅感觉正常，双侧病理征阴性。颈抵抗，颈项强直，Kernig 征阳性。

【辅助检查】

1. 脑脊液化验（入院后）　压力 110mmH$_2$O，生化：糖 2.33mmol/L，蛋白 0.54g/L，氯化物 110mmol/L，乳酸脱氢酶 32U/L，常规：白细胞：12/μl。脑脊液 NMDA-R、CASPR2、AMPA2、LGI1-Ab、GABAB-R 抗体均阴性，巨细胞病毒及 Ⅰ 型单纯疱疹病毒阳性。

2. 灭活血清 HIV 抗体检测确认报告（市疾病预防控制中心）　酶联免疫（+），明胶颗粒凝聚（+），免疫印迹法带型：gp160（+）、gp120（+）、p66（+）、p55（+）、gp51（+）、gp41（+）、gp31（+）、gp24（+）。结论：HIV-1 抗体阳性。

3. 胸部 CT　双肺病灶考虑结核？转移癌？肺门、纵隔淋巴结肿大，胸膜增厚。

4. 头颅 CT　未见明显异常。

【定位分析】

头痛、颈抵抗、颈项强直、Kernig 征阳性，定位于脑膜；精神行为异常定位于大脑。

【定性讨论】

脑脊液压力、白细胞和蛋白增高，脑脊液巨细胞病毒及 Ⅰ 型单纯疱疹病毒阳性，结合发热、HIV-1 抗体阳性，考虑中枢神经系统机会性感染疾病。

病毒性脑膜脑炎：青年男性，急性起病，以发热头痛为主要症状，病程中曾有精神障碍，脑膜刺激征阳性、HIV 抗体阳性、巨细胞病毒及 Ⅰ 型单纯疱疹病毒阳性，脑脊液检查提示有中枢神经系统感染，无细菌、真菌及肿瘤性脑膜炎证据。头孢类抗生素治疗无效，较为支持。

【诊治经过】

给予抗病毒、保肝、抗结核、激素抗炎治疗。

【临床讨论】

获得性免疫缺陷综合征（acquired immune deficiency syndrome，AIDS），简称艾滋病，选择性感染辅助性 T 淋巴细胞，导致机体细胞的严重免疫缺陷，肿瘤易感性及机会感染率增加。AIDS 合并脑内机会性感染的病原体种类较多，主要包括病毒、弓形虫、结核菌、隐球菌、梅毒等。

AIDS 患者合并病毒性脑炎，影像可见室管膜线性强化。本例脑脊液抗酸染色及涂片找抗酸杆菌阴性，巨细胞病毒及 Ⅰ 型单纯疱疹病毒阳性，考虑 AIDS 合并颅内病毒性脑膜脑炎（viral meningoencephalitis）。AIDS 合并脑巨细胞病毒感染可引起脑白质脱髓鞘。

AIDS合并结核瘤和结核性脑膜炎是在机体免疫力破坏的情况下由陈旧性或隐匿性结核杆菌恢复活性,导致扩散,可出现脑膜炎或脑脓肿症候。

AIDS患者出现发热、头晕、头痛、反应迟钝、认知障碍、精神异常、癫痫、偏瘫等症状,应考虑AIDS中枢神经系统的受累,结合颅内CT、MRI、脑脊液等相关化验检查有助于颅内病变鉴别。

本例患者HIV-1抗体阳性,诊断为AIDS,脑脊液病毒学检测提示巨细胞病毒及Ⅰ型单纯疱疹病毒阳性,考虑机会性病毒性脑膜脑炎,肺部CT提示双肺病灶考虑结核?转移癌?肺门、纵隔淋巴结肿大、胸膜增厚,患者拒绝进一步活检及相关检查,给予抗结核治疗后患者咳嗽、咳痰明显好转,不除外合并肺部结核感染。

【治疗及转归】

给予抗病毒、保肝、抗结核、激素抗炎治疗后症状缓解。

【最终临床综合诊断】

艾滋病伴病毒性脑膜脑炎

(余鹏霄　王雪笠)

【专家点评】

艾滋病合并中枢神经系统病变目前发病率有增多趋势,逐渐受到重视,脑炎、脑膜炎或脑膜脑炎是较为常见的发病形式,部分患者可以出现较为严重的病变如进行性多灶性白质脑病。该病例发热起病,在当地辗转诊治,后因精神症状及头痛就诊才发现艾滋病问题,提示临床工作中对于初诊不明原因的感染患者,艾滋病、梅毒、乙肝、丙肝等免疫四项应列为常规检查,如发现异常可以较快对患者病情做出准确判断。本病例的不足之处在于未提供脑电图结果,未能完善头颅磁共振,未提供CT影像,患者病程中有精神症状,但诊治过程中查体发现高级皮质功能正常,不能确定精神症状是高热谵妄,还是脑炎表现?因此脑膜脑炎诊断似乎没有十分充足的证据,目前资料也许考虑脑膜炎更为恰当。此外诊断未能明确该患者的肺部病变性质,诊治经过的具体用药不够详细,未能提供患者的随访结果。

(钱海蓉)

【参考文献】

1. KRAMER EI,SANGER JJ. Brain imaging in acquired immunodeficiency syndrome dementia complex[J]. Semin Nucl Med,1990,20(4):353-363.

2. 李宏军. AIDS合并颅内机遇性感染的MRI影像诊断[J]. 中华医学研究杂志,2002,1(1):98-99.

3. 李宏军. 艾滋病合并脑内、肺内机遇性感染影像诊断研究[J]. 实用医学影像杂志,2003,4(6):323-325.

病例42　右侧面部麻木2天,右眼睑下垂1天

【现病史】

患者男性,79岁。2天前无诱因出现右面部、口周麻木,无发热、恶心呕吐及其他伴随症状。当地医院颅脑CT示右侧基底节腔隙性脑梗死,未予治疗。1天前出现右眼睑下垂、右眼视物不清,伴头晕、头痛,昏沉感,全头胀痛,持续存在,无视物旋转、耳鸣,无言语障碍、肢体活动不利。笔者所在医院门诊颅脑MRI示老年性脑改变、右侧上颌窦及筛窦炎。以"脑

梗死?"收入院。

【既往史】

"哮喘"病史50年;"高血压"病史10年,血压最高达180/100mmHg,平时服用"复方降压胶囊"控制血压,血压控制可;"糖尿病、冠心病"3年,口服"速效救心丸、消渴丸"等药物,血糖控制欠佳;否认肝炎、结核等传染病病史;否认药物及食物过敏史;否认手术、外伤及输血史;预防接种史不详。

【个人史】

生于河北省获鹿县,无传染病和疫区接触史,无不良嗜好。

【家族史】

否认家族传染病及遗传病病史。

【查体】

体温:37.8℃,神清语利,右眼眶周围肿胀,粗侧右眼视力减退明显,右眼角膜表面有丝状分泌物,球结膜充血水肿,局部有结膜下淤血,右眼睑下垂,右侧眼球固定,瞳孔3.5mm,对光反射消失。左侧眼球无异常,右侧面部针刺觉、痛觉减退,右侧鼻唇沟浅,口角左偏,余未见明显阳性体征。

【辅助检查】

1. 实验室检查(2007-3-1)　白细胞$23.4×10^9/L$;血糖19.37mmol/L;尿糖(+++),尿酮体(+++),余未见明显异常。

2. 鼻内镜(图42-1)　鼻中隔稍左偏,双侧中下鼻甲轻度萎缩,右侧鼻腔中隔、下鼻甲、外侧壁可见大量黑色干痂附着,干痂表面可见毛状菌丝,右侧中鼻甲黏膜糜烂,中鼻道及嗅裂区可未见较多咖啡色样脓液。内镜取痂,行石蜡切片病理检查(图42-2):考虑鼻腔黏膜毛霉菌病。

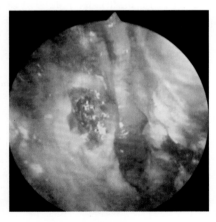

图42-1　鼻内镜检查结果

注:镜下可见右侧鼻腔中隔、下鼻甲、外侧壁可见大量黑色干痂附着

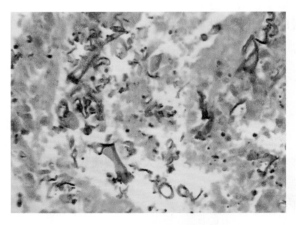

图42-2　患者石蜡切片病理结果

注:可见多发毛霉菌菌丝,(HE×200)

3. 上颚部分泌物涂片　提示真菌阴性。

4. 腰穿检查(2007-3-2)　脑脊液压力120mmH₂O;白细胞$2×10^6/L$;氯化物114.8mmol/L,蛋白0.45g/L,糖10.02mmol/L。细胞学检查(图42-3):MGG染色见毛霉菌;墨汁染色、阿

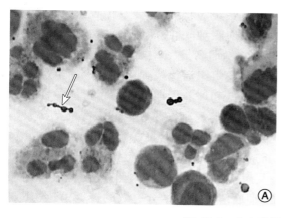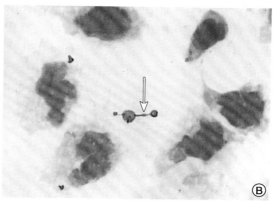

图 42-3 患者脑脊液细胞学检查结果
注:A～B.镜下可见嗜中性粒细胞反应为主的混杂细胞学反应,可见毛霉菌菌丝

利新兰染色均为阴性。

5. 胸部正侧位片 心肺未见病变。

6. 鼻旁窦轴位 CT 平扫 鼻炎、鼻旁窦炎。

【定位分析】

右侧眼球周围肿胀,右侧鼻腔有黑痂及脓性分泌物,右面部麻木及右眼睑下垂、眼球固定、光反射消失、右侧面部浅感觉减退,右侧鼻唇沟变浅,定位病变累及右侧鼻腔及右眼周围组织、右侧第 2、第 3、第 4、第 6 脑神经,及面神经和三叉神经眼支。

【定性讨论】

患者入院后血象高,鼻腔感染严重,行病理学检查提示鼻腔黏膜毛霉菌病,腰穿脑脊液细胞学检查正常,送检 MGG 染色提示毛霉菌病,考虑鼻脑侵袭性毛霉菌病诊断成立。

【诊治经过】

入院后即给予降糖、抗感染及改善循环、营养神经等治疗,眼科在局麻下行角膜表面分泌物清除,普拉洛芬及玻璃酸钠眼液滴双眼,复方樟柳碱右侧颞浅动脉旁皮下注射。明确毛霉菌病后,给予两性霉素静脉滴注及鼻腔冲洗。耳鼻喉科间断给予鼻腔分泌物及干痂清除,并建议全麻下鼻腔内清创术,必要时切除受损鼻甲,因家属反对,未能施行。

【临床讨论】

毛霉菌病(mucormycosis)系由毛霉菌引起的一种机会性严重感染,正常人罕见发病,但糖尿病和免疫抑制状态患者较常见。有报道鼻脑毛霉病有一半的患者有糖尿病。该病临床表现无特异性,视感染部位而呈现不同症状。按感染部位可分为鼻脑型、肺型、肠胃型、皮肤型、中枢神经型和广泛播散型;其中鼻脑型毛霉菌病(rhinocerebral mucormycosis,RCM)是毛霉菌感染最为常见的一种类型,约占文献报道病例的 75%。大多病情进展迅速,死亡率高达 85%～100%。ROCM 如能早期诊断,积极治疗,并不乏存活甚至痊愈者,但由于容易被误诊,不少病例是在临终前,甚至死后尸解时才被确诊。鼻脑型毛霉菌病最常见的诱发因素是未控制好的糖尿病并伴有酮症酸中毒。致病菌是从鼻部侵入,经鼻窦再侵入眼眶组织,后侵犯颅内血管和脑组织。其临床特点包括:①眼眶部、头面部疼痛,部分伴有局部肿胀压痛;②眶蜂窝组织炎,眶尖综合征表现:因鼻窦感染所继发的眶周和球后组织炎,表现为眼球突出、眼睑肿胀、上睑下垂、眼球运动受限、瞳孔扩大及视力障碍等;③眼睑、眶周皮肤呈现特征性"熊猫眼"外观;④鼻面部肿胀,鼻塞,流脓涕;⑤中枢神经系统症状;⑥影像学检查:根据病变累及的部位表现为上颌窦、筛窦炎性反应、骨质破坏、软组织肿胀、眼球突出、球后眶周组织异常、海绵窦栓塞等;⑦实验室检查:血白细胞数增高,血糖增高,尿酮体阳性,血气分析有代谢性酸中毒,脑脊液检查白细胞增多。鼻腔或鼻窦内黏膜组织活检找到菌丝是诊断毛霉菌病的金标准。实验室培养可作为佐证,但培养阳性率较低和培养周期较长等因素给早期及时确诊毛霉菌病带来一定的困难。本文的意义在于提醒临床医师在易感人群中特别是糖尿病患者出现眼部和眶周疼痛、上睑下垂、鼻窦炎、视力下降和眶尖综合征等症状和体征,并且病情发展迅速时要考虑本病,进行必要的检查,慎重应用广谱抗生素,以免导致或加重特殊菌种的感染。诊断主要根据临床表现、病原菌检查及病理切片中发现真菌菌丝等特点,特别是血管壁内的菌丝对确诊有意义。该病治疗主要靠彻底清创手术结合有效的抗真菌药物(如两性霉素 B)治疗。

【治疗及转归】

经治疗后病情平稳,但神经系统症状缓解不明显。查体:右眼球各方向活动均受限,不能看见眼前物体,瞳孔对光反射消失。鼻腔溃疡面积较前缩小,表面有黑痂。

【最终临床综合诊断】

鼻脑型毛霉菌病

(刘军　石文磊)

【点评】

真菌感染容易发生于中老年免疫低下人群、糖尿病、肿瘤患者。致病菌可经血行入脑,或经五官的原发病灶局部浸润而来,尤其副鼻窦或眼眶真菌感染。后者浸润易导致脑神经损伤,出现眶上裂、眶尖、或海绵窦综合征。本例为老年糖尿病患者,最终确诊鼻脑型毛霉菌病,属于真菌感染的好发人群。对这类人群在使用抗生素时一定要想到机会菌感染的可能性,避免过强、过长时间使用。而且,局部脑神经损伤时一般普通头颅 CT 及 MRI 常规扫描很难发现病灶。因此,一定要做 MRI 增强扫描,注意脑膜及脑神经是否强化改变。有时可与影像科申请脑神经相应的减薄扫描更好的显现病变情况。同时,脑脊液涂片,培养一定不要忘记真菌的排查,必要时可进行二代测序辅助筛查。

(戚晓昆)

【参考文献】

1. CHAKRABARTI A,DAS A,SHARMA A,et al. Ten years' experience in zygo-mycosis at a tertiary care centre in India[J]. J Infect,2002,42(4):261-266.

2. CHUN SFS,STEVENTS DA,UCONMYCOSIS. Cecilbook of medicine[M]. London:Saunders,1996:1832-1834.

3. 王瑞礼. 医学真菌学[M]. 北京:人民卫生出版社,2005:287.

4. 国红,蔡萧君,王维化,等.鼻脑型毛霉菌病临床与病理研究[J].中华内科杂志,2004,43(9):686-689.

病例 43

发作性肢体无力 10 年,再发加重 1 周

【现病史】

患者男性,23 岁。患者于 10 年前无明显诱因行走时出现右侧肢体无力,随后迅速出现

全身肢体无力,并跌倒,伴言语不能,无言语理解障碍,无意识障碍及肢体抽搐,休息后症状缓解。此后反复出现类似症状,多于有饥饿感时发作,始发部位不固定,可以左侧肢体无力、右侧肢体无力或言语不能为先发症状,继之全身无力,进食米饭或门诊输液后 10 余分钟可完全缓解。发作无明显时间规律,有时每年发作 1~2 次,有时 2~3 年无发作,发作间期如常。无肢体麻木疼痛,无肉跳感,无肌肉萎缩,无肢体抽搐,无大小便失禁。某人民医院就诊,查头颅 MRI 提示"脑白质病变"。1 周前上述症状再发,性质同前,但发作频率较前明显增高,每日 1~2 次,饥饿时明显,进食米饭后 10 余分钟仍可缓解。笔者所在医院门诊头颅 MRI 提示"胼胝体压部及膝部、双侧侧脑室后角旁白质,放射冠、半卵圆中心后部白质异常信号"。遂以"颅内病变"收住神经内科。患者自患病以来,精神好,体力正常,食欲正常,睡眠正常,体重无明显变化,大、小便正常。

【既往史】

否认"高血压、糖尿病"等慢性病病史;否认肝炎、结核等传染病病史;否认药物及食物过敏史;否认手术、外伤及输血史;预防接种史随社会。

【个人史】

出生于广东省电白县,足月顺产,生长发育正常,学习成绩一般。近半年有在电子厂及皮具厂工作经历,工友无类似疾病。无疫区居住史;无地方病病史;无有害粉尘吸入史。无吸烟、嗜酒史;进食无偏嗜。未婚。

【家族史】

患者有 1 弟弟,体健;父母体健。家族中无类似病史,否认遗传病及传染病病史。

【查体】

体重:78kg。内科系统检查无明显异常。神经系统检查:神志清楚,颈软,定向力、记忆力、计算力正常。脑神经检查未见异常。无肌肉萎缩,四肢肌张力正常,肌力 5 级,四肢腱反射未引出,双侧病理征未引出。指鼻试验、跟膝胫试验正常,闭目难立征阴性。深浅感觉检查正常。轻度弓形足。

【辅助检查】

1. 血、尿常规　白细胞 $9.81×10^9$/L、淋巴细胞 $4.07×10^9$/L、单核细胞 $0.69×10^9$/L、红细胞 $6.45×10^{12}$/L,尿常规未见异常。

2. 血生化　皮质醇(上午 8:00)463.5nmol/L,促肾上腺皮质激素 6.43pmol/L。乳酸 3.8mmol/L、谷丙转氨酶 75U/L、甘油三脂 1.90mmol/L、谷草转氨酶 49U/L、α-L-岩藻糖苷酶 56U/L,空腹 C 肽 0.826nmol/L,空腹胰岛素 13.46mU/L,维生素 B_1 47.1nmol/L,维生素 C 32.7μmol/L,维生素 D 23.6nmol/L。电解质、凝血、ENA 谱、血沉、风湿 3 项、甲状腺功能、性激素 6 项、肿瘤 3 项均正常。

3. 脑脊液　清亮透明,压力 $200mmH_2O$。脑脊液白细胞 $2×10^6$/L、糖 4mmol/L、氯 111mmol/L、蛋白质 0.2g/L,潘式试验阴性,脑脊液白蛋白、IgA、IgG、IgM 均正常。

4. 乳酸运动试验　乳酸 2.3mmol/L(运动前)、乳酸 9.4mmol/L(运动后)、乳酸 7.0mmol/L(休息 10 分钟后),饥饿 20 小时后未出现四肢无力发作。

5. 冷水诱发试验　阴性。

6. 神经电生理检查　①神经传导:双侧胫神经、腓总神经 SNAP 未引出;CMAP 波幅降低、潜伏期延长、传导速度减慢;胫神经 F 波未引出。双侧正中神经运动电位波幅大致正常,潜伏期延长,传导速度减慢;SNAP 波幅降低、潜伏期延长、传导速度减慢;F 波出现率正常,潜伏期延长。双侧尺神经 CMAP 及 SNAP 波幅降低,潜伏期延长,传导速度减慢;F 波出现率正常,潜伏期延长。提示上下肢周围神经病变。②肌电图:右侧拇短展肌、股直肌、胫骨前肌、左侧腓肠肌、左侧肱二头肌在针电极插入及静息时未见明显自发电位;右侧拇短展肌、股直肌、胫骨前肌、左侧腓肠肌轻用力时运动单位电位波幅增高、时限增宽,最大用力募集呈单纯相(电压增高);左侧肱二头肌轻用力及最大用力募集大致正常。提示右侧拇短展肌、股直肌、胫骨前肌、左侧腓肠肌呈神经源性改变;左侧肱二头肌大致正常。

7. 头颅 MRI　①治疗前 MRI(图 43-1):胼胝体压部及膝部、双侧侧脑室后角旁白质,放射冠、半卵圆中心后部白质异常信号;②治疗一年后 MRI(图 43-2):原有病变明显减少。

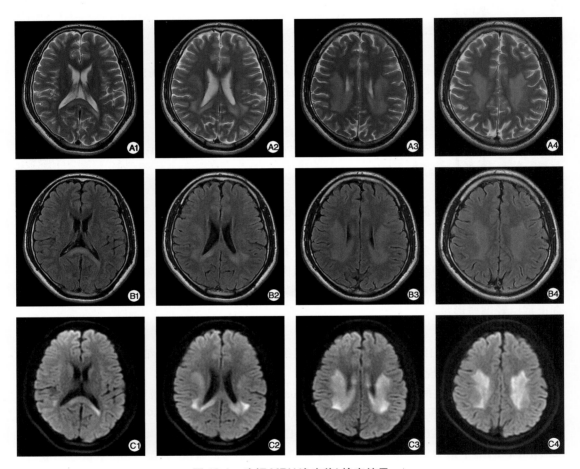

图 43-1　头颅 MRI(治疗前)检查结果

注:A1~A4. T_2WI 像示胼胝体压部、双侧侧脑室后角旁白质,放射冠、半卵圆中心后部白质可见对称性片状长 T_2 信号;B1~B4. FLAIR 像见胼胝体压部、双侧侧脑室后角旁白质,放射冠、半卵圆中心后部白质可见对称性片状高信号;C1~C4. 在 DWI 可见胼胝体压部、双侧侧脑室后角旁白质,放射冠、半卵圆中心后部白质可见对称性高信号

【定位诊断】

发作性肌无力,查体见四肢腱反射减弱,轻度高弓足,神经电生理检查提示周围神经病变,定位于周围神经;头颅 MRI 提示胼胝体压部及膝部、双侧侧脑室后角旁白质,放射冠、半卵圆中心后部白质异常信号,定位双侧大脑白质。综合定位于周围神经、大脑白质、胼胝体。

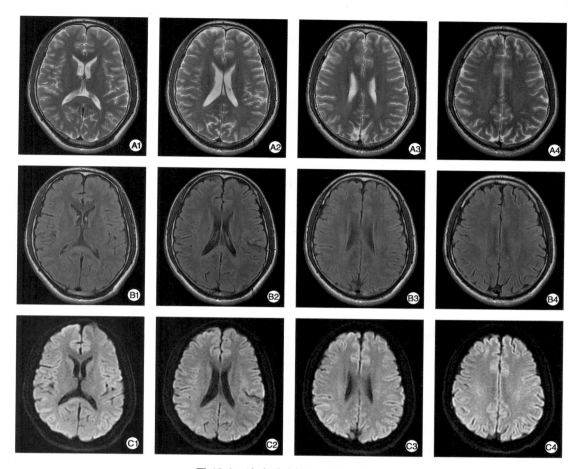

图 43-2　治疗后头颅 MRI 检查结果

注：A1~A4. T~2~WI 所见病变范围明显缩小；B1~B4. FLAIR 所见病变范围相应明显缩小；C1~C4. DWI 仅见胼胝体压部稍高信号

【定性讨论】

1. 腓骨肌萎缩症（CMT）　青年男性，少年期起病，病程长，同时存在脑白质及周围神经损害，结合患者弓形足表现，考虑 X 连锁腓骨肌萎缩症（CMTX）可能性大。CMTX 可出现类似 TIA 发作的表现，多有饥饿、受凉、劳累等应激诱发因素。头颅 MRI 可出现可逆或不可逆的脑白质异常信号。饥饿诱发肌无力为支持点，但进食后缓解、乳酸试验异常，尚需排除其他代谢性疾病。

2. 脑白质营养不良　青年男性，少年期起病，病程较长，头颅 MR 提示脑白质、胼胝体异常信号，需考虑脑白质营养不良。但该患者发作性病程，无家族史，无智能损害、发育异常等表现，无皮肤发黑等肾上腺皮质功能减退表现，皮质激素水平正常，不支持。

3. 周期性瘫痪　患者反复发作性肢体无力，饥饿时诱发，进食后缓解，需排除周期性瘫痪。可行冷水诱发试验、发作时血钾测定以明确。但本例患者无家族史，查血钾正常，冷水诱发试验阴性，且合并颅内白质病变，故不支持。

4. 线粒体脑肌病　可出现卒中样发作、反复发作性肌无力，患者乳酸运动试验阳性，但该患者多于饥饿时发作，无疲劳性肌无力、肌肉疼痛，无家族史，肌电图结果未提示肌源性损害,不支持。

5. 碳水化合物代谢性疾病　患者发作与进食有关,需排除有无碳水化合物代谢异常或胰岛素瘤可能,可行饥饿诱发,查发作期血糖、胰岛素水平排查。该患者禁食 20 小时后,查血糖、胰岛素正常,故不支持。

6. 中毒性白质脑病　患者为青壮年,慢性病程,近期有电子厂和皮具工作经历,但患者病史已有 10 年,起病前无明确毒物接触史,且患者为发作性症状,均不支持。

【诊治经过】

入院后患者无肢体无力发作,饥饿 20 小时后未诱发肢体无力。查神经电生理提示四肢周围神经受累。行腓骨肌萎缩症 CMTX1 型 GJB1 基因测序。

【基因筛查】

检测到 CMTX1 型 GJB1 基因突变:c. 415G>A(p. Val139Met)半合子,致病突变(图 43-3)。

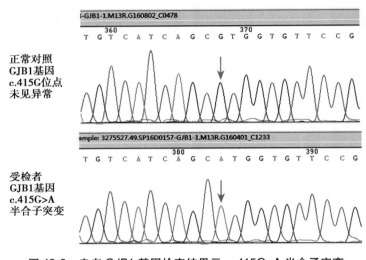

图 43-3　患者 GJB1 基因检查结果示 c. 415G>A 半合子突变

【临床讨论】

腓骨肌萎缩症(Charcot-Marie-Tooth disease,CMT)是一组临床表型相同的遗传异质性疾病,又称遗传性运动感觉神经病。CMT 是由 Charcot、Marie 和 Tooth 于 1886 年首先报道,主要特点是对称性、缓慢进行性的四肢周围神经髓鞘脱失和轴索变性,造成肢体远端肌无力和肌萎缩。CMT 患病率约为 1/2 500。根据神经传导速度不同,CMT 可分为脱髓鞘型、轴索型、介于两者之间型;根据遗传方式的不同,分为常染色体显性遗传、常染色体隐性遗传及 X-性连锁遗传。其中 X 连锁的 CMT$_1$ 型(CMTX1)约占 CMT 的 10% ~ 20%,由位于 Xq13.1 染色体的缝隙连接蛋白 32(connexin 32/gap junction protein-beta,Cx32/GJB1)基因突变导致。临床特点主要是进行性下肢远端为主的肌肉萎缩和无力,伴随感觉障碍和腱反射减低,少数患者出现可逆性或持久性中枢神经系统受累。电生理改变特点是神经传导速度的中等程度减慢,具有中间型周围神经病的特点,即传导速度降低介于脱髓鞘和轴索变性之间,为 25 ~ 45m/s。病理检查提示该病的轴索损害比较突出,髓鞘改变相对轻微。

CMTX1 不同于其他 CMT 的特点在于,除周围神经受累以外,极少数患者可有暂时可逆性脑白质病变。患者在出现暂时可逆性脑白质病变发作时已存在周围神经受累的症状,可提示临床医生考虑 CMTX1 诊断。但少数患者以脑白质病变发作起病,如本例患者,就诊时尚未出现周围神经受累的临床症状,对诊断造成困难。但患者体检仍可发现腱反射不易引出,因此详细的体格检查和家族史的询问对于以脑白质病发作起病的 CMTX1 的临床诊断尤为重要。该病脑白质病变多累及后部白质,需与肾上腺脑白质营养不良、可逆性后部白质脑病相鉴别。本病无需特殊治疗,中枢神经系统症状及头颅磁共振脑白质异常可自行恢复。

自 1993 年以来已经发现 GJB1 基因的 400 多种致病突变。GJB1 是缝隙连接蛋白家族的一员,缝隙连接蛋白形成细胞间通道,这些通道是细胞间交流的结构基础,小分子代谢物可经此通道进行交换。与其他 CMT 相关蛋白不同的是,它除了在外周神经系统的施万细胞表达以外,在中枢神经系统的少突胶质细胞也有表达,GJB1 在少突胶质细胞的表达突变是导致白质病变引起中枢神经系统症状的主要原因。

目前尚不清楚为什么仅有极少数 CMTX1 患者有中枢神经系统症状。国外学者报道 CMTX1 致中枢神经系统损伤的诱因主要包括高空跳伞、感染等代谢性的急性应激改变。推测应激状态减少了少突胶质细胞和星形胶质细胞中的功能通道连接的数量,使得相应细胞对小分子及离子细胞间的转换更加敏感而引起相应症状。还有学者认为脑内缺氧或酸碱平衡变化可能是导致脑白质病变的诱因。有文献报道有人在海拔 8 000m 以上的高原停留几天后,返回海平面的 2 周内出现了类似发作,作者分析其原因认为可能与高原缺氧的迟发型效应导致细胞通道一过性功能障碍有关。本例患者在饥饿状态下出现症状可能也与此有关。

总之,CMTX1 患者临床表现有较大异质性,对于急性、发作性四肢无力或中枢神经症状、头颅 MRI 发现白质异常信号的患者,神经系统查体若发现弓形足、腱反射减低等周围神经病变体征,应考虑到 CMTX1 的可能性。

【治疗及转归】

患者出院后未再出现肢体无力发作。1 年后复查头颅 MRI 示脑白质病变范围明显缩小(见图 43-2);神经电生理检查无明显变化。

【最终临床综合诊断】

腓骨肌萎缩症(CMTX1 型)

(项薇 邓兵梅 杨红军)

【专家点评】

X 连锁的 CMT_1 型(CMTX1)约占 CMT 的 10%~20%,由位于 Xq13.1 染色体的缝隙连接蛋白 32(connexin 32/gap junction protein-beta,Cx32/GJB1)基因突变导致。由于该蛋白在少突胶质细胞和施万细胞均有表达,因此,CMTX1 可表现为中枢神经系统和周围神经同时受累。周围神经受累表现为进行性下肢远端为主的肌肉萎缩和无力,伴随感觉障碍和腱反射减低;中枢受累主要表现为双侧大脑半球对称性白质病变和胼胝体受累。临床查体有时在未出现颅内病变时可发现锥体束征。慢性周围神经病合并锥体束受损时首先考虑 CMTX1 的可能。CMTX1 可以卒中样发作起病,多有自身和环境应激诱发因素。

(姚生 戚晓昆)

【参考文献】

1. WANG Y, YIN F. A review of X-linked Charcot-Marie-Tooth disease [J]. J Child Neurol, 2016, 31(6): 761-772.

2. ABRAMS CK, FREIDIN M. GJB1-associated X-linked Charcot-Marie-Tooth disease, a disorder affecting the cen-

tral and peripheral nervous systems[J]. Cell Tissue Res,2015,360(3):659-673.

3. ZHAO Y,XIE Y,ZHU X,et al. Transient,recurrent,white matter lesions in X-linked Charcot-Marie-Tooth disease with novel mutation of gap junction protein beta 1 gene in China:a case report[J]. BMC Neurol,2014,14:156.

4. AL-MATEEN M,CRAIG AK,CHANCE PF. The central nervous system phenotype of X-linked Charcot-Marie-Tooth disease:a transient disorder of children and young adults[J]. J Child Neurol,2014,29(3):342-348.

5. 栾兴华,乔晓会,吕鹤,等. X连锁Charcot-Marie-Tooth病1型六个家系的病理和基因突变特点[J]. 中华神经科杂志,2012,45(1):6-10.

6. 张海华,高利国,王静敏,等.伴一过性中枢神经障碍的3个X连锁显性夏科-马里-图斯病家系的临床和遗传学研究及文献复习[J]. 中华儿科杂志,2013,51(11):813-818.

病例 44 双下肢活动不灵伴智力减退 3 年

【现病史】

患者男性,17岁。2011年(3年前)无诱因出现双下肢活动不灵,僵硬感,伴反应迟钝,理解力及计算力差,上述症状缓慢进展;近来出现行走困难,可自行走平路 20 米,病程中无吞咽困难,无饮水呛咳,无肌肉萎缩,无肢体麻木,无尿、便失禁等症,为求进一步诊治入院。患者自发病以来,精神、饮食及睡眠可,二便正常,体重无明显减轻。

【既往史】

否认"高血压、糖尿病、冠心病、房颤"等慢性病病史;否认肝炎、结核、伤寒等传染病病史;否认药物及食物过敏史;否认手术、外伤及输血史;疫苗接种史不详。

【个人史】

生于原籍,无外地久居史;否认疫水接触史;否认毒物及放射物接触史;否认冶游及吸毒史;否认吸烟、饮酒不良嗜好。

【家族史】

父母均体健,父母为姨表亲,有5个姐姐1个弟弟,其中1姐1弟有类似表现。

【查体】

内科系统检查未见异常。神经系统检查:意识清楚,反应迟钝,远、近记忆力差,计算力差(100-7=?)。眼底检查正常。下颌反射阴性,无眼球震颤,无面舌瘫。痉挛性截瘫步态,四肢肌容积正常,双上肢肌张力、肌力正常,双下肢肌张力折刀样增高,双下肢肌力4级。双上肢共济运动正常。感觉检查正常。四肢腱反射对称亢进。双侧踝阵挛阳性,双侧 Babinski 征阳性。双侧弓形足。

【辅助检查】

1. 实验室检查 血尿便常规、血生化、甲状腺功能、脑脊液均正常。

2. 心电图 窦性心律不齐,心电图正常范围。

3. 心脏彩超 未见明显异常。

4. 电生理检查 神经传导检测:运动及感觉神经传导速度正常,CMAP 波幅降低、SNAP 波幅正常;针极肌电图:双侧胫前肌、股四头肌静息时可见自发电位,轻收缩时运动单位电位时限延长,波幅增高;体感诱发电位未见异常。

5. 头颅 MRI（图 44-1）　双侧额部蛛网膜囊肿，胼胝体变薄；颅脑 MRA 扫描未见明显异常。

6. 简易智能量表（MMSE）评分　23 分（满分 30 分，患者文化程度初中）。

【定位分析】

智能减退，理解力、记忆力及计算力差，MMSE 评分低，颅脑 MRI 提示胼胝体变薄，结合影像学检查，定位于大脑皮质、皮质下白质及胼胝体；痉挛性截瘫步态，双下肢肌张力折刀样增高，双下肢肌力 4 级，四肢腱反射对称亢进，双侧踝阵挛阳性，双侧 Babinski 征阳性，定位于双侧皮质脊髓束；神经电生理检查提示下肢运动神经受损，定位于周围神经。

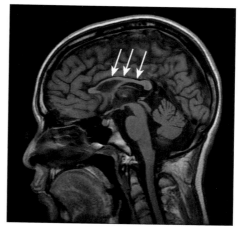

图 44-1　颅脑 MRI 检查结果
注：矢状位 T_1WI 示胼胝体变薄（箭头）

【定性分析】

1. 遗传性痉挛性截瘫　是一种神经系统变性疾病，主要特征为进行性双下肢痉挛性截瘫，按临床表现不同，可分为单纯型和复杂型。单纯型只表现为痉挛性截瘫，而复杂型还合并肌肉萎缩、精神发育迟滞、共济失调、多发性神经病、视神经萎缩、耳聋及锥体外系等表现。

遗传性痉挛性截瘫伴胼胝体发育不良（hereditary spastic paraplegia with thin corpus callosum，HSP-TCC）是一组常染色体隐性遗传的复杂型 HSP，临床极为少见，多在青少年发病，表现为缓慢进展的痉挛性截瘫伴认知障碍。头颅 MRI 提示胼胝体发育不良和脑萎缩。此例有阳性家族史，发病年龄、临床表现及影像学均符合本病，且伴有周围神经受损，提示是 HSP-TCC。

2. 脑性瘫痪　是自受孕开始至婴儿期非进行性脑损伤和发育缺陷所致的综合征，主要表现为运动障碍和姿势异常。常合并智力障碍、癫痫、感知觉障碍、交流障碍、行为异常及其他异常。脑性瘫痪也有双下肢痉挛性截瘫的表现，头颅 CT 或 MRI 可有脑萎缩或脱髓鞘表现，但脑性瘫痪患者常有围生期宫内窘迫、难产、窒息、早产等特殊病史，在出生时就有症状，随年龄增长症状逐渐稳定或略有好转，无家族史。与本例患者发病时间及病情进展情况不符，故可排除。

3. 原发性侧索硬化　主要表现为缓慢进展的双下肢僵硬感、行走困难。查体发现双下肢肌张力增高、腱反射亢进和病理反射阳性。但原发性侧索硬化多在中年发病，进展缓慢，无感觉障碍，无智力减退。与本例发病时间及临床表现不符，故可排除。

4. 脊髓亚急性联合变性　是由于叶酸或维生素 B_{12} 缺乏引起的脊髓后索、侧索变性的疾病，有时亦累及周围神经。临床上以锥体束损害及深感觉障碍为主要表现，通常深感觉损害严重、肌张力不高，常与恶性贫血一起伴发。缓慢起病，持续进展的痉挛性截瘫，深感觉障碍和感觉性共济失调突出，伴巨细胞贫血，血清维生素 B_{12} 水平低，维生素 B_{12} 治疗效果明显。此例临床为痉挛性截瘫表现，但无维生素 B_{12} 缺乏的疾病基础，肌张力增高，化验检查亦不支持该病。

【诊治经过】

给予巴氯芬 5mg/次，口服，每日 3 次以缓解肌张力；同时口服 B 族维生素营养神经及促进脑代谢药物。

【基因检测】

采取外周静脉血,应用基因捕获和高通量测序的检测方法,检测 HSP 的 115 个相关基因。基因检测结果(图 44-2)提示 SPG11 第 36 号外显子,c.6559-6560del(p.2187_2187del)纯合缺失突变。

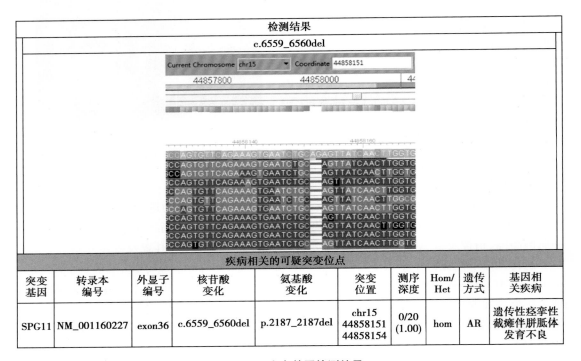

突变基因	转录本编号	外显子编号	核苷酸变化	氨基酸变化	突变位置	测序深度	Hom/Het	遗传方式	基因相关疾病
SPG11	NM_001160227	exon36	c.6559_6560del	p.2187_2187del	chr15 44858151 44858154	0/20 (1.00)	hom	AR	遗传性痉挛性截瘫伴胼胝体发育不良

图 44-2　患者基因检测结果

注:二代测序验证先证者在 SPG11 基因第 36 号外显子处存在 c.6559-6560 纯合缺失突变

【家系分析】

家系图如下(图 44-3):箭头代表先证者(Ⅱ-6)。患者Ⅱ-3 为先证者的姐姐,发病年龄为 15 岁,以进行性双下肢无力、僵硬起病。查体示双下肢肌张力高,双下肢肌力 4 级,双下肢腱反射亢进,双侧 Babinski 征阳性。患者Ⅱ-7 为先证者的弟弟,发病年龄为 13 岁,以进行性双下肢僵硬起病。查体示双下肢肌张力高,双下肢肌力 5 级,双下肢腱反射亢进,双侧 Babinski 征阳性。

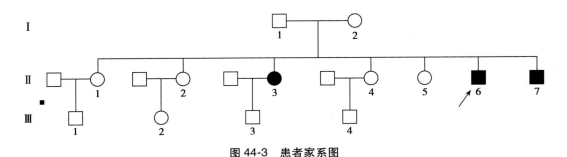

图 44-3　患者家系图

【临床讨论】

遗传性痉挛性截瘫（hereditary spastic paraplegia，HSP）是一种具有明显遗传异质性，以双下肢进行性肌张力增高和肌无力、剪刀步态为特征的神经系统遗传变性病。根据遗传方式不同，HSP分为常染色体显性遗传（AD）、常染色体隐性遗传（AR）、X染色体隐性遗传（XR）和线粒体遗传。

病理：主要以轴索变性为主，可伴有脱髓鞘和神经元缺失等改变。轴索变性主要累及脊髓内长的上、下行纤维束，特别是这些纤维束的远端。受累最严重的为传导至下肢的皮质脊髓束、丘脑、白质、基底节，以及脊髓前角细胞和来自下肢的薄束纤维；残存细胞内可见大量脂褐质及嗜酸性小体，脑白质和基底节区大量胶质增生。腓肠神经活检显示无髓神经细胞轴突内可见多形性膜状物聚集，提示可能存在轴突转运功能障碍。

临床表现：本病分单纯型和复杂型。单纯型只表现为痉挛性截瘫，而复杂型除上述还表现外，还合并肌肉萎缩、精神发育迟滞、共济失调、多发性神经病、视神经萎缩、耳聋及锥体外系等表现。

HSP-TCC是一组常染色体隐性遗传的复杂型HSP，临床极为少见，具有以下临床特征：①发病年龄多在10至20岁之间；②符合常染色体隐性遗传；③临床表现为痉挛性截瘫和智力低下；④可以合并共济失调、自主神经功能障碍、上肢锥体束征、肌肉萎缩、锥体外系等症状。HSP-TCC患者影像学具有特异性，头颅MRI表现为胼胝体变薄，也可同时有双侧大脑半球萎缩、脑室扩大、下丘脑体积缩小，脊髓萎缩及异常信号。

HSP-TCC的诊断标准为：①常染色体隐性遗传；②临床表现为缓慢进展的痉挛性截瘫和智力低下；③影像学显示胼胝体变薄；④脊髓及颅脑MRI和实验室检查排除脑性瘫痪、运动神经元病、颅颈畸形、脑白质营养不良及代谢性疾病。基因诊断是诊断HSP-TCC的金标准。本例患者符合上述诊断标准。总之，HSP-TCC的诊断主要基于临床症状、体征、阳性家族史、特征性的影像学改变，并排除其他疾病。鉴别诊断很重要，特别是对临床特征不典型及无相同疾病家族史的患者。

近年来有关HSP-TCC及其致病基因的研究取得了较大进展。研究发现，与HSP-TCC发生相关的基因包括SPG1、SPG11、SPG15、SPG18、SPG21、SPG44、SPG45（65）、SPG46、SPG47、SPG49、SPG54、SPG56、SPG63、SPG67以及SPG71，其中由SPG11基因异常导致的患病比例高达41%～77%。因此，可疑诊断HSP-TCC患者在排除感染因素后首先应进行SPG11基因筛查，若该基因无异常，还应进行SPG15、SPG18和SPG46的筛查，如阴性，则应行涵盖所有HSP-TCC基因突变的筛查。SPG11基因定位于染色体15q13～15，含有40个外显子，编码Spatacsin蛋白。目前研究发现SPG11突变疾病谱中除了最常见是HSP-TCC，还与青少年ALS和早发型多巴反应性帕金森综合征、常染色体隐性遗传轴索型Charcot-Marie-Tooth 2X等疾病有关，因此临床鉴别诊断应予注意。

迄今，本病尚缺乏特异性治疗方法，仅能对症处理，减少其并发症。巴氯芬、盐酸乙哌立松等肌松剂可缓解患者肌张力。目前提倡药物治疗的同时配合康复治疗，对患者的下肢功能恢复也有帮助。近几年国内外针对肢体畸形的HSP患者开展了肉毒毒素注射或矫形手术治疗，可纠正长期痉挛造成的固定畸形，从而提高患者生活质量。对于症状严重者，可行选择性脊神经后根切断或周围神经缩窄术改善症状。近期鞘内注射同种异体骨髓间充质干细胞或脐带间充质干细胞移植治疗遗传性痉挛性截瘫也正处于临床探索阶段。随着HSP致病基因精确定位技术的完善，HSP的异质性和多态性改变将不断地被探明，致病基因将被逐一克隆,发病机制和治疗方法也将逐渐被人类掌握。

【治疗及转归】

患者经上述治疗后行走困难及双下肢僵硬感略缓解,现仍能独立行走,智力减退无明显变化。

【最终临床综合诊断】

遗传性痉挛性截瘫伴胼胝体发育不良

（崔芳　黄旭升）

【专家点评】

本例青少年男性,以双下肢活动不灵起病,伴反应迟钝,理解力及计算力差,症状缓慢进展。父母为姨表亲,其中1姐1弟有类似表现。结合患者神经系统查体及头MRI检查,首先要考虑到先天性疾病,遗传疾病的可能性大,故基因检测很重要。经基因检测证实为遗传性痉挛性截瘫伴胼胝体发育不良(HSP-TCC),从而除外了线粒体脑肌病等其他疾病。HSP-TC 临床极为少见,多在青少年发病,表现为缓慢进展的痉挛性截瘫伴认知障碍。重要的是当头颅MRI提示胼胝体发育不良和脑萎缩,应注意HSP-TCC的诊断。缺陷为缺乏致病性分析及没有进行家系验证。

（黄旭升）

【参考文献】

1. LIAO SS,SHEN L,DU J,et al. Novel mutations of the SPG11 gene in hereditary spastic paraplegia with thin corpus callosum[J]. J Neurol Sci,2008,275(1-2):92-99.

2. FINK JK. Hereditary spastic paraplegia:clinico-pathologic features and emerging molecular mechanisms[J]. Acta Neuropathol,2013,126(3):307-328.

3. FINK JK. Hereditary spastic paraplegia:clinical principles and genetic advances[J]. Semin Neurol,2014,34(3):293-305.

4. KARA E,TUCCI A,MANZONI C,et al. Genetic and phenotypic characterization of complex hereditary spastic paraplegia[J]. Brain,2016,139(Pt 7):1904-1918.

5. CAO L,RONG TY,HUANG XJ,et al. Novel SPG11 mutations in Chinese families with hereditary spastic paraplegia with thin corpus callosum[J]. Parkinsonism Relat Disord,2013,19(3):367-370.

6. ZHAO W,ZHU QY,ZHANG JT,et al. Exome sequencing identifies novel compound heterozygous mutations in SPG11 that cause autosomal recessive hereditary spastic paraplegia[J]. J Neurol Sci,2013,335(1-2):112-117.

7. ORLACCHIO A,BABALINI C,BORRECA A,et al. SPATACSIN mutations cause autosomal recessive juvenile amyotrophic lateral sclerosis[J]. Brain,2010,133(Pt 2):591-598.

8. ANHEIM M,LAGIER-TOURENNE C,STEVANIN G,et al. SPG11 spastic paraplegia. A new cause of juvenile parkinsonism[J]. J Neurol,2009,256(1):104-108.

9. MONTECCHIANI C,PEDACE L,LO GIUDICE T,et al. ALS5/SPG11/KIAA1840 mutations cause autosomal recessive axonal Charcot-Marie-Tooth disease[J]. Brain,2016,139(Pt 1):73-85.

病例45　视物模糊1个月,口角歪斜、左侧肢体活动不利24天

【现病史】

患者女性,12岁,学生。1月前上课时自觉看不清黑板,无头晕,无眼睑下垂,无肢体麻木等症,当地考虑"屈光不正",矫正视力后视物模糊似有改善。24天前家属发现其口角右

歪,微笑时明显,当地诊所予针灸治疗4天,20天前出现左上肢不能持重物,不能完成梳头、刷牙、穿衣等动作,走路时左下肢抬不起脚尖,易跌倒,当地医院行头颅CT及MRI检查示"右侧丘脑、底节区占位"。16天前出现头痛、恶心,并呕吐胃内容物,左肢活动不利加重,左手不能活动,行走需搀扶,随后来北京多家医院就诊,考虑"胶质瘤"。12天前于北京某院住院诊治,给予甘露醇脱水等治疗。当时查体"左侧鼻唇沟浅,左侧肢体肌力3级,左侧肢体腱反射活跃,左侧病理征阳性",8天前行"右额立体定向活检术+左额角脑室腹腔分流术",术后为进一步诊疗转入我科。患者自发病以来,精神、睡眠可,食欲有所减退,大、小便正常,体重无明显改变。

【既往史】

否认高血压、糖尿病、冠心病、房颤等慢性病病史;否认肝炎、结核、伤寒等传染病病史;否认食物及药物过敏史;疫苗接种史不详;否认手术、外伤和输血史。

【个人史】

生于原籍,无外地久居史;否认疫水接触史;否认毒物及放射物接触史;否认冶游及吸毒史;无吸烟、饮酒不良嗜好。

【家族史】

否认家族遗传性疾病病史及类似疾病史。

【查体】

内科查体未见明显异常。神经系统查体:意识清楚,言语流利。计算力正常,反应稍慢;理解力、记忆力、定向力正常。右利手。粗侧双眼视力下降,左侧视野缺损。双侧额纹对称,双眼裂等大,左眼睑闭合力弱,左侧鼻唇沟变浅,双侧鼓腮无漏气;右侧转头和左侧耸肩力弱。余脑神经未见异常。左侧肢体肌张力低,肌力4级;左侧肢体肱二头肌肌腱、肱三头肌肌腱、膝跟腱反射减弱,左侧Babinski征及Chaddock征阳性,余神经系统查体未见异常。

【辅助检查】

1. 实验室化验 血常规示血红蛋白98g/L↓、平均血红蛋白浓度316g/L↓、平均血红蛋白含量25.9pg↓、平均红细胞体积81.8fl↓、血细胞比容0.310↓、白细胞计数12.96×10⁹/L↑、血小板计数345×10⁹/L↑;血清钙2.1mmol/L↓、血清铁3.0μmol/L↓、血清钾3.40mmol/L↓,补体C4 138mg/L↓、免疫球蛋白IgA 2.69g/L↑;凝血、免疫、肿瘤全套检测、甲状腺功能七项、抗中性粒细胞胞质抗体谱、类风湿因子、ANA抗核抗体谱、尿便常规等未见异常。

2. 脑脊液化验 压力180mmH₂O,蛋白478mg/L↑,红细胞25×10⁶/L,白细胞20×10⁶/L,淋巴细胞百分比63.7%,大淋巴细胞百分比5.9%,单核细胞百分比23.5%,中性粒细胞百分比6.9%,激活淋巴细胞、中性粒细胞百分比升高,提示混合细胞反应。IgG合成率4.81mm/dl↑,OB、MBP未见异常,水通道蛋白4抗体(-)。

3. 头颅CT(起病后2周)(图45-1) 右侧丘

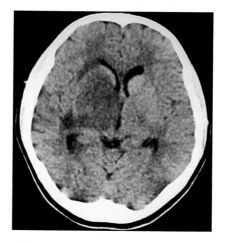

图45-1 头颅CT检查结果(起病后2周)

注:右侧丘脑、基底节区可见低密度影,占位效应明显,右侧脑室前角受压,中线结构轻度左移

脑、基底节区可见低密度影,占位效应明显,右侧脑室前角受压,中线结构轻度左移。

4. 头颅 MRI(起病后 2 周)(图 45-2)　右侧基底节区、丘脑、中脑见一不规则形长 T_1 长 T_2 病灶,大小约 3.8cm×5.9cm×4.5cm,边界不清,周围可见片状水肿区,邻近脑沟、脑裂及右侧脑室明显受压,中线结构向左侧移位。增强扫描可见病灶不规则强化。颅脑 MRA 未见异常。脑磁共振波谱(MRS):取右侧病变区为感兴趣区行质谱分析显示 Cho 峰/NAA 峰比值分别为:2.26、0.8、1.24、0.56、1.15,提示胶质瘤可能。

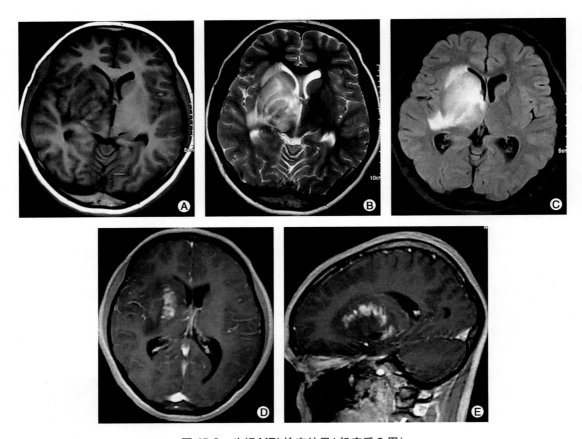

图 45-2　头颅 MRI 检查结果(起病后 2 周)

注:A. 右侧基底节区、丘脑、中脑不规则长 T_1 病灶,邻近脑沟、脑裂及右侧脑室受压明显,中线左移; B. 轴位 T_2WI 病灶呈高信号;C. 轴位 FLAIR 病灶为高信号;D~E. 轴位和矢状位增强扫描示左侧基底节区不规则强化,呈"梳齿征"样表现

5. 其他检查　眼科检查:视力右 0.1,左 0.3;眼压正常;双眼视野同侧偏盲(左侧);双视乳头色淡。视诱发电位、脑干诱发电位、肌电图、心电图、胸部正侧位片未见异常。

【定位分析】

左侧视野缺损定位于视交叉以后右侧的视传导通路;左侧鼻唇沟浅定位于右侧皮质脑干束;右侧转头和左侧耸肩力弱定位于左侧副神经或右侧皮质脑干束;左侧肢体力弱、病理反射阳性定位于右侧皮质脊髓束;双眼视力下降定位于双侧视神经。

【定性讨论】

儿童期女性,亚急性起病,进行性加重,临床表现偏盲、中枢性面瘫、轻偏瘫,影像学显示近中线的右半球病变累及右基底节区、丘脑和脑干,水肿及占位效应明显,增强 MRI 示病灶明显不规则强化。CSF 示白细胞轻度升高,并表现淋巴细胞为主的混合细胞反应,免疫学指标无阳性发现,考虑炎性病变可能,瘤样脱髓鞘病变(tumefactive demyelinating lesions,TDLs)可能性大,因占位效应明显,需与脑肿瘤鉴别。

1. 原发中枢神经系统淋巴瘤(primary central nervous system lymphoma,PCNSL)　近中线部位的肿瘤,皮质类固醇治疗有效的要考虑 PCNSL。该病是一种相对少见的结外淋巴瘤。好发于免疫缺陷人群中,但近年来免疫力正常人群中发病率也不断增加。病理类型一般为中高度恶性非霍奇金淋巴瘤,多为弥漫大 B 细胞类型,T 细胞来源比较少见。临床表现为头痛,可有偏瘫、癫痫、视力下降、口角歪斜、精神行为异常等。影像学可为深部脑实质单发或多发病灶。CT 平扫呈等密度或稍高密度占位病变,边界相对清楚,周围可有水肿带,应与胶质瘤、脑膜瘤、转移瘤鉴别。CSF 淋巴细胞亚群的检测有助于诊断 PCNSL。预后取决于多种因素,如年龄、确诊时间、病变部位、肿瘤组织类型、治疗措施的选择、有无免疫抑制状态等。该例患者影像学表现不典型,病灶的水肿和不均质性过于突出,CSF 检查没有肿瘤细胞相关证据,不支持 PCNSL。

2. 胶质瘤　儿童胶质瘤是小儿时期最常见的肿瘤之一,也是最常见的中枢神经系统肿瘤。胶质瘤占所有儿童中枢神经系统肿瘤的 56%~67%。其中头痛、头晕伴恶心呕吐最常见,临床有意识障碍、肢体肌力减退、癫痫发作及视力下降等。最常见病理类型为星形细胞瘤。由于儿童胶质瘤多数为低度恶性,因此手术仍是最主要的治疗手段,且全切肿瘤是评判预后最重要的指标。本患者予以皮质类固醇冲击治疗后好转,不符合。儿童期的脑恶性肿瘤以恶性胶质母细胞瘤多见,进展快,病灶为小瘤大水肿,易发生坏死出血,但本例以皮质类固醇治疗缓解为转归,不能解释。

3. 生殖细胞源肿瘤　儿童期的中线结构肿瘤还需考虑本病,同样可表现为水肿和占位效应,影像显示混杂信号,可见正性或负性占位效应,病灶侧大脑脚萎缩是其特点。CT 有时可见高密度影。临床可伴有内分泌紊乱,多对放疗敏感而非皮质类固醇治疗。本例不支持。

4. 多发性硬化(multiplesclerosis,MS)　发病特点为起病急、进展快,CSF 检查可正常,少数为淋巴细胞升高,蛋白轻度升高,80% 的患者 OB-IgG 升高,MRS 表现为 Cho 峰升高,NAA 峰下降,皮质类固醇治疗有效。本例 MRI 显示灰白质均受累,病灶水肿明显,不是典型的 MS 表现,没有复发-缓解的典型过程,如果是原发进展型 MS,患儿临床偏轻,而且诱发电位未见明显异常,OB、MBP(-),本次若为临床孤立综合征(CIS),尚需动态观察临床病程,有向 MS 发展的风险。

【诊治经过】

入院后行立体定向活检术。

【病理结果】

取材部位:右基底节区病变。

镜下 HE 染色可见部分小血管周围见大量炎细胞浸润,部分血管腔闭塞;灶状脑组织液化性坏死,伴多量吞噬细胞反应;伴随反应性胶质细胞增生。免疫组织化学:GFAP(+)、Olig-2(+)、S-100(+)、Vimentin(+)、NeuN(个别+)、CD34(血管+)、CD68(+)、MBP(局灶-)、Lys(+)、NF(+)、LCA(+)、CD3(+)、CD20(-)、CD38(+)、CD138(+)、p53(个别+)、CD163(+)。病灶区髓鞘脱失,轴索保存。病理诊断:考虑为急性炎性脱髓鞘病变(图 45-3)。

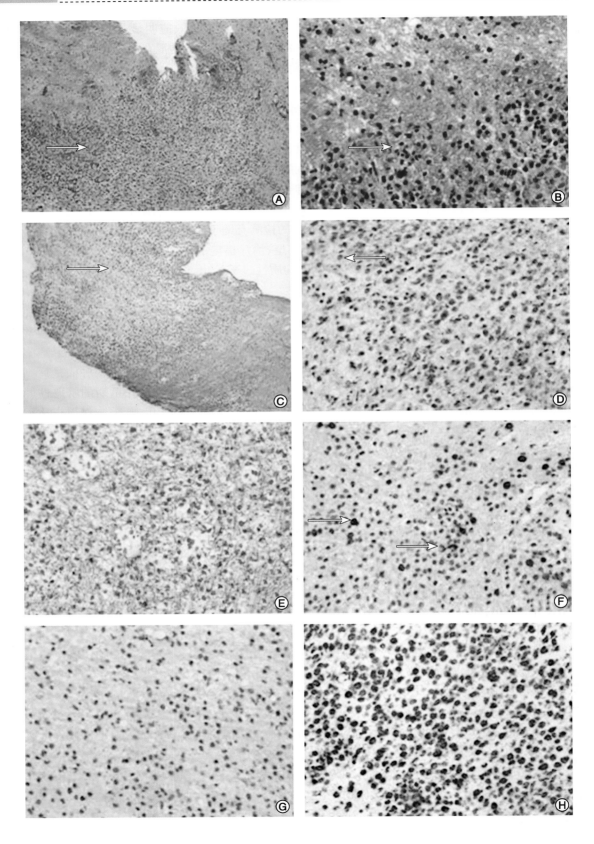

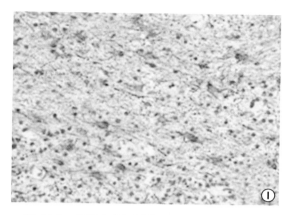

图 45-3　右基底节区活体组织病理学检查结果

注:A. 部分小血管周围可见大量炎细胞浸润及格子细胞(箭头),HE×100;B. 可见大量炎细胞浸润(箭头),HE×200;C. 部分区域可见髓鞘脱失(箭头),MBP 染色×100;D. 组织细胞可见吞噬髓鞘碎片(格子细胞)(箭头),MBP 染色×100;E. 髓鞘脱失区域轴索相对保留,NF×200;F. 少量 T 淋巴细胞浸润(箭头),CD3×200;G. 极少量 B 淋巴细胞浸润,CD20×200;H. 大量组织细胞反应,CD68×200;I. 反应性星形胶质细胞增生,GFAP 染色×200

【治疗与转归】

详细追问病史,患者已有初潮,月经不规律,平日素食,考虑缺铁性贫血与此相关。该患者经甲泼尼龙 500mg/d,连续静脉滴注冲击治疗,每 3d 剂量减半直至改为口服泼尼松 40mg/d,口服 7d 后剂量减半,20mg/d 口服 7d 后停药。经上述治疗及适当功能锻炼后,患者左侧肢体肌力恢复至 5 级,微笑时轻度口角歪斜,视力改善不明显。治疗 2 月复查血常规示血红蛋白 104g/L↓、平均血红蛋白浓度 306g/L↓、平均血红蛋白含量 24.6pg↓、平均红细胞体积 80.4fl↓、血细胞比容 0.340↓、白细胞计数 10.37×10⁹/L↑、血小板计数 317×10⁹/L,血生化示血清钙 2.2mmol/L、血清铁 5.3μmol/L、血清钾 4.0mmol/L。治疗后 2 月头颅 MRI 示病变明显好转,无明显强化病灶(图 45-4)。

【临床讨论】

瘤样脱髓鞘病变(tumefactive demyelinating lesions,TDLs)是较为少见的中枢神经系统炎性脱髓鞘疾病。该病部分临床表现与脑肿瘤难以分辨,影像学上有明显占位效应和强化,临床易诊断为脑肿瘤。有的未明确病因就直接进行手术切除病灶,或按"脑肿瘤"行放射或伽马刀治疗,但是通过所获得的病理组织证实此种脑部病变为炎性脱髓鞘,结合临床、影像表现,实际符合 TDLs。TDLs 诊断金标准为手术或活检病理组织学表现为炎性脱髓鞘改变。尽管得到活检较难,但对本院近年的病例进行回顾性分析后,认为 TDLs 临床及影像学有一定特点。

TDLs 于各年龄段均可发病,平均发病年龄 36 岁。其临床症候与受累部位相关,总体来说,其症候较脑肿瘤更为明显,但比多发性硬化、视神经脊髓炎等轻。智力障碍可以是 TDLs 的早期表现或是主要表现;累及锥体束时,TDLs 可出现比脑肿瘤更为显著的运动障碍;病灶累及脊髓或双侧大脑半球时,TDLs 可表现出少见于脑肿瘤的大小便障碍。

实验室检查方面,TDLs 腰椎穿刺 CSF 压力多为正常,部分可呈轻度升高,蛋白正常或轻度升高,CSF 糖、氯多为正常范围,细胞学检查可见炎细胞,MBP 测定部分呈明显升高。

影像学上,TDLs 病灶可以孤立或多发,可有较为显著的肿瘤样的占位效应。临床常易

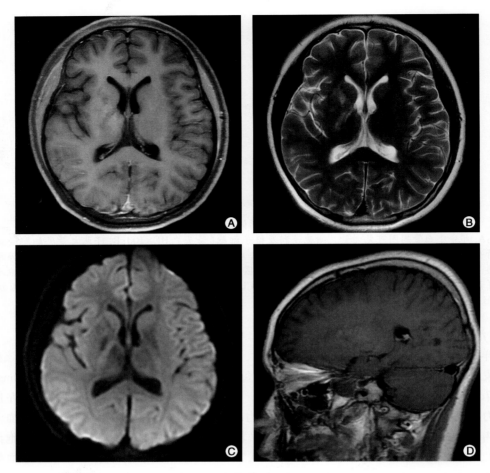

图 45-4　头部增强 MRI 复查结果(治疗后 2 月)
注:A~D.病灶较治疗前明显缩小,强化不明显。

与 TDLs 混淆的脑肿瘤多为 PCNSL 及胶质瘤。对笔者所在医院近年来此类患者的临床资料进行回顾性分析,可得出以下鉴别点供临床参考:①TDLs 多累及皮质及皮质下,表现为多发病灶时,病灶之间可不相连,一般胼胝体多不增厚;PCNSL 易累及中线结构,有时呈蝶形病变,边界欠清;胶质瘤以单发病灶为主,若病灶多发时,病灶之间多相连,胼胝体增厚常见。②TDLs 在 CT 平扫一般呈低信号,增强 CT 多不强化;有的 PCNSL 于 CT 平扫上表现为渐高信号,增强后可有强化;胶质瘤在 CT 平扫可呈低、等、混杂和高密度,增强时可强化。③TDLs 于 MRI 平扫上多呈边界清晰的长 T_1、长 T_2 信号,急性期(半月左右)TDLs 在增强后以团状或片状强化为多,亚急性期则呈环行或 C 型增强,少数呈团块状强化,随时间演变强化逐渐减弱。若随时间延长强化越来越明显时脑肿瘤可能性更大。脑肿瘤在 MRI 平扫上则表现为边界较为模糊的长 T_1、长 T_2 信号,增强扫描后 PCNSL 常呈团块状明显强化,且病灶周围水肿较明显;低级别胶质瘤可不强化,但高级别或胶质母细胞瘤强化明显,一般以中心或团块强化为主,环形强化少。④急性期或亚急性期的 TDLs 在 DWI 上多呈高信号,随病程延长信号逐渐变低;脑肿瘤早期多呈 DWI 低或等信号,随着时间推移,胶质瘤有可能呈 DWI 高信号且逐渐增高。

病理学检查是诊断 TDLs 的金标准；病灶中髓鞘脱失，可见大量吞噬有髓磷脂的格子细胞弥漫分布于整个病灶中；病变区域出现轴索损伤、肿胀及 β-淀粉样前体蛋白的聚集，但轴索相对保留；少突胶质细胞数量可有不同程度减少，同时血管周围及脑实质内可见大量淋巴细胞浸润，且以 T 淋巴细胞为主，可伴有少量 B 淋巴细胞；出现反应性星形胶质细胞。

经过糖皮质激素治疗，TDLs 患者的症状明显得到改善，病灶减小甚至消失；PCNSL 病灶可以明显减小或消失，但之后病灶复发，或在其他部位出现新病灶；胶质瘤治疗早期可因病灶水肿减轻而出现症状略有减轻，但随着病情进展，皮质类固醇治疗无效，其病灶不会减小或消失。因此，当通过临床症状、影像学检查等仍无法对患者进行诊断，且无法手术取得病理时，可通过试验性糖皮质激素治疗进行鉴别诊断。

本例患者临床表现有部分特殊性，故确诊困难：①TDLs 患者平均发病年龄为 36 岁，而本例 12 岁发病，年龄较小；②多数 TDLs 以亚急性或慢性起病，本例患者为急性起病过程；③本例病灶位于基底节区、丘脑、内囊、放射冠，以核团为主，与一般 TDLs 主要累及皮质及皮质下不同；④本例 MRI 增强表现为不规则小片状强化，矢状位上为"梳齿征"样表现，与慢性TDLs 典型的环形或 C 形强化存在一定差异，这正是急性 TDLs 的特点；⑤外院 MRS 提示胶质瘤可能，故 MRS 只能作为参考，而不能定性；⑥本例有贫血表现，容易考虑血液系统病变，如淋巴瘤等。

参照 2017 年《中国瘤样炎性脱髓鞘病变诊治指南》，甲泼尼龙 1 000mg/d（或 500mg/d）冲击治疗每 3d 减半量的效果更为稳定，而冲击治疗 3～5d 后快速停药或减为小剂量口服常使病灶复燃、病情加重，易残留更多病灶。

【最终临床综合诊断】

瘤样脱髓鞘病变（TDLs）

（张海玲　王庆军　戚晓昆）

【专家点评】

TDLs 临床及影像表现与肿瘤相似，容易出现误诊误治，在不具备获取病理结果的条件下，需对其在临床表现及影像学的差异性提高认识，尤其应重视头颅 CT 低密度、MRI 增强扫描开环或环形强化对判断 TDLs 的作用，也应注意脱髓鞘时期不同的影像学改变的差异，特别是 MRI 增强扫描在急性期以团状或片状强化为多，亚急性期则呈环形或开环增强。以视力下降为表现的颅内孤立大病灶，要考虑 TDLs 合并 NMOSD 的可能，需进行 AQP4-IgG 和MOG 抗体的检测，同时要注意随访，动态关注患者临床及影像学演变。该患者病理呈急性炎性脱髓鞘改变，激素治疗效果好，符合 TDLs 诊断。

（刘建国）

【参考文献】

1. 刘建国,戚晓昆,姚生,等. 瘤样炎性脱髓鞘病与脑胶质瘤及中枢神经系统淋巴瘤患者头颅 CT 的对比研究[J]. 中华神经科杂志,2010,43(1):14-19.

2. KIM DS,NA DG,KIM KH,et al. Distinguishing tumefactive demyelinating lesions from glioma or central nervous system lymphoma:added value of unenhanced CT compared with conventional contrast-enhanced MR imaging[J]. Radiology,2009,251(2):467-475.

3. VIJAYAKUMAR JAVALKAR,MARC MANIX,JON WILSON,et al. Open ring enhancement in atypical brain demyelination[J]. J Clin Neurosci,2012,19(6):910-912.

4. 张文洛,戚晓昆,刘建国,等. 瘤样炎性脱髓鞘病 MRI 的临床意义[J]. 脑与神经疾病杂志,2010,18(4):253-256.

5. 戚晓昆.应重视中枢神经系统炎性脱髓鞘病的相关问题[J].中华医学杂志,2012,92(43):3025-3027.

6. 戚晓昆,刘建国,钱海蓉,等.瘤样炎性脱髓鞘病临床影像特点[J].中华内科杂志,2010,49(9):750-753.

7. 王丹丹,朴月善,卢德宏.多发性硬化症的神经病理学进展[J].北京医学,2010,35(5):374-376.

8. KAESER MA,SCALI F,LANZISERA FP,et al. Tumefactive multiple sclerosis:an uncommon diagnostic chal-lenge[J]. J Chiropr Med. 2011,10(1):29-35.

9. 戚晓昆.提高对瘤样脱髓鞘病的诊断及鉴别诊断水平[J].中华神经科杂志,2010,43(1):3-6.

病例 46   间断头痛 10 个月,再发 2 个月

一、第一次住院

【主诉】

左眼外伤后头痛、发热 12 天。

【现病史】

患者男性,29 岁。患者于 2016 年 6 月 15 日晚打篮球时不慎被球友以肘部击伤左侧颞部,当时左眼被撞击疼痛,伴左眼球结膜出血,无头痛、意识障碍、恶心、呕吐,无视物模糊。6 月 17 日晚患者出现轻度左侧颞部疼痛,伴轻度发热,体温未测,左眼球结膜出血持续未改善,无意识障碍、恶心、呕吐。于 6 月 20 日就诊当地医院,查头颅 CT 无明显异常,予以"复方对乙酰氨基酚片"和滴眼液,具体剂量不详。头痛、发热未缓解,于 6 月 22 日晚出现头痛加剧,左侧颞部、枕部疼痛,无恶心呕吐、头晕、视物模糊、四肢无力、麻木,无意识障碍、肢体抽搐、情绪激动,无咳嗽、咳痰等,休息后症状无改善,于 6 月 23 日再次就诊该院,查头颅 MRI 示"左侧大脑半球蛛网膜下腔出血?"住院治疗后体温波动在 37.5~38.5℃,血常规示 WBC 6.31×10⁹/L,中性粒细胞百分比 73.5%。行腰穿后脑脊液常规示混浊,红细胞计数 10×10⁶/L,白细胞计数 181×10⁶/L,葡萄糖 3.03mmol/L↓,氯 118mmol/L↑。脑脊液压力 130mmH₂O,考虑"脑膜炎待查",6 月 27 日就诊于笔者所在医院急诊,以"蛛网膜下腔出血待查,脑膜炎待查"收入我科。患者精神尚可,体力正常,食欲正常,睡眠正常,体重无明显变化,大便正常,排尿正常。

【既往史】

否认"高血压、糖尿病"等慢性病病史;否认肝炎、结核等传染病病史;否认药物及食物过敏史;否认手术、外伤及输血史;预防接种史不详。

【个人史】

生于甘肃会宁县,2009 年入伍来到新疆维吾尔自治区,无疫区居住史,无疫水、疫源接触史,无放射物、毒物接触史,无毒品接触史;有吸烟史,偶尔少量饮酒。

【家族史】

2015 年结婚,配偶健康状况良好,尚未生育。否认家族中类似疾病史,否认家族遗传病及传染病病史。

【查体】

体温:37℃,脉搏:76 次/min,呼吸:17 次/min,血压:112/69mmHg,身高:173cm,体重:

80kg。左眼睑青紫,左侧球结膜充血,神清语利,记忆力、计算力、定向力正常;脑神经查体未见异常。四肢肌力、肌张力、共济、腱反射正常,双侧 Babinski 征(-),颈软,颈项强直阴性,Kernig 征(±)。

【辅助检查】

1. 实验室化验　血单核细胞百分比 10.9%↑,血沉 40mm/h↑,总 IgE 317IU/ml(正常参考值 0~160IU/ml),胆固醇 2.01mmol/L↓,糖 6.45mmol/L↑,镁 0.68mmol/L↓,铁 4.6μmol/L↓,甲状腺功能九项:FT3 2.78pmol/L↓、T3 1.10nmol/L↓、Anti-TG 747.80IU/ml↑、Anti-TPO 153.90IU/ml↑、TG 2.42ng/ml↓;血风疹病毒抗体 IgG、巨细胞病毒抗体 IgG、单纯疱疹病毒 I 型抗体 IgG、EBV 病毒衣壳抗原抗体 IgG 均阳性;生化、凝血、尿便常规、降钙素原、PPD 检查、结核分枝杆菌相关 γ-干扰素、肿瘤标志物、抗环瓜氨酸肽抗体、抗核抗体、抗中性粒细胞胞质抗体、传染病四项结果无明显异常。

2. 脑脊液检查　①第 1 次(2016-6-30):初压 100mmH$_2$O,潘迪试验阳性(++),白细胞 8×10^6/L,红细胞 60×10^6/L;蛋白 0.97g/L,葡萄糖 2.95mmol/L,氯 116.4mmol/L,涂片查抗酸杆菌、新型隐球菌阴性;②第 2 次(2016-7-6):初压 280mmH$_2$O,无色透明,潘迪试验阴性,红细胞 20×10^6/L,白细胞 130×10^6/L,淋巴细胞 70%,中性粒细胞 30%,蛋白 0.39g/L,葡萄糖 2.72mmol/L,氯 118.1mmol/L;③第 3 次(2016-7-15):初压 180mmH$_2$O,红细胞 5×10^6/L,白细胞↑,淋巴细胞 80%,中性粒细胞 20%,蛋白 0.30g/L,脑脊液葡萄糖 2.85mmol/L,脑脊液氯测定 115.7mmol/L↓。

3. 头颅影像学　①MRI+MRA+增强(2016-6-30):左侧额、颞、枕、顶叶异常信号并水肿、相应脑膜异常强化,MRA 未见异常;②头颅 CT 未见异常;③头颅 MRI 平扫+增强(2016-7-19)(图 46-1):左侧额、颞、枕、顶叶异常信号并水肿,相应脑膜异常强化,考虑脑膜脑炎。

4. 胸部 CT 和胸部超声　双侧少量胸腔积液。

5. 骨髓穿刺　骨髓分类见粒细胞增生明显活跃,比值呈成熟障碍。铁蛋白 521.10ng/ml(正常参考值 22~322ng/ml)。

6. 其他检查　心电图、腹部超声、双下肢血管超声未见明显异常。甲状腺超声示左侧叶偏低回声结节,双侧颈部多个偏低回声结节,考虑淋巴结。

【诊治经过一】

患者入院 3 天后头痛症状加重,同时出现阵发性答非所问等精神行为异常,治疗上加用阿昔洛韦 0.5g/次,静脉滴注每 8 小时 1 次,加强脱水、维持电解质平衡,7 月 2 日出现淡漠,不与人言语交流,不认识家人,不主动进食水等精神认知改变,给予免疫球蛋白 30g/次、静脉滴注每日 1 次、共 5 天,7 月 5 日抗病毒、免疫球蛋白治疗过程中出现癫痫(全面性强直阵挛发作),给予安定和苯巴比妥交替使用后未再发作,并搬入神经 ICU,复查颅底 CT 排除颅底骨折及脑脊液漏,1 天后抗癫痫药物为左乙拉西坦 0.5g/次、口服每日 2 次。7 月 11 日患者可简单对话,7 月 14 日可自行进食,7 月 16 日停用抗病毒药物,患者生活可自理,继续抗癫痫、抗感染等对症治疗,8 月 2 日患者出院时未再癫痫发作,出院 1 个月后患者自行停用左乙拉西坦片,患者诉无头痛、癫痫发作。

【定位分析】

①头痛、脑膜刺激征阳性,头颅 MRI 示脑膜强化,定位于脑膜;②淡漠,不与人言语交流,不认识家人,不主动进食水等精神认知改变,癫痫发作,定位于大脑皮质,头颅 MRI 示左侧额、颞、枕、顶叶异常信号并水肿。

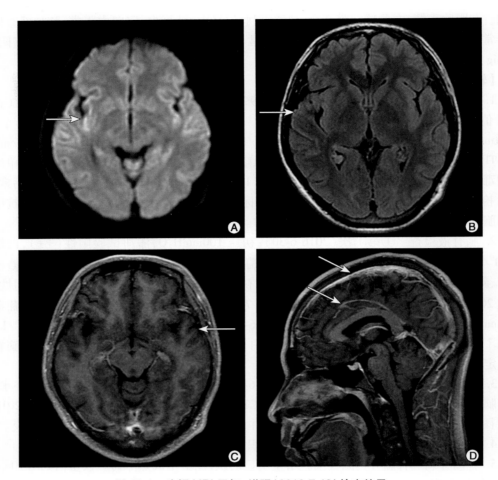

图 46-1　头颅 MRI 平扫+增强（2016-7-19）检查结果

注:A. DWI 相位可见左侧额、颞、枕、顶叶脑沟回肿胀,相应脑沟回部分略高信号;
B. T₂FLAIR 序列可见左侧额、颞、枕、顶叶见脑沟回肿胀,相应脑沟回呈高信号;C~D. 增强
后可见左侧额、颞、枕、顶叶见脑沟回肿胀,脑膜呈线状强化,额部脑膜线样强化

【定性讨论】

1. 讨论者一　患者中年男性,急性起病,外伤后头痛、发热,神经系统查体无明显阳性体征,头颅 MRI 提示脑膜有强化,脑脊液检查提示蛋白高、氯化物低,细胞数正常,结合病史、体征,定位于左侧大脑半球皮质及脑膜;定性分析:与头颅外伤关系不大,考虑中枢神经系统感染可能性大,病毒、结核不除外,需完善脑电图检查,评价有无痫样发作的脑电改变,同时还需完善免疫相关性检查,结合胸部 CT 可疑有胸腔积液,需明确有无结核,诊断:头颅外伤(左侧球结膜出血);颅内感染? 左侧少量胸腔积液。治疗上可加用阿昔洛韦 0.5g/次,静脉滴注每 8 小时 1 次,抗病毒,脱水、脑保护为主,维持电解质平衡,蛛网膜下腔出血目前无证据,可停用尼莫地平注射液,待结核完全排除后可酌情加用激素冲击治疗。

2. 讨论者二　患者中年男性,以头痛、发热,后续有精神症状、癫痫发作等脑实质损害为表现,有午后发热,多次监测体温、热型;复查腰穿示白细胞无明显下降趋势,故目前患者定位:脑膜脑炎;定性:不能排除独立性细菌或者结核感染可能。下一步诊治:①行腰穿检查,进一步检验生化、常规、墨汁染色、抗酸染色、厌氧、需氧培养、脑脊液细胞学检测;改良抗酸染色检测;结核基因检测。②患者发热进一步寻找感染源,隐源性感染因素。

3. 讨论者三　根据病史、症状、体征及辅助检查,意见:左半球脑膜脑炎,病毒性感染可能。需进一步除外布鲁氏菌、结核、莱姆等感染性疾病,可查血和 CSF 的 gene-X-pert,继续用阿昔洛韦 0.5g/次,静脉滴注,每日 3 次,可用人免疫球蛋白 0.4g/kg,静脉滴注,每日 1 次,持续 5 天。若除外结核等,可用糖皮质激素如甲泼尼龙或地塞米松。

4. 讨论者四　患者中年男性,以头痛、发热、癫痫、意识水平下降,有脑脊液异常、血沉快表现,定性分析:头颅磁共振示左侧额颞顶枕异常强化,有广泛脑膜改变,右半球以颞叶为主,左半球以额颞顶、双侧小脑膜、脑实质内部有强化病灶。考虑:脑膜脑炎,自身免疫性脑炎不排除。现已按病毒性脑炎处理,阿昔洛韦+丙球,并对症诊疗:①控制癫痫,用对意识影响小的药物,如左乙拉西坦等,0.5g/次,口服,每日 2 次;②每周复查脑脊液 1 次,动态观察炎症性质,若短时间内(1~2 周)MRI 显示脑室有扩大表现,需警惕结核感染;③若外院相关自免脑检查阴性,也需复查;④虽然 D-二聚体正常,也需进一步观察有无皮质静脉血栓形成。

二、第 2 次住院

【主诉】

头痛 1 个月,加重 3 天。

【现病史】

患者 2017 年 2 月 15 日因劳累再次头痛,呈全头疼痛,间断发作,可忍受,3 月 12 日头痛逐渐加重,全头部持续性钝痛,无发热、恶心呕吐等症状,无言语混乱、不认识家人等精神行为异常。因医院门诊复诊头颅 MRI(2017 年 2 月 15 日)示延髓右侧斑片状异常信号、未见异常强化,MRA 未见异常,考虑脱髓鞘性病变。3 月 8 日外院头颅 MRI 示颅内缺血灶,3 月 13 日外院行腰穿提示脑脊液压力 260mmH$_2$O,白细胞计数 184×10^6/L,葡萄糖 3.6mmol/L,氯 112mmol/L,诊断考虑"脑膜炎待查"。2017 年 3 月 15 日门诊以"颅内感染"收入神经内科。

【既往史】

于 2016 年 6 月 27 日曾因"左眼外伤后头痛 10 天,加重伴发热 5 天"入院就诊,考虑病毒性脑膜脑炎,并经"抗病毒、免疫球蛋白、抗癫痫"治疗后症状消失出院。但患者 CSF 抗 N-甲基-D-天冬氨酸受体(NMDAR)抗体 IgG(+),结果 1:1,抗 NMDAR 脑炎不除外。

在我科诊断颅内感染(病毒及抗 NMDAR 脑炎),并经"抗病毒、免疫球蛋白、抗癫痫"治疗后症状消失出院。

【查体】

体温:36.1℃,脉搏:74 次/min,呼吸:16 次/min,血压:110/70mmHg,身高:173cm,体重:80kg。神清,高级皮质功能正常;脑神经查体未见明显异常;全身肌容积正常,四肢肌张力正常,四肢肌力 5 级,指鼻试验稳准,跟膝胫及 Romberg 试验未见异常,深浅感觉未见异常,四肢腱反射(++),腹壁反射正常,双侧 Babinski 征、Chaddock 征、Pussep 征(-),颈软,Kernig 征(±)。

【辅助检查】

1. 血常规、生化及免疫感染指标　血沉 90mm/h,血常规、凝血、D-二聚体、甲状腺功能九项、结核分枝杆菌相关 γ-干扰素、风湿及免疫全检、多肿瘤标志物蛋白芯片、抗中性粒细胞胞质抗体、抗核抗体十五项、降钙素原结果均正常。

2. 头颅 MRI 平扫+增强(2017-3-20)　延髓右侧斑片状异常信号、未见异常强化(图 46-

2），考虑：脱髓鞘性病变，结合病史不除外炎性病变，与2017年2月15日影像片对比无明显变化。MRA未见异常。

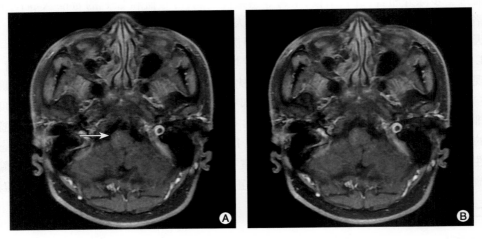

图46-2　头颅MRI平扫+增强（2017-2-15）检查结果
注：A～B.延髓右侧可见斑片状长T_2信号，增强后未见明显强化

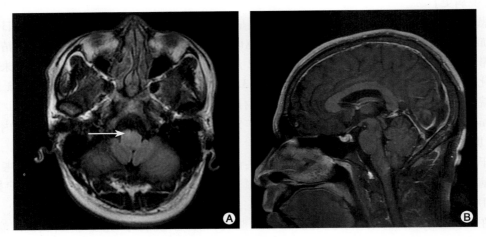

图46-3　头颅MRI平扫+增强（2017-3-20）检查结果
注：A～B.T_2FLAIR像可见延髓右侧可见斑片状高信号，延髓右侧增强扫描未见异常强化

3. 脑脊液化验（2017-3-22）　初压180mmH$_2$O，无色透明，潘迪试验阳性，红细胞2×10^6/L，白细胞6×10^6/L，蛋白0.45g/L，葡萄糖2.94mmol/L，氯116.2mmol/L↓，涂片未查见抗酸杆菌、新型隐球菌。

4. 其他检查　下肢血管B超（2017-4-5）示双下肢小腿肌肉内静脉血栓形成；抗凝治疗后，下肢血管B超（2017-4-10）示双下肢静脉血流通畅，双下肢动脉未见明显斑块及狭窄。胸腔积液B超（2017-4-18）示双侧胸腔少量积液。腹部B超、心电图、心脏超声、胸部CT未见明显异常。

【定位分析】
①头痛、脑膜刺激征可疑阳性，定位于脑膜；②头颅MRI提示：延髓右侧斑片状异常信

号、未见异常强化,定位于右侧延髓。

【定性讨论】

1. 讨论者一　结合病史、体征及演变过程,头颅磁共振提示延髓右侧斑片状异常信号、未见异常强化,与2017年2月15日影像片对比无明显变化,考虑脱髓鞘脑病,不除外颅内感染。因患者有头痛症状,既往拟诊自身免疫性脑炎,有癫痫病史,尽快行腰椎穿刺,行脑脊液细胞学、AQP4-IgG、抗NMDAR抗体等相关检查。

2. 讨论者二　中年男性,亚急性起病,既往颅内炎性病变治愈,此次头痛入院。查体脑膜刺激征可疑阳性,头颅MRI延髓右侧斑片状异常信号、未见异常强化。结合患者病史、体格检查及辅助检查,定位于脑膜、延髓。定性:①病毒性脑膜脑炎,但病毒性脑膜脑炎起病急,可迅速出现意识障碍、脑疝等症状,并危及生命,脑实质多累及额颞叶,不支持;②结核性脑膜脑炎:患者既往有反复低热、头痛等症状,此次亚急性起病,以头痛为主,头MRI提示延髓病变,但患者无恶心呕吐等颅内高压症状,应完善脑脊液检查,动态观察脑脊液;③自身免疫性脑炎:患者既往脑脊液中明确抗NMDAR抗体IgG(+),结果1:1,虽然血清中为阴性,但仍不能除外,建议完善抗NMDAR抗体等相关检查,观察患者病情变化,若有精神行为异常、不自主运动、中枢性低通气现象,应尽早使用免疫球蛋白、激素治疗;④脑膜癌:为慢性进展性病程,病程中发热不明显,可以查找原发癌症病灶,脑脊液中查找异形细胞以明确;⑤脑干脑炎:病变累及脑干,不除外脱髓鞘病。

3. 讨论者三　患者青年男性,主因"头痛1个月,加重3天"为主诉入院。结合患者既往病史,脑脊液抗NMDAR抗体IgG(+),影像学表现以脑实质皮质、脑干、小脑、基底节等区域出现异常信号为主,病变范围比较宽泛,经典的影像学变化以内侧颞叶受累为主,同时应注意自身免疫性脑炎应与脱髓鞘病相鉴别。高度怀疑抗NMDAR脑炎复发。尽快完善腰穿,并复查脑脊液和血清中自身免疫性脑炎检测。密切观察患者病情变化。

【诊治经过】

入院后结果回报:脑脊液抗NMDAR抗体IgG(+),滴度1:32,余脑脊液自身免疫性脑炎抗体阴性。血清抗NMDAR抗体IgG(+),滴度1:100,余血自身免疫性脑炎抗体结果阴性。脑电图(2017-3-27)示睡眠中可见纺锤波,异常波:较多低-中幅5~7Hz θ波,可见少量的δ刷。

患者渐出现阵发性幻视、幻听、淡漠等精神行为异常,癫痫大发作1次,加用左乙拉西坦片0.5g/次,口服,每日2次,抗精神病药(氟哌啶醇注射液10mg/次,肌内注射,每12小时1次)使用后出现嗜睡-缄默,3月24日停用抗精神病药物患者能自发睁眼,完全不与人交流,四肢肌张力不高,病理征阴性,不能自主进食水,予以鼻饲饮食,给以阿昔洛韦0.5g/次,静脉滴注每8小时1次,共10天+免疫球蛋白32g/次,静脉滴注,每日1次,共5天。3月30日晚患者出现自发睁眼,大汗,颜面部、双眼睑及右上肢不自主抖动,心率持续波动在每分钟120~150次、血氧饱和度下降至60%~85%左右,给予加大氧流量,效果差,心电图提示窦性心动过速,T波轻度改变。考虑患者自主神经功能障碍导致呼吸、心率功能紊乱及中枢性低通气障碍,给予气管插管呼吸机辅助呼吸,后给予抗感染、低分子肝素钠等对症,同时加用甲泼尼龙注射液500mg/次,静脉滴注,每日1次,共3天。经专家远程会诊给以免疫干预:环磷酰胺注射液首剂0.2g/次,后每间隔2~3日1次,0.4g/次,目前共使用1.4g环磷酰胺,激素由甲泼尼龙注射液240mg/d×3d、80mg/d×10d、40mg/d×10d减量至30mg/d泼尼松口服,甲泼尼龙注射液减量至40mg/d时联用免疫球蛋白32g/次,静脉滴注,每日1次,共3日,口服喹硫平 200mg/次,每日 2 次抗精神病治疗。左乙拉西坦片 1.5g/次,口服,每日 2 次抗癫痫治疗。

【临床讨论】

抗 NMDAR 脑炎(anti-N-methyl-D-aspartate receptor encephalitis)常见发热、头痛等前驱症状,偶尔可以发生于单纯疱疹病毒性脑炎等 CNS 病毒感染之后。该患者有发热、头痛等前驱症状。自身免疫性脑炎主要症状包括精神行为异常、认知障碍、近事记忆力下降、癫痫发作、言语障碍、运动障碍、不自主运动、意识水平下降与昏迷、自主神经功能障碍等。其中抗 NMDAR 脑炎的症状最为多样。不自主运动在抗 NMDAR 脑炎中比较常见,可以非常剧烈,包括口面部的不自主运动、肢体震颤、舞蹈样动作,甚至角弓反张。自主神经功能障碍包括:窦性心动过速、泌涎增多、窦性心动过缓、低血压、中枢性发热、体温过低和中枢性低通气等,在抗 NMDAR 脑炎中相对多见。该患者首次发病时无常见的不自主运动,缺乏自主神经功能障碍表现,仅出现精神行为异常、认知障碍、癫痫发作。因有精神行为异常和癫痫发作,容易被误诊为病毒性脑炎。据 Dalmau 报道,72 例有类似病毒性脑炎患者最终被确诊为抗 NMDAR 脑炎。

抗 NMDAR 脑炎可累及脑干、小脑等,引起复视、共济失调和肢体瘫痪等。抗 NMDAR 脑炎常表现为症状多样且全面的弥漫性脑炎类型。Dalmau 的研究发现有 55% 抗 NMDAR 脑炎患者有 MRI 异常。国内报道 4 例抗 NMDAR 脑炎有 2 例头部 MRI 提示颞叶异常信号。该患者首次头颅影像学检查提示脑膜、脑实质弥漫性病变,以颞叶受累为主。

对自身免疫性脑炎患者的配对的脑脊液与血清标本进行检测,脑脊液与血清的起始稀释滴度分别为 1:1 与 1:10,抗神经元抗体阳性是确诊的主要依据。血清和脑脊液抗体检测对诊断有重要意义,研究中发现 1 例抗 NMDAR 脑炎患者发病第 6 天血清抗 NMDAR 抗体阴性,脑脊液抗 NMDAR 抗体为弱阳性,10 天后复查血清和脑脊液抗 NMDAR 抗体均为阳性,提示在抗 NMDAR 脑炎不同发病阶段抗体滴度存在动态变化,对于临床上怀疑自身免疫性脑炎而自身免疫性脑炎相关抗体阴性的患者,复查自身免疫性相关抗体是必要的。该患者初次发病脑脊液标本检测阳性,血清标本阴性,7 个月后查血清和脑脊液抗 NMDAR 抗体均为阳性。

抗 NMDAR 脑炎确诊标准强调症状与脑脊液抗 NMDAR 抗体阳性两个要素。该患者首次发病时临床症状不典型,辅助检查尤其是脑脊液中抗 NMDAR 抗体 IgG(+)1:1,滴度不高,且血清中的抗 NMDAR 抗体阴性,影响了患者的首次住院诊断。

该患者再次住院时距离首次发病 7 个月。此次亚急性起病,病情 6 周内达高峰,经历了典型的先兆期、精神行为异常期、无动缄默期、运动亢奋期,先后出现了精神行为异常、癫痫发作、近事记忆力下降、言语障碍/缄默、运动障碍/不自主运动,意识水平下降、自主神经功能障碍(窦性心动过速、泌涎增多、中枢性低通气)等抗 NMDAR 脑炎的典型症状。

抗 NMDAR 脑炎文献报道:脑脊液腰椎穿刺压力正常或者升高,脑脊液白细胞数轻度升高或者正常,脑脊液细胞学多呈淋巴细胞性炎症,脑脊液蛋白轻度升高,寡克隆区带可呈阳性,脑脊液抗 NMDAR 抗体阳性。头颅 MRI:可无明显异常,或者仅有散在的皮质、皮质下点片状 FLAIR 和 T_2 高信号;部分患者可见边缘系统病灶;少数病例兼有 CNS 炎性脱髓鞘病的影像学特点,大脑白质或者脑干受累。脑电图:呈弥漫或者多灶的慢波,偶尔可见癫痫波,异常 δ 刷是该病较特异性的脑电图改变,多见于重症患者。肿瘤学:卵巢畸胎瘤在青年女性患者中较常见,中国女性抗 NMDAR 脑炎患者卵巢畸胎瘤的发生率为 14.3%~47.8%,在重症患者中比例较高,卵巢超声和盆腔 CT 有助于发现卵巢畸胎瘤,卵巢微小畸胎瘤的影像学检查可以为阴性。男性患者合并肿瘤者罕见。该患者脑脊液检查符合抗 NMDAR 脑炎;头颅影像学检查累及脑膜、脑白质、脑干;脑电图呈弥漫或者多灶的慢波,部分可见异常 δ 刷。

治疗方面,IVIg 可反复用于重症和复发患者,对于复发与难治性病例,肿瘤阴性的抗 NMDAR 脑炎患者,可应用吗替麦考酚酯等口服免疫抑制剂的诊治指南原则,结合该患者为重症且复发性自身免疫性脑炎(autoimmune encephalitis,AE),故早期给予一线免疫治疗方案免疫球蛋白、糖皮质激素、糖皮质激素联合免疫球蛋白,该患者同时给予环磷酰胺注射液免疫抑制剂,低通气症状明显减轻,但多汗、心动过速、不自主运动用药 1 周后缓解。

AE 泛指一类由自身免疫机制介导的脑炎。AE 合并相关肿瘤者,称为副肿瘤性 AE;而副肿瘤性 AE 中符合边缘性脑炎者,称为副肿瘤性边缘性脑炎。自 2007 年抗 NMDAR 脑炎被发现以来,一系列抗神经元细胞表面或者突触蛋白(neuronal cell-surface or synaptic protein)的自身抗体被陆续发现。目前 AE 患病比例占脑炎病例的 10%~20%,以抗 NMDAR 脑炎最常见,约占 AE 患者的 80%,其次为抗富含亮氨酸胶质瘤失活蛋白 1(LGI1)抗体相关脑炎与抗 γ-氨基丁酸 B 型受体(GABABR)抗体相关脑炎等。国内于 2010 年报道了首例抗 NMDAR 脑炎病例。

根据 Graus 与 Dalmau 标准(2016 年),确诊抗 NMDAR 脑炎需要符合以下 3 个条件:①符合下列 6 项主要症状中的 1 项或者多项:精神行为异常或者认知障碍;言语障碍;癫痫发作;运动障碍/不自主运动;意识水平下降;自主神经功能障碍或者中枢性低通气。②抗 NMDAR 抗体阳性:建议以脑脊液 CBA 法抗体阳性为准。若仅有血清标本可供检测,除了 CBA 结果阳性,还需要采用 TBA 与培养神经元进行间接免疫荧光法(indirect immunofluorescence assay,IIF)予以最终确认,且低滴度的血清阳性(1∶10)不具有确诊意义。③合理地排除其他病因。该患者再次住院时符合抗 NMDAR 脑炎需要以上 3 个条件,故诊断明确。

作为一线免疫治疗,糖皮质激素与 IVIg 适用于多数患者。对重症患者可以重复使用 IVIg。利妥昔单抗作为二线免疫治疗的主要选择,可酌情用于一线免疫治疗无效的重症患者。对于复发与难治性病例,可应用吗替麦考酚酯等口服免疫抑制剂。

国内一大型的临床观察研究发现,577 例抗 NMDAR 脑炎患者中,92% 的患者接受一线免疫抑制治疗,并对相关肿瘤进行处理(伴发肿瘤患者)。4 周后 53% 的患者病情好转(其中 97% 的患者在治疗 24 个月时能够痊愈或接近完全康复),其余 47% 的患者一线治疗效果不佳,预后较差,但随后接受利妥昔单抗和环磷酰胺等二线治疗的患者预后明显比未行二线治疗或未继续免疫抑制治疗的患者好。接受二线治疗的患者复发率比只接受一线治疗的患者复发率低。若延长使用其他免疫抑制剂的时间,如麦考酚酯或硫唑嘌呤,可以降低复发风险。如果伴发肿瘤的患者完全去除肿瘤后,抗 NMDAR 脑炎复发率也可降低。

AE 总体预后良好。80% 左右的抗 NMDAR 脑炎患者功能恢复良好(改良 Rankin 评分 0~2 分),患者早期接受免疫治疗和非重症患者的预后较好。重症抗 NMDAR 脑炎患者的平均重症监护病房治疗周期为 1~2 个月,病死率 2.9%~9.5%,少数患者的完全康复需要 2 年以上。复发:AE 患者在症状好转或者稳定 2 个月以上而重新出现症状,或者症状加重(改良的 Rankin 评分增加 1 分及以上)则视为复发。抗 NMDAR 脑炎患者复发率为 12.0%~31.4%,可以单次复发或者多次复发,复发的间隔平均为 5 个月,通常复发时的病情较首次发病时轻;肿瘤阴性患者和未应用二线免疫治疗的患者复发率较高。该患者复发间隔为 7 个月,但复发时病情较首次发病典型、危重,不除外与未应用二线免疫治疗的导致复发的可能性。结合该患者的诊治,有些新的治疗方法有待于进一步探究和临床应用。

【治疗及转归】

目前患者一线药物治疗6周,加二线药物治疗3周,呈睡眠颠倒,能配合查体,颜面部及肢体不自主运动明显减少,已气管切开,不吸氧情况下血氧饱和度维持在90%~95%之间,监测血常规及肝功未见异常。出院后定期随访该患者治愈。

【最终临床综合诊断】

抗NMDAR脑炎

（徐建春　宋永斌）

【专家点评】

抗NMDAR脑炎约占自身免疫性脑炎80%。急性起病,一般2周至数周内达高峰,前驱症状多为头痛发热,继之出现精神行为异常(紧张、烦躁、幻觉、妄想等)、癫痫发作、记忆力减退、运动障碍(口面部运动障碍、舞蹈样动作、手足徐动、投掷症、刻板性动作等)、意识水平下降、自主神经功能障碍(血压波动、泌涎过多、尿便障碍、低通气、心动过缓等)。应重视抗NMDAR脑炎的临床特征演变特点。部分抗NMDAR脑炎可继发于病毒性脑炎,可能与病毒感染触发免疫反应有关,特别是EB病毒、单纯疱疹病毒较多见。发热、头痛、精神行为异常的患者应及早行血清、脑脊液病毒及自免脑抗体筛查。

（张金涛　刘建国　戚晓昆）

【参考文献】

1. ARMANGUE T,LEYPOLDT F,MALAGA I,et al. Herpes simplex virus Encephalitis is a trigger of brain autoimmunity[J]. Ann Neurol,2014,75(2):317-323.

2. PRUSS H,FINKE C,HOLOE M,et al. N-methyl-D-aspartate receptor antibodies in herpes simplex encephalitis[J]. Ann Neurol,2012,72(6):902-911.

3. DALMAU J,LANCASTER E,MARTINEZ-HEMANDEZ E,et al. Clinical experience and laboratory investigations in patients with anti-NMDAR encephalitis[J]. Lancet Neurol,2011,10(1):63-74.

4. HUANG X,FAN C WU J,et al. Clinical analysis on anti-N-methyl-D-aspartate receptor encephalitis cases:Chinese experience[J]. Int J Clin Exp Med,2015,8(10):18927-18935.

5. 刘磊,宋兆慧,郭晶,等. 国人45例抗N-甲基-D-天冬氨酸受体脑炎病例分析[J]. 中华神经科杂志,2014,47(7):474-481.

6. DALMAU J,GLEICHMAN AJ,HUGHES EG,et al. Anti-NMDA-receptor encephalitis:case series and analysis of the effects of antibodies[J]. Lancet Neurol,2008,7(12):1091-1098.

7. TITULAER MJ,HOFTBERGER R,LIZUKA T,et al. Overlapping demyelinating syndromes and anti-N-methyl-D-aspartate receptor encephalitis[J]. Ann Neurol,2014,75(3):411-428.

8. 关鸿志,孔维泽,彭斌,等. 复发性抗N-甲基-D-天冬氨酸受体脑炎临床分析[J]. 中华医学杂志,2015,95(13):996-1001.

9. 赵伟丽,林福虹,尹国明等. 8例自身免疫性脑炎的病例分析并文献复习[J]. 中风与神经疾病杂志,2016,33(10):927-931.

10. WANG R,GUAN HZ,REN HT,et al. CSF findings in patients with anti-N-metIlyl-D-aspartate receptor-encephalitis[J]. Seizure,2015,29:137-142.

11. 任海涛,崔丽英,关鸿志,等. 不明病因脑炎中抗N-甲基—D-天冬氨酸受体脑炎的筛查诊断[J]. 中华神经科杂志,2014,47(2):119-122.

12. 袁晶,彭斌,关鸿志,等. 重症抗N-甲基-D-天冬氨酸受体脑炎35例免疫治疗分析[J]. 中华医学杂志,2016,96(13):1035-1039.

13. DALMAU J,GLEICHMAA AJ,HUGHES EG,et al. Anti-NMDA-receptor encephalitis:ease series and analysis

of the effects of antibodies[J]. Lancet Neural,2008,7(12):1091-1098.

14. GRAUS F,DELATTRE JY ANTOINE JC et al. Recommended diagnostic criteria for paraneoplastic neurological syndromes[J]. J Neurol Neurosurg Psychiatry,2004,75(8):1135-1140.

15. DALMAU J,TUZUN E,WU HY,et al. Paraneoplasfic anti-N-Methyl-D-aspartate receptor encephalitis associated with ovarian Teratoma[J]. Ann Neurol,2007,61(1):25-36.

16. DAVIES G,IRANI SR,COHART C,et al. Anti-N-methyl-D-aspartate receptor antibodies:a potentially treatable cause of encephalitis in the intensive care unit[J]. Crit Care Med,2010,38(2):679-682.

17. GUAN HZ,REN HT,CUI LY. Autoimmune Encephalitis:An Expanding Frontier of Neuroimmunology[J]. Chin Med J,2016,129(9):1122-1127.

18. SUH-LAILAM BB,HAVEN TR,COPPLE SS,et al. Anti-NMDA-receptor antibody encephalitis:performance evaluation and laboratory experience with the anti-NMDA-receptor IgG assay[J]. Clin Chim Acta,2013,421:1-6.

19. GUAN HZ,REN HT,YANG XZ,et al. Limbic Encephalitis Associated with Anti-gamma. Aminobutyric Acid B Receptor Antibodies:A Case Series from China[J]. Chin Med J,2015,128(22):3023-3028.

20. GRAUS F,TITULAER MJ,BALU R,et al. A clinical approachto diagnosis of autoimmune encephalitis[J]. Lancet Neurol,2016,15(4):391-404.

21. TITULAER MJ,MCCRACKEN L GABILONDO I,ARMANGUE T,et al. Treatment and prognostic factors for long-term outcome in patients with anti-NMDA receptor encephalitis:an observational cohort study[J]. Lancet Neurol,2013,12(2):157-165.

22. NOSADINI M,MOHAMMAD SS,RAMANATHAN S,et al. Immune therapy in autoimmune encephalitis:a systematic review[J]. Expert Rev Neurother,2015,15(12):1391-1419.

23. 卢强,关鸿志,任海涛,等.应用利妥昔单抗治疗抗 N-甲基-D-天冬氨酸受体脑炎三例临床观察[J]. 中华神经科杂志,2016,49(1):30-34.

24. 张镭,谭玲,陆进.超说明书用药专家共识[J].药物不良反应杂志,2015,17(2):101-103.

25. 中华医学会神经病学分会. 中国自身免疫性脑炎诊治专家共识[J]. 中华神经科杂志,2017,50(2):91-98.

26. GRESA-ARRIBAS N,TITULAER MJ,TORRENTS A,et al. Antibody Titres at diagnosis and during follow-up of anti-NMDA receptor encephalitis:a retrospective study[J]. Lancet Neurol,2014,13(2):167-177.

病例 47　右眼球突出、视物成双及视力减退半个月

【现病史】

患者男性,45 岁。半个月前无诱因右眼球突出、视力下降、视物重影,偶伴右眼疼痛不适,无头痛、恶心、呕吐,无肢体麻木无力,无言语不清、饮水呛咳及吞咽困难,无发热、意识不清及肢体抽搐,就诊于省人民医院,眼眶 CT 检查:右眼眶下部条形软组织密度影,诊断为"右眼眶肿物",门诊以"右眼眶内占位"收住院。自发病以来,患者精神、睡眠及饮食尚可,大、小便正常。

【既往史】

否认"高血压、糖尿病"等慢性病病史;否认肝炎、结核等传染病病史;否认药物及食物过敏史;21 年前曾行右眼泪囊鼻腔吻合手术;否认外伤及输血史;预防接种史不详。

【个人史】

久居于本地,无疫区居住史;无疫水、疫源接触史;无粉尘、毒物、放射性物质接触史,无传染病接触史,无疫区接触史,无烟酒嗜好。

【家族史】

家族中无类似患者,否认家族中有遗传病及传染病病史。

【查体】

体温:36.5℃,脉搏:82 次/min,呼吸:18 次/min,血压:132/89mmHg。眼科查体:视力右0.4、左0.8,右眼上睑遮盖全部瞳孔,眼眶下缘可触及一肿物,质韧,固定,无触痛,内眦部可见手术瘢痕存在,右眼球固定,眼球无充血,角膜透明,KP(-),前房深浅正常,房闪(-),瞳孔圆,直径3.5mm,对光反射稍迟钝,晶状体透明,眼底:视乳头边界清晰,色正,C/D不大,血管走形正常,视网膜无出血、渗出,黄斑中心凹反光存在,测眼压右 7.5/5.0=28.51mmHg,左5.5/6.0=14.57mmHg,眶压右 T+2 左 Tn,眼球突出度(20~16)/98mm。

转入耳鼻喉科后补充查体:右侧面部自觉麻木不适,双耳耳郭无畸形,耳郭无牵拉痛,双侧乳突区无压痛,粗测言语听力正常,鼻外观无畸形,双鼻黏膜无充血,双侧鼻腔下鼻甲轻度肥大,鼻中隔不偏,鼻腔内无分泌物,无新生物,咽部黏膜充血,双侧扁桃体不大,无充血,无脓苔,腭垂右偏,水肿,间接喉镜检查示会厌光滑,双侧声带苍白,运动好,双侧梨状窝无潴留,间接鼻咽镜检查未见异常,颈部触诊,未及明显肿大包块。

余神经系统查体未见异常。

【辅助检查】

1. 血尿便常规和生化　白细胞13.29×10⁹/L,中性粒细胞绝对值9.0×10⁹/L,淋巴细胞绝对值3.29×10⁹/L,γ-谷氨酰转移酶85.6U/L,血清胞核型ANCA强阳性。余正常。

2. 心电图　左前分支阻滞。

3. 颈部超声　双侧颈部探查:双颈部均可见2~3个椭圆形低回声团,左侧较大约20mm×7.8mm,右侧较大约17mm×4.8mm,边界清,皮髓质可辨,CDFI:可见点状血流信号。

4. 耳纤维内镜和电子纤维喉镜　分泌性中耳炎(右);右侧声带麻痹。

5. 胸部CT　肋骨未见明确骨质破坏,双肺可见大小不等结节状影,边缘欠清晰,密度欠均匀,部分病灶内可见小空洞,胸膜下亦可见小结节影,纵隔内见肿大淋巴结,双侧胸膜不规则增厚。

6. 眼眶MRI增强扫描(图47-1)　右侧眼球内下方近梭形软组织肿物,大小约2.6cm×1.2cm×2.5cm,考虑炎性肿物可能性大,右侧蝶窦上颌窦及鼻腔外侧壁黏膜明显增厚,考虑炎性病变,双侧鼻咽部组织丰满,咽隐窝消失,致双侧乳突炎,右侧明显。

7. 鼻旁窦轴位连续增强导航CT+冠状位扫描+矢状位重建　右侧眼眶病变,考虑炎性病变?右侧筛窦、上颌窦、蝶窦炎。右侧乳突炎,鼻咽部丰满。

8. 眼眶CT　右眼眶下部条形软组织密度影。

9. 中耳内耳、颅底、眼眶CT扫描　右眼眶病变,炎性病变?右侧筛窦、上颌窦、蝶窦炎、右侧乳突炎。

【定位分析】

眼眶下缘可触及一肿物,质韧,固定,右眼球固定,右眼视力下降,对光反射稍迟钝,测眼压右 7.5/5.0=28.51mmHg,眶压右 T+2,定位于右侧视神经、动眼、外展及滑车神经;右耳痛、右侧面部麻木定位于右侧三叉神经,综合定位于右侧眶尖。

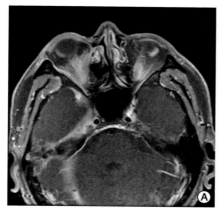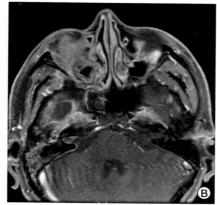

图 47-1 眼眶 MRI 增强扫描

注:A~B.右侧眼球内下方近梭形软组织肿物,右侧蝶窦上颌窦及鼻腔外侧壁黏膜明显增厚

【定性讨论】

青年男性,33 岁;亚急性起病,进行性加重病程;主诉右眼球突出、视物成双及视力减退半个月入院。既往平素体质良好,21 年前曾行右眼泪囊鼻腔吻合手术,无发热,结合眶尖综合征及影像所见,定性为眶内占位病变:炎性肉芽肿可能性大。结合患者有肺部多发结节、鼻窦病变,考虑韦格纳肉芽肿(Wegener granulomatosis,WG)可能性大。

【诊治经过】

入院后就诊于笔者所在医院眼病科进一步完善颅脑磁共振、眼部局部及鼻窦等 CT 磁共振明确肿物病变性质及有无组织粘连、大小等状况,同时取组织病理化验进一步定性诊断,予以局部抗炎、营养神经、止痛等治疗,并行右眼眶内肿物活检术进一步明确诊断,治疗期间患者出现头痛及耳部疼痛不适,检查发现鼻窦内亦存在不明性质肿物,之后转入耳鼻喉科经过激素等药物治疗后症状好转。

【病理结果】

活检部位:右眼眶组织及肺组织(图 47-2)。

右肺穿刺活检:小血管炎性改变,少许纤维素性坏死,符合 Wegener 肉芽肿改变。

右眼眶肿物活检:送检为少许炎性增生组织,免疫组化:CK、S-100、Desmin 均阴性,Vim、CD34 均阳性,Ki-67 指数为 5%~8%。特染:PAS、抗酸均阴性;鼻咽部黏膜慢性炎。病理结果回报:所送组织呈脂性肉芽肿改变伴坏死炎性反应。

【临床讨论】

WG 是一种累及多系统的疾病,其组织学特点为累及中小血管的坏死性血管炎及肉芽肿性炎症。临床上可多脏器受累,以呼吸道及肾脏多见,神经系统也可受累。主要有以下三种病理生理过程:①耳、鼻、咽腔等部位的肉芽肿性病变扩展浸润累及脑及脑神经;②原发于中枢神经系统的肉芽肿;③血管炎影响中枢神经系统和/或周围神经系统。本病常伴有发热、关节痛等症状。血沉、血免疫球蛋白可增高,类风湿因子可呈阳性。病理特征为坏死性小血管炎,小动脉、小静脉及毛细血管壁炎性细胞浸润。周围血管组织栅栏样排列的坏死性肉芽肿。病变活检发现肉芽肿性和坏死性小血管炎可以确诊。间接免疫荧光(HF)法 ANCA 检测分为胞质型(C-ANCA)和环周型(P-ANCA),C-ANCA 与韦格纳肉芽肿密切相关,

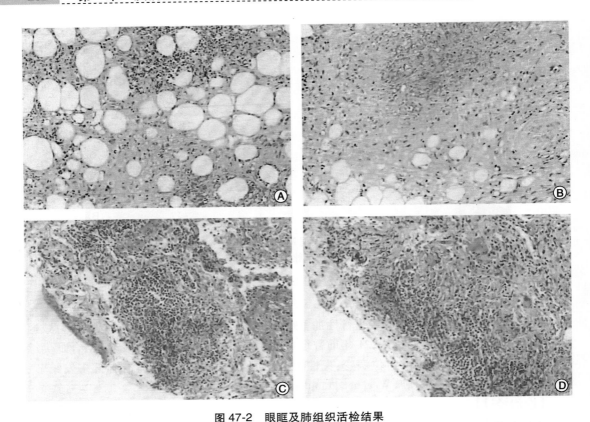

图 47-2　眼眶及肺组织活检结果

注：A~B. 脂性肉芽肿改变伴坏死炎性反应；C~D. 小血管炎性改变，少许纤维素性坏死，符合 Wegener 肉芽肿改变

对 WG 的诊断特异性在 95% 以上，敏感性超过 90%。

神经系统 WG 以多脑神经损害最常见，肉芽肿浸润破坏延髓后、鞍区、和斜坡等颅底结构，可引起眶尖综合征、Hunt 综合征或海绵窦综合征。WG 可引起多发性单神经或远端对称性周围神经病，神经活检可见坏死性肉芽肿性血管炎，神经纤维轴索变性。WG 累及颅内动脉可引起缺血性脑血管病。

【治疗及转归】

激素、营养神经、抗感染等治疗后患者眼部不适感、头痛、耳部及咽部疼痛均有好转。

【最终临床综合诊断】

韦格纳肉芽肿

（周　毅）

【专家点评】

韦格纳肉芽肿是一种原因不明的少见病，基本病理特征是坏死性血管炎，主要累及小动脉和小静脉，血管壁发生纤维素样变性，基层及弹力纤维破坏。化验血沉增高，C-ANCA 是诊断韦格纳肉芽肿非常敏感的指标。WG 需与结核性肉芽肿、真菌性肉芽肿、淋巴细胞增殖性疾病进行鉴别。WG 好发于鼻窦、鼻咽、支气管、肺和肾脏。WG 早期较少累及神经系统，但后期 20%~50% 可侵犯神经系统，以脑神经（Ⅱ、Ⅵ、Ⅶ常见）最多见，也可发生脑血管事件，如缺血性卒中，往往简单地按缺血性卒中给予处置，而忽略了多系统的问题，最终疗效不佳甚至加重病情。

（姚生 戚晓昆）

【参考文献】

1. FALK RJ, GROSS WL, GUILLEVIN L, et al. Granulomatosis with polyangiitis（Wegener's）：an alternative name for Wegener's granulomatosis[J]. Ann Rheum Dis 2011,22(4):587-588.

2. DAOUD MS, GIBSON LE, DEREMEE RA, et al. Cutaneous Wegener's granulomatosis：clinical, histopathologic, and immunopathologic features of thirty patients[J]. J Am Acad Dermatol,1994,31(4):605e12.

3. TARABISHY AB, SCHULTE M, PAPALIODIS GN, et al. Wegener's granulomatosis：clinical manifestations, differential diagnosis, and management of ocular and systemic disease[J]. Surv Ophthalmol,2010,55(5):429e44.

4. HOLLE JU, GROSS WL. Neurological involvement in Wegener's granulomatosis[J]. Curr Opin Rheumatol, 2011,23(1):7e11.

5. METZLER C, MIEHLE N, MANGER K, et al. Elevated relapse rate under oral methotrexate versus leflunomide for maintenance of remission in Wegener's granulomatosis[J]. Rheumatol（Oxford）,2007,46(7):1087e91.

病例48　头痛、恶心1周,反应迟钝3天

【现病史】

患者男性,33岁。患者于2009年9月22日(入院1周前)受凉后出现后枕部持续胀痛,伴有恶心不适,无呕吐。9月26日(入院3天前)患者觉头痛症状加重,于当地诊所就诊,测体温高(具体不详),考虑"上呼吸道感染",给予输液治疗(具体不详),症状无好转,并出现反应迟钝,找词困难,口角左侧歪斜,于9月29日来笔者所在医院神经内科就诊,脑电图"临界脑电图",以"颅内感染?"收入科。发病后患者精神及饮食欠佳,大、小便正常。

【既往史】

否认"高血压、糖尿病"等慢性病病史;否认肝炎、结核等传染病病史;否认药物及食物过敏史;否认手术、外伤及输血史;预防接种史不详。

【个人史】

生于原籍,目前在武汉读书,无疫水接触史;无吸烟及饮酒史;无放射性物质及毒物接触史。未婚。

【家族史】

父母健在。否认家族中有遗传病及传染病病史。

【查体】

体温:37.0℃,脉搏:68次/min,呼吸:20次/min,血压:118/76mmHg。内科系统检查未见异常。神经系统检查:意识清楚,表情正常,反应迟钝,言语流畅,右利手。记忆力、定向力正常,计算力"100-7=93,93-7=?"。脑神经检查右侧鼻唇沟较浅,余未见异常。四肢肌力5级。躯干及四肢深浅感觉对称。指鼻、跟膝胫试验稳准。双侧肱二头肌、肱三头肌肌腱反射(++),双侧膝腱及跟腱反射(+++),双侧Hoffmann征(-),双侧Babinski征(+)。颈抵抗2横指,Kernig征(-)。

【辅助检查】

1. 血尿便常规和生化　血常规、电解质、肝肾功能、血脂、血沉、肿瘤全套、免疫球蛋白、

C 反应蛋白、抗"O"、类风湿因子、风湿全套、本周蛋白均正常;乙肝、丙肝、HIV、梅毒抗体、结核试验阴性。

2. 脑干听诱发电位   左右耳出现Ⅰ、Ⅲ、Ⅴ波,各波波峰潜伏期、峰潜伏间期正常,波形、重复性好。双上肢体感诱发电位:左侧大脑半球 SEP 轻度异常,右侧大脑半球 SEP 异常(右侧大脑 N35、P45、N60 消失,P15 波峰潜伏期延长,各波波幅降低,重复性好),请结合临床排除脊髓病变。双眼 VEP100 正常。

3. 心电图、胸片、腹部 B 超   未见异常。

4. 腰穿检查(表 48-1)。

表 48-1   腰穿检查结果

腰穿时间	腰穿压力/ mmH$_2$O	脑脊液 外观	红细胞/ (×10^6·L^{-1})	白细胞/ (×10^6·L^{-1})	蛋白/ (mg·L^{-1})	糖/ (mmol·L^{-1})	氯化物/ (mmol·L^{-1})
2009-10-4	220	无色透明	3	4	510	5.22	118.3
2009-10-21	210	淡黄色	1 000	300	1 520	3.22	110.6
2010-2-9	170	无色透明	2	34	450	3.87	131.7

5. 头颅 CT(2009-10-14)(图 48-1)   左侧额颞顶叶可见大片低密度影,其内隐约可见一结节状更低密度影,左侧脑室受压移位,中线向右侧移位。

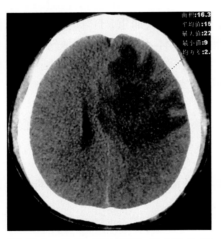

图 48-1   头颅 CT(2009-10-14)检查结果

注:左侧额、颞、顶叶可见大片低密度影,其内隐约可见一结节状更低密度影,左侧脑室受压移位,中线向右侧移位

6. 头颅 MRI 检查   ①头颅增强 MRI(2009-10-1)(图 48-2):左侧基底节、放射冠及左侧额、顶叶占位,伴周围脑水肿、大脑镰下疝。左侧放射冠区占位性病变,考虑胶质母细胞瘤或肉芽肿性病变,强化较前减少。②头颅增强 MRI(2009-11-25)(图 48-3):术后第一次复查,左额、顶叶术后病灶仍有强化改变。③头颅增强 MRI(2010-1-4)(图 48-4):左额、顶叶占位性病变术后改变,右颞、枕叶新发强化病灶,考虑炎性病灶。④头颅增强 MRI(2010-3-15):左额、顶叶占位性病变术后改变,病变与上次 MRI 相似,右枕叶仍有强化病灶。⑤头颅增强 MRI(2010-5-24)(图 48-5):冠状位 FLAIR 示左额叶及右颞、枕叶陈旧病灶,范围较前缩小。

7. 头颅 MRS(2009-10-11)(图 48-6)   Cho 峰增高,出现 Lac 峰,考虑恶性胶质瘤可能。

8. 颈胸髓 MRI(2009-10-24)(图 48-7)   胸 2-4 脊髓可见斑片强化影。

9. 病理(2009-10-17)   术后脑组织病理示炎性改变(图 48-8)。

【诊治经过】

入院后给予甘露醇脱水治疗,患者头痛、反应迟钝较前好转,于 2009 年 10 月 2 日转入神经外科,10 月 16 日行开颅肿瘤切除术。并给予抗病毒(阿昔洛韦)治疗,11 月 18 日出院。患者出院后于 11 月 19 日再发头痛,发作面部抽搐 2 次,右下肢无力症状加重并麻木,右肢

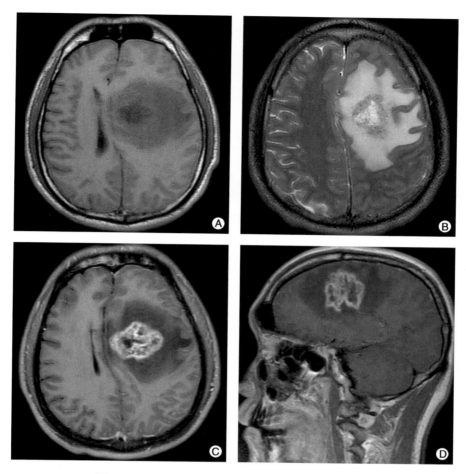

图 48-2 头颅 MRI 平扫+增强检查结果（2009-10-1）
注：A～D. 左侧基底节、放射冠及左侧颞、顶叶占位，不规则强化

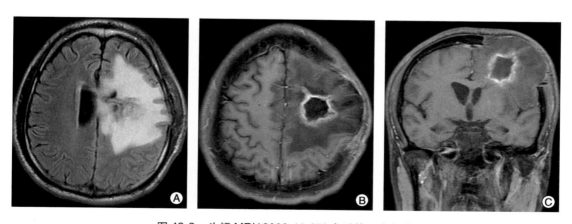

图 48-3 头颅 MRI（2009-11-25）术后第一次复查
注：A～C. 轴位 FLAIR、轴位和冠状位增强 MRI 示左额、顶叶术后改变，左额叶仍有环形强化，强化较前减少

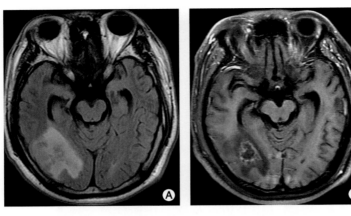
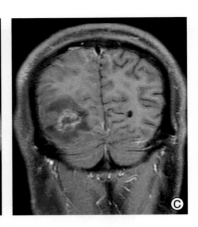

图 48-4 头颅 MRI(2010-1-4)术后复查结果

注:A~C.轴位 FLAIR、轴位和冠状位增强 MRI 示右颞、枕叶强化病灶

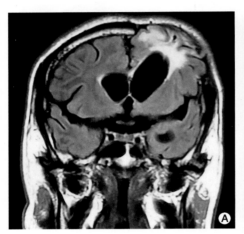
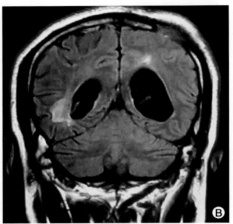

图 48-5 头颅 MRI 结果(2010-5-24)

注:A~B.冠状位 FLAIR 示左额叶及右颞、枕叶陈旧病灶,范围较前缩小

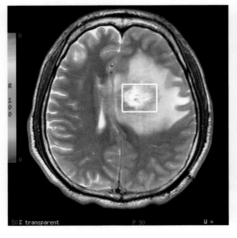
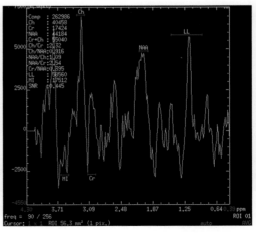

图 48-6 头颅 MRS(2009-10-11)示 Cho 峰增高,可见 Lac 峰

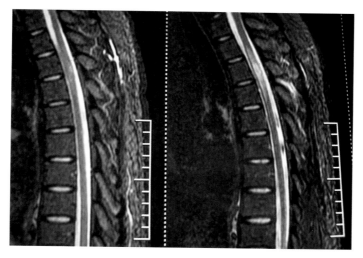

图 48-7　颈胸髓 MRI（2009-10-24）示 $T_2 \sim T_4$ 脊髓可见斑片强化影

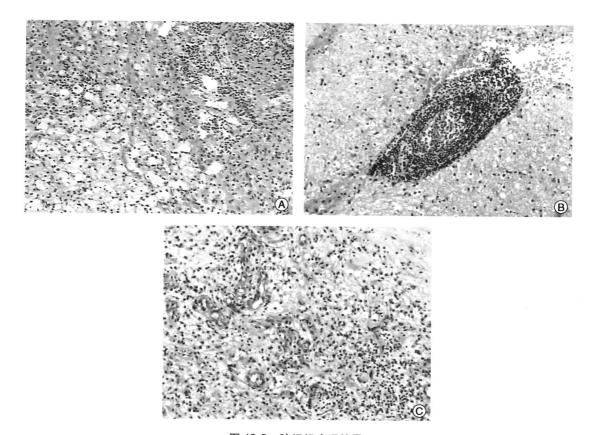

图 48-8　脑组织病理结果

注：A~C.镜下见脑组织内较为广泛的淋巴细胞浸润，以小血管周围明显，部分呈袖套样排列；并见脑组织水肿、坏死，小血管及胶质细胞增生，泡沫细胞沉积

不能抬离床面,于 11 月 20 日再次收入神经外科继续给予脱水及抗癫痫、抗病毒治疗,患者头痛症状改善,右侧肢体肌力由 2 级逐渐恢复至 4 级。2009 年 12 月 10 日患者出现左侧躯体脐以下感觉障碍,2010 年 1 月 14 日患者出现神志模糊伴呕吐,吐词不清,双眼视力下降,经多家医疗机构会诊,考虑"多发颅内及脊髓炎性脱髓鞘病变"。于 2010 年 1 月 21 日转入神经内科,给予激素冲击(甲泼尼龙 1 000mg/d)治疗,患者神志及语言较前改善。

【定位分析】

反应迟钝、认知障碍,右下肢乏力,右下肢和左侧躯干麻木,结合头颅 CT、MRI 及脊髓 MRI,定位于双侧大脑半球及胸髓。

【定性讨论】

患者颅内切除病灶术后病理提示炎症性疾病,结合患者胸髓强化病灶,给予激素治疗后病灶明显缩小,定性考虑为炎性脱髓鞘病变(颅内+胸髓)。

需与以下疾病相鉴别:

1. 视神经脊髓炎谱系疾病(NMOSD)　是视神经与脊髓同时或相继受累的急性或亚急性脱髓鞘病变。诊断标准包括:①必备条件:视神经炎、急性脊髓炎。②支持条件:脊髓 T_2WI 示脊髓病灶超过 3 个脊髓节段;头颅 MRI 不符合诊断多发性硬化影像学诊断标准;血清 NMO-IgG 阳性。诊断必须要具备所有必备条件,加上至少两项支持条件。不支持点:该患者无视神经受损症状,胸髓 MRI 病灶未超过 3 个脊髓节段。

2. 胶质母细胞瘤　是 CNS 肿瘤分类中的Ⅳ级恶性星形细胞瘤,占所有星形细胞瘤的 2/3,临床主要表现为头痛、恶心呕吐等颅内高压症状。胶质母细胞瘤高度恶性,供血丰富,生长较快,呈浸润性、膨胀性生长,一般呈团块状,肿瘤较大时病变中心因缺氧缺血坏死,在 T_1WI 上通常呈不均匀低信号,病灶内可见高信号出血灶;T_2WI 上呈不均匀高信号。因肿瘤细胞各个方向分化程度、生长速度不同,所以增强 MRI 扫描一般呈厚薄不一的不规则环状、花环状强化,环壁内缘凸凹,外缘不光整,外缘可见星芒状突起。不支持点:该病例起病较急,头 CT 病灶表现为低密度影,且患者胸髓有病灶。

3. 急性播散性脑脊髓炎(ADEM)　首次发生的急性或亚急性起病的多灶受累的脱髓鞘性疾病,表现为多症状并伴有脑病(行为异常或意识改变),激素治疗后症状或 MRI 多数有好转,也可有残存症状,之前没有脱髓鞘特征的临床事件,排除其他原因,3 个月内出现的新症状或原有症状波动应列为本次发病的一部分;神经影像:局灶或多灶累及脑白质为主的表现,且没有提示陈旧白质损害,脑 MRI 表现为大的(1~2cm)、多灶位于幕上或幕下白质、灰质尤其基底节和丘脑,少数患者表现为单发孤立大病灶,脊髓可表现为弥漫性髓内异常信号伴有不同程度强化。ADEM 除脑损害外可出现视神经、脊髓和周围神经的损害,脑 MRI 表现为弥漫性的长 T_1、长 T_2 异常信号,以白质损害为主。病理:脱髓鞘改变往往以小静脉为中心,小静脉有炎性细胞浸润,其外层有以单个核细胞为主的浸润,即血管袖套,静脉周围白质髓鞘脱失,并有散在胶质细胞增生。不支持点:ADEM 脑 MRI 表现为弥漫性的长 T_1、长 T_2 异常信号,以白质损害为主。与该病例 MRI 表现不符合。

4. 脑淋巴瘤　是来源于中枢神经系统内的原位淋巴细胞恶性克隆增生所致,发病率极低,大部分亚急性或慢性起病,临床表现无特异性,可出现肢体运动障碍、颅内压增高及认知障碍等,术前诊断存在一定的难度,临床诊断多依赖术前 MRI 与 CT 影像检查及术后病理诊断。脑脊液白细胞可轻度升高,脑脊液蛋白可轻度升高,细胞学有时可见到异型淋巴细胞。影像学特点:CT 检查呈等密度或高密度肿块,密度均匀;MRI 检查 T_1WI 为均匀、非均匀等或稍低信号,T_2WI 呈等或稍高信号,边缘光滑弥漫,极少见出血,钙化等;增强扫描呈团块状均匀强化。不支持点:脑淋巴瘤更多见于中老年患者,病灶多位于中线附近,MRI 增强扫描多为均匀强化,与该病例 MRI 表现不符合,并且术后病理结果不支持。

5. 原发性中枢神经系统血管炎(PACNS)　是一种少见的仅累及中枢神经系统的疾病,疾病与自身免疫相关,临床主要表现为头痛、认知功能障碍、癫痫发作及神经功能缺损等。实验室检验(血和脑脊液)及影像学特点均缺乏特异性,病变部位(脑、脊髓及脑膜)活检是诊断该病的金标准。脑 MRI 常表现为皮质及皮质下或深部白质的长 T_1、长 T_2 信号,部分呈短 T_1 信号。增强扫描以双侧大脑半球带状、线状等强化方式多见。瘤样 PACNS 增强扫描以单侧幕上大脑半球多发团块状强化较为常见,也可呈带状、线状等强化,部分伴水肿及占位效应,也可见中线移位。DSA 亦是诊断 PACNS 的主要手段之一,约 60% 的患者出现多发性的血管狭窄和扩张交替的改变,或动脉呈串珠样改变及动脉瘤形成。不支持点:无血管受累表现,无 DSA 支持。

6. 瘤样脱髓鞘病变　脑内瘤样脱髓鞘病变以青少年多见,发病前可有疫苗接种、病毒和/或感染史。其中,少数患者病灶多发、新旧叠加,病程相对缓慢,表现为一种特殊形式的多发性硬化;多数患者表现为独特的单一病灶,病灶内也可有新旧病变的叠加,呈急性起病。患者病程呈单时相,发病时病情多较重,随病程的延长,病情可逐渐趋于平稳。影像学多表现为皮质下孤立病灶,病变边界不清,占位效应明显,但占位效应与病变的体积明显不成比例。CT 多呈低或等密度,MRI 表现为混杂的长 T_1、长 T_2 异常信号;病灶周围多有明显水肿。MRI 增强扫描可出现非闭合性环形增强,即所谓的"开环征"。不支持点:从头颅增强 MRI 来看,可见闭合性环形增强,且患者胸髓可见强化病灶。

【临床讨论】

该病例为青年患者,急性起病,以头痛、反应迟钝为主要表现,入院后行头颅 MRI 示"右侧基底节、放射冠及右侧颞顶叶见类圆形异常信号肿块,呈长 T_1 长 T_2 改变,周边见长 T_1 长 T_2 信号水肿带;左侧脑室受压变窄,中线结构向右偏移",头颅增强 MRI 示"左侧放射冠区病灶呈花环状明显强化改变,中央低信号区无强化,为液化坏死灶;病灶周围有广泛低信号、不强化脑水肿环绕;邻近大脑镰及侧脑室明显受压移位、变形。各部脑膜、室膜未见异常强化改变",头颅 MRS 可见高耸 Lac 峰,其旁见 Lip 峰,NAA 峰降低,Cho 峰较 NAA 峰稍高。根据影像学特点,首先想到的便是颅内占位性病变——胶质瘤的可能,因此立即转神经外科行手术治疗,但术后病理结果(脑组织内较为广泛的淋巴细胞浸润,以小血管周围明显,部分呈袖套样排列;并见脑组织水肿、坏死,小血管及胶质细胞增生,泡沫细胞沉积)却有些出乎意料,根据病理结果的提示,考虑诊断"病毒性脑炎"可能,给予抗病毒治疗后患者病情稳定出院。但出院后 1 天,患者再发头痛入院,请某三甲医院病理专家会诊考虑"星形细胞瘤(WHO Ⅱ级)",外院肿瘤中心会诊考虑"颅内炎性病变",病理结果各家意见不一致。之后患者出现腰部及左下肢麻木,查体"左侧 T_8 平面以下感觉减退"。行脊髓 MRI 示"T_2～T_4 水平胸髓增粗,其内见片状稍长 T_1 稍长 T_2 信号影,边界不清楚",增强 MRI 示"T_3～T_4 水平脊髓内可见斑片状强化影,具体境界欠清,C_2、C_4 平面似见不规则强化影"。复查头颅 MRI 示:"左侧侧脑室后角旁、右侧枕叶病灶有所强化,病变部分最大截面积分别为 8mm×2mm、21mm×18mm,其中右枕叶病灶呈不规则环形强化,病变中间呈低信号,左侧顶叶病变见不规则环形强化,多考虑为炎性病变",复查脑脊液常规、生化示蛋白稍高,脑脊液中未见瘤细胞。因影像学与病理学诊断差异较大,多次请院内及院外专家会诊,考虑诊断"多发炎性脱髓鞘病变(颅内+

脊髓)"可能性大,给予大剂量激素冲击治疗后,患者症状逐渐好转,复查头颅、脊髓 MRI 病灶较前缩小,从临床转归上亦支持该诊断。

本病例发生在 9 年前,当时缺乏炎性脱髓鞘疾病相关生物免疫标志物检测手段,诊断主要依赖于临床表现及影像学资料,而该病例早期影像学表现更符合胶质瘤影像学特征,诊断似乎已经一目了然,但术后病理学表现又让大家迷惑不已,庆幸的是经过大家的努力最终确定了正确的诊疗方向,让患者的病情得到了控制和改善,可见如何区分胶质瘤与瘤样炎性脱髓鞘病变成为了该患者诊断的关键。

中枢神经系统(CNS)特发性炎性脱髓鞘病是一组具有免疫易感人群发生的与免疫介导相关的原发或特发于脑(包括视神经)和/或脊髓受累的炎性脱髓鞘病。欧美以多发性硬化最常见,而亚洲还常见视神经脊髓炎、急性播散性脑脊髓炎等 CNS 脱髓鞘病。我国还常有瘤样脱髓鞘病变(tumefactive demyelinating lesions,TDLs)、同心圆性硬化(Balo 病)等相对少见的 CNS 脱髓鞘病临床类型。

Lolekha 等认为 TDLs 是 MS 的一种变异类型。近年来,国内外临床研究发现,大多数 TDLs 为单次病程,少数可向复发-缓解型 MS(relapsing remitting MS,RRMS)转化,或再次以 TDLs 形式复发,极少数可与视神经脊髓炎谱系疾病(neuromyelitis optica spectrum disorders,NMOSD)重叠。

绝大多数 TDLs 患者脑内受累,少数脊髓也可受累。与脑胶质瘤相比,多数 TDLs 临床症候相对明显,少数亦可表现为影像病灶大而临床症候轻,与胶质瘤类似。TDLs 以头痛、言语不清、偏瘫起病多见。部分患者早期可仅表现为记忆力下降、反应迟钝、淡漠等精神认知障碍症候,易被患者及家属忽视。随病情进展,症状可逐渐增多或加重,也可有视力下降。TDLs 的临床症候主要取决于病变累及的部位及范围,活动期症状可逐渐加重,但很少出现癫痫发作(在脑胶质瘤中多见)。当 TDLs 病变较弥漫或多发时,可影响认知功能,部分出现尿、便障碍。

TDLs 以白质受累为主,还可累及皮质及皮质下白质。病灶可为单发或多发,病变双侧受累较为常见,极少数可同时累及脊髓。累及额叶最为多见,其次为颞叶、顶叶,基底节区与胼胝体及半卵圆中心受累也较常见。

TDLs 的脑脊液(CSF)检查:颅内压多数正常,少数轻度增高,多数患者 CSF 蛋白水平正常,少数轻、中度增高,细胞数多为正常。个别患者 CSF 的寡克隆区带(oligoclonal band,OB)呈弱阳性或阳性。部分患者的髓鞘碱性蛋白(myelin basic protein,MBP)或 IgG 合成率不同程度增高。若动态观察 OB 持续呈阳性,要注意其向 MS 转化之可能。TDLs 血清学免疫相关检查:极少数 TDLs 与 NMOSD 重叠,其血清水通道蛋白 4(aquaporin4,AQP4)抗体阳性;伴有可提取核抗原(extractable nuclear antigen,ENA)部分抗体阳性者更易复发。

TDLs 头颅 CT 平扫检查显示绝大多数为边界较清楚的低密度影,个别可为等密度,CT 强化多不显著。头颅 MRI 平扫检查显示的 TDLs 病灶一般较 CT 显示的范围大,水肿也更明显,T_1WI、T_2WI 多为高信号,70%～100% 的患者 T_2WI 为高信号,边界较清楚,部分伴边缘 T_2WI 低信号。TDLs 多有占位效应,但多不及脑肿瘤明显,病灶周围多可见水肿带。急性或亚急性期,以细胞源性水肿为主,弥散加权成像(diffusion weighted imaging,DWI)多为高信号,经激素规范治疗后,病灶多在数周内逐渐缩小或消散。MRI 增强扫描:因血-脑屏障的破坏,TDLs 在急性期与亚急性期钆喷酸葡胺(Gd-DTPA)增强检查结果表现为结节样、闭合环样、开环样、火焰状等不同形式的强化。其中"开环样"强化(也有称"C"形强化)最具特征,即周边不连续的半环或开环形强化。另外，部分 TDLs 的 MRI 增强扫描可见垂直于脑室的扩张的静脉影，呈"梳齿样"结构，急性期与亚急性期多见，该特点对于 TDLs 的诊断具有一定特异性，脑肿瘤一般无此特点。MRS 可反映病变组织的代谢情况，对 TDLs 与脑胶质瘤与 PCNSL 的鉴别具有一定的临床价值。TDLs 的 MRS 主要表现为：胆碱（Cho）峰升高、N-乙酰天门冬氨酸（NAA）峰降低，部分还伴有一定程度乳酸（Lac）峰升高，尽管脑肿瘤也有类似表现，但后者 Cho 峰升高、NAA 降低程度更为显著，一般 Cho/NAA 多 $\geq$ 2。

TDLs 的病理学特征如下：①HE 和髓鞘染色显示病变区域组织结构破坏，髓鞘脱失。②轴索染色和免疫组织化学标记神经丝蛋白可显示髓鞘脱失区域轴索相对保留。③HE 染色和免疫组织化学标记 CD68 可显示病变区域内有大量吞噬髓鞘碎片的格子细胞，在急性期应用快蓝（Luxol fast blue）髓鞘染色可见胞质内充满蓝染的髓鞘碎片。④病变区域及周围组织内可见血管周围"套袖样"淋巴细胞浸润，渗出细胞以 T 淋巴细胞为主。⑤HE 染色和免疫组织化学标记胶质纤维酸性蛋白（GFAP）检查结果显示，病变组织内不同程度反应性增生的星形胶质细胞，其胞质丰富，核常偏位，GFAP 或 Holzer 染色还可见突起多呈星芒状。⑥多数患者病变组织中可见散在分布的 Creutzfeuldt 细胞（怪异的肥胖型星形细胞），其特征为细胞质丰富、淡染，核膜消失，染色质变为不规则染色体形式，称之为"流产型核分裂"，易误诊为胶质瘤，该细胞对 TDLs 的诊断虽不具有特异性，但结合其他改变高度提示该病诊断。⑦TDLs 的病理学改变也会随病程而发生相应变化。病程急性期（起病 $\leq$ 3 周）病理表现符合病理上的急性活动期改变；病灶处于显著的炎性反应阶段，髓鞘大量脱失，轴索可见不同程度肿胀损伤。亚急性期（起病 4~6 周）病理符合慢性活动期病理改变：病灶边缘清晰，轴索相对保留，含有髓鞘降解物的巨噬细胞呈放射状聚集在病灶边缘。病程慢性期（起病 $\geq$ 7 周）病理以阴燃性活动期或非活动期表现为主：病灶髓鞘部分再生。病灶中心为非活动性者，炎性细胞数很少，周围环绕巨噬细胞和小胶质细胞，但这些细胞内几乎不含有髓鞘降解物。非活动期主要表现为病灶中髓鞘脱失区逐渐修复。不同时期病理改变可同时存在。

TDLs 治疗方面主要可分为急性期治疗、缓解期治疗（疾病修正治疗）、神经营养治疗、对症治疗、康复治疗及生活指导。因绝大多数 TDLs 为单时相病程，复发较少，且病灶体积相对较大，故激素的治疗方法则既不同于 NMOSD 的"小剂量长期维持"，也不同于 MS 的"短疗程"，而有其自身特点。对于 TDLs 复发的患者，需首先检测血清 AQP4 抗体，结果阳性高度提示患者存在向 NMOSD 转变的可能、复发率可能较高、神经功能残障相对显著，急性期和/或缓解期治疗均可参考 2016 年《中国视神经脊髓炎谱系疾病诊断与治疗指南》进行规范治疗；若血清 AQP4 抗体阴性，则仍按 TDLs 相关推荐治疗建议。

急性期治疗：激素治疗可作为首选，可促进急性期 TDLs 临床证候的缓解、影像学颅内占位病灶的缩小及病灶强化的消退。但因 TDLs 的病灶体积相对较大，病情多较 MS 为重，故其激素冲击治疗之后的阶梯减量往往应较 MS 为慢，以免病情反复或加重。TDLs 对激素治疗多数较敏感，经激素冲击及阶梯递减治疗后，绝大多数症状可获缓解；而对于在激素减量过程中，若出现新发症状或症状反弹，可再次激素冲击治疗或给予 1 个疗程静脉注射大剂量免疫球蛋白（IVIg）治疗。激素联合免疫抑制剂适用于激素冲击效果不佳者，主要包括：硫唑嘌呤、环磷酰胺、吗替麦考酚酯、氨甲蝶呤、他克莫司等，目前尚缺乏 TDLs 相关的循证医学证据。IVIg 适用于血清 AQP4 抗体阳性的患者，也可用于不适合激素治疗或激素治疗无效者，亦适合于不宜使用免疫抑制剂的特殊人群，如妊娠或哺乳期妇女、儿童。

复发型 TDLs 缓解期的治疗：对于符合 MS 时间与空间多发特点的 TDLs 可按 MS 进行免

疫抑制剂或疾病修正治疗(disease modifying therapy,DMT),对于不符合 MS 及 NMOSD 诊断的,亦可予免疫抑制剂治疗,但尚缺乏循证医学证据。使用方法及注意事项可参考《多发性硬化诊断和治疗中国专家共识(2014 版)》。对于符合 MS 诊断标准的可作为三线治疗,而对于不符合 MS 与 NMOSD 的 TDLs 可作为一线药物进行选择使用,常用的有硫唑嘌呤、环磷酰胺、吗替麦考酚酯等,具体使用方法及注意事项,可参考 2016 年《中国视神经脊髓炎谱系疾病诊断与治疗指南》。

【最终临床综合诊断】

瘤样脱髓鞘病变

（吴乐　杨梅）

【专家点评】

TDLs 急性或亚急性起病居多,中青年多发。本例临床过程类似 TDLs 表现,影像学以白质受累为主,占位效应显著。但多次脑 MRI 为"蜂窝样""腔管样"强化表现,后期脊髓出现病灶并伴脑内新发病灶,这在中枢神经系统血管炎中较为常见。患者病灶多发,经免疫治疗有效,表明中枢神经系统免疫介导炎性疾病可能性大。从病理结果来看,存在淋巴袖套,坏死为主,脱髓鞘并不突出,可见血管透壁样炎细胞浸润,超出了脱髓鞘病的炎性细胞血管损伤范围。因而结合不典型的影像及病理改变,不能除外中枢神经系统血管炎。为明确是原发性或继发性血管炎,需进一步检测血管炎相关抗体、狼疮组套等指标。对于以坏死为主的中枢神经系统炎性病变,应行 MOG 抗体检测,但该患者头颅 MRI 并未发现视神经受损。

（刘建国　戚晓昆　姚生）

【参考文献】

1. JAFFE S L,MINAGAR A. Demyelinating pseudotumor[J]. Arch Neurol,2005,62(9):1466-1467.

2. 戚晓昆.应重视中枢神经系统炎性脱髓鞘病的相关问题[J].中华医学杂志,2012,92(43):3025-3027.

3. 刘建国,胡学强.中枢神经系统瘤样脱髓鞘病变诊治指南[J].中国神经免疫学和神经病学杂志,2017,24(5):305-317.

病例 49　头痛 1 个月,言语混乱半天

【现病史】

患者女性,61 岁。2017 年 1 月 24 日(入院 1 个月前)受凉后出现流涕、头痛,伴发热,体温最高达 38℃,自认为"感冒"服用"感冒药物",体温正常,再未出现发热,但一直感头痛不适,以全头胀痛为著,未诊治。2 月 14 日出现恶心呕吐,晚间多发,次数不多,头痛较前加重,无发热,县医院考虑"上呼吸道感染"予对症处理效果差,2 月 21 日转到地区人民医院,行头颅 CT 和 MRI 未见明显异常,血白细胞 6.7×10⁹/L,中性粒细胞 84%,降钙素原、CRP、肝、肾功能正常。脑脊液压力 230mmH$_2$O,淡黄透明,白细胞 240×10⁶/L,淋巴细胞百分比 70%,中性粒细胞百分比 30%,潘迪试验(++),脑脊液蛋白 1.1g/L,糖 1.6mmol/L,氯 116mmol/L,考虑"结核性脑膜炎",予抗结核、脱水、保肝等治疗,头痛症状较前减轻。2 月 24 日下午患者出现精神萎靡、言语混乱、答非所问,笔者所在医院急诊以"脑膜炎"收入院。病程中,患者精神、食欲欠佳,睡眠差,二便正常。

【既往史】

否认"高血压、糖尿病"等慢性病病史;否认肝炎、结核等传染病病史;否认药物及食物过敏史;否认手术、外伤及输血史;预防接种史不详。

【个人史】

生于山东省泰安市,1982年居于本地,无疫区居住史,无疫水、疫源接触史,无放射物、毒物接触史,无毒品接触史,无吸烟史,无饮酒史。

【家族史】

父母已故,死因不详。否认家族中遗传病及传染病病史。

【查体】

体温:36℃,脉搏:63次/min,呼吸:16次/min,血压:148/70mmHg,身高:165cm,体重:65kg。神清语利,问答切题,查体合作。时间、地点定向力正常,脑神经查体未见异常。四肢肌力、肌张力正常,四肢腱反射正常对称,左侧Babinski征阳性,右侧病理征阴性。颈略抵抗,颏胸距2横指,双侧Kernig征、Brudzinski征阴性。

【辅助检查】

1. 实验室检查 血常规(2017-2-25):中性粒细胞百分比79.5%↑、淋巴细胞百分比14.0%↓、嗜酸性粒细胞百分比0.3%↓、嗜酸性粒细胞计数0.02×10⁹/L↓;血生化(2017-2-25):总蛋白59.7g/L↓、球蛋白20.9g/L↓、血糖7.55mmol/L↑、谷氨酰转肽酶69U/L↑、钾3.22mmol/L↓、钠129mmol/L↓、氯88.0mmol/L↓、磷0.83mmol/L↓。血沉27mm/h↑,CRP17.50mg/l↑,降钙素原0.04ng/ml。甲状腺功能九项示:游离甲状腺素(FT4)23.85pmol/L↑、游离三碘甲状原氨酸(FT3)3.03pmol/L↓。血病毒全检(2017-3-7)均阴性。

2. 腰穿结果 ①腰穿(2017-2-25):初压>300mmH₂O,淡黄微浊,潘迪试验阳性(++),白细胞110/μl↑、淋巴细胞百分比60%、中性粒细胞百分比40%,蛋白1.23g/L↑,葡萄糖0.79mmol/L↓,氯105.6mmol/L。同期血清葡萄糖+离子组合示:糖8.63mmol/L↑、钠127mmol/L↓、氯85.0mmol/L↓、乳酸4.18mmol/L↑。②腰穿(2017-2-28):压力320mmH₂O,无色透明,潘迪试验阳性(++),蛋白1.10g/L↑,葡萄糖0.73mmol/L↓,氯测定107.3mmol/L↓。③脑脊液培养(2017-3-1)(图49-1):新型隐球菌生长。④脑脊液墨汁染色(2017-3-2)(图49-2):新型隐球菌。⑤脑脊液瑞吉染色和阿利新蓝染色(2017-3-7)(图49-3)可见新型隐球菌。⑥脑脊液免疫检验(2017-3-7):脑脊液自身免疫性脑炎组套阴性;血清自身免疫性脑炎组套阴性。⑦脑脊液结核分枝杆菌(TB-DNA)定量阴性;新型隐球菌荚膜多糖定量检测(GXM):>100μg/L。⑧腰穿(2017-4-17):压力200mmH₂O,无色透明,潘迪试验阳性(+++),白细胞6/μl,蛋白1.99g/L↑,葡萄糖1.94mmol/L↓,氯116.5mmol/L↓,墨汁染色镜检未找到新型隐球菌。

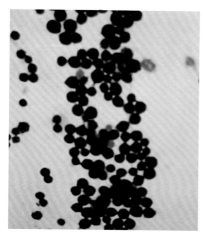

图49-1 脑脊液培养结果可见新型隐球菌生长

3. 头颅及胸部CT(2017-2-25) 头颅CT未见明显异常;双肺散在小结节,主动脉及冠状动脉硬化(图49-4)。

4. 头颅MRI平扫+增强(2017-2-27) 双侧额顶

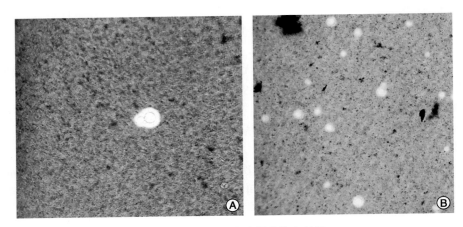

图 49-2　患者脑脊液墨汁染色结果

注：A.脑脊液直接墨汁染色可见新型隐球菌；B.纯培养墨汁染色可见新型隐球菌

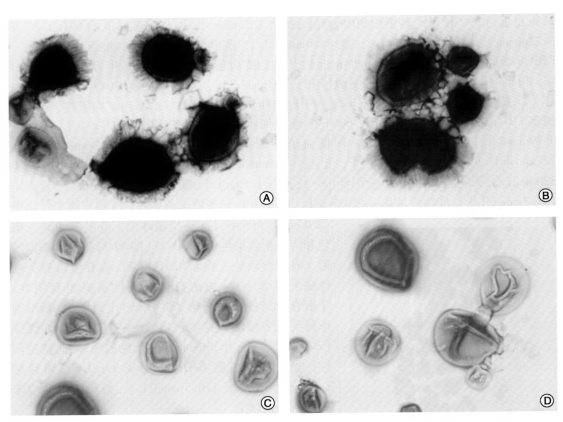

图 49-3　患者脑脊液瑞吉染色和阿利新蓝染色结果

注：A~B.脑脊液瑞吉染色可见新型隐球菌；C~D.阿利新蓝染色可见新型隐球菌

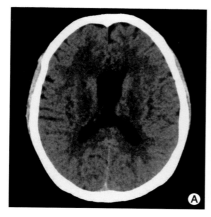
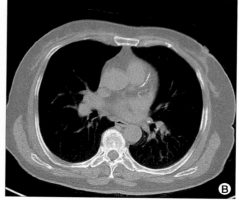

图 49-4　头颅及胸部 CT(2017-2-25)检查结果

注:A.双侧大脑半球对称,脑实质未见明确异常,脑室系统未见扩大;B.双肺散在小结
节,两肺纹理增重,双肺见散在小结节影,较大者位于左肺上叶,大小约 8mm

部脑膜异常信号,软脑膜散在不均匀异常强化,结合病史考虑脑膜炎。双侧大脑半球散发缺血、梗死灶(图 49-5)。

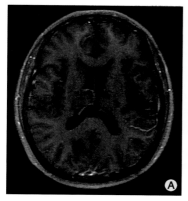
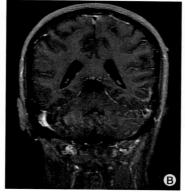
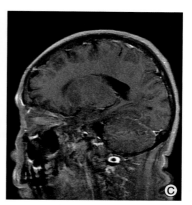

图 49-5　头颅 MRI 平扫+增强(2017-2-27)检查结果

注:A～C.可见双侧额顶部脑回表面软脑膜散在不均匀异常强化

5. 下肢静脉超声(2017-3-6)　提示左小腿肌肉内静脉血栓形成。

6. 头颅 MRI 平扫+增强(2017-3-9)　双侧额顶枕部脑膜异常信号,软脑膜广泛不均匀异常强化,结合病史脑膜炎并治疗后改变,与 2017 年 2 月 27 日影像片对比病灶范围较有所增加。左侧小脑急性梗死灶。双侧大脑半球散发缺血、梗死灶(图 49-6)。

7. 头颅 MRI(2017-3-22)　结合病史脑膜炎治疗后改变;左枕叶、胼胝体压部异常信号(图 49-7),考虑急性脑梗死或炎性病变。

8. 头颅 CT+胸部 CT(2017-4-17)　右侧基底节区腔隙性脑梗死;脑白质脱髓鞘改变;脑室系统略扩大,较前(2017-04-8)相仿;双下肺感染;双肺散在小结节(图 49-8),建议随访。

【定位分析】

精神症状、认知功能下降,提示皮质受累;颈强直,头痛、恶心呕吐、颅内压高,提示脑膜受累;意识模糊,考虑是否存在脑干网状结构受累;左侧 Babinski 征阳性,提示右侧皮质脊髓

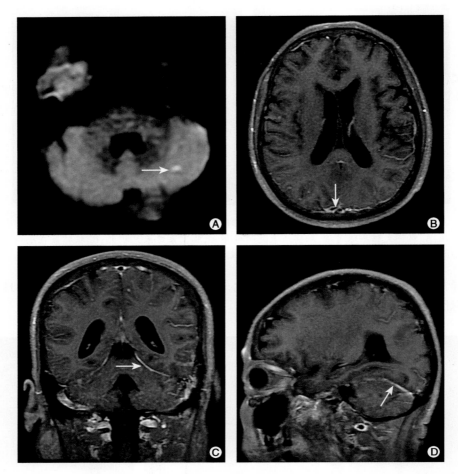

图 49-6　头颅 MRI 平扫+增强（2017-3-9）检查结果

注：A. DWI 序列左侧小脑病灶呈高信号；B~D. 双侧额顶枕部脑回表面增强后软脑膜散在不均匀异常强化

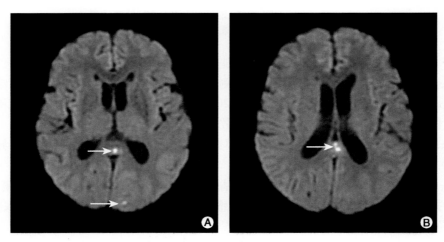

图 49-7　头颅 MRI（2017-3-22）检查结果

注：A~B. DWI 序列可见胼胝体压部及左枕叶 DWI 呈高信号

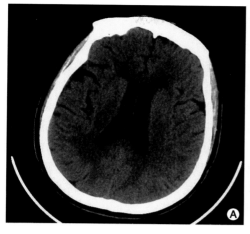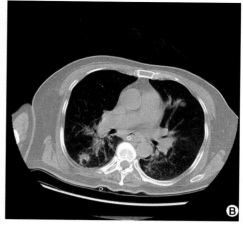

图 49-8　头颅 CT+胸部 CT(2017-4-17)检查结果

注:A.双侧大脑半球对称,右侧基底节区可见小低密度影,双侧侧脑室周围白质对称性密度减低,灰白质分界欠清,脑室系统扩大;B.两肺纹理增重,双侧见散在小结节影,较大者位于左肺上叶,大小约 0.8cm,部分结节较浅淡;双下肺可见索条影及片絮状密度增高影。胸膜增厚,左侧胸腔可见液体密度影

束受损。结合病史、体格检查及辅助检查,定位于脑膜、皮质、右侧锥体束。

【定性讨论】

1. 讨论者一　①结核性脑膜炎:隐匿起病,病程迁徙,进展缓慢,早期不规则低热,体温一般为 37.5~38.0℃,间歇性头痛,而后逐渐加重,有头痛、恶心、呕吐、视物模糊、颈强直等高颅内压表现,曾出现意识稍模糊、胡言乱语等症状,入院血常规提示中性粒细胞百分比稍高,CRP、血沉稍高,脑脊液压力>400mmH$_2$O,脑脊液糖明显降低,脑脊液细胞数增多以淋巴细胞增高为主,头颅 MRI 提示部分脑膜强化,考虑结核性脑膜炎可能性大,完善脑脊液结核分枝杆菌 DNA 检测。②隐球菌性脑膜炎、病毒性脑膜炎待除外。③颅内静脉窦血栓形成:头痛起病,间断不规则发热,高颅内压症状突出,D-二聚体较高,完善头颅 MRI 平扫+增强、MRV 检查。④脑膜癌:中年女性,慢性进行性加重,不除外脑膜癌的可能,但该病一般发热不明显,部分脑脊液细胞学可见异形细胞。

2. 讨论者二　头颅 MRI 提示部分脑膜有强化,进行短时间抗结核治疗病情稳定,考虑结核性脑膜炎的可能,但追问患者及其家属,患者有养鸽子史,脑脊液糖、氯明显降低、蛋白较高,细胞学以淋巴细胞占优势,不排除隐球菌感染。头颅 MRI 可见硬脑膜增厚,不排除肥厚性硬脑膜炎,其他要与脑膜癌、自身免疫性脑膜炎、布鲁氏菌感染鉴别。

3. 讨论者三　①亚急性起病,头痛、恶心、呕吐、发热、脑膜刺激征及意识障碍,腰穿压力明显升高,外院及入院当天查脑脊液白细胞轻中度升高,糖明显下降,头颅 MRI 增强提示部分脑膜强化,考虑隐球菌性脑膜炎的可能;②该患者在外院及本院抗结核治疗无效,胸部 CT 未见结核病灶,脑脊液抗酸染色阴性,结核性脑膜炎的证据尚不足;③化脓性脑膜炎:多为急性起病,脑脊液白细胞多明显增高,可达 1 000×10^6/L 以上,白细胞分类以多核细胞为主,脑脊液涂片有时找到致病细菌,不支持;④病毒性脑膜炎:多为急性起病,一般病情较轻,腰穿压力升高不明显或轻度升高,脑脊液白细胞轻度升高,淋巴细胞为主,生化异常者少见,与该患者表现不同,不支持。

【诊治经过】

入院后完善脑脊液实验室检查、头颅 MRI 平扫+增强等相关检查,予抗结核、糖皮质激素、脱水及对症支持治疗 5 天,仍有发热、顽固性高颅内压、智力下降。第 5 天脑脊液培养见新型隐球菌生长,诊断隐球菌性脑膜脑炎,停抗结核药物,给予氟胞嘧啶注射液 6.25g 静脉滴注维持 24 小时,两性霉素 B 50mg/次、静脉滴注、每日 1 次,地塞米松 20mg/次、静脉滴注、每日 1 次(后逐渐减量至 5mg/次、静脉滴注、每日 1 次),甘油果糖、甘露醇、白蛋白、呋塞米脱水及支持治疗。开始抗真菌治疗时出现顽固性低钾血症、寒战、肝肾功损害、低钙、低磷等情况,抗真菌治疗第 8 天凌晨出现双侧瞳孔不等大、意识障碍,伴有口角歪斜,病情变化前复查头颅 MRI 平扫+增强提示脑膜强化明显增多,并出现左小脑、左后枕叶点状缺血灶,考虑真菌致脑水肿、累及脑干的可能,不排除真菌侵袭血管致炎症的可能。后转入 ICU,患者意识障碍、咳痰无力,予气管插管、呼吸机辅助呼吸,持续镇静状态,夜间间断癫痫发作,予丙戊酸钠抗癫痫。尿培养示大肠埃希菌,痰培养为溶血葡萄球菌,血培养为人葡萄球菌,考虑长时间大剂量使用抗真菌药物导致机会性细菌感染,根据药敏予亚胺培南西司他丁联合万古霉素、利奈唑胺治疗。考虑患者已出现的抗真菌药物副作用及耐受性低,在抗真菌治疗第 16 天调整为两性霉素 B,25mg/次、氟康唑 400mg/次,均为每 12 小时 1 次,及氟胞嘧啶 6.25g/次,每日 1 次,第 19 天调整为氟康唑 400mg/次,每 12 小时 1 次。期间复查头颅 DWI 序列提示胼胝体、左侧侧脑室后角旁多发梗死灶,脑室较前扩大,考虑炎症活动致血管炎和脑实质损害。尿培养为肺炎克雷伯菌,痰培养为肺炎克雷伯菌、铜绿假单胞菌,加替考拉宁 400mg/次,每 12 小时 1 次。目前血感染指标较前好转,神志精神状态好转,颅内压较前下降,脑脊液培养、墨汁染色涂片提示隐球菌数目减少,脑脊液糖较前升高,脑脊液蛋白较前降低,提示抗真菌治疗有效,继续维持目前用量。

【临床讨论】

本例特点及诊治难点:①脑脊液墨汁染色涂片可以早期、快速诊断隐球菌脑膜炎,但特异性和敏感性依赖于检验者的技术水平,患者入院后脑脊液涂片未见隐球菌,脑脊液培养 5 天后确诊,外院脑脊液细胞学检查、脑脊液新型隐球菌荚膜多糖抗原定量检测、阿利新蓝染色均证实隐球菌生长。②患者颅内压增高明显,急性期易形成脑疝,危及生命,最初给予甘露醇、甘油果糖、白蛋白、糖皮质激素、呋塞米脱水降颅内压,但期间出现颅内压下降至 200mmH$_2$O 时将脱水药物减量,患者 3 天后出现意识障碍,瞳孔不等大,后复测颅内压>400mmH$_2$O,提示患者存在顽固性高颅内压,治疗过程中患者对脱水药物的增减非常敏感,在巩固期抗真菌治疗时需结合真菌数目、颅内压、病情制定合适的降颅内压方案,需考虑脑脊液外引流快速控制颅内压,改善疾病预后。③入院后患者出现痰多,双肺闻及痰鸣音,胸部 CT 提示双下肺感染,散在小结节,除考虑肺部细菌感染,还应考虑是否合并肺隐球菌病,肺隐球菌感染胸部 X 线及 CT 表现多样,通常分为单发或多发结节块状影、片状浸润影和弥漫混合病变等三种类型,临床上需注意。④开始使用抗真菌药时,两性霉素 B 须从小剂量 1mg/d,根据患者耐受情况,以后每日增加 2~5mg,逐渐达到 0.7~1mg/(kg·d) 的治疗量,这个过渡不能少,否则可能会出现不耐受所致的副作用,加重病情。⑤对于中枢神经系统症状和体征严重的患者,可以使用更大剂量的地塞米松减轻真菌炎症反应,根据经验决定激素疗程并逐渐减量,一般为 2~6 周,但需要个体化。

隐球菌寄生于鸟类,特别是鸽子,故长期居住潮湿环境和/或接触鸽及其排泄物为隐球菌病的高危因素,文献报道,老年脑膜炎患者隐球菌感染所占比例甚高,文献亦有隐球菌性脑膜炎引起大脑中动脉栓塞的报道。对于诊断隐球菌性脑膜炎的线索如下：①绝大多数首发症状为头痛，其性质为进行性加剧的胀痛，部位多位于双颞侧，多伴恶心、喷射性呕吐；②脑脊液糖降低尤为明显，部分患者可出现低于检测下限，甚至为 0；③若并发脑神经损害，多累及视神经和听神经；④头颅 CT 或 MR 可见脑缺血、梗死病灶，有脑室大、脑积水表现，头颅 MR 可提示软脑膜不同程度强化灶；⑤反复多次行脑脊液墨汁染色、隐球菌乳胶凝集试验及培养有助于确诊。与结核性脑膜炎不易鉴别、误诊的原因：①近年来结核性脑膜炎发病率较前回升，临床医生对其认识提高，并且部分患者有结核病既往史，增加误诊机会；②新型隐球菌性脑膜炎临床表现多为头痛、发热，与其他颅内感染表现相似。脑脊液检查为细胞数和蛋白轻中度升高，在未找到隐球菌之前与结核性脑膜炎不易区别；③病原检出率低，隐球菌在首次脑脊液中检出率为 36%~64%，甚至更少。

【最终临床综合诊断】

隐球菌性脑膜炎

（黄宇靖　宋永斌）

【专家点评】

隐球菌性脑膜炎多亚急性、慢性起病，与其他感染性脑膜炎相比颅内压增高往往更突出。脑脊液细胞数多在数百，以单核为主，蛋白高、糖及氯化物降低，与结核性脑膜炎、脑膜癌病很难鉴别。诊断依赖墨汁和阿利新蓝染色、隐球菌培养、隐球菌荚膜抗原检测，隐球菌荚膜抗原检测敏感性和特异性均高于墨汁染色和真菌培养。过去认为隐球菌性脑膜炎与养鸽子有关，但临床中统计二者相关性不大，隐球菌主要为机会感染，但与免疫力低下也并无直接关系。

（张金涛　戚晓昆）

【参考文献】

1. WANG AY，MACHICADO JD，KHOURY NT，et al. Community-acquired meningitis in older adults：clinical features，etiology，and prognostic factors［J］. J Am Geriatr Soc，2014，62（11）：2064-2070.

2. CACHIA D，SINGH C，TETZLAFF MT，et al. Middle cerebral artery temitory infarct due to Cryptococcus infections title：an uncommon indication for cerebrospinal fluid analysis in stroke patients［J］. Diagn Cytopathol，2015，43（8）：632-634.

3. 俞冲，秦艳丽，朱丽平，等. 27 例隐球菌性脑膜炎患者的临床分析［J］. 中华实验和临床感染病杂志（电子版），2016，10（2）：231-234.

4. 阳洪，余军红. 新型隐球菌性脑膜炎与结核性脑膜炎临床对比分析［J］. 疑难病杂志，2005，4（2）：72-73.

5. 刘忆星，刘恋，方文辉，等. 结核性脑膜炎与新型隐球菌性脑膜炎的鉴别［J］. 暨南大学学报：医学版，2005，26（4）：558.

6. 蒙云，陆少波. 隐球菌性脑膜炎 30 例脑脊液分析［J］. 疑难病杂志，2013，12（2）：132-133.

7. 郭爱华，胡学强. 隐球菌性脑膜炎的诊断与治疗进展［J］. 中国实用内科杂志，2005，25（5）：478-480.

8. BICANIC T，HARRISON TS. Cryptococcal meningitis［J］. BrMed Bull，2005，72（1）：99-118.

9. 露露，石凌波，陈万山，等. 乳胶凝集法检测隐球菌荚膜多糖抗原在隐球菌性脑膜炎和隐球菌肺炎中的早期诊断价值［J］. 检验医学，2008，23（1）：55-57.

10. PERFECT JR，DISMUKES WE，DROMER F，et al. Clinical practice guide-lines for the management of cryptococcal disease：2010 up date by the infectious diseases society of America［J］. Clin Infect Dis，2010，50（3）：291.

11.《中国真菌学杂志》编辑委员会. 隐球菌感染诊治专家共识［J］. 中国真菌学杂志，2010，5（2）：65-86.

12. 周颖杰，李光辉. 隐球菌病治疗实用指南［J］. 中国感染与化疗杂志，2010，10（3）：161-165.

13. CHARLIER C,NIELSEN K,DAOU S,BRIGITTE M,et al. Evidence of a role for monocytes in dissemination and brain invasion by Cryptococcus neoformans[J]. Infect Immun,2009,77(1):120-127.

14. WIEDERHOLD NP,KOVANDA L,NAJVAR LK,et al. Isavuconazole is effective for the treatment of experimental cryptococcal meningitis[J]. Antimicrob Agents Chemother,2016,60(9):5600-5603.

病例 50　反应迟钝 11 天

【现病史】

患者男性,70 岁,退休铁路职工。2014 年 9 月 26 日(入院 11 天前)无诱因出现淡漠、反应迟钝,伴言语减少、记忆力下降、行走缓慢。无意识障碍、言语含糊、饮水呛咳、吞咽困难、肢体麻木无力、抽搐、发热等。病情进行性加重。10 月 1 日门诊行头颅 MRI 平扫提示"双侧放射冠区、左侧丘脑可疑结节"。以"颅内占位病变"于 2014 年 10 月 7 日收入院。患者自发病以来,精神稍差,饮食不知饥饱,睡眠正常,大、小便正常,自觉体力正常,体重无明显变化。

【既往史】

既往"高血压、高血压性心脏病、心功能不全、Cushing 综合征(不依赖 ACTH 的肾上腺大结节性增生)"病史,长期服用"阿司匹林肠溶片、厄贝沙坦片、苯磺酸氨氯地平片、美托洛尔片";否认肝炎、结核等传染病病史;否认药物及食物过敏史;否认手术、外伤及输血史;预防接种史不详。

【个人史】

久居于本地,无疫区居住史;无疫水、疫源接触史;无放射性物质及毒物接触史。无吸烟、饮酒史。已婚,爱人及子女均健康。

【家族史】

家族中无特殊疾病史。

【查体】

体温:36.4℃,脉搏:60 次/min,呼吸:16 次/min,血压:190/100mmHg。内科系统检查未见异常。神经系统查体示神志清楚,反应迟钝,言语流利,对答部分切题;地点定向力大致正常,时间定向力障碍;近期记忆力减退;计算力"100-7=63,63-7=?",MMSE 19 分,MOCA 9 分;右侧鼻唇沟变浅,余脑神经未见异常。右上肢肌张力稍增高。双上肢肌力 5 级,左下肢肌力 5⁻级,右下肢肌力 5 级。双侧指鼻试验稳准,双侧跟膝胫试验稳准。双侧肢体浅深感觉对称。左侧肱二头肌肌腱反射(+++),左侧肱二头肌肌腱反射(++),左侧膝腱反射(+++),左侧膝腱反射(++)。双侧 Babinski 征阴性。颈软,双侧 Kernig 征阴性,双侧 Brudzinski 征阴性。大、小便正常。

【辅助检查】

1. 实验室检查　血同型半胱氨酸 22.7μmol/L,叶酸 9.7nmol/L,免疫球蛋白 IgG 6.72g/L;血常规、生化、甲状腺功能、肿瘤标志物全套、风湿全套、血清维生素 B_{12}、CRP、血沉、降钙素原、白介素-6 水平正常。

2. 胸部 CT 平扫　双下肺背侧小叶间隔增厚,双肺部分支扩,左室大。

3. 肾上腺 MRI 平扫　双侧肾上腺见不规则肿块,边缘分叶,信号呈稍长 T_1、稍长 T_2 信号改变;双肾未见明显异常信号。腹膜后未见肿大淋巴结,腹腔未见积液。印象:双侧肾上腺区转移瘤可能大。

4. 骨髓穿刺 未见明显异常。

5. 腰穿检查结果 ①腰穿结果(2014-10-5):压力 86mmH$_2$O,白细胞计数 6×10^6/L,红细胞计数 1×10^6/L,蛋白 0.97g/L,氯化物 123.6mmol/L,糖 3.19mmol/L,乳酸脱氢酶 52U/L,腺苷脱氨酶 5U/L,脑脊液 IgG 11.5mg/dl,细菌学检查阴性;细胞学检查阴性;血及脑脊液寡克隆区带(-)。②腰穿结果(2014-11-11):脑脊液淡黄色,透明,白细胞计数 3×10^6/L,蛋白 2.97g/L,氯化物 122.4mmol/L,糖 2.75mmol/L,乳酸脱氢酶 78U/L,腺苷脱氨酶 10U/L,脑脊液 IgG 31.9mg/dl,细菌学检查阴性,细胞学检查阴性。

6. 头颅 CT 扫描(图 50-1) 双侧放射冠区、左侧丘脑见类圆形稍高密度影,周围见低密度水肿影。

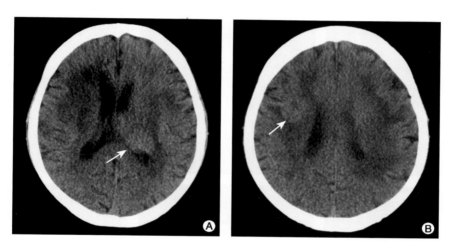

图 50-1 头颅 CT 扫描检查结果
注:A~B.双侧放射冠区、左侧丘脑见类圆形稍高密度影,周围见低密度水肿影

7. 头颅 MRI(2014-10-8)(图 50-2) 双侧额叶、双侧放射冠、左侧背侧丘脑团块、结节状稍长 T$_1$、T$_2$ 信号灶;DWI 呈稍高信号,ADC 值降低;增强呈较明显强化;病灶周围见大片水肿信号影。

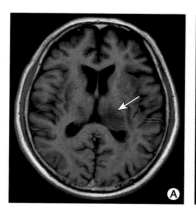
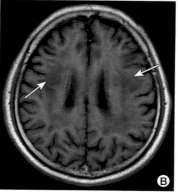
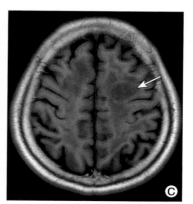

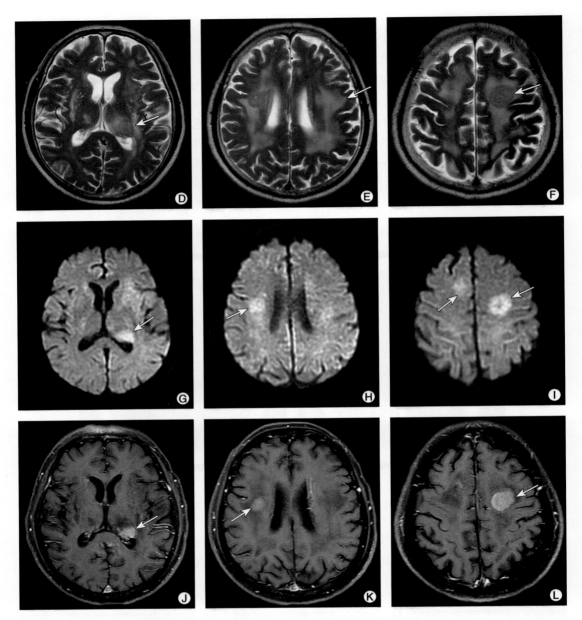

图 50-2 头颅磁共振+增强（2014-10-8）检查结果

注：A～F. 双侧额叶、双侧放射冠、左侧背侧丘脑可见团块、结节状稍长 T_1 及稍长 T_2 信号灶；G～I. DWI 呈稍高信号；J～L. 增强呈较明显强化，病灶周围见大片水肿信号影

8. 头颅 MRS（2014-11-2）（图 50-3） 病灶区 NAA 峰明显降低，Cho 峰明显增高，Cho/NAA＝2.609 0；病灶区见 Lip 峰及 Lac 峰。

9. 全身 PET/CT 检查 ①双侧额叶及双侧脑室周围占位性病变，双侧肾上腺结节样增粗，反射性摄取增高，均考虑恶性肿瘤，转移瘤或淋巴瘤可能；②双肺下叶支气管轻度扩张，左肺下叶膨胀不全；③双侧腋窝、纵隔淋巴结非特异行改变；④前列腺增生。

【定位分析】

认知功能障碍，右上肢肌张力稍增高，左侧腱反射活跃，结合头颅 CT 及 MRI 检查，定位

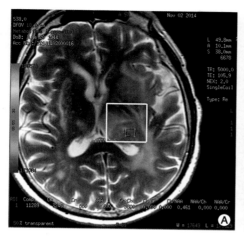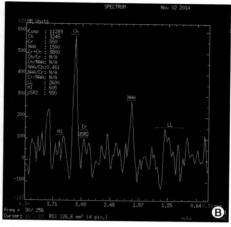

图 50-3 头颅 MRS(2014-11-2)检查结果

注:A~B.病灶区 NAA 峰明显降低,Cho 峰明显增高,Cho/NAA = 2.609 0;病灶区见 Lip 峰及 Lac 峰

于右侧额叶、双侧放射冠、左侧丘脑。

【定性讨论】

1. 淋巴瘤 多见于老年患者,常以认知功能障碍、行走不稳为主要临床表现。该患者头颅 CT 扫描见侧脑室旁多发类圆形稍高密度病灶,头颅 MRI 病灶呈稍长 T_1、稍长 T_2 信号,呈均匀一致显著强化。DWI 呈稍高信号,ADC 值降低。MRS 病灶区见 Lip 峰及 Lac 峰,NAA 峰明显降低,Cho 峰明显增高。PET/CT 检查提示双额叶、双侧侧脑室旁病灶[18]F-FDG 摄取增高,支持该诊断。

2. 转移瘤 颅内多发长 T_1、长 T_2 病变,增强后病灶强化明显,PET/CT 检查提示病灶[18]F-FDG 摄取增高,且双侧肾上腺恶性肿瘤可能。应注意排除转移瘤。

3. 胶质母细胞瘤 可表现为颅内多发长 T_1、长 T_2 病变,强化明显。MRS 病灶区 NAA 峰明显降低,Cho 峰明显增高,见 Lip 峰及 Lac 峰。但是,胶质瘤病灶内信号混杂,常见坏死、囊变、出血,该例影像学不典型。

4. 瘤样脱髓鞘病变 多急性起病,可见颅内多发病灶,呈长 T_1、长 T_2 信号,但该病 MRS 检查提示病灶区 NAA 峰降低和 Cho 峰增高不显著,MRS 检查无 Lip 峰,头颅 CT 扫描呈低密度影,MRI 增强多不均匀,PET/CT 检查无[18]F-FDG 摄取增高。故该例患者影像学不支持。

【诊治经过】

入院后给予脱水等治疗,患者病情无好转。2014 年 11 月 16 日复查头颅 MRI 检查提示:右侧额叶、双侧放射冠、左侧背侧丘脑病灶较前略有增大。2014 年 10 月 20 日在局麻下行立体定向活检术。

【病理结果】

活检部位:左侧额叶。

取碎组织一堆 0.6cm×0.6cm×0.2cm,呈灰白色,质软。镜检见少量脑组织变性,伴较多组织细胞及部分淋巴细胞,胶质细胞轻度异型增生,局灶 CD20 阳性淋巴细胞增生成片且增殖指数较高。免疫组化检查结果:GFAP、Vim、NeuN 部分(+),S-100(+),P53(−),CD3 部分(+),CD20 小片(+),Ki-67(+),CD68(+),CD34 血管(+),CD21(−),CD10(−),Bcl-6 局灶

（+），Mum 灶（+），Bcl-2（+），CD5 部分（+），CyclinD1（-），CD43 部分（+）。病理诊断：倾向于中枢神经系统炎性脱髓鞘病变,请临床进一步检查除外 B 细胞淋巴瘤可能。

病理切片送本市外院会诊,意见如下：切片见部分脑组织疏松、水肿伴退行性变,较多 T 淋巴细胞及泡沫细胞浸润,边缘可见胶质细胞反应性增生,细胞轻度异形,结合免疫组织化学及组织学特征,倾向于脱髓鞘病变。

病理切片送至首都医科大学宣武医院病理科会诊,病理诊断：淋巴瘤样肉芽肿（图 50-4）。

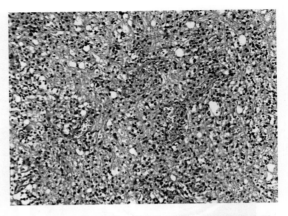

图 50-4　患者左侧额叶活体组织病理学检查结果

注：镜下见少量脑组织见有变性,并伴较多组织细胞及部分淋巴细胞浸润,HE×100

【治疗及转归】

2014 年 12 月 3 日给予甲泼尼龙治疗（500mgd,逐步减量）。2014 年 12 月 15 日给予环磷酰胺治疗（1 000mg/次静脉滴注,100mg/d 口服）。患者病情无好转。2014 年 12 月 24 日复查头颅 MRI 提示左侧背侧丘脑结节灶明显均匀强化,较前稍增大；右侧额叶、双侧放射冠区见小斑点、模糊斑片状强化灶,较前缩小、模糊。2015 年 1 月 13 日患者进食过程中出现呛咳、窒息、昏迷,行气管插管、呼吸机辅助呼吸等治疗。患者自主呼吸恢复,仍持续昏迷。后反复发热、咳痰。床边胸部 X 片提示双肺感染。给予抗感染、营养支持、脱水等治疗。2015 年 2 月 4 日复查头颅 MRI 提示右侧额叶、双侧放射冠区、左侧丘脑病灶较前均增大。2015 年 3 月 2 日出现左侧颞叶钩回疝。2015 年 3 月 4 日患者死亡。征得患者家属同意后,再次取病变脑组织行病理检查。

【病理结果】

尸检部位：全脑组织。

大体：灰白碎组织一堆,共 4.5cm×3.5cm×1.5cm。

镜检：镜下可见瘤细胞弥散分布,间质有些散在的血管。瘤细胞小,细胞质少,细胞有明显的异型性。免疫组化：LCA（+），GFAP（-），CD3（-），CD20（-），Ki-67（60%），CyclinD1（-），CD10（-），Bcl-2（+），Bcl-6（-），MUM-1（-），CD23（+），PLAP（-），PAX-5（+），CD79a（+），TDT（-），CD5（-），PAS（-）（图 50-5）。

病理诊断：脑组织 B 细胞来源淋巴瘤,结合免疫组化检查结果,考虑弥漫性大 B 细胞淋巴瘤（ABC 型）。

【临床讨论】

原发性中枢神经系统淋巴瘤（primary central nervous system lymphoma,PCNSL）为发生于脑、脊髓、眼及软脑膜的非霍奇金恶性淋巴瘤,是相对少见的中枢神经系统恶性肿瘤。但是,近二十余年以来,PCNSL 的发病率明显升高,特别是老年人群。

任何年龄均可发生 PCNSL,平均发病年龄 65 岁,免疫功能健全者易发生在 50~70 岁,免疫功能缺陷者易发生在 30~40 岁。PCNSL 临床表现无特异性,根据病灶部位不同而症状各异。常见症状有认知功能障碍、运动障碍、癫痫及颅内高压等。影像学检查发现颅内占位

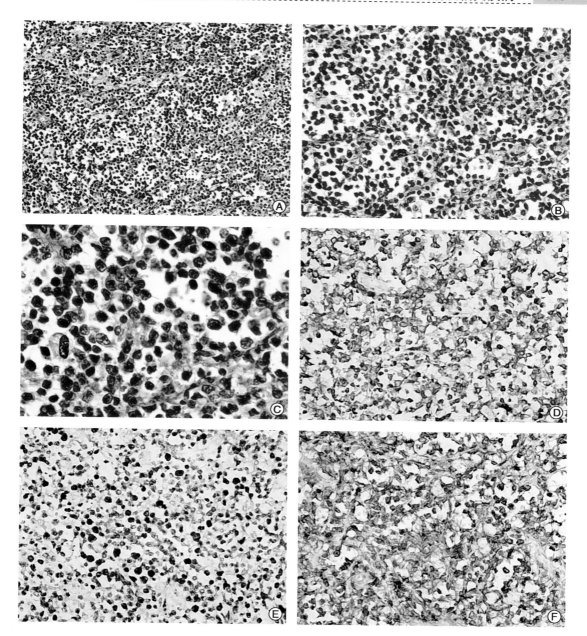

图 50-5 患者左额叶组织病理学检查结果

注：A. 组织内大量肿瘤细胞浸润，间质可见红染物质，局部小血管增生，HE×100；B. 肿瘤细胞密集成片，部分区域可见细小核仁，HE×200；C. 肿瘤细胞核深染，核呈圆形、多角形，可见小核仁，细胞质稀少，HE×400；D. 肿瘤细胞膜阳性，LCA×200；E. 异型 B 淋巴细胞膜阳性，CD79a×200；F. 肿瘤细胞核阳性，Ki-67×200

病变要与 PCNSL 鉴别。全面的眼科检查有利于发现眼部病变。还应进行 HIV、HBV、HCV、血浆 LDH 检测。建议行骨髓穿刺检查血液系统功能。PET/CT 并非常规检查，但是有助于与其他非恶性肿瘤病变相鉴别。确诊需要进行病理检查。

影像学检查是诊断 PCNSL 的重要方法。PCNSL 病灶单发或多发，免疫功能缺陷者易出现多发病灶。CT 扫描时病灶呈稍高密度影。MRI 常规扫描时，病灶在 T_1WI 呈等或稍低信号,在 T_2WI 呈等、稍低或高信号。病灶多呈均匀一致的显著强化,DWI 多呈高信号,ADC 为等或低信号。依靠常规的影像学检查难以准确地诊断 PCNSL。常需要综合应用 PWI、MRS、PET/CT 等影像学检查来鉴别胶质瘤、转移瘤及瘤样脱髓鞘病变等。PCNSL 和高级别胶质瘤在 CT 扫描呈等或高密度影,瘤样脱髓鞘病变在 CT 扫描呈低密度影。胶质母细胞瘤和转移瘤在 PWI 呈高灌注表现,瘤样脱髓鞘病变在 PWI 呈低灌注表现,PCNSL 可低灌注或稍高灌注。PCNSL、胶质瘤病灶中均可见 NAA 峰明显降低,Cho 峰明显增高,出现 Lip 峰和 Lac 峰。但是,非坏死胶质瘤病灶内 Lip 峰少见。坏死胶质瘤病灶中,Lip 峰明显。PET/CT 检查时,恶性肿瘤病灶 ^{18}F-FDG 摄取增高,瘤样脱髓鞘病变病灶无 ^{18}F-FDG 摄取增高。

病理诊断是诊断 PCNSL 的金标准。临床上常应用立体定向活检,病理学检查阳性率可达 90% 以上。PCNSL 对激素反应敏感。活检之前应避免应用激素,以免干扰诊断。PCNSL 病灶常呈灰白色颗粒状,可见灶性坏死或出血,但很少出现囊变。镜下可见肿瘤细胞在组织间隙中弥漫浸润生长。典型病例可见肿瘤细胞围绕血管分布,呈“袖套”状。大多数 PCNSL 为 B 细胞起源,弥漫性大 B 细胞淋巴瘤最常见。当病理诊断困难时,可再次进行活检。对脑脊液进行细胞病理学检查、流式细胞术分析、蛋白组学和非编码 RNA 检测,有助于提高 PC-NSL 病理诊断阳性率。

PCNSL 病灶周边可见反应性胶质细胞增生或炎性细胞浸润。当取材部位不典型时,PCNSL 可能误诊为瘤样脱髓鞘病变。加之两者均对激素反应敏感,更易引起误诊。可综合应用 CT、PWI、MRS、PET/CT 等影像学检查来鉴别。

淋巴瘤样肉芽肿(lymphomatoid granulomatosis,LyG)是一种淋巴细胞增殖性疾病,病灶中可见 B 淋巴细胞增生,还可见 T 淋巴细胞浸润;淋巴细胞亦围绕血管分布,但是常见血管破坏,常累及肺、肾等器官。中枢神经系统 LyG 的临床表现无特异性。难以通过影像学检查来鉴别中枢神经系统 LyG 与 PCNSL。LyG 与 PCNSL 在病理上亦可混淆,可应用分子病理进行鉴别。LyG 尚无标准治疗方案,可应用激素或免疫抑制剂治疗,亦可联合应用放疗和化疗。LyG 预后差,多在 3 年内死亡。一部分 LyG 转化为 PCNSL,未治疗的 PCNSL 仅生存数月。经治疗后 PCNSL5 年生存率可达至 30%~40%。目前主要治疗方法是在诱导期应用大剂量氨甲蝶呤(>3g/m²),巩固期可联合应用全脑外放疗或自体干细胞移植。

【最终临床综合诊断】

弥漫性大 B 细胞淋巴瘤(活化 B 细胞样,ABC 型)

(崔敏　濮捷　武强　黎红华)

【专家点评】

PCNSL 多以认知障碍起病,但临床中容易忽视。病灶可多发,超过半数 CT 为高密度、MRI 显著均匀强化特征明显,可出现典型的缺口征、握拳征等,但要注意糖皮质激素治疗对影像的干扰,激素治疗后病灶可完全消失,同时还干扰病理诊断,但病情易反复,复发时病灶部位可变化,故在确诊前慎用糖皮质激素。

PCNSL 易累及室管膜、软脑膜,脑脊液细胞学免疫组化诊断阳性率可达 30%,多次细胞学检查可提高检出率。因 PCNSL 在病灶边缘有时病理可见 T 细胞,故病理不典型时也容易与瘤样炎性脱髓鞘病、原发性中枢神经系统血管炎混淆,应重视影像学特征的识别。该例患者首次病理曾考虑脱髓鞘病,会诊考虑 LyG,可见此类疾病的病理有时复杂难辨,对此类患者,要充分结合临床及影像进行判断,随访更为重要。LyG 为 PCNSL 的前哨病变,可疑病例应注意临床影像随访。

该患者为 CD20 阴性的弥漫大 B 淋巴瘤,分子病理可分四型:浆母细胞淋巴瘤(PDL)、原发性渗出性淋巴瘤(PEL)、源于人类疱疹病毒 8 型的相关多中心性 Castleman 病大 B 细胞淋巴瘤、ALK 阳性的弥漫大 B 淋巴瘤,此类淋巴瘤主要发生于免疫抑制合并病毒感染的患者,由于病例报道较少,治疗缺乏标准,预后较差。

(刘建国　姚生　戚晓昆)

【参考文献】

1. 郭玉璞,徐庆中等.临床神经病理学[M].北京:人民军医出版社,2008:194-208.
2. 劳拉.脑磁共振波谱成像[M].1 版.刘筠,译.天津:科技翻译出版社,2005:10-11.
3. 孙辰婧,洪柳,刘建国,等.颅内肿瘤样脱髓鞘病与原发性中枢神经系统淋巴瘤临床误诊病理分析[J].中华神经科杂志.2015,48(9):757-762.
4. 宋捷,林洁,周磊等.原发性中枢神经系统淋巴瘤样肉芽肿一例[J].中华神经科杂志,2016,49(3):249-251.
5. 张剑宁,程岗.原发性中枢神经系统淋巴瘤的再认识[J].中华神经外科疾病研究杂志,2016,15(1):1-4.
6. SEMRA PAYDAS. Primary central nervous system lymphoma:essential points in diagnosis and management[J]. Med Oncol,2017,34(4):61.
7. JIMENEZ DE LA PENA MD,VICENTE LG,ALONSO RC,et al. The multiple faces of nervous system lymphoma. atypical magnetic resonance imaging features and contribution of the advanced imaging[J]. Curr Probl Diagn Radiol,2017,46(2):136-145.
8. 刘建国,胡学强.中枢神经系统瘤样脱髓鞘病变诊治指南[J].中国神经免疫学和神经病学杂志,2017,24(5):305-317.

病例 51　间断头痛 15 天,头晕、四肢乏力 1 周

【现病史】

患者男性,65 岁,湖北人,于 2015 年 8 月 24 日(入院 15 天前)自觉头痛,间断发作,无其他伴随症状,就诊于当地社区医院,诊断为"紧张型头痛、颈椎病",予扩血管、改善微循环治疗好转出院。于 2015 年 8 月 31 日(入院 9 天前)出现头晕,吐词不清,自觉四肢乏力,右肢体较为著,伴行走不稳,9 月 2 日(入院 7 天前)就诊于当地某医院,考虑"脑梗死",治疗(具体不详)后症状无缓解,头晕、四肢乏力逐渐加重,门诊以"脑梗死?"收入院。患者自发病以来,嗜睡,食欲差,体力下降,二便正常,体重无明显变化。

【既往史】

否认"高血压、糖尿病"等慢性病病史;否认肝炎、结核等传染病病史;否认药物及食物过敏史;1995 年因头部外伤行右顶枕骨去骨瓣术,否认输血史;预防接种史不详。

【个人史】

生于原籍,无外地久居史,无疫水源接触史。饮酒 40 年,3～4 次/周,每次约 200g;吸烟 40 年,每日 10～20 支。

【婚育史】

适龄婚配,育有 3 子,配偶及子体健。

【家族史】

家族中无传染病及遗传病史。

【查体】

体温：36.2℃，脉搏：76 次/min，呼吸：18 次/min，血压：130/84mmHg。右顶枕骨部分缺如，余内科系统体检未发现明显异常。神经系统检查：嗜睡，反应迟钝。言语欠流畅，对答不切题；查体欠配合。左侧鼻唇沟较浅，示齿口角稍偏右，伸舌偏左，左侧肢体肌力 4 级，右侧肢体肌力 4⁻级。双侧指鼻试验欠稳准，双侧跟膝胫试验欠稳准。双侧浅感觉查体不配合，双侧深感觉查体不配合。双侧肱二头肌肌腱反射、膝腱反射（++），双侧 Babinski 征阴性，脑膜刺激征阴性。

【辅助检查】：

1. 实验室检查（2015-9-10）　血、尿、便常规未见异常；糖化血红蛋白 8.7%；空腹血糖 9.49mmol/L；血钾 3.75mmol/L、血钠 133.9mmol/L↓、血氯 98.6mmol/L↓；血沉 14mm/h；结核蛋白芯片阴性；T-spot 检查阴性；肝功能、血脂四项、同型半胱氨酸、心肌酶谱、心肌标志物、血清叶酸+维生素 B_{12}、凝血功能、肿瘤标志物、输血前四项（梅毒、乙肝、丙肝、HIV 抗体）、甲状腺功能三项均正常。

2. 实验室检查（2015-9-14）　血沉 20mm/h，降钙素正常，IL-6：28.0pg/ml↑，免疫球蛋白：IgA 3.10g/L、IgG 20.00g/L↑、IgM 0.52g/L。T-spot（2015-9-16、2015-9-22）均为有反应性。血 OB、自身免疫性脑炎相关抗体均阴性。

3. 脑脊液结果　见大量淋巴细胞和少量中性粒细胞，部分细胞已退变，未见异形细胞；OB 阳性；自身免疫性脑炎相关抗体阴性；多次脑脊液检查结果（表 51-1）。

表 51-1　脑脊液检查结果

指标	2015 年 9 月 10 日	2015 年 9 月 14 日	2015 年 9 月 20 日	2015 年 9 月 28 日	2015 年 10 月 9 日	2015 年 11 月 6 日	2015 年 11 月 24 日
压力/mmH₂O	160	225	80	130	145	70	110
性状	淡黄微混	无色透明	无色透明	无色透明	无色透明	无色透明	无色透明
蛋白定性	阳性	阳性	阳性	阳性	阳性	阳性	阳性
白细胞/(×10⁶·L⁻¹)	460	100	70	49	42	16	5
红细胞/(×10⁶·L⁻¹)	50	1	170	0	4	0	2
单核比例/%	96	97	97	89	90	15/16	未分类
多核比例/%	4	3	3	11	10	1/16	未分类
蛋白/(g·L⁻¹)	2.99	1.49	1.23	1.37	1.36	1.04	0.9
氯化物/(mmol·L⁻¹)	112.9	115.2	114.1	114.4	113.6	121.0	120.0
糖/(mmol·L⁻¹)	2.1	2.32	1.85	3.67	3.44	4.21	4.71
IgG/(mg·dl⁻¹)	63.80	56.8	45.8	46.3	37.3	19.7	14.6
微生物涂片	阴性	阴性	阴性	阴性	阴性	阴性	阴性
培养	阴性	阴性	阴性	阴性	阴性	阴性	阴性

4. 脑电图（2015-9-17）　中度异常脑电图。

5. 头颅 MRI　①头颅 MRI（2015-9-2）（图 51-1）：左侧基底节区、脑桥及双侧丘脑异常信号考虑为脑梗死,可见脑白质病变、脑萎缩。②头颅 MRI+DWI+MRA(2015-9-7):双侧小脑蚓部、双侧丘脑及左侧海马尾部、脑桥、中脑可见多发急性腔隙性梗死;脑动脉硬化。③头颅 MRI 平扫+增强(2015-9-11)(图 51-2):脑桥、中脑、双侧丘脑、胼胝体多发长 T_1 长 T_2 异常信号,FLAIR 序列为高信号,三脑室扩大,脑膜强化明显,脑干周边及小脑幕为著。

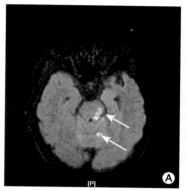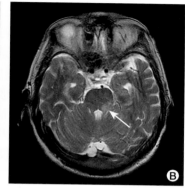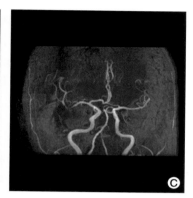

图 51-1　头颅 MRI(2015-9-2)检查结果

注:A～C. 左侧脑桥及双侧丘脑可见长 T_2 信号,DWI 呈高信号,MRA 未见明显异常

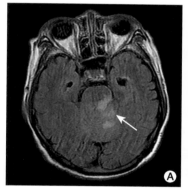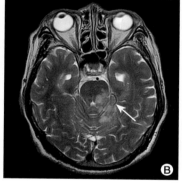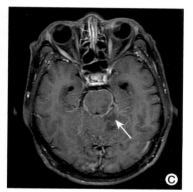

图 51-2　头颅 MRI 平扫+增强(2015-9-11)检查结果

注:A～C. 左侧脑桥、双侧小脑蚓部多发短 T_1 信号及长 T_2 信号,FLAIR 序列为高信号,三脑室扩大,脑膜强化明显

6. 胸部 CT(2015-9-10)　右肺上叶局灶炎症,两肺下叶纤维灶;右侧胸腔少量积液,主动脉管壁钙化,心脏增大,腹腔少量积液。

7. 盆腔 CT(2015-9-13)　左侧阴囊实性肿块并钙化,附睾结核? 畸胎瘤? 请结合临床,建议 MRI 检查;双侧睾丸鞘膜积液(右侧为著)。

【定位分析】

患者意识障碍,定位于脑干上行网状激活系统;左侧鼻唇沟较浅、示齿口角稍偏右、伸舌偏左定位于左侧皮质核束;左肢肌力 4 级,右肢肌力 4^- 级,定位于双侧皮质脊髓束;双侧指鼻试验欠稳准,双侧跟膝胫试验欠稳准,定位于小脑及其联系纤维。结合入院患者头颅 MRI 提示双侧丘脑、左侧颞叶、脑桥、中脑、小脑半球、小脑蚓部急性梗死,定位于基底动脉及其分支供血区域。

【定性分析】

患者为老年男性,有糖尿病病史及长期烟酒史,急性起病,MRI 提示 DWI 弥散受限,考虑定性为缺血性脑血管病,初步诊断为脑梗死(双侧丘脑、左侧颞叶、脑桥、中脑、小脑半球、小脑蚓部),不全基底动脉尖综合征;2 型糖尿病。

【诊疗经过】

入院后予抗血小板聚集(阿司匹林肠溶片 100mg/次口服,每日 1 次)、清除自由基(依达拉奉注射液 20ml/次静脉滴注,每 12 小时 1 次)、控制血糖(阿卡波糖 50mg/次口服,每日 3 次)、调脂(阿托伐汀钙片 40mg/次口服,每晚 1 次)等治疗。意识障碍及肢体活动障碍改善不明显。入院第三日(9 月 9 日)出现精神症状、胡言乱语、整晚不眠,食欲缺乏,血压:148/87mmHg,意识模糊,反应迟钝。当日行腰穿检查,考虑病毒感染可能,结核性脑膜脑炎、肿瘤、炎性脱髓鞘等疾病不除外,予抗病毒、免疫球蛋白治疗,病情仍无明显改善。入院第五日(9 月 11 日)出现发热,体温于 37.5～38℃ 之间。入院第十三天(9 月 19 日),出现高热,体温达 39.4℃,复查 T-spot:有反应性。头颅 MRI:脑膜脑炎并发梗死灶。血清自身免疫性脑炎相关抗体阴性。鉴于患者两次腰穿糖及氯化物均稍偏低,第二次 T-spot 检测呈阳性反应,考虑结核感染可能,给予诊断性四联抗结核:异烟肼 0.6g/次、口服每日 1 次,利福平 0.6g/次、口服每日 1 次,吡嗪酰胺片 0.5g/次,口服每日 3 次,乙胺丁醇 0.75g/次口服、每日 1 次。抗结核治疗后体温渐下降,意识渐恢复,体征好转,脑脊液化验相关指标逐步改善。10 月 12 日发现患者右侧阴囊内包块,经超声、CT 诊断为结核性附睾炎。继续抗结核、抗血小板聚集,调控血糖、血压治疗,激素逐步减量,症状进一步好转。11 月 25 日复查腰穿明显好转。查体:神志清楚,对答基本切题,言语较前清晰,反应稍迟钝,右侧鼻唇沟稍浅,左侧肢体肌力 5 级,右侧肢体肌力 5⁻级,双侧指鼻试验稍欠稳准,颈软。病愈出院。

【临床讨论】

结核性动脉炎(tuberculous arteritis)是中枢神经系统结核感染的表现之一,其损害机制为脑膜炎性渗出物损害血管外膜,发展以致损害整个血管壁,引起坏死性血管炎、血栓形成及血管闭塞。结核性脑动脉炎较易累及纤细的脑动脉穿支,基底节和内囊部位的梗死较常见。结核性动脉炎在中枢神经系统结核感染中并非罕见,但多数发生于病程的中晚期,以脑梗死为首发表现的情况较少见。此病例临床表现极不典型,患者入院前及入院初期无发热等感染征象,入院后血象、血沉等炎性指标均正常,无脑膜刺激征及明显头痛症状,结核抗体及首次 T-spot 检测均无阳性发现,虽脑脊液异常,但早期明确结核诊断较困难。而此患者为老年男性,具有糖尿病、烟酒嗜好等相关危险因素,符合动脉粥样硬化性脑梗死的特点,也一定程度上使临床判断受到了误导。患者临床表现不典型可能与患者年龄偏大、糖尿病导致免疫力低下、反应差有关。尽管如此,但患者的结核诊断并非无迹可寻,患者较早发生的意识障碍,T_2 加权像上长 T_2 信号区域较 DWI 范围更大等异常征象,以及在入院前不久的头痛病史对患者并非寻常动脉粥样硬化性脑梗死诊断提供了一定的线索。此病例带来的经验是对于老年脑梗死,在考虑动脉粥样硬化、小动脉硬化、栓塞等常见脑梗死因素之外,也应充分考虑感染、免疫、肿瘤等特异性梗死病因,这具有相当重要的临床意义。近年来结核斑点试验被广泛应用于临床结核的诊疗,并被认为有较好的敏感性及特异性,但实际应用当中并未如此。此患者首次 T-spot 检测无反应性,对于老年糖尿病患者 T-spot 可能存在一定假阴性。因此,对于疑诊中枢神经系统结核的老年糖尿病患者 T-spot 阴性情况下也不宜轻易排除,多次 T-spot 检测复查可能有帮助。

【最终临床综合诊断】

结核性动脉炎;基底动脉尖综合征;2 型糖尿病

（林琅　黎红华　廖光昊）

【专家点评】

该例老年男性,有多种脑血管病危险因素,起初临床症候及影像检查拟诊后循环新发"梗死"也在情理之中,但治疗过程中病情递进,出现精神症状、高热、头痛加重,多次脑脊液常规及生化改变明显异常,尤其脑脊液蛋白明显升高,细胞数以单核为主,糖和氯化物降低,这非脑梗死可以解释了,依据首次的脑脊液结果就应该考虑感染,尤其是结核、隐球菌等。经验诊断性抗结合治疗效果好及后续检查结果确认是结核性脑膜脑炎。

当然,本例结脑较突出地是以基底动脉相应支配的血管受累明显,这实际也是结核累及血管的结果。应当知道结核杆菌常易累及颅底脑膜、脑神经及颅底血管网而出现相应的症候。要说明的是,T-spot 检测对于结核性脑膜脑炎的诊断只是锦上添花,关键还要依据临床、影像、脑脊液等综合判断。结核在附睾上较常见,本例患者入院后并未提及,后来发现睾丸肿大,提示将来查体对于疑似颅内感染的患者,鉴别结核感染时要注意结核好发部位的体检。

（戚晓昆　姚生　刘建国）

【参考文献】

1. WASAY M,KHAN M,FAROOQ S,et al. Frequency and impact of cerebral infarctions in patients with tuberculous meningitis[J]. Stroke. 2018,49(10):2288-2293.

2. SCHOEMAN JF,DONALD PR. Tuberculous meningitis[J]. Handb Clin Neurol,2013,112:1135-1138.

3. LEONARD JM. Central Nervous System Tuberculosis[J]. Microbiol Spectr,2017,5(2):TNMI7-0044-2017.

第二章

脊髓疾病及相关疾病

病例 52
间歇性小便障碍伴双下肢麻木无力 7 个月

【现病史】

患者男,48 岁,木工。于 7 个月前(2011 年 7 月始)在长距离(约 1 公里)步行后常有小便障碍,表现为尿急、尿失禁,无尿潴留及排尿困难。症状波动。6 个月前出现双下肢麻木力弱,长距离行走后加重,严重时完全不能站立及行走,休息(约 20 分钟)后减轻,可步行回家或由他人搀扶。5 个月前连续饮酒后出现排尿困难,尿潴留,骑电动车到当地镇卫生院就诊,但经休息后尿潴留又有缓解,自行解出小便。2012 年 2 月 17 日到笔者所在医院门诊以"双下肢无力待查"收入。自发病以来无发热,大便干结,勃起功能障碍,体重无下降。

【过去史】

否认"高血压、糖尿病"等慢性病病史;否认肝炎、结核等传染病病史;否认药物及食物过敏史;否认手术、外伤及输血史;预防接种史不详。

【个人史】

无疫水、疫源接触史;无放射物、毒物接触史;无毒品接触史;无冶游史。吸烟 30 年,约每日 15 支,嗜白酒 30 年,约每日 250g。已婚,育有 1 子,配偶及儿子健康。

【家族史】

父亲死于食管癌,母亲死于脑出血,长兄死于食管癌,二哥死于交通事故,三哥死于自杀,2 个妹妹体健。家族中无传染病病史及类似病史。

【查体】

体温:36.6℃,脉搏:78 次/min,呼吸:20 次/min,血压:130/80mmHg。内科系统检查未见异常。神经系统检查:意识清楚,精神好,言语流利,智力粗测正常。脑神经检查未见异常。双上肢肌张力、肌力正常,双下肢肌张力低、肌力 4⁻ 级。双手指鼻稳准,跟膝胫试验尚可。双膝关节以下、双股外侧背侧、会阴部及鞍区痛温觉减退。双侧肱二头肌肌腱反射、桡骨膜反射(+),双侧膝腱反射及跟腱反射未引出。双侧提睾反射、提肛反射未引出。双侧 Hoffmann、Babinski 及 Chaddock 征(-)。颈软,Kernig 征(-)。

【辅助检查】

1. 实验室化验　血常规、生化、甲状腺功能五项、免疫四项、风湿免疫检查、血清副肿瘤抗体均正常。

2. 脑脊液 无色清晰,压力 170mmH$_2$O,潘迪试验(++),红细胞计数 46×10^6/L、白细胞 4×10^6/L,蛋白 944mg/L,葡萄糖 3.0mmol/L,氯化物 119mmol/L,抗 Hu(-)、抗 Ri(-)、抗 Yo(-)。

3. 神经电生理检查 双侧正中神经、尺神经、桡神经运动神经传导速度及波幅正常;双侧股神经、胫神经、腓神经运动神经传导速度减慢,波幅正常;所检感觉神经(尺神经、正中神经、胫神经、腓神经)未见异常。

4. 胸椎 MRI(图 52-1) T$_7$ 至脊髓圆锥水平脊髓内异常信号,增强扫描呈明显斑片状强化。

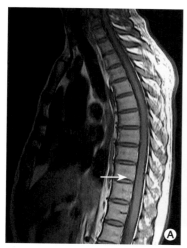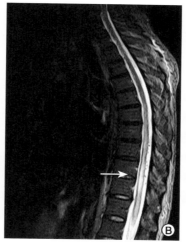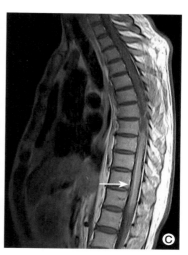

图 52-1 患者治疗前胸椎 MRI 检查结果

注:A.T$_1$WI 示髓内中央低信号;B.T$_2$WI 示条索状异常高信号,呈"铅笔"样,脊髓背侧脑脊液中有串珠样或虫蚀样迂曲低信号血管影;C.增强后病变区呈 T$_7$~T$_{12}$ 明显强化(箭头所示)

【定位分析】

根据患者小便障碍,双下肢无力,L$_4$ 以下痛、温觉减退,定位脊髓腰膨大以下病变,但结合影像说明胸腰髓及腰骶神经根(神经电生理检查腰骶神经根有累及)均有受累。

【定性讨论】

1. 急性脊髓炎 常有双下肢无力,大小便障碍,MRI 检查常显示脊髓增粗,髓内异常信号,脑脊液细胞数和蛋白含量正常或轻度增高,但多为急性起病,病前可有感染或预防接种史,迅速出现脊髓横贯性损害的临床表现,以胸髓(T$_3$~T$_5$)最为常见。但该患者病史较长,症状呈波动性,而且每日症状可以好转,不支持诊断。

2. 多发性硬化(multiple sclerosis,MS) 是一种免疫介导的中枢神经系统炎性脱髓鞘疾病。本病最长累及的部位为脑室周围、近皮质、视神经、脊髓、脑干和小脑。主要临床特点为病灶的空间多发性和时间多发性。复发-缓解型最为常见,但 MS 空间多发性是指病变部位的多发,时间多发性是指缓解-复发的病程,并非症状的"波动",尤其症状持续必须大于 24 小时,而该患者无力的症状有时可以在休息 20 分钟后得到缓解和改善,患者症状波动过于"短暂",这基本上就排除了 MS。MS 脊髓病灶一般不超过 2 个椎体,多位于白质,可强化,该患者病变脊髓有 5 个节段之长也不支持。

3. 视神经脊髓炎谱系疾病（neuromyelitis optica spectrum disorders，NMOSD）   2015 年国际 NMO 诊断小组（IPND）制定了新的 NMOSD 诊断标准，取消了 NMO 的单独定义，将 NMO 整合入更广义的 NMOSD 疾病范畴中，它是一组主要由体液免疫参与的抗原-抗体介导的中枢神经系统炎性脱髓鞘疾病谱。NMOSD 脊髓病灶多见于颈段及胸段，连续长度一般 ≥3 个椎体节段，80%~90%病例呈现反复发作病程。患者病灶位于胸腰段，症状短暂快速的波动，缺乏 NMOSD 的典型临床和影像特点，不支持。

【诊治经过】

初步考虑急性脊髓炎，给予甲泼尼龙 500mg/d 静脉滴注，第二日双下肢无力加重至 2 级，不能站立行走。再次阅片脊髓 MRI 背侧可见虫蚀样、串珠样异常留空信号影。考虑应该提示脊髓动静脉血管异常可能，故完善脊髓血管造影检查（图 52-2）。

【临床讨论】

硬脊膜动静脉瘘（spinal dural arteriovenous fistula，SDAVF）是供应硬脊膜或神经根的动脉在椎间孔处穿过硬膜时与脊髓引流静脉交通，形成瘘口，导致脊髓静脉压动脉化，引起脊髓静脉高压导致了一系列病理改变。年发病率 50/10 万~100/10 万，好发于胸椎下段和腰椎上段，80%硬脊膜动静脉瘘发病年龄多在 40 岁以上，男性占 79%。

由于脊髓静脉不具有静脉瓣，SDAVF 的存在使引流硬脊膜的静脉动脉化，血液流入硬脊膜表面的冠状静脉丛，由于该静脉丛与髓内根静脉之间缺乏静脉瓣，血流即可通过根静脉反流至脊髓表面正常的静脉

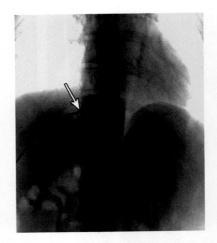

图 52-2   脊髓血管造影检查结果
注：右 T_{11} 肋间水平动脉硬脊膜支硬脊膜动静脉瘘形成，可见迂曲的动脉化引流静脉，向上及向下引流（箭头）

回流系统，使髓周静脉内压力增高而迂曲扩张。髓周静脉压力增高致使髓内静脉压力也随之增高造成脊髓正常静脉回流障碍，脊髓充血，毛细血管内血液瘀滞，小动脉缺血，间质水肿，严重者出现脊髓变性、坏死，造成不可逆的损害。

SDAVF 一般为隐匿起病，缓慢进展，没有特征性的症状和体征。主要表现为双下肢渐进性无力、麻木、步态异常等，在早期或后期病程中伴有大、小便障碍，1/3 男性病例有勃起功能障碍。症状常具有波动性，休息时临床症状改善，在长距离行走、饮酒、某种特定体位（如蹲位）、怀孕、应用糖皮质激素或扩血管药物等使症状加重。本例与此符合，早期临床表现医师一定要重视这个临床相。患者初入院时考虑脊髓炎，给予甲泼尼龙冲击治疗，病情立即加重，更支持 SDAVF 诊断。41%患者出现腱反射增强/阵挛和病理征等痉挛性轻瘫的表现，36%的患者出现腱反射减弱/消失和病理征阴性等迟缓性轻瘫的表现，可能与累及腰骶神经根有关。18%的患者下肢有刺痛感。69%的患者有传导束型浅、深感觉受累症状。16%的患者下肢有袜套样感觉缺失。3/4 的患者腰穿脑脊液检查蛋白升高，细胞数正常。正是基于上述临床表现 SDAVF 常常被误诊为脊髓炎、多发性硬化、脊髓肿瘤、脊髓亚急性联合变性等。中老年男性发病较多，常尿急、尿潴留起病，双下肢无力不突出，易误诊为前列腺增生症；间歇性跛行，双下肢无力，易误诊为腰骶管狭窄；双下肢无力或四肢无力，腱反射减弱或消失，易误诊为多发性周围神经病。

脊髓 MRI 检查是诊断 SDAVF 的重要依据。SDAVF 患者的脊髓 MRI 主要表现为：脊髓内等 T_1、长 T_2 信号影，病灶位于脊髓中心呈"铅笔样"改变；脊髓周围迂曲血管影，可视为 SDAVF 的直接 MRI 征象；脊髓不均匀斑片状强化。

脊髓血管造影是 SDAVF 诊断的金标准，可清楚显示瘘口的位置、供血动脉、侧副支动脉以及引流静脉。80%～90% 的 SDAVF 位于下胸髓和上腰髓，通常是单发的，所以造影部位首选下胸段肋间动脉和腰干。个别患者造影后会出现症状的加重，考虑可能由于造影剂黏滞度高，在引流静脉内滞留，加重静脉高压。因此，检查前需要将脊髓血管造影检查术后病情恶化的可能告知患者和亲属。此例患者造影时将造影剂用肝素盐水稀释后再造影，术中观察未出现双下肢肌力下降。

SDAVF 治疗方式有直接手术方法：单侧半椎板切除并夹闭或切断瘘道；血管内治疗方法：把栓子注射进供血动脉封闭瘘道。栓塞材料种类较多：颗粒（PVA），弹簧圈，液体胶（NBCA）等。血管内治疗的优势在于侵袭性小、诊断和治疗可以一次完成。前两者栓塞材料复发率高，现已很少使用。

【治疗及转归】

首次造影未见瘘口及引流静脉显影，但半年后复查发现肋间动脉测支瘘口及引流静脉，遂行单侧半椎板切除瘘道夹闭术。

【最终临床综合诊断】

硬脊膜动静脉瘘

（张金涛　李东岳）

【专家点评】

脊髓 SDAVF 临床特点归结为：①中老年隐匿起病，男性居多，缓慢进展。②主要表现为双下肢渐进性无力、麻木、步态异常等，如"间歇性跛行"；病程中伴有大、小便障碍，症状常具有波动性，休息后可缓解，与 MS、NMOSD 不符。③加重因素：长距离行走、饮酒、某种特定体位（如蹲位）、糖皮质激素、活血化瘀及扩血管药物。④脑脊液蛋白升高。⑤SDAVF 常被误诊为脊髓脱髓鞘病、脊髓肿瘤、脊髓亚急性联合变性等。尿急、尿潴留起病，双下肢无力不突出，常易误诊为前列腺增生症；间歇性跛行，双下肢无力，易误诊为腰骶管狭窄；双下肢无力或四肢无力，腱反射减弱或消失，易误诊为多发性周围神经病。

脊髓 MRI 检查是诊断 SDAVF 的重要依据。主要表现为：①脊髓明显增粗；脊髓受累节段较长，呈等 T_1、长 T_2 信号。②病灶内有时可见出血信号，呈短 T_1 或短 T_2 信号，这更支持，并有助于与脱髓鞘病相鉴别。③脊髓周围迂曲血管影，在脑脊液中呈圆点样或虫蚀样、串珠样异常流空 T_2 低信号影，可视为 SDAVF 的直接 MRI 征象；脊髓不均匀斑片状强化，特别是沿脊髓表面的软膜可见强化的血管影。掌握了其临床特点及影像特点不难诊断 SDAVF。

（戚晓昆　姚生　石进）

【参考文献】

1. 马廉亭. SDAVF 与 SPAVF 的诊治与鉴别［J］. 中国临床神经外科杂志，2016,21（7）：385-393.

2. 齐向前，韩凯伟，许政，等. 硬脊膜动静脉瘘 28 例误诊及预后分析［J］. 中华神经外科疾病研究杂志，2015,14（5）：421-424.

3. 曹杨，冯恩山，王清河，等. 脊髓硬脊膜动静脉瘘的显微外科治疗［J］. 中国微侵袭神经外科杂志,2015,20（9）：399-401.

4. ZAKHARY SM，HOEHMANN CL，CUOCO JA，et al. A case report of spinal dural arteriovenous fistula：origins，

determinants, and consequences of abnormal vascular malformations [J]. Radiol Case Rep, 2017, 12 (2): 376-382.

5. TATSUYA U, HARUO N, YUKIHISA F, et al. Intramedullary spinal cord abscess associated with spinal dural arteriovenous fistula[J]. J Neurol Sci, 2016, 368: 94-96.

6. SHARMA K. Delayed onset paraparesis complicating epidural steroid injection with 6. underlying spinal dural arteriovenous fistula[J]. Pain Manag, 2016, 6(5): 421-425.

7. LEE J, LIM YM, SUH DC, et al. Clinical presentation, imaging findings, and prognosis of spinal dural arteriovenous fistula[J]. J Clin Neurosci, 2016, 26: 105-109.

病例 53　左下肢力弱 20 余天，右下肢力弱、双下肢感觉异常 1 周

【现病史】

患者男性，29 岁。2012 年 3 月下旬（20 余天前）出现夜间双下肢频繁抽筋，左下肢为著，补钙后无好转。渐感左下肢力弱，程度较轻，上下楼时大腿酸痛感；4 月 8 日晨起后发现左足趾上翘困难，渐发展至左足活动不能，伴左下肢力弱，行走需搀扶；当地医院检查胸椎磁共振平扫+增强提示 $T_{11} \sim T_{12}$ 水平髓内异常信号影。4 月 12 日（1 周前）出现腰痛，呈持续性，坐位时缓解，卧位及立位疼痛加剧，伴右下肢力弱，近端明显，渐出现双下肢感觉感退；近 3 天出现排尿费力，表现为排尿等待，排尿不净。为进一步诊治 4 月 19 日入院。患者目前精神状态欠佳，体力差，食欲尚可，睡眠差，大便基本正常，体重无明显变化。

【既往史】

否认"高血压、糖尿病、冠心病、房颤"等慢性病病史；否认肝炎、结核、伤寒等传染病病史；否认药物及食物过敏史；否认手术、外伤及输血史；疫苗接种史不详。

【个人史】

生于原籍，无外地久居史；否认疫水接触史；否认毒物及放射物接触史；否认冶游及吸毒史；无吸烟、饮酒不良嗜好。

【家族史】

否认家族遗传性疾病病史及类似疾病史。

【查体】

体温：36.8℃，脉搏：78 次/min，呼吸：18 次/min，血压：130/80mmHg，身高：169cm，体重：76kg。内科系统检查无异常。神经系统查体示意识清楚，言语流利。脑神经查体未见异常。双上肢肌张力正常，肌力 5 级；双下肢肌张力减低，双侧髂腰肌、股四头肌肌力 4^- 级，左侧背屈及跖屈肌力 0 级，右侧背屈及跖屈肌力 5^- 级；双侧股二头肌及腓肠肌均可见肌束颤动。双侧髂前上棘以下针刺觉、振动觉减退。双上肢腱反射对称活跃，双下肢腱反射消失，双足跖反射中性；上中下腹壁反射均正常。双下肢病理征阳性。

【辅助检查】

1. 血液检验　①血常规：白细胞 15.80×10^9/L，中性粒细胞百分比 64.3%，红细胞 4.91×10^{12}/L，血红蛋白 140g/L。②生化+免疫指标+肿瘤标志物：肝功能、肾功能、血糖正常，甘油三酯 5.29mmol/L；IgE 测定 124.00IU/ml，总补体效价测定 60.7U/ml，CA_{125} 37.80U/ml、NSE 80.63ng/ml。③免疫四项正常。

2. 腰穿检查　脑脊液外观无色透明，初压 $200mmH_2O$，Pandy 试验（+），细胞总数 $70\times10^6/L$，白细胞数 $20\times10^6/L$，葡萄糖 $2.4mmol/L$、氯化物 $118mmol/L$，蛋白 $2\,189.1mg/L$，脑脊液 IgG $26.80mg/dl$、IgM $0.62mg/dl$、IgA $1.71mg/dl$。

3. 神经电生理检查　针极肌电图提示双侧 T_{10}、T_{11}、T_{12}、右侧 L_1、右侧 L_2 椎旁肌可见纤颤电位及正锐波，运动单位电位参数未测，募集相为单纯相。左侧胫前肌、双侧腓肠肌无自发电位，未见运动单位电位。左侧股四头肌、右侧胫前肌无自发电位，运动单位电位时限、波幅均未见异常，募集相为干扰相。运动神经传导检测提示双侧胫神经、双侧腓总神经正常；感觉神经传导检测提示双侧腓肠神经正常。

4. 三次胸椎 MRI 检查结果　①胸椎 MRI 平扫+增强（2012-4-8）（图 53-1）：T_{11}、T_{12} 椎体水平脊髓髓内病灶呈 T_1 等信号，伴明显肿胀，T_2 高信号，呈片状异常强化影，考虑炎性脱髓鞘病变可能性大，不能完全除外脊髓肿瘤；②腰椎 MRI 平扫+增强（2012-5-4）（图 53-2）：T_{11} 下部～L_1 水平脊髓及脊髓圆锥见梭形病灶，T_1WI 稍低信号、T_2WI 稍高信号，增强后病灶明显不均匀强化，马尾形态正常，考虑胶质瘤可能性大，不完全除外脱髓鞘病变。③胸椎 MRI

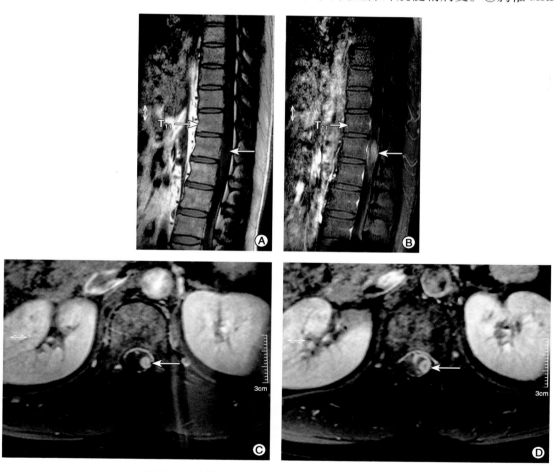

图 53-1　胸椎 MRI 平扫+增强（2012-4-8）检查结果

注：A. 矢状位 T_1WI 可见胸 T_{11}～L_1 椎体水平髓内等信号病灶（箭头）；B. 增强后可见 T_{12} 椎体水平髓内病灶呈子弹头样强化（箭头）；C. 轴位 T_1WI 增强可见髓内病变偏左呈圆形状强化（箭头）；D. 轴位 T_1WI 增强可见髓内病变呈实性强化（箭头）

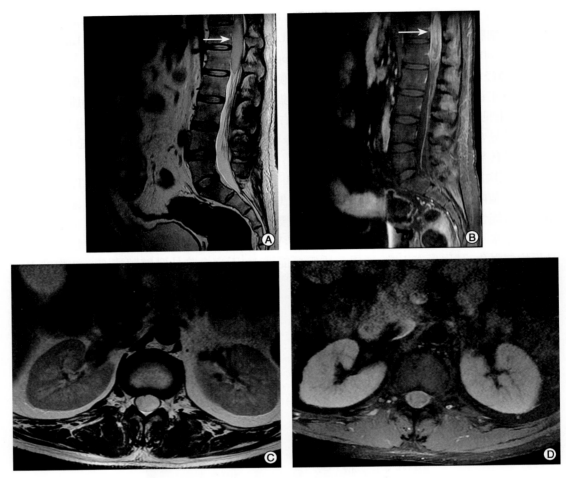

图 53-2　腰椎 MRI 平扫+增强（2012-5-4）检查结果

注：A. 矢状位 T_2WI 可见 T_{11} 下部～L_1 水平脊髓及脊髓圆锥见梭形稍高信号病灶，边界清晰（箭头）；B. 增强后病灶明显不均匀强化（箭头）；C. 轴位 T_1WI 可见髓内等信号病灶；D. 增强后病灶呈不均匀强化

平扫+增强（2012-5-22）（图 53-3）：T_{11}、T_{12} 椎体水平脊髓明显肿胀，脊髓下段及圆锥可见异常强化灶，较前片（2012-4-13）病灶增大，考虑胶质瘤可能性大。

【定位分析】

腰痛定位于腰丛感觉神经根；双下肢肌力减退、肌张力减低、腱反射消失，结合肌电图结果定位于腰骶段脊髓前角或前根；双侧股二头肌、腓肠肌均可见肌束颤动，双足跖反射中性，肌电图提示相关肌群可见自发电位，而运动神经传导及感觉神经传导检测正常，提示病变部位位于脊髓前角；排尿费力定位于自主神经系统、脊髓；左侧髂前上棘以下深感觉减退，定位于左侧 T_{12} 水平脊髓后索；结合影像学定位于 T_{11}、T_{12} 椎体水平脊髓内。

【定性讨论】

1. 脊髓髓内肿瘤　是脊髓肿瘤中的一类，相对少见，约占椎管内肿瘤的 20%，可分为：神经胶质瘤（约占 80%），血管性肿瘤（约占 5%），脊膜瘤，神经鞘瘤和神经纤维瘤。一般慢性起病，或亚急性起病。极少数为急性起病，病程数月至数年。临床以肢体麻木、无力，肌肉萎缩、肌束纤颤、尿便障碍为表现。如病灶部位在高颈段且脊髓占位效应明显时可累及呼吸

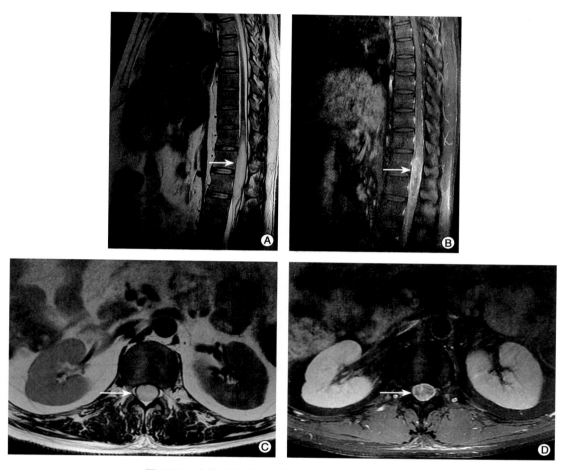

图 53-3　胸椎 MRI 平扫+增强（2012-5-22）检查结果

注：A. 矢状位 T_2WI 可见 $T_{11} \sim T_{12}$ 水平脊髓明显肿胀，髓内可见稍高信号病灶（箭头）；B. 增强后病灶呈片状异常强化影（箭头）；C. 轴位 T_1WI 示等、稍低信号病灶（箭头）；D. 增强后病灶呈片状不均匀强化影（箭头）

肌，导致呼吸衰竭死亡。此患者临床表现为双下肢呈下运动神经元性瘫痪，伴根性疼痛。影像学表现为病灶有明显环形强化。针极肌电图证实脊髓病灶相应节段肌肉呈神经源性损害，运动神经传导及感觉神经传导检测均正常。提示病灶相应节段脊髓前角损害，此电生理特点支持髓内肿瘤。

2. 脊髓炎性脱髓鞘病　是一种自身免疫性疾病，病理表现为脊髓白质髓鞘发生脱失或变薄。急性或亚急性起病，发病前常有发热、感染、出疹、疫苗接种和受凉史。女性较男性多。临床症状表现为：肢体麻木、疼痛，肢体无力，传导束型感觉障碍，严重时出现尿便障碍。MRI 表现为与脊髓长轴平行的 T_1WI 低信号、T_2WI 高信号病灶，可长达数个脊髓节段，主要损害白质，边界往往不清，有时可见对比增强，表明处于活动期。相应节段肌肉针极肌电图检查无异常。本患者起病较急，病情进展较快，临床表现支持此病。但不支持点为影像学显示病变边界清楚，有明显强化；针极肌电图提示病灶相应节段肌肉神经源性损害，若为炎性脱髓鞘病肌电图应正常。

【诊治经过】

患者入院后按脊髓炎性脱髓鞘病予静脉滴注甲泼尼龙 500mg/次,每日 1 次冲击治疗,3 天后减半,逐渐递减。并联合丙种球蛋白静脉滴注 5 天,症状无好转,于 2012 年 7 月 23 日行 $T_{11} \sim T_{12}$ 水平髓内病灶切除术。

【病理结果】

取材部位: $T_{11} \sim T_{12}$ 水平髓内病变。术中送检:灰红组织一块,大小为 1.3cm×1cm×0.3cm,质软。病理冰冻:(胸髓内)胶质瘤 Ⅱ ~ Ⅲ 级。术后送检:不整形组织总大小 2.5cm×2.2cm×1.4cm,表面粗糙,切面灰白质软湿润。

病理常规:(胸髓内)间质型星形细胞瘤,局部呈胶质母细胞瘤改变,WHO Ⅲ ~ Ⅳ 级。免疫组化染色显示肿瘤细胞:p53(+,<25%),EGFR(-),Ki-67(+,<25%),S-100(+),VEGF(+),Olig-2(-),Nestin(+),MGMT(个别细胞+)。

病理诊断:胸髓内胶质瘤(WHO Ⅱ ~ Ⅲ 级)。

【临床讨论】

脊髓髓内肿瘤是脊髓肿瘤中的一类,相对少见,约占椎管内肿瘤的 20%,多见于颈段、胸段。根据其病理组织学特点可分为:神经胶质瘤(约占 80%),血管性肿瘤(约占 5%),脊膜瘤,神经鞘瘤和神经纤维瘤。在神经胶质瘤中,室管膜瘤最常见(约占 55% ~ 60%),其余为星形细胞瘤(约占 30%)、神经胶质母细胞瘤(约占 20%)、少突胶质细胞瘤(约占 7%)。脊髓髓内肿瘤一般呈慢性或亚急性起病,罕见急性起病,病程数月至数年。临床表现为肢体麻木、疼痛、肢体无力、肌萎缩、肌束颤动、尿便障碍,如病灶部位在高颈段且占位效应明显时可累及呼吸肌,导致呼吸衰竭。目前诊断脊髓髓内肿瘤主要依据磁共振成像平扫并增强检查。

脊髓炎性脱髓鞘病(inflammatory demyelinating disease)是一种自身免疫性疾病,病理表现为脊髓白质髓鞘发生脱失或变薄。急性或亚急性起病,发病前常有发热、感染、出疹、疫苗接种和受凉史。临床症状表现为:肢体麻木、疼痛,肢体无力,传导束型感觉障碍,严重时出现尿便障碍。脊髓炎性脱髓鞘病分为临床孤立综合征(clinically isolated syndrome,CIS)、视神经脊髓炎(neuromyelitis optica,NMO)、多发性硬化(multiple sclerosis,MS)、长节段横贯性脊髓炎(longitudinally extensive transverse myelitis,LETM)等。目前的辅助诊断方法主要有磁共振成像平扫+增强、脑脊液免疫学检查。

尽管 MRI 是当前诊断脊髓疾病的主要检查手段,由于髓内肿瘤早期在临床上缺乏特异性表现,而部分脊髓炎性脱髓鞘病灶会呈现"假瘤样"改变,其 MRI 表现出轻度占位效应,伴有病灶周围轻度水肿,很容易误诊为脊髓髓内肿瘤。自 1981 年起,国内外文献开始陆续报道将二者诊断混淆的病例,甚至有将脊髓炎性脱髓鞘病误诊为髓内肿瘤而行手术治疗。因此,充分认识此两种疾病的特点对提高诊断准确率、选择最佳治疗方案及预后有重大意义。

胸腰段髓内肿瘤临床特点:胸、腰节段损害的具体表现:①胸段($T_2 \sim T_{12}$):表现双下肢呈上运动神经瘫痪,病灶水平以下全部感觉缺失,大、小便障碍,受损髓节支配的躯干部位常有神经根性痛或束带感。在脊髓前角及前根受损时出现病变节段支配相应肌肉的下运动神经损害表现,并伴有肌肉萎缩、肌束颤动。②腰膨大($L_1 \sim S_2$):双下肢呈下运动神经元性瘫痪,下肢及会阴部感觉丧失,大小便障碍,伴有下腰和/或下肢神经根性疼痛。

国内有相关文献报道 MRI 对脊髓占位检测阳性率 84.3%,而针极肌电图对脊髓占位检测阳性率高达 90.7%。髓内肿瘤因肿瘤生长的特殊性,常会累及病灶节段的脊髓灰质(前角细胞），MRI上典型病灶未出现前，相应节段肌肉的针极肌电图可表现为神经源性损害，静息状态下可见自发电位（纤颤电位、正锐波）；轻收缩可见运动单位电位时限延长、波幅增高、多相波百分比增多，大力收缩募集电位可见高波幅单纯相或混合相。运动神经传导及感觉神经传导检测正常。而炎性脱髓鞘病的特点为累及白质（传导束），EMG通常无异常。

　　脑脊液检查不仅在炎症性疾病中有鉴别诊断价值，同时也可为脊髓肿瘤的早期诊断提供线索。肿瘤压迫脊髓产生蛛网膜下腔梗阻时，在脑脊液成分中最为特征性的变化是蛋白量增加。一般认为，①梗阻程度越重，蛋白含量就越高；②肿瘤所在平面越低，蛋白量增加越明显，马尾病变甚至可以出现脑脊液自凝。当脑脊液中蛋白质在10g/L以上时，流出后呈黄色胶冻状凝固，而且还有蛋白-细胞分离现象，临床上称为Froin综合征，是蛛网膜下腔梗阻性脑脊液的特征。脊髓肿瘤脑脊液中细胞数一般正常，如脑脊液中细胞数升高应首先考虑炎症病变，但在硬脊膜内髓外肿瘤中也可有细胞数轻度升高。

　　影像学特点：①X线检查脊柱平片中可见的继发改变有椎管腔前后径增加，椎弓根内缘吸收和其间距加宽，椎间孔扩大等，但提供帮助有限。②MRI检查可显示肿瘤形态，诊断髓内肿瘤应遵循三个重要原则：髓内肿瘤的基本影像特征是脊髓增粗；绝大多数髓内肿瘤至少有部分强化，但需注意的是，没有强化并不是排除髓内肿瘤的标准；髓内肿瘤中一般会伴有囊变。

　　脊髓肿瘤唯一有效疗法为手术切除肿瘤。除非有足够的证据认为是手术无法切除的恶性肿瘤，或患者一般情况难以耐受手术，对确诊为脊髓肿瘤尤其是良性肿瘤均应进行手术治疗。对于髓外良性肿瘤，如能全部切除，常能获得满意的功能恢复。对于浸润性髓内肿瘤难以彻底手术切除，宜采取脊髓背束切开减压，也可明显改善脊髓受压症状。对分界清晰的髓内肿瘤如室管膜瘤，星形细胞瘤确有可能全部切除而保存脊髓功能。放射治疗虽非根治措施，但对某些恶性肿瘤或血管性肿瘤有一定的疗效，可作为手术治疗的辅助疗法。脊髓肿瘤的预后，取决于手术前脊髓受压的程度和期限、肿瘤的性质、生长部位和患者的一般状况。由于脊髓肿瘤良性者居多，而且大多数都能达到全切除，很少再发，故多数肌力恢复满意。

　　总之，脊髓髓内病变在炎性脱髓鞘病和髓内肿瘤两者之间早期不易鉴别，如在临床上遇到具有占位效应的髓内病灶时，应尽可能详细的收集并分析病史，进一步行免疫、神经电生理、影像学等方面检查。目前大家在临床诊断中仍主要依赖影像学进行鉴别，但由于神经的解剖特殊性，影响其诊断的敏感性及特异性，不能反映脊髓前角及神经根的损伤程度，而针极肌电图可以弥补不足。针极肌电图可以识别脊髓前角的损害，神经传导测定则对于疾病部位的确定很有意义，如病变是在脊髓，还是神经根。髓内肿瘤因病变累及脊髓灰质，肌电图表现为神经源性损害，而炎性脱髓鞘病病变累及脊髓白质，肌电图表现正常。故神经电生理检查若出现神经源性损害时应高度提示肿瘤而非炎性脱髓鞘病。治疗上可先给予糖皮质激素试验性治疗并随访，若症状短时间内无好转，占位效应持续存在，再考虑活检或外科手术，切忌盲目手术及放疗，给患者带来不良后果。

【治疗及转归】

　　患者大剂量激素和免疫球蛋白冲击治疗后，腰部疼痛、双下肢无力无明显好转，神经外科会诊后考虑不除外胶质瘤，建议手术治疗。术后患者腰部疼痛好转，左下肢无力较前好转。左侧股四头肌、胫前肌肌力4级，背屈及跖屈肌力2级，右下肢肌力4+级。给予康复、针灸、理疗进行肢体功能锻炼。

【最终临床综合诊断】

脊髓胶质瘤

（王红芬　黄旭升）

【专家点评】

脊髓髓内肿瘤是相对少见的一类脊髓肿瘤,约占椎管内肿瘤的20%,多见于颈段、胸段。一般呈慢性或亚急性起病,病程可以较长。很少见急性起病,但急性起病的病程一般在数月至数年。临床表现为肢体麻木、疼痛,肢体无力,肌萎缩,肌束颤动,尿便障碍,目前诊断脊髓髓内肿瘤主要依据磁共振成像平扫+增强检查。

脊髓髓内病变在炎性脱髓鞘病和髓内肿瘤两者之间早期不易鉴别,髓内肿瘤通常影像重、临床轻,而炎性脱髓鞘病临床随影像同步进展;另外,炎性脱髓鞘病在急性期对糖皮质激素敏感,激素冲击后病灶可明显缩小,强化明显消退。对于激素治疗后强化病灶持续存在无明显好转的,应考虑脊髓肿瘤;再有脊髓胶质瘤往往占位效应更为显著,低位梗阻或累及腰骶神经根时,脑脊液蛋白可显著增高。脊髓转移瘤和淋巴瘤少见。

（姚生　刘建国）

【参考文献】

1. 王忠诚.神经外科学[M].武汉:湖北科学技术出版社.1998.

2. CHAMBERLAIN MC,TREDWAY TL. Adult primary intradural spinal cord tumors:a review[J]. Curr Neurol Neurosci Rep,2011,11(3):320-328.

3. ROTH C. Intramedullary tumors[J]. Der Radiologe,2011,51(12):1032-1038.

4. 桂秋萍,王鲁宁.脱髓鞘性假瘤[J].诊断病理学杂志,2002,9(4):243-244.

5. 刘冬戈,杨重庆,刘晓霞,等.瘤块型脱髓鞘病变的临床及病理特点[J].中华病理学杂志,2002,31(1):16-19.

6. MUELLER-MANG C. Imaging of demyelinating and neoplastic diseases of the spinal cord[J]. Radiologe,2010,50(12):1073-1083.

7. OH SH,YOON KW,KIM YJ,et al. Neuromyelitis optica mimicking intramedullary tumor[J]. J Korean Neurosurg Soc,2013,53(5):316-319.

8. TSIVGOULIS G,KONTOKOSTAS S,BOVIATSIS E,et al. Teaching neuroimages:neuromyelitis optica misdiagnosed as spinal cord tumor[J]. Neurology,2014,82(4):e33.

9. 王红芬,陈朝晖,凌丽,等.肌电图对颈髓髓内肿瘤及炎性脱髓鞘病的鉴别诊断研究[J].中华内科杂志,2014,53(6):469-472.

病例 54　双下肢无力3年余,加重并二便失禁3个月

【现病史】

患者男性,75岁。自2014年起(3年多前)无明显诱因行走时感双下肢无力,抬腿迈步较困难,曾发生跌跤数次。2015年自觉双下肢无力较前加重,脐以下肢体麻木及感觉减退,就诊于外院血管外科,发现双侧下肢静脉瓣功能不全,予以对症处理,未见明显好转,且双下肢无力加重。2016年患者逐渐需要拄拐行走,并出现双下肢肌肉萎缩。自2016年11月起(3个月前),患者双下肢无力及脐以下肢体麻木感较前加重,伴二便失禁。期间就诊数家医

院,头颅、颈椎及腰椎 MRI 等检查,提示颅内多发缺血灶、颈椎病、腰椎间盘突出症等。病程中无肢体抽搐、牙关禁闭、口角歪斜,无言语不利、吞咽困难等症。笔者所在医院门诊行肌电图检查提示:双侧下肢可疑神经源性损害。2017 年 2 月 7 日门诊以"双侧下肢无力待查"收入我科。患者自发病以来,精神饮食尚可,睡眠可,大、小便失禁,体重无明显变化。

【既往史】

2016 年发现"肝血管瘤",具体不详。"焦虑抑郁"病史多年,长期就诊北京大学第六医院,口服"喹硫平、帕罗西汀"等药物,病情控制尚可。否认其他病史。

【个人史】

无粉尘、毒物、放射性物质接触史,无传染病接触史,无疫区接触史,无食生鱼、生肉史,无冶游史。否认吸烟饮酒史。

【家族史】

否认家族性遗传性疾病及传染病病史。

【查体】

体温:36.2℃,脉搏:77 次/min,呼吸:18 次/min,血压:125/78mmHg。内科系统检查未见异常。神经系统检查:高级皮质功能正常,脑神经检查未见异常,双侧上肢肌力 5 级,双侧下肢肌力 3 级,四肢肌张力正常。双侧上肢指鼻、轮替正常对称。浅感觉自 L_2 平面以下减退,深感觉自 T_{10} 平面水平以下减退。双侧肱二头肌肌腱、肱三头肌肌腱反射正常对称,双侧膝腱、跟腱反射正常。提睾反射未引出。双侧 Chaddock 征、Babinski 征阳性。脑膜刺激征阴性。患者目前无法独立行走,mRS 4 分。

【辅助检查】

1. 血液检查结果　血常规、血生化未见异常。

2. 超声检查结果　肝胆胰脾肾彩超正常;膀胱残余尿 B 超(2016 年 11 月)示膀胱残余尿 553ml,神经源性膀胱。

3. 腰穿检查　压力 100mmH$_2$O,无色透明,脑脊液常规、生化、自身免疫抗体、寡克隆区带、副肿瘤指标均未见异常。

4. 四肢、胸锁乳突肌肌电图(2017-1-24)　双侧下肢可疑神经源性损害,神经传导速度正常。

5. MRI 检查结果　胸椎 MRI(2014-9-10)(图 54-1):$T_7 \sim L_1$ 水平脊髓异常信号。头颅MRI(2014-9-12):双侧额叶、枕叶皮质下多发小缺血灶。腰椎 MRI(2016-11-28):腰椎退行性变。颈椎 MRI(2016-11-28):颈椎退行性变,$C_3 \sim C_7$ 椎间盘突出,脊髓受压。胸椎 MRI(2017-2-9)(图 54-2):$T_7 \sim L_1$ 水平脊髓异常信号。

【定位分析】

双侧下肢肌力 3 级,双侧 Chaddock 征、Babinski 征阳性,定位于双侧皮质脊髓束;浅感觉自 L_2 平面以下减退,深感觉自 T_{10} 平面水平以下减退,考虑 T_{10} 节段以下受累;提睾反射未引出,大、小便失禁,定位于腰骶髓受损;双下肢肌电图可疑神经源性受损,周围神经传导速度正常,定位于腰髓前角或神经根受损,结合磁共振检查结果,综合定位于自 T_7 节段以下脊髓长节段受损。

【定性讨论】

1. 脊髓脱髓鞘病　脊髓脱髓鞘病是自身免疫反应介导的脊髓炎,可单独存在,也可并发视神经炎而成为 NMOSD 或 MS。主要临床特点为中枢神经系统散在分布的多病灶与缓解

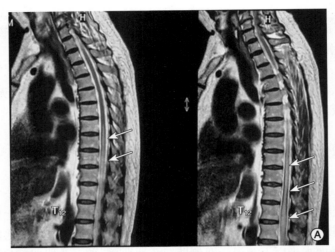

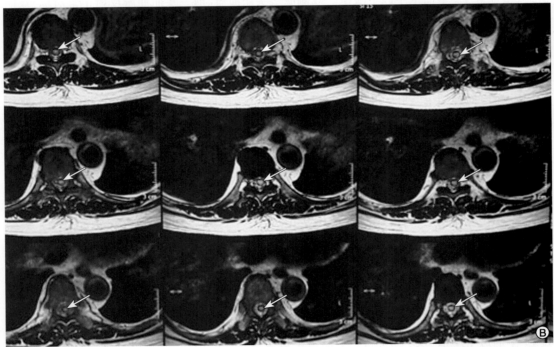

图 54-1　胸椎 MRI（2014-9-10）检查结果

注：A. 矢状位可见 $T_7 \sim L_1$ 长节段髓内 T_2 高信号影（箭头所示）；B. 轴位可见髓内 T_2 高信号影（箭头所示）

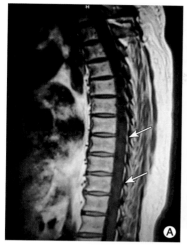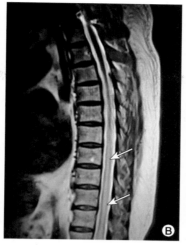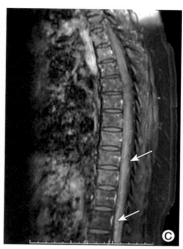

图 54-2 胸椎增强 MRI(2017-2-9)检查结果

注:A. T_1 像可见脊髓肿胀(箭头示);B. T_2 像可见 $T_7 \sim L_1$ 长节段高信号影(见箭头);C. 增强可见 $T_7 \sim L_1$ 节段部分脊髓不均匀增强(箭头示)

复发病程。脑脊液寡克隆区带(oligoclonal bands,OB)阳性或/和 CSF-IgG 增高是 MS 的主要诊断依据。本例脑脊液常规生化及 OB 未见异常,且脊髓超长节段病灶亦不支持 MS 诊断。MS 脊髓病灶长度一般小于 3 个节段。通常 NMOSD 脊髓受累节段≥3 个节段,AQP4-IgG 阳性可确诊,但要注意与 AQP4-IgG 阴性的 NMOSD 鉴别。本例脊髓病损节段虽长,缺乏支持 NMOSD 的临床及实验室依据。

2. 脊髓感染性疾病 是指由病毒、细菌、支原体等生物源性感染。一般急性或亚急性起病,多数病情进展迅速。临床表现无特异性,实验室化验多有脑脊液常规生化异常。但本例症状持续数年,症状短时间内波动,休息后可缓解,与脊髓感染疾病不符。

3. 脊髓肿瘤 可压迫脊髓,引起运动感觉障碍,病情进展缓慢,出现脊髓横断综合征少见。本例未见明显占位病变,故不考虑此诊断。

4. 硬脊膜动静脉瘘(spinal dural arteriovenous fistula,SDAVF) 该病是相对少见的一种脊髓血管畸形,由于外伤或其他原因造成硬脊膜动脉与静脉形成异常联通,从而使脊髓引流静脉压升高,导致静脉瘀滞、脊髓损伤。该病为非自限性疾病,症状进行性加重,如不处理,最终导致脊髓不可逆损害。本患者双下肢无力呈渐进性加重,休息后好转,并且出现感觉障碍及尿、便障碍,因此需要重点考虑该病。

【诊治经过】

根据患者病史、影像及查体,考虑脊髓血管病可能性大,予以全脊髓血管造影(图 54-3)发现:左侧 T_8 肋间动脉发出 Adamkiewicz(根髓大动脉)动脉,该血管未见明显异常。超选左侧 L_2 动脉,造影提示由其供血的硬脊膜动静脉瘘,向上引流至脊髓前静脉并迂曲扩张,回流缓慢。将导管置于左侧 L_2 动脉,以 Mirage0.008 导丝(EV3)引导 Echelon10 微导管(EV3)路径图下超选入根髓动脉造影,确定瘘口位置后将微导管头端尽量接近瘘口,以 Onyx18 胶约 0.65ml 栓塞瘘口及部分引流静脉,撤除导管后复查造影未见动静脉瘘显影(图 54-4)。撤出导管,结束手术。

【临床讨论】

硬脊膜动静脉瘘是脊髓血管畸形中最常见的一种类型。SDAVF 患者多起病缓慢,以进

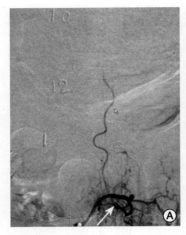
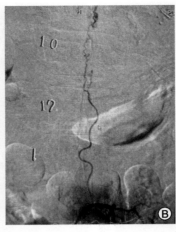

图 54-3   全脊髓血管造影（2017-2-16）检查结果

注：A.左侧腰2动脉造影可见通过硬脊膜瘘口后脊髓表面迂曲静脉
早显（箭头）；B.造影晚期可见脊髓正常引流静脉瘀滞（箭头）

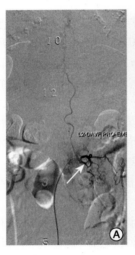
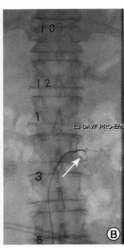
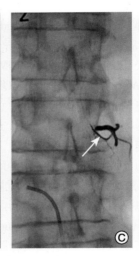
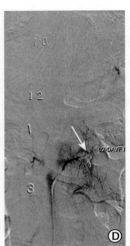

图 54-4   SDAVF 栓塞术（2017-2-16）结果

注：A. L_2 动脉造影可见硬脊膜动静脉瘘口及早显引流静脉（箭头）；B.经微导管注入 Onyx-18 胶栓塞
瘘口（箭头）；C.可见铸型剂闭塞瘘口并部分弥散至引流静脉（箭头）；D.造影显示瘘口消失，引流静
脉不显影（箭头）

行性脊髓横贯损害为主。临床表现：①感觉障碍：下肢麻木是最常见和最早出现的症状，可
有下半身痛、温觉、本体感觉障碍。本例患者查体示浅感觉自 L_2 平面以下减退，深感觉自
T_{10} 平面水平以下减退。②运动障碍：双下肢无力呈进行性加重。③括约肌功能障碍：本例
患者即存在该症状，需要留置导尿且排便困难，排便需要借助排便器。④背部及双下肢自发
性疼痛等。SDAVF 的影像学表现：脊髓表面的蛛网膜下腔有迂曲扩张的血管流空信号影，
以胸腰段背侧为主，部分患者的血管流空影向上可达颅底，向下可达骶尾部；T_2 像在中下胸
段、腰膨大及圆锥部可见髓内高信号影、脊髓增粗，提示脊髓水肿。部分病例在高信号影内
还可见低信号区，可能为脊髓坏死出血征象。本例 T_2 可见胸髓高信号，在腰膨大部位亦可
见高信号影，考虑水肿。脊髓血管造影的特征：根动脉的硬脊膜支在神经根袖套穿出硬脊膜

处形成网状的动静脉瘘口,上下节段和对侧的硬脊膜血管也可通过吻合支参与瘘口的供血;瘘口后的引流静脉穿过硬脊膜向脊髓表面走行,汇入脊髓后或脊髓前静脉;迂曲扩张的脊髓前或脊髓后静脉行走到颅底或骶尾部才向外引流。本例左侧 L_2 动脉造影提示由其供血的硬脊膜动静脉瘘,穿过硬脊膜瘘口后,向上引流至脊髓静脉并迂曲扩张,未见附近其他血管向该瘘口供血。

　　治疗主要有两种方式:①血管内介入治疗:在 DSA 下将微导管置于 SDAVF 的供血动脉内,注入栓塞剂予以栓塞瘘口。优点是微创,被许多神经介入放射学专家作为首选治疗方法。既往采用颗粒栓塞剂,颗粒较难准确定位在瘘口,效果较差,有着较高的复发率和并发症率,现在已被淘汰。液体栓塞剂可以较好地到达瘘口,复发率较前明显降低,尤其 Onyx 胶问世以来,可以更好地弥散。不仅可以准确栓塞瘘口,同时可以闭塞部分引流静脉,使再通率进一步下降。②开放手术治疗:术前 X 线引导下确定 SDAVF 瘘口相对应的棘突位置,注入美兰进行标记。经全椎板切除入路,切开硬脊膜找到瘘口向脊髓表面走行的引流静脉,电凝切断此血管,手术即结束。手术的难点即在于瘘口位置的标定并准确寻找。电凝切断瘘口处血管后,脊髓表面原本鲜红、高张力、迂曲扩张的软膜静脉即变为暗红色并萎陷。

　　SDAVF 的疗效主要取决于诊断和治疗是否及时。手术或栓塞治疗应愈早愈好。部分病程长、症状重的患者,因为脊髓已有不可逆损害,术后恢复较差。

【治疗及转归】

　　术后予以补充维生素等对症支持治疗,患者病情平稳后出院。术后 1 年随访,大便较前改善,双下肢无力症状较前改善不明显,亦无进一步加重,仍无法自行小便,长期留置尿管;复查脊

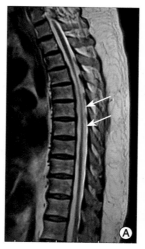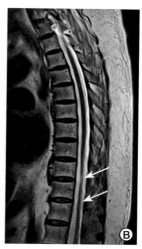

图 54-5　患者治疗 1 年后头颅磁共振检查结果

注:A.脊髓异常信号区域较前明显改善(箭头);B.下胸段脊髓变细(箭头)

髓 MRI(图 54-5),可见脊髓异常信号区域较前明显改善,下胸段脊髓变细。虽然术后脊髓引流静脉高压解除,但该患者从发病到诊断治疗时间较晚,造成脊髓损伤较重,恢复较困难。

【最终临床综合诊断】

硬脊膜动静脉瘘

（张照龙　孔祥锴　崔永强　蔡艺灵）

【点评】

　　硬脊膜动静脉瘘(SDAVF)好发于中老年人群,常常以“间歇性跛行”为临床特征。有的患者可以肌张力增高为主,伴运动受限,容易被误诊为帕金森病,有的有尿便障碍、下肢截瘫样表现被误诊为横贯性脊髓损伤或多发性硬化,也有的被误诊为脊髓神经根神经病,更有的因为脊髓增粗被误诊为脊髓肿瘤。有的中老年男性发病以尿急、尿潴留起病,双下肢无力不突出,易误诊为前列腺增生症。SDAVF 的病变机制就是因为脊髓动静脉短路造成脊髓静脉高压,进而引起脊髓坏死、出血等一系列病理改变。脊髓 SDAVF 临床特点可以归结如下:

①隐匿起病，缓慢进展，主要表现为双下肢渐进性无力、麻木、步态异常等，如"间歇性跛行"。②在早期或后期病程中伴有大、小便障碍。症状常具有波动性，休息时临床症状改善。③加重因素：在长距离行走、饮酒、应用糖皮质激素或扩血管药物等使症状加重。脊髓 MRI 检查主要表现为脊髓明显增粗，脊髓内可见长 T_1、长 T_2 信号影，有时因出血可见短 T_2 信号。有的在脊髓周围可见流空信号，在 T_2 上比较明显，如一串雨滴样或烛泪征，提示病变的血管影，脊髓不均匀斑片状强化，尤其是脊髓表面的软膜强化更支持诊断。明确诊断可进行细致的脊髓血管造影，病程若能发现瘘口进行栓塞即能缓解症状。

（戚晓昆）

【参考文献】

1. LI M，ZHANG HQ，ZHI XL，et al. Diagnosis and treatment of spinal dural arteriovenous fistulas：110cases report]［J］. Zhonghua Wai Ke Za Zhi，2003，41（2）：99-102.

2. KRINGS T，GEIBPRASERT S. Spinal dural arteriovenous fistulas［J］. Am J Neuroradiol，2009，30（4）：639-648.

3. LI M，ZHANG HQ，ZHI XL，et al. Surgical interruption of spinal dural arteriovenous fistulas［J］. Chin Med J（Engl），2005，118（5）：433-435.

病例 55 肛周麻木 2 周，左眼视力下降、头晕伴行走不稳 3 天

【现病史】

患者男性，54 岁，离退人员。2015 年 10 月 24 日（2 周前）出现肛周麻木，伴有轻度腹泻，服用吡哌酸片腹泻好转，偶有大便失禁，大便解裤内不知。2015 年 11 月 7 日出现双手麻木，11 月 8 日（3 天前）出现左眼视物不清，头晕、行走不稳，伴恶心，周身肌肉酸痛，测体温 37.2℃，自服"感冒药"无好转，出现夜尿增多，夜间小便 2~3 次，无言语不清，肢体肌力正常。2015 年 11 月 11 日出现左眼失明，仅有光感，门诊以"视神经炎"收住院。

【既往史】

2013 年 10 月患"左侧小脑梗死"，未遗留明显后遗症，脑血管 CTA 检查无严重血管狭窄；发现"高血压病"2 年余，最高达 150/100mmHg，服用"非洛地平缓释片"降压治疗，血压控制良好；"糖尿病"病史 2 年余，规律服用"盐酸二甲双胍缓释片"，血糖控制良好；否认肝炎、结核等传染病病史；否认药物及食物过敏史；否认手术、外伤及输血史；预防接种史不详。

【个人史】

生于山东莱芜，无外地久居史，无疫水接触史；无放射性物质及毒物接触史。吸烟曾每日 60 支，持续 30 年，现已戒烟 2 年，不规律少量饮酒。已婚，配偶健康，育有 1 子。

【家族史】

父母已故，死因不详，1 姐及 1 子体健；家族中无传染病病史及遗传病史。

【查体】

体温：36.6℃，脉搏：72 次/min，呼吸：18 次/min，血压：110/90mmHg。内科系统检查未见异常。神经系统检查：神清语利，精神好，定向力、记忆、计算力正常，双侧瞳孔等大同圆，直径 3mm，左眼仅有光感，右眼视力正常，双眼底视乳头无水肿，无出血及渗出，左眼直接对光反射消失，间接对光反射灵敏，右眼直接对光反射灵敏，间接对光反射消失。双眼球同轴

居中,各方向活动可。余脑神经未见异常。四肢肌力 5 级。躯干及四肢深、浅感觉对称。指鼻稳准,跟膝胫试验完成好。双侧肱二头肌肌腱、肱三头肌肌腱、膝腱及跟腱反射(+),双侧 Hoffmann、Babinski 及 Chaddock 征均阴性。颈软,Kernig 征(−)。

【辅助检查】

1. 实验室检查结果　甲状腺功能五项:T3 0.86nmol/L,FT3 2.85pmol/L,T4 132.28nmol/L,FT4 10.42pmol/L,TSH 0.11mIU/L,TGAb、TPOAb 正常;血 OB 阳性;血常规、生化、肿瘤标志物、免疫四项、免疫学指标检查、自身免疫性周围神经病系列、水通道蛋白 4 抗体均无异常。

2. 脑脊液检查　压力 120mmH$_2$O,外观无色透明,红细胞 3×10^6/L,白细胞 34×10^6/L,淋巴细胞百分比 90%↑、中性粒细胞百分比 10%↑;潘迪试验(++),脑脊液蛋白 1 414mg/L↑,糖及氯化物正常;OB(+),水通道蛋白 4 抗体(−);脑脊液抗 NMDAR 抗体(++);脑脊液 Hu、Ri、Yo、Ma2 及 CV2 抗体均阴性;脑脊液自身免疫性周围神经病系列:GM1、GM2、GM3、GD1a、GD1b、GT$_1$b、GQ1b 均阴性。

3. 影像学检查　视神经 MRI 检查未见异常;肺部 CT 示右侧胸膜多发小圆形钙化灶(大者 3.0mm);颅脑 MRI 检查未见新发梗死灶;胸段 MRI 增强扫描可见脊膜强化(图 55-1)。

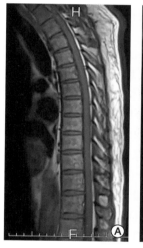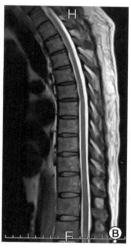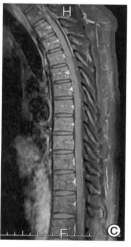

图 55-1　胸椎增强 MRI
注:A~B.胸椎 MRI 未见脊髓内异常病灶;C.增强扫描可见脊膜强化

【诊治经过】

患者入院夜间出现尿潴留,次日出现高热,伴畏寒、寒战,第三日出现双足麻木,逐渐上升至脐水平,不能行走,查体:四肢肌力 5 级,双侧膝腱反射(−),双肱二头肌及桡骨膜腱反射(+),双侧指鼻、跟膝胫不稳准,脐以下痛温觉及音叉振动觉减退,双侧 Babinski 及 Chaddock 征均阴性,查颈椎、胸椎(图 55-1)、腰椎 MRI 平扫髓内未见明显异常。肌电图所检运动神经左右胫神经、左右腓神经传导速度减慢。所检感觉神经右腓肠神经潜伏期延长,左胫神经传导速度减慢。所检 F 波右正中神经潜伏期延长。风湿免疫系列、肿瘤标志物未见异常。脑脊液检查:白细胞 34×10^6/L、淋巴细胞百分比 90%↑、脑脊液蛋白 1.4g/L↑。考虑免疫介导的视神经脊髓神经根神经病,11 月 13 日给予人血免疫球蛋白 0.4g/(kg·d)×5d。出现四肢肌力下降,上肢肌力 3 级,下肢肌力 1~2 级,双眼出现粗大注视眼震,后颈部疼痛,举头力弱,咽反射减弱,无饮水呛咳,闭眼有力;17 日下午出现胸闷、气短,给予无创呼吸机辅助呼吸,加用甲泼尼龙 1.0g/d×3d 冲击治疗(后逐渐减量并小剂量维持)。患者病情逐渐稳定,四肢肌力逐渐改善,经综合康复训练,4 月 1 日能独自步行回家至 4 楼,大便接近正常,需间断导尿。

患者泼尼松减量至 10mg/d 后双下肢麻木无力再次加重,5 月 7 日复诊:神清语利,智力正常,四肢肌肉萎缩(双下肢明显),双上肢肌力 5⁻级,双下肢肌力 3 级。T_6 以下痛温觉减退,T_8 以下振动觉消失,四肢腱反射(-),双侧 Babinski 及 Chaddock 征均阳性。复查肌电图示:所检运动感觉神经波幅明显减低,传导速度减慢。再次给予免疫球蛋白 0.4g/(kg·d)×5d 及甲泼尼龙冲击 1g/d 冲击治疗,肌力逐渐改善。8 月上旬发现颈部及左侧锁骨上淋巴结肿大,遂行淋巴结活检。

【定位分析】

根据患者左眼失明、左眼直接对光反射消失、间接对光反射灵敏而眼底未见异常,定位于左侧球后视神经;腱反射消失、结合神经电生理检查定位于多发性神经根神经病;粗大注视眼震、双侧共济失调定位于双侧小脑半球;四肢瘫痪、双侧 Babinski 及 Chaddock 征均阳性,定位于双侧皮质脊髓束;T_6 以下痛、温觉减退、T_8 以下振动觉消失、大小便障碍、传导束感觉障碍定位于胸段脊髓。综合定位于小脑、脊髓和周围神经。

【定性讨论】

1. 视神经脊髓炎谱系疾病(neuromyelitis optica spectrum disorders,NMOSD)　2015 年国际 NMO 诊断小组(IPND)制定了新的 NMOSD 诊断标准,取消了 NMO 的单独定义,将 NMO 整合入更广义的 NMOSD 疾病范畴中,它是一组主要由体液免疫参与的抗原-抗体介导的 CNS 炎性脱髓鞘疾病谱。IPND 进一步对 NMOSD 进行分层诊断,分为 AQP4-IgG 阳性组和 AQP4-IgG 阴性组。其核心临床特征:①视神经炎(ON);②急性脊髓炎;③最后区综合征,无其他原因能解释的发作性呃逆、恶心、呕吐;④其他脑干综合征;⑤症状性发作性睡病、间脑综合征,脑 MRI 有 NMOSD 特征性间脑病变;⑥大脑综合征伴有 NMOSD 特征性大脑病变。其中 AQP4-IgG 阴性或 AQP4-IgG 未知状态的 NMOSD 诊断标准要求:在 1 次或多次临床发作中,至少 2 项核心临床特征(至少 1 项临床核心特征为 ON、急性纵向延伸的长节段横贯性脊髓炎(LETM)或延髓最后区综合征)。近年来多有 NMOSD 合并 CNS 外损伤报道,如骨骼肌、前庭蜗神经、胃肠道、血液系统、肾脏、肺、周围神经等。患者虽有脊髓症状,但缺乏影像学支持,且有严重周围神经损害,与 NMOSD 不符。

2. 神经系统副肿瘤综合征(paraneoplastic neurological syndrome,PNS)　是癌肿对神经系统的远隔效应,而非癌肿直接侵犯及转移至神经和/或肌肉组织的一组综合征。PNS 引起的临床症状复杂,既可出现周围神经和肌肉的改变,又可出现中枢神经系统各个部位损伤的症状。临床可先出现原发灶症状,也可原发灶和 PNS 同时发现,但多数先出现神经肌肉症状后才发现原发灶,部分病例从出现神经系统症状至发现原发灶的平均时间为 20 个月。在中枢神经系统有脑脊髓炎、边缘叶脑炎、亚急性小脑变性、副肿瘤性视神经(视网膜)病等,周围神经系统有亚急性感觉神经元病、急性感觉运动神经病、亚急性自主神经病、周围神经血管炎等,神经肌肉接头和肌肉有 Lambert-Eaton 肌无力综合征、皮肌炎、急性坏死性肌病等。PNS 的原发癌肿以肺癌最多,特别是小细胞肺癌,其次是卵巢癌、食管癌、淋巴瘤、胃癌,此外还有前列腺癌、甲状腺癌、胰腺癌、乳腺癌、胸腺瘤、睾丸癌等。患者已行肺部 CT、甲状腺睾丸腹部彩超及肿瘤标志物等肿瘤排查,未见恶性肿瘤迹象,但仍不能除外。

【病理结果】

左侧锁骨上淋巴结活检提示恶性肿瘤细胞,进一步胃镜检查病理报告胃低分化腺癌。

【临床讨论】

患者发病初期肛周麻木、大便失禁、左眼视力下降,随之双手麻木、腱反射减弱、四肢瘫痪,以后病情发展及辅助检查印证患者视神经(眼盲)、脊髓(大小便障碍、传导束感觉障碍、病理征阳性)、多发性神经根神经(腱反射消失、肌肉萎缩、运动感觉神经波幅明显减低/传导速度减慢)同时受累。吉兰-巴雷综合征(GBS)是一种免疫介导的急性炎性周围神经病。该患者也要注意鉴别 NMOSD 合并 GBS。NMOSD 合并 GBS 临床报道较少,根据以视神经炎(ON)、横贯性脊髓炎(TM)、长节段横贯性脊髓炎(LETM)、视神经脊髓炎(NMO)、多发性硬化(MS)分别为检索词检索同时合并吉兰-巴雷综合征(GBS)、多发性神经病(Polyneuropathy)等检索出的个例报告,总结其病因主要与以下因素相关:①感染[嗜肺军团菌、汉赛巴尔通体(猫抓病)、伯氏疏螺旋体(莱姆病)、支原体、肠道病毒(EV71)、水痘病毒、流感病毒、流行性腮腺炎病毒、登革热病毒、丙肝病毒];②疫苗接种(乙肝、麻疹、风疹、腮腺炎、脊髓灰质炎);③风湿性结缔组织病(干燥综合征、系统性红斑狼疮);④副肿瘤性(乳腺癌、前列腺癌、胸腺瘤、甲状腺乳头状癌、小细胞肺癌、肾细胞癌、胃低分化腺癌);⑤中毒(氯碘羟喹、呋喃唑酮)。而副肿瘤性原因显得尤为重要,可能直接决定患者预后。贺电等总结 34 例副肿瘤性 NMOSD 发现,患者中位年龄 50.5 岁,50 岁以上人群副肿瘤性 NMOSD 达 20%。

关于 NMOSD 与 GBS 共同脱髓鞘的病理机制尚不清楚。可能是由于感染病原体(接种疫苗、肿瘤组织)与神经组织间存在某些相似成分,针对共同的抗原,自身免疫性 T 细胞和产生的自身抗体会在周围神经和中枢神经系统引起免疫应答导致周围神经和中枢神经的共同损害。其产生抗体及其作用部位有待进一步研究,该患者脑脊液抗 NMDAR 抗体阳性,这在神经系统副肿瘤综合征中是少见的。抗 NMDAR 抗体和 NMDA 受体可能在疾病发生发展中起到一定作用。

【治疗及转归】

给予两个疗程化疗,病情无好转,6 月后死亡。

【最终临床综合诊断】

神经系统副肿瘤综合征

(张金涛　李东岳　孔艳)

【专家点评】

本例虽有视神经和脊髓受累症状,但患者同时累及小脑、周围神经和神经根,这么多部位说明病变的弥漫性,不符合 NMOSD 诊断标准,淋巴结活检和胃镜活检病理考虑胃低分化腺癌淋巴结转移,符合副肿瘤综合征。副肿瘤综合征有时可出现伴有脊髓病灶的类似脊髓炎的改变,有时给予激素治疗可暂时有好转,但症状一般不会根本改善,随着病程症状仍将逐步增加。因此,在多部位神经组织受累时一定要除外副肿瘤性的神经损伤,务必完善检查及随访,必要时进行全身 PET/CT 肿瘤筛查。脑脊液抗 NMDAR 抗体阳性,可能与肿瘤相关,不要根据某个抗体指标阳性就轻易下相关抗体的疾病诊断,而应全面的综合分析判断。

(戚晓昆　刘建国　姚生)

【参考文献】

1. HAWLEY RJ. Post-infectious central and peripheral nervous system diseases in patient with Devic's disease and

Guillain-Barre syndrome[J]. Eur J Neurol,2003,10(5):600.

2. PUCCIONI-SOHLER M,SOARES CN,PAPAIZ-ALVARENGA R,et al. Neurologic dengue manifestations associated with intrathecal specific immune response[J]. Neurology,2009,73(17):1413-1417.

3. BAJAJ NP,ROSE P,CLIFFORD-JONES R. Acute transverse myelitis and Guillain-Barré overlap syndrome with serological evidence for mumps viraemia[J]. Acta neurologica Scandinavica,2001,104(4):239-242.

4. MARIOTTO S,FERRARI S. HCV-related central and peripheral nervous system demyelinating disorders[J]. Inflammation & Allergy Drug Targets,2014,13(5):299-304.

5. SATO N,WATANABE K,OHTA K. Acute transverse myelitis and acute motor axonal neuropathy developed after vaccinations against seasonal and 2009 A/H1N1 influenza[J]. Internal Medicine,2011,50(5):503-507.

6. NAKAMURA N,NOKURA K,ZETTSU T,et al. Neurologic complications associated with influenza vaccination: two adult cases[J]. Internal Medicine,2003,42(2):191-194.

7. IYER A,ELSONE L,APPLETON R. A review of the current literature and a guide to the early diagnosis of autoimmune disorders associated with neuromyelitis optica[J]. Autoimmunity,2014,47(3):154-161.

8. JARIUS S,WANDINGER KP,BOROWSKI K,et al. Antibodies to CV2/CRMP5 in neuromyelitis optica-like disease:case report and review of the literature. Clin Neurol Neurosurg,2012,114(4):331-335.

9. CAI G,HE D,CHU L,et al. Paraneoplastic neuromyelitis optica spectrum disorders:three new cases and a review of the literature[J]. Int J Neurosci,2016,126(7):660-668.

10. WINGERCHUK DM,BANWELL B,BENNETT JL,et al. International consensus diagnostic criteria for neuromyelitis optica spectrum disorders[J]. Neurology,2015,85(2):177-189.

第三章

周围神经系统疾病、肌肉病及相关疾病

病例 56 右侧肢体无力 2 个月

【现病史】

患者男性,19 岁,江苏人。2015 年 10 月(2 个月前)入伍行越野跑步及引体向上、俯卧撑等训练后出现右上肢近端和右下肢无力,以近端无力为主,不能提举重物,尚能行走,大、小便正常,无发热,到门诊就诊,神经电生理检查提示所检运动感觉神经潜伏期延长、传导速度减慢。门诊以"多发性周围神经病"收入院。患者自发病以来,意识清,精神好,言语清晰,大、小便正常,体重无明显下降。

【既往史】

否认"高血压、糖尿病"等慢性病病史;否认肝炎、结核、疟疾等传染病病史;否认药物及食物过敏史;否认手术、外伤及输血史;疫苗接种史随社会。

【个人史】

生于江苏省铜山区,2015 年 9 月入伍到山东省泰安市,无疫区居住史;无疫水、疫源接触史;无放射物、毒物接触史;否认冶游史;否认吸烟饮酒嗜好。未婚。

【家族史】

父母健在,1 妹体健(5 岁);否认家族中遗传病及传染病病史。

【查体】

体温:36.4℃,脉搏:70 次/min,呼吸:18 次/min,血压:100/60mmHg。内科系统查体未见异常。神经系统查体:意识清,高级皮质功能正常,脑神经检查未见异常,右侧肱二头肌肌力 3 级,右下肢屈髋肌力 4 级,余肢体肌力 5 级,肌张力正常。双手指鼻试验、双侧跟膝胫试验稳准。闭目难立征阴性,串联步态能完成。四肢及躯干深、浅感觉正常。双侧肱二头肌、肱三头肌肌腱反射及双侧膝跟腱反射均未引出。双侧 Hoffmann、Babinski 及 Chaddock 征未引出。颈软,Kernig 征阴性。

【辅助检查】

1. 血液检查结果 血常规、生化、甲状腺功能五项、血沉、免疫四项、免疫学正常。

2. 脑脊液检查 外观无色透明,压力 160mmH$_2$O,潘迪试验(-),红细胞 0×10^6/L,白细胞 0×10^6/L,蛋白 430mg/L,糖 2.7mmol/L,氯化物 127mmol/L。

3. 神经电生理检查 所检运动神经左右正中神经、右尺神经、右桡神经、左右腓总神经、左右胫神经潜伏期延长,左右胫神经、右腓总神经、左尺神经传导速度减慢,波幅在正常范围;所检感觉神经左右正中神经、右尺神经、右胫神经潜伏期延长,左右正中神经、左右尺神经、左右桡神经、右胫神经、左腓肠神经传导速度不同程度减慢,波幅在正常范围。

4. 其他检查　心电图、心脏彩超、腹部彩超、胸部正侧位片均正常。

【定位分析】

患者无力符合多发的单神经支配肌群范围,呈不对称性。神经电生理检查末端潜伏期延长,传导速度减慢,感觉神经明显,波幅无明显变化,虽广泛弥漫,但又有不对称性。患者的四肢腱反射对称性下降,脑神经无受累,结合神经受累的电生理表现,定位于弥漫的周围神经。

【定性讨论】

患者青年男性,急性起病,主要表现为右侧肢体无力,肌电图提示感觉运动神经广泛的不对称损害,结合患者症状、体征及肌电图等检查,定性诊断为遗传性压迫易感性神经病(hereditary neuropathy with liability to pressure palsy,HNPP)。HNPP 是一种罕见的常染色体显性遗传的遗传性周围神经病,主要表现为复发性、无痛性单神经病或多神经病,当神经受到压迫、外伤或反复牵拉后可出现的受累神经支配区麻木、力弱。患者多为非对称性肌无力,且往往神经电生理检查提示神经损害范围超出其临床表现,不具对称性,在神经易嵌压部位有时可见传导阻滞。脑脊液检查无异常,患者虽否认家族史,但上述表现均提示 HNPP 可能性大。需与以下疾病相鉴别:

1. 腓骨肌萎缩症　又称 Charcot-Marie-Tooth 病、遗传性运动感觉神经病,是一组临床表型相同的遗传异质性肌病。由 Charcot、Marie 和 Tooth(1886 年)首先报道,是遗传性周围神经病最常见的类型,因基因突变导致周围神经髓鞘脱失和轴索变性造成肢体远端肌肉对称性、缓慢性进行性萎缩和无力,神经电生理检查表现为神经传导速度显著弥漫性均匀减慢,不伴传导阻滞。患者亚急性病程,肢体呈非对称性无力,双下肢远端无显著肌肉萎缩和无力,神经电生理检查亦表现为非对称性损害,运动神经传导速度无显著下降,此病可能性小。

2. 遗传性神经痛性肌萎缩　亦为常染色体显性遗传性周围神经病,多于 10~20 岁起病,主要表现为发作性的痛性臂丛神经麻痹,肌萎缩较 HNPP 明显,肌电图检查受累肌肉有失神经表现,但远端运动神经传导速度基本正常,无弥漫性神经传导速度异常。患者无肢体疼痛且亦无肌萎缩表现,此病可能性小。

3. 炎性脱髓鞘性多发性神经病　是一种自身免疫性疾病,多见于青年男性,可分为急性和慢性两种,脑脊液特征性改变为蛋白-细胞分离,患者脑脊液未见异常,此病可能性小。

【诊治经过】

患者临床呈不对称性肌无力,神经电生理检查呈弥漫性损害,但损害又不对称,脑脊液检查蛋白正常,鉴于患者特殊的电生理检查结果,考虑遗传性周围神经病,送检遗传性周围神经病基因谱检测。并进行周围神经活检。

【基因筛查】

PMP22 全基因杂合缺失突变,支持遗传性压迫易感性神经病。

【神经病理结果】

活检病理在甲苯胺蓝染色下可见神经纤维大小不等,有的纤维较粗大,局灶性髓鞘增厚,形成"腊肠体"样结构,间隔着正常髓鞘区域(图 56-1)。

【临床讨论】

De Jong 于 1947 年首先描述了 HNPP 这一常染色体显性遗传性疾病,受累的三代成员

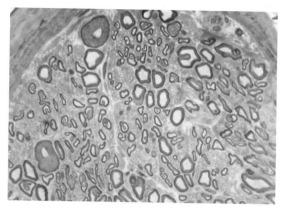

图 56-1　患者周围神经活检病理结果

注:周围神经病理改变,可见多个髓鞘纤维增粗如"腊肠体"样结构(神经纤维横断面),甲苯胺蓝染色×1 000

均在农田刨土豆之后出现腓总神经麻痹,多次复发-缓解,当时被称为"刨土豆病",后根据临床特征将其命名为遗传性压迫易感性神经病。

HNPP 在 7~60 岁均可发病,以 10~30 岁多见。临床特征为反复发作的急性单神经或多神经在轻微的牵拉、外伤、受压后出现神经麻痹,持续数天、数周或数月后自行恢复,多数不残留后遗症。好发部位有尺神经肘部、正中神经腕部、腓总神经的腓骨小头部等。脑神经受累极为罕见。体格查体可见受累神经支配区的肌肉无力、萎缩和感觉减退,腱反射降低或消失。血液的生化、免疫和脑脊液检查一般均正常。

电生理检查对 HNPP 的诊断有重要意义。患者虽临床常表现为单神经或不对称多神经病,但电生理检查往往发现其弥漫性和广泛性异常,累及感觉和运动神经,甚至在无症状患者中,表现为临床症状轻,而神经电生理损害重。主要的神经电生理改变以脱髓鞘为主,多出现在易嵌压部位,表现为运动神经传导末端潜伏期延长,神经传导速度减慢,嵌压部位神经传导阻滞,F 波潜伏期延长甚至消失。HNPP 的运动传导的末端潜伏时延长比传导速度的减慢更明显,以正中神经和腓总神经延长最明显,这可能和 HNPP 较易累及远端有关,而运动传导速度不能检测远端,只能用末端潜伏期来替代。运动神经传导速度的减慢不如末端潜伏期延长明显,主要表现为正中神经和腓总神经传导减慢。神经传导阻滞在尺神经肘上、下段出现率较高,其次是腓总神经。运动传导的波幅基本正常,尤其是在无症状患者中。感觉神经传导速度异常率较高,以正中神经的指至腕、胫神经的踇趾至内踝传导速度减慢多见,而正中神经的腕至肘传导速度正常,说明病变常发生于易卡压部位。

HNPP 特征性病理改变为局灶性髓鞘增厚,多位于郎飞结旁,间隔正常髓鞘区域,电镜可观察到髓鞘板层层数增多,形成腊肠样结构。但节段性脱髓鞘和腊肠样结构形成,有时也可见于腓骨肌萎缩症、遗传性臂丛神经病及和免疫相关的以髓鞘脱失为主的周围神经病,但后三者的腊肠样结构均不如 HNPP 恒定见到。

确诊 HNPP 需行基因检测。HNPP 与染色体 17p11.2 上一个包含周围髓鞘蛋白 22(PMP22)基因在内的 1.5Mb 片段缺失有关。PMP22 基因是剂量敏感的,该基因缺失可致 PMP22 蛋白表达下降,重复则可造成 PMP22 蛋白表达增加,分别导致 HNPP 和腓骨肌萎缩症 CMT_1A 型。也有一部分 HNPP 患者(约 15%)是由于 PMP22 基因点突变,不能生成有功能的 PMP22 蛋白而导致发病。

【治疗及转归】

给予甲钴胺等 B 族维生素治疗,6 个月后肌力基本恢复正常。

【最终临床综合诊断】

遗传性压迫易感性周围神经病

(张金涛　李东岳　张晨光)

【专家点评】

本例诊断遗传性压迫易感性神经病明确。HNPP 以 10～30 岁多见,平均在 22.5 岁。患者可以在跳跃、投掷、掣肘,跷二郎腿或睡眠时肢体受压后出现,反复发作的急性单神经或多神经麻痹,持续数天、数周或数月后自行恢复。好发于尺神经肘部、正中神经腕部、腓总神经的腓骨小头等。如学生可以在写作业时出现手部的麻木力弱。诊断主要依赖于电生理检查表现为运动神经传导末端潜伏期延长,神经传导速度减慢,嵌压部位神经传导阻滞,F 波潜伏期延长甚至消失。临床即使无症状,电生理也可有亚临床神经损伤证据。该病临床症状可以好转或自愈,也可以给予神经营养药物促进临床症状改善。

(戚晓昆　姚生)

【参考文献】

1. CHANCE PF,ALDERSON MK,LEPPIG KA,et al. DNA deletion associated with hereditary neuropathy with liability to pressure palsies[J]. Cell,1993,72(1):143-151.

2. BORT S,NELIS E,TIMMERMAN V,et al. Mutational analysis of the MPZ,PMP22 and Cx32 genes in patients of Spanish ancestry with Charcot-Marie-Tooth disease and hereditary neuropathy with liability to pressure palsies[J]. Human Genetics,1997,99(6):746-754.

3. TAKAHASHI S,CHUM M. Electrodiagnostic characterization of hereditary neuropathy with liability to pressure palsies[J]. J Clin Neuromuscul Dis,2017,18(3):119-124.

4. 党静霞,刘洁,王谨,等. 遗传性压力易感性周围神经病的神经电生理诊断[J]. 第二军医大学学报,2011,32(7):730-733.

5. 崔芳,黄旭升,陈朝晖. 遗传性压迫易感性神经病的临床、电生理、病理和基因突变分析[J]. 海南医学院学报,2010,6(4):407-410.

6. 宋春莉,王哲,刘丽波,等. CMT 1A 型与遗传性压迫易感性周围神经病的神经电生理对比研究[J]. 中风与神经疾病杂志,2013,16(3):215-217.

病例 57　进行性双足底、左踇趾麻木、疼痛 2 个月余

【现病史】

患者男性,41 岁,教师。2012 年 9 月 28 日(2 个月余前)开始出现双足底阵发性烧灼感,无肌肉萎缩、四肢无力,无饮水呛咳、吞咽困难,无视物成双,无呼吸困难,无口干、眼干,无出汗异常等,未予重视。10 月 2 日患者感觉双足底、左踇趾麻木,至当地医院抽血检查(具体不详),未见异常;10 月 17 日逐渐出现双足底疼痛,呈烧灼样、电击样、针刺样痛,伴双足紧感、冰凉感、肿胀感,像踩在沙子上,夜间明显,右侧较左侧重,行走困难,VAS 评分 5～6 分;至当地医院行腰椎 MRI 检查,按"腰椎间盘突出"给予中成药治疗,效果不佳;12 月 10 日来笔者所在医院门诊行肌电图示双下肢神经源性损害,查血常规、肿瘤标志物等均未见异常,血糖 6.06mmol/L,葡萄糖耐量试验 2 小时血糖 10.58mmol/L。为进一步诊治,门诊以"周围神经病"收入院。患者自发病以来,精神、饮食好,睡眠欠佳,体力正常,大、小便正常。体重无明显变化。

【既往史】

否认高血压、糖尿病、冠心病、房颤等慢性病病史;否认肝炎、结核、伤寒等传染病病史;否认食物及药物过敏史;否认手术、外及输血史;疫苗接种史不详。

【个人史】

生于原籍,无外地久居史;否认疫水接触史;否认毒物及放射物接触史;否认冶游及吸毒史;既往吸烟 20 余年,每日平均吸烟约 20 支;无饮酒不良嗜好。

【家族史】

否认家族遗传性疾病病史及类似疾病史。

【查体】

体温:36℃,脉搏:78 次/min,呼吸:18 次/min,血压:120/70mmHg,身高:168cm,体重:69kg,BMI:24.4。内科查体未见明显异常。意识清楚,语言流畅,高级智能正常。脑神经未见异常。四肢肌容积、肌力、肌张力正常。双足底温度觉稍减退,四肢痛觉、振动觉、本体位置觉正常。双侧肱二头肌肌腱反射、肱三头肌肌腱反射、桡反射、膝反射、踝反射均(++)。双侧 Hoffmann、Babinski 及 Chaddock 征均阴性。颈软,Kernig 征(-)。

【辅助检查】

1. 血液检验 高密度脂蛋白胆固醇 0.89mmol/L,血常规、肝肾功、甲状腺功能、肿瘤标志物、抗核抗体、抗 ENA 抗体、类风湿三项、术前八项阴性均正常。

2. 糖耐量试验 第一次(2012-12-10)空腹血糖 6.06mmol/L,2 小时 10.58mmol/L;第二次(2012-12-21)空腹血糖 4.73mmol/L,2 小时 7.97mmol/L;第三次(2013-07-04)空腹血糖 4.32mmol/L,2 小时 5.49mmol/L;第四次(2013-10-28)空腹血糖 4.30mmol/L,2 小时 8.22mmol/L。

3. 神经电生理检查(2012-12-11) 针极肌电图(表 57-1)提示双侧胫前肌可见自发电位,轻收缩时 MUP 时限延长、波幅增高;神经传导(表 57-2)提示双侧腓肠神经 SNAP 波幅显著降低(针极记录),SCV(表 57-3)轻度减慢,双侧胫神经 CMAP 波幅降低,MCV 正常,双侧腓总神经运动传导检查未见异常。

表 57-1 针极肌电图(2012-12-11)

	自发电位				轻收缩运动单位电位(n=20)				重收缩运动单位电位	
	插入	纤颤	正相	其他	时限/ms	增减	波幅/μV	多相波	波形	峰值波幅/mV
右胫前肌	-	+	+	-	15.3	↑,20%	1 539	28%	干扰相	3.5
左胫前肌	-	-	+	-	14.4	↑,13%	1 119	25%	干扰相	4.4
右股四头肌	-	-	-	-	10.6	↓,5%	545	-	干扰相	2.4

注:"-"代表"无";"+"代表"有"

表 57-2 运动神经传导检查(2012-12-11)

神经名称(记录部位)刺激点	潜伏期/ms	波幅/mV	距离/mm	传导速度/(m·s^{-1})
胫神经.L(拇短展肌)				
踝	5.2	3.7	38.0	53.5
腘窝	12.3	2.8		
胫神经.R(拇短展肌)				
踝	5.6	4.4	38.0	52.0
腘窝	12.9	2.7		

表57-3　感觉神经传导检查（2012-12-11）

神经名称（记录部位）刺激点	潜伏期/ ms	波幅/ μV	距离/ mm	传导速度/ （m·s⁻¹）
腓肠神经.L（踝）				
小腿	3.2	5.0	15.0	46.9
腓肠神经.R（踝）				
小腿	3.1	1.0	15.0	46.9

4. 皮肤活检（2012-12-20）（图57-1）表皮质神经纤维密度（左侧小腿远端）：5.72±1.51 根/mm。

【定位分析】

双足底烧灼样疼痛、温度觉减退定位于小纤维神经；结合电生理检查定位于双下肢运动、感觉神经，轴索为主，感觉重于运动，小神经纤维受累为主。

【定性讨论】

患者诊断多发性感觉运动性周围神经病明确，以小纤维损害为主，就病因讨论如下：

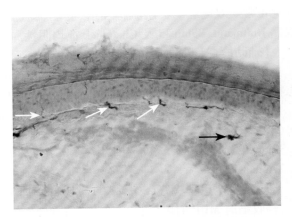

图57-1　患者皮肤活检结果（2012-12-20）

注：镜下可见表皮层神经纤维形态异常（白色箭头），真皮层纤维丛数量减少（黑色箭头）

1. 糖代谢异常相关周围神经病　支持点：①中年男性，隐袭起病，逐渐加重；②临床早期表现为双足底烧灼感，后逐渐出现麻木、疼痛，由远端向近端发展；③电生理提示感觉神经为主的多发性周围神经病，轴索损伤为主；④皮肤活检提示表皮层神经纤维密度降低；⑤两次 OGTT 试验提示糖耐量异常。该病可能性大，但该诊断为排除诊断，仍需要排除其他病因导致的周围神经病，同时随访观察。

2. 中毒性周围神经病　支持点：①中年男性，隐袭起病，亚急性病程；②症状有对称性、长度依赖性特点；③电生理提示轴索损伤为主；④小纤维神经及感觉神经受累为主。不支持点：患者无酗酒史，无有机溶剂或毒性气体接触史，无特殊药物使用史，不支持该诊断。

3. 单克隆丙种球蛋白病　包括多发性骨髓瘤、原发性巨球蛋白血症（Waldenstrom 巨球蛋白血症）、原发性淀粉样变性、冷球蛋白血症、POEMS 综合征、骨硬化性骨髓瘤以及意义未明的单克隆丙种球蛋白病。①支持点：隐袭起病，病程 2 月；可以表现为小纤维受累，轴索损伤为主，感觉运动性周围神经病。②不支持点：老年人常见；均有免疫球蛋白增高及不同程度脑脊液蛋白升高；常伴其他系统异常，如高钙血症、肾功能不全、贫血及溶骨性改变。该患者暂不考虑该病。

4. 结缔组织病的周围神经损害　结缔组织病如系统性红斑狼疮、干燥综合征等可侵犯周围神经系统。临床最常见的类型为远端对称性多发性周围神经病，以小纤维、有髓感觉神经纤维受累为主，多表现为下肢麻痛、末梢感觉障碍，也可有运动障碍。①支持点：双下肢远端对称性麻木、疼痛；电生理提示感觉神经轴索损害为主；皮肤活检提示小纤维神经显著减少。②不支持点：患者为男性，该病一般女性多见；无发热、光过敏、关节痛、口干、口腔溃疡、雷诺现象等风湿病表现；抗核抗体、抗 ENA 抗体、血沉、类风湿因子等免疫指标均正常。仍需随访观察排除。

【诊治经过】

嘱患者严格控制饮食，积极锻炼；改善微循环、营养神经；普瑞巴林止痛（最大剂量用到 150mg/次，口服，每日 2 次）；瑞舒伐他汀钙片（10mg/次，口服，每日 1 次）调脂治疗。患者双足底疼痛症状较前明显好转，2013 年 1 月 7 日出院时 VAS 评分 2 分。出院后患者继续口服普瑞巴林胶囊药物治疗，普瑞巴林胶囊 75mg/次、口服每日 2 次、共 3 个月，后减量至 75mg/次、口服每日 1 次、共 3 个月停药，继续口服调脂药物 1 月停药。严格控制饮食，规律锻炼（每天骑自行车 10km，散步 1~2 小时），半年后患者足底疼痛明显减轻，能行走 2 000 米。7 月 3 日复查糖化血红蛋白、糖耐量试验、肿瘤标志物、血沉未见异常。神经电生理：双侧颈前肌自发电位消失；双侧腓肠神经未引出反应（针极记录）；右下肢胫神经 CMAP 波幅较前降低，左下肢胫神经 CMAP 波幅较前升高，双侧胫神经 MCV 轻度减慢。

皮肤活检表皮层神经纤维密度（右侧小腿远端）（7.80±1.86）根/mm（图 57-2）。患者继续规律锻炼，每天行走

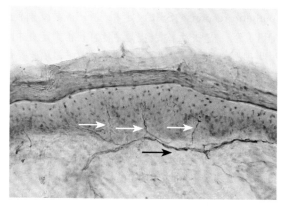

图 57-2 患者皮肤活检结果（2013-07-08）
注：镜下可见表皮层神经纤维增多、走形自然（白箭头）；真皮层纤维丛数量增加（黑箭头）

3 000 米。10 月 28 日再次复查，患者疼痛进一步减轻，长时间站立后稍疼痛。糖耐量试验 2 小时血糖 8.22mmol/L。神经电生理，左侧腓肠神经可引出 SNAP，波幅降低（2.3μV）、传导速度减慢（38.5m/s），双侧胫神经 CMAP 波幅较前升高，MCV 基本恢复正常。

【临床讨论】

本例为以小纤维神经损伤为突出表现的多发性感觉运动性周围神经病（multiple sensorimotor peripheral neuropathy），有髓纤维为电生理提示的亚临床损害。病因学筛查仅发现糖耐量异常。经规范治疗后小神经纤维损害症状及体征消失，再次皮肤活检提示表皮层神经纤维密度恢复正常，可诊断为治愈的糖耐量异常性多发性感觉运动性周围神经病。

小纤维神经病（small fiber neuropathy）是指以薄髓 Aδ 和无髓 C 纤维受损为特征的一类疾病。20 世纪 90 年代，随着针对小神经纤维新检测方法的出现，小纤维神经病成为一种独立的疾病。虽然小纤维传导痛温觉及调节自主神经功能，但临床上小纤维神经病多突出表现为以各种类型疼痛为主感觉症状，因此，小纤维神经病又被称为"痛性周围神经病"。在许多小纤维神经病患者中，虽然查体可能发现轻度远端感觉减退，但常规神经传导检查以及肌电图均正常。这些患者由于缺乏客观证据无法诊断周围神经病，常被误诊为筋膜炎、血管功能不全、腰骶椎退行性变，甚至是心理疾患，严重阻碍了疾病早期诊断和治疗。因此，需要针对小纤维神经病进行相关检查明确诊断。

该病典型的临床表现为足部烧灼样疼痛，呈手套-袜套样分布，有长度依赖性的特点，伴刀割样、酸痛、电击样或针刺样疼痛，以及足部和小腿痉挛。其他异常感觉还包括足部发木、

足趾发麻、感觉像踩在鹅卵石、沙子或高尔夫球上。症状通常夜间加重，影响睡眠，有些患者有床单接触痛。神经查体常见受累部位的异感痛、痛觉过敏或针刺觉和温度觉减退，足趾振动觉可轻度减退，肌力、腱反射、本体觉均正常。随着疾病的发展，出现自主神经损害，如足部肿胀、足部皮肤颜色和温度变化、皮肤菲薄、无光泽及出汗异常等。还可出现腹泻或便秘、膀胱及性功能障碍等。本例存在多种感觉障碍，伴有明显的行走障碍。神经系统查体发现双足底温度觉减退。均提示小纤维神经受损。

小纤维神经病的诊断方法主要有以下几种。评估躯体小纤维神经功能的有定量感觉检查（quantitative sensory testing，QST）、激光诱发电位（laser evoked potential，LEP）、接触性热痛诱发电位（contact-heat evoked potential，CHEP），评估自主神经功能的有交感皮肤反应（skin sympathetic response，SSR）、定量发汗轴索反射测定（quantitative sudomotor axon reflex testing，QSART）等。皮肤活检表皮层神经纤维测定是目前诊断小纤维神经病的可靠方法。这些检查方法虽然为评价小纤维神经的结构与功能提供了更多可能，但在临床中的应用价值尚待进一步探讨。本例探索了皮肤活检在小纤维神经病诊断和随访中的应用价值。

皮肤活检是一种安全、创伤小、无痛的小纤维神经病的诊断方法，它能发现常规神经电生理检查不能发现的异常，并且不存在主观因素影响，是目前 SFN 诊断的"金标准"。活检时，只需从一侧小腿远端、大腿远端或近端取直径 3mm 的圆形打孔活检皮肤标本，整个过程仅需 10 到 15 分钟。然后用蛋白基因产物 9.5 抗体免疫标记。在显微镜下计算表皮小神经纤维数目和表皮内神经纤维密度（intraepidermal neurve fiber density，IENFD），与正常值比较。在小纤维神经病早期，神经纤维密度可能正常，但形态可能有异常改变，尤其是肿胀，此时可考虑 6 到 12 个月后重新活检。

皮肤活检不仅能用于单纯小纤维神经病的诊断，对大、小纤维同时受累的混合型周围神经病的诊断和随访也具有重要的价值。本例虽然以小纤维受损症状首发，但就诊时已存在亚临床有髓纤维受损表现。神经电生理检查提示运动、感觉神经轻度受损，感觉为主。但患者的疼痛症状显著，用该结果无法完全解释。通过皮肤活检，发现小纤维神经的损伤远重于大纤维，符合患者的临床表现。

皮肤活检还可用于小纤维受累为主的周围神经病的随访观察。本例初次皮肤活检显示表皮层神经丢失十分严重，表皮层神经纤维基本消失，表皮下神经丛显著减少，有一些轴索增粗、中断。经过严格的饮食控制和锻炼，半年后再次复查，表皮层神经纤维和表皮下神经丛明显增多，走形自然，与患者临床症状明显改善相符。神经电生理检查提则提示有髓神经纤维损伤进一步加重。10 个月后再次复查电生理，有髓神经纤维功能才有所恢复。该结果表明，皮肤活检较神经电生理更为敏感，或者说小纤维神经的再生比有髓神经纤维更快。因此，皮肤活检对于混合型周围神经病是一种更加敏感、有效、直观的随访手段，有独特的临床应用价值。

小纤维受累为主的多发性感觉运动性周围神经病的病因很多。首先是代谢性因素，包括糖代谢异常、代谢综合征。糖代谢异常性周围神经病中，糖尿病前期，尤其是糖耐量异常患者，小纤维神经病更常见，而糖尿病者多为大小神经纤维同时受累的混合性周围神经病。代谢综合征的其他组分，包括高血压、血脂异常、腹型肥胖，也是远端对称性周围神经病的独立危险因素。其次是药物和中毒性（酒精、甲硝唑、利奈唑胺、硼替佐米、有机磷农药等），还有免疫介导性（系统性红斑狼疮、干燥综合征、乳糜泻、吉兰-巴雷综合征等）、遗传性（Fabry 病、离子通道病、家族性淀粉样多发性周围神经病等）、感染性（艾滋病、EB 病毒、丙肝等）、肿瘤性(单克隆丙种球蛋白病、副肿瘤),以及特发性(其中部分为结节病、纤维肌痛症、红斑肢痛症、钠离子通道病、口腔烧灼综合征)。

该病例根据入院前后以及多次随访的实验室检查结果,患者除两次糖耐量异常外,未发现其他异常指标。因此,建议对所有不明原因的多发性周围神经病患者行口服葡萄糖耐量试验。同时,患者高密度脂蛋白偏低、动脉粥样硬化,因此考虑患者存在代谢异常。在 10 个多月的随访过程中,继续对其他病因进行排除。通过严格饮食控制和锻炼,患者疼痛症状逐渐减轻,表皮层神经纤维明显增多,也更支持最初的诊断。

总之,该病例为诊治比较成功的糖耐量异常相关周围神经病(peripheral neuropathy with impaired glucose tolerance)。通过这个病例,我们对这类疾病的诊断思路有了更进一步的认识,也对皮肤活检的诊断和随访价值有了感性的体会。

治疗策略:首先是病因治疗。严格控制血糖,改变生活方式,控制饮食、体重,锻炼身体对预防疾病进展为糖尿病十分重要。因为小纤维神经病可能是糖尿病性神经病的最早期阶段,可以通过生活方式干预和糖耐量情况改善逆转。有研究发现,代谢因素的改善可使表皮神经纤维密度增加,足部出汗量增加,神经痛减轻。因此,如果能早期诊断该病,发现潜在病因,积极予以干预,就能够避免造成不可逆的损伤。其次是疼痛的管理。止痛能很大程度提高患者生活质量和治疗的依从性。2006 年、2010 年欧洲神经病学会联盟顾问委员会指南、2011 年美国神经病学会指南、美国神经肌电诊断医学会和美国物理医学与康复学会指南,为痛性周围神经病的治疗提供了最佳循证医学证据。指南共同推荐的一线治疗药物为普瑞巴林、加巴喷丁、三环类抗抑郁药、5-羟色胺去甲肾上腺素再摄取抑制剂,如文拉法辛和度洛西汀。二线治疗药物有阿片类止痛药和曲马朵。通过有效的病因及对症治疗,预后较好。

【最终临床综合诊断】
糖耐量异常相关周围神经病

（李一凡　黄旭升）

【专家点评】
本例为以小纤维神经损伤为突出表现的多发性感觉运动性周围神经病。病因学筛查仅发现糖耐量异常。小纤维神经病是指以薄髓 Aδ 和无髓 C 纤维受损为特征的一类疾病。小纤维神经病又被称为"痛性周围神经病"。在许多小纤维神经病患者中,虽然查体可能发现轻度远端感觉减退,但常规神经传导检查正常。这些患者常被误诊。小纤维受累为主的多发性感觉运动性周围神经病的病因很多。首先是代谢性因素,包括糖代谢异常、代谢综合征。糖代谢异常性周围神经病中,糖尿病前期,尤其是糖耐量异常患者,小纤维神经病更常见,而糖尿病者多为大小神经纤维同时受累的混合性周围神经病。

该病典型的临床表现为足部烧灼样疼痛,呈手套-袜套样分布,伴刀割样、酸痛、电击样或针刺样疼痛,以及足部和小腿痉挛。其他异常感觉还包括足部发木、足趾发麻、感觉像踩在鹅卵石、沙子上。神经查体常见受累部位的异感痛、痛觉过敏或针刺觉和温度觉减退,足趾振动觉可轻度减退,肌力、腱反射、本体觉均正常。随着疾病的发展,出现自主神经损害,如足部肿胀、足部皮肤颜色和温度变化、皮肤菲薄、无光泽及出汗异常等。皮肤活检是一种安全、创伤小、无痛的小纤维神经病的诊断方法,它能发现常规神经电生理检查不能发现的异常,并且不存在主观因素影响,是目前 SFN 诊断的"金标准"。

（黄旭升　姚生）

【参考文献】

1. TAVEE J, ZHOU L. Small fiber neuropathy：A burning problem[J]. Clev Clin J Med, 2009, 76(5):297-305.

2. LAURIA G, MORBIN M, LOMBARDI R, et al. Axonal swellings predict the degeneration of epidermal nerve fibers in painful neuropathies[J]. Neurology, 2003, 61(5):631-636.

3. SUMNER CJ, SHETH S, GRIFFIN JW, et al. The spectrum of neuropathy in diabetes and impaired glucose tolerance[J]. Neurology, 2003, 60(1):108-111.

4. DIVISOVA S, VLCKOVA E, HNOJCIKOVA M, et al. Prediabetes/early diabetes-associated neuropathy predominantly involves sensory small fibres[J]. J Peripher Nerv Syst, 2012, 17(3):341-350.

5. SMITH AG, SINGLETON JR. Obesity and hyperlipidemia are risk factors for early diabetic neuropathy[J]. J Diabetes Complicat, 2013, 27(5):436-442.

6. FARHAD K, TRAUB R, RUZHANSKY KM, et al. Causes of neuropathy in patients referred as "idiopathic neuropathy"[J]. Muscle Nerve, 2016, 53(6):856-861.

7. CONCEICAO I, GONZALEZ-DUARTE A, OBICI L, et al. "Red-flag" symptom clusters in transthyretin familial amyloid polyneuropathy[J]. J Peripher Nerv Syst, 2016, 21(1):5-9.

8. SMITH AG, RUSSELL J, FELDMAN EL, et al. Lifestyle intervention for pre-diabetic neuropathy[J]. Diabetes Care, 2006, 29(6):1294-1299.

9. 中华医学会神经病学分会肌电图与临床神经电生理学组. 痛性周围神经病的诊断和治疗共识[J]. 中华神经科杂志, 2012, 45(11):824-827.

病例58 四肢麻木、无力4个月，加重伴呼吸困难3天

【现病史】

患者女性，58岁。2015年11月(4个月前)出现发作性双上肢麻木，肌力正常，2015年12月出现双下肢麻木，以双脚麻木显著，同时伴有冷热胀痛、瘙痒感，偶有四肢抽搐，后逐渐出现四肢无力症状，但可抬举、行走。2016年2月初(1个月前)诉四肢无力症状加重，表现为抬举、行走费力，需搀扶行走，无其他伴随症状，上诉症状持续未缓解，2月20日当地医院按"吉兰-巴雷综合征"给予"激素冲击3天、免疫球蛋白静脉滴注5天"治疗，冷热胀痛、瘙痒感缓解，四肢麻木无力症状未见好转，于3月3日出院，口服营养神经药物。3月12日(3天前)出现呼吸困难，口周麻木，急诊收入我科。发病以来，精神差，饮食欠佳，大、小便控制可，睡眠差。

【既往史】

2014年11月患"左下肢带状疱疹"，治疗后好转；否认"高血压、糖尿病、冠心病、房颤"等慢性病病史；否认肝炎、结核、伤寒等传染病病史；否认食物及药物过敏史；否认手术、外伤及输血史；疫苗接种史不详。

【个人史】

生于原籍，无外地久居史；否认疫水接触史；否认毒物及放射物接触史；否认冶游及吸毒史；无吸烟、饮酒等不良嗜好。

【家族史】

否认家族遗传性疾病病史及类似疾病史。

【查体】

体温:36.4℃,脉搏:102 次/min,血压:140/90mmHg。内科查体未见异常。神经系统查体:神志清楚,言语略笨拙,智力正常。脑神经检查无异常。双侧上肢肌力 4 级,双下肢肌力 3 级,四肢肌张力降低,双侧腱反射消失,双上肢指鼻试验欠稳准,四肢痛觉减退、温度觉和深感觉消失,躯干深、浅感觉减退;腹壁反射(++),双侧 Babinski 征(-)。颈软,Kernig 征(-)。

【辅助检查】

1. 实验室检查　呼吸道病毒抗体谱:呼吸道合胞病毒(RSV)抗体 IgM(+)、腺病毒(ADV)抗体 IgM(+)、单纯疱疹病毒抗体Ⅰ型 IgG(+);神经元抗体谱:抗 Yo 抗体(-)、抗 CV2 抗体(-)、抗 PNMA2 抗体(-)、抗 Amphiphysin 抗体(-)、抗 Hu 抗体(+)、抗 Ri 抗体(-);血、便常规、生化、免疫四项、抗磷脂抗体、ANA 系列及肿瘤系列未见异常。

2. 脑脊液结果　脑脊液压力 $180mmH_2O$,红细胞 $2×10^6/L$,白细胞 $0×10^6/L$,蛋白 1.01g/L↑,脑脊液潘迪试验(+),氯 125.3mmol/L,葡萄糖 3.43mmol/L。

3. 脑电图　轻度异常脑电图。

4. 肌电图　神经源性受损(双腓总神经、胫神经 MCV 减慢;双腓浅、右腓肠神经 SCV 未引出电位)。

5. 磁共振检查结果　头部 MRI、MRA(图 58-1)示双侧额顶叶多发缺血灶,脑动脉粥样硬化;MRA 未见异常;颈胸 MRI(图 58-2)示颈椎退行性病变,$C_5 \sim C_6$ 椎间盘突出,胸椎退行性病变。

6. PET/CT(图 58-3)　①左肺下叶肺门旁占位病变,代谢增高,考虑肺癌可能性大;②纵隔多发淋巴结增大,代谢增高,考虑多发淋巴结转移;③右侧第 5 前肋密度减低,代谢增高,考虑骨转移瘤可能性大;④双肺陈旧性结核灶;⑤双肺乳腺增生;⑥肝肿瘤可能性大;⑦左肾结石;⑧腰椎退行性变。

7. 纤维支气管镜及纤维支气管镜病理报告　淋巴结穿刺组织内见少量轻度异型小圆细胞,结合免疫组化染色结果,支持转移性小细胞未分化癌伴有神经内分泌分化。

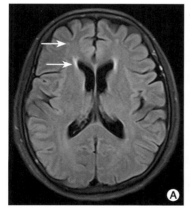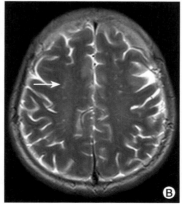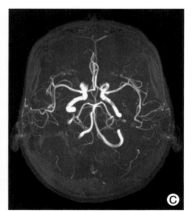

图 58-1　头颅 MRI 检查结果

注:A. FLAIR 像可见双侧额叶点状稍高信号,侧脑室前角高信号(箭头);B. 双侧放射冠点状长 T_2 信号(箭头);C. MRA 未见明显异常

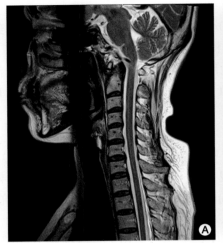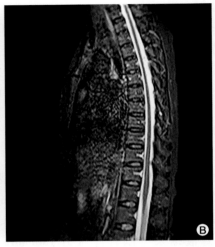

图 58-2　颈胸 MRI 检查结果

注：A. C$_4$、C$_5$ 椎间盘轻度向后膨出，脊髓未见明显异常；B. 胸椎 MRI 未见异常

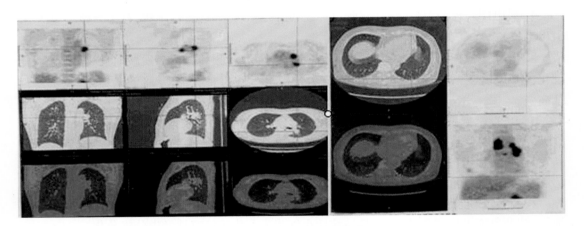

图 58-3　PET/CT 检查结果

注：左肺下叶肺门旁见软组织影，可见浅分叶及毛刺征，大小约 2.5cm×3.1cm×1.8cm

【定位分析】

四肢麻木，深、浅感觉障碍，四肢腱反射消失，双腓浅、右腓肠神经 SCV 未引出，定位于感觉神经元及感觉神经；四肢力弱，双腓总神经、胫神经 MCV 减慢，定位于运动神经；呼吸困难，定位于呼吸肌或神经肌肉接头；言语笨拙、双上肢指鼻试验欠稳准，可疑小脑受累；综合定位于周围神经及神经根（感觉+运动）、小脑（不除外）。

【定性讨论】

患者女性，亚急性起病；以四肢对称性麻木、无力，加重伴呼吸困难为主要临床症状；体征主要是四肢弛缓性瘫痪，腱反射消失；肌电图提示：运动感觉神经损伤；腰穿提示蛋白细胞分离；临床酷似慢性吉兰-巴雷综合征，但神经元抗 Hu 抗体（neuronal anti-Hu antibodies）阳性，进一步完善 PET/CT 检查及病理，考虑肺小细胞未分化癌伴有神经内分泌分化。本病例考虑副肿瘤综合征（paraneoplastic syndrome，PNS）所引起的感觉运动周围神经病、肌无力综合征等表现。

【治疗经过】

起病时按"吉兰-巴雷综合征"给予"激素冲击 3 天、免疫球蛋白静脉滴注 5 天"治疗,临床症状未见好转;入院后复查腰穿及肌电图,给予改善循环、B 族维生素治疗,结合 PET/CT 及病理检查,考虑小细胞肺癌、PNS。

【治疗及转归】

患者于外院行手术治疗,随访 6 个月患者临床症状未见明显好转。

【临床讨论】

PNS 是一组发生于肿瘤患者的神经系统综合征,神经系统症状的发生并非由于肿瘤本身,肿瘤转移或营养,代谢障碍等因素导致,而是由于肿瘤细胞产生的抗体或介导的细胞免疫反应作用于神经细胞,出现相应的神经功能受损表现。PNS 临床表现复杂多样,既可表现为中枢神经损害,也可表现为周围神经及肌肉的损害。常见的典型的 PNS 包括边缘性脑炎、亚急性小脑变性、脑脊髓炎、斜视性阵挛-肌阵挛、感觉神经元神经病、Lambert-Eaton 综合征、慢性自主神经病、重症肌无力、炎性脊髓病。其他少见的类型还包括僵人综合征、脑干脑炎、运动神经元病等。研究发现小细胞肺癌患者最易合并的 PNS 为 Lambert-Eaton 综合征,感觉神经元神经病和亚急性小脑变性。由于 PNS 表现为多个神经部位受累,临床表现复杂多样,诊断极为困难,易漏诊误诊。

研究显示神经元抗体检测,对预测肿瘤有一定价值,其中抗 Hu 抗体对 PNS 的阳性预测值达 81.5%,抗 Hu 抗体阳性对 PNS 的诊断具有一定意义,其相关肿瘤以肺癌,特别是小细胞肺癌(61%)最常见,其他还包括消化系统肿瘤(20%)、胸腺瘤(10%)、前列腺癌等。抗 Hu 抗体相关的 PNS 临床表现主要包括亚急性感觉性周围神经病(39%)、共济失调(17%)、边缘叶脑炎(16%)、脑干脑炎(10%)、Lambert-Eaton 综合征(8%)、中枢性低通气等。绝大多数小细胞肺癌合并 PNS 患者以神经系统症状起病,早期识别有助于肿瘤的确诊及治疗。

目前 PNS 无特殊有效治疗,手术切除肿瘤是治疗原发病的有效手段,免疫治疗及手术治疗对改善神经系统症状可能有一定帮助。

【最终临床综合诊断】

副肿瘤综合征

（姚志国　陈会生）

【专家点评】

PNS 临床表现复杂多样,既可表现为中枢神经损害,也可表现为周围神经及肌肉的损害。研究发现小细胞肺癌患者最易合并 PNS。神经元副肿瘤抗体检测对预测肿瘤有一定价值,抗 Hu、Ri、Yo 抗体,抗 CV2/CRMP5 抗体,抗 Ma2/ta、抗 Amp 抗体等,如抗 Hu 抗体阳性提示小细胞肺癌意义更大。绝大多数小细胞肺癌合并 PNS 以神经系统症状起病。以感觉障碍为主的高龄患者,肢体无力不显著时,一定要注意除外 PNS。尽早行神经元副肿瘤抗体检测和 PET/CT 检查对肿瘤定位有帮助和鉴别价值。小细胞肺癌导致的抗 Hu 抗体阳性 PNS 可表现为感觉神经元神经病,临床特点为早期出现的共济失调、广泛分布的感觉减退和腱反射减低,电生理检查见与神经纤维长度无关的感觉神经动作电位广泛异常。病理可见脊髓后索髓鞘脱失,腓肠神经活检可见以大有髓纤维为主的神经纤维丢失,无再生神经丛。

（戚晓昆　姚生）

【参考文献】

1. TOOTHAKER TB,RUBIN M. Paraneoplastie neurological syndromes:a review[J]. Neurologist,2009,15(1):

21-33.

2. O' NEILL JH,MURRAY NM,NEWSOM DJ. The Lambert-Eaton myasthenic syndrome. A review of 50　cases［J］. Brain,1988,111（Pt 3）:577-596.

3. 任海涛,赵艳环,关鸿志,等. 抗 Hu 抗体检测在神经系统副肿瘤综合征诊断中的临床意义［J］. 中国神经免疫学和神经病学杂志,2011,18（5）:332-336.

病例 59　左上肢无力 2 个月

【现病史】

患者男性,18 岁,战士。2008 年 1 月 21 日（2 个月前）军事训练后感左上肢无力,肘关节、肩关节活动明显受限,不能抬举,无肌肉酸痛、感觉障碍症状。5 天后患者自觉左上臂肌肉萎缩,于当地医院就诊给予理疗。1 个月后患者觉症状好转。为求进一步诊治来医院门诊就诊,门诊行颈椎片示未见明显骨质异常。肌电图示可疑肌电图（神经源病损?）,左右肌皮神经、左腋神经潜速率正常,左侧肌皮神经潜速率较右侧明显减慢。门诊以"左上肢无力待查"收入院。

【既往史】

12 岁患"左肾静脉压迫综合征";否认"高血压、糖尿病"等慢性病病史;否认肝炎、结核等传染病病史;否认药物及食物过敏史;否认手术、外伤及输血史;预防接种史随社会。

【个人史】

生于原籍,18 岁新兵入伍,无疫水接触史;无放射性物质及毒物接触史。否认吸烟、饮酒不良嗜好。未婚。

【家族史】

自诉母亲、姨及兄弟有类似发作性肌无力、肌萎缩病史,家系图见图 59-1。先证者（Ⅲ 18）和他母亲（Ⅱ15）进行了神经电生理检查。先证者（Ⅲ18）同时进行了神经活检。

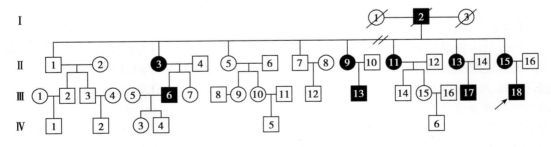

图 59-1　患者家系图

【查体】

体温:36.7℃,血压:120/75mmHg,呼吸:20 次/min,心率:70 次/min。内科系统检查未见异常。神经系统检查:意识清楚,言语流利,右利手。脑神经检查未见异常。左上肢近端肌力 4⁻级,远端 5 级,余肢体肌力 5 级。左上肢较右侧肌肉萎缩:左上臂（肘上 10cm 处）周长 23.5cm;右上臂周长 24cm。躯干及四肢深、浅感觉对称。指鼻稳准,跟膝胫试验正常。左侧肱二头肌、肱三头肌肌腱反射(+)、右侧肱二头肌、肱三头肌肌腱反射、膝腱及跟腱反射(++)，双侧 Hoffmann、Babinski 及 Chaddock 征(−)。颈软，Kernig 征(−)。

【辅助检查】

1. 血检验结果　肌酶检查:磷酸肌酸激酶 359U/L,余正常;血常规、肝肾功、凝血功能正常,甲状腺功能全套、风湿全套正常。

2. 腰穿检查(2008-2-27)　压力 140mmH$_2$O,细胞数 0×10^6/L,蛋白 0.35g/L,糖、氯化物正常。

3. 头颅+腰椎+颈椎 MRI(过屈过伸位)(2008-2-25)　未见明显异常。

4. 超声检查　心脏、胸腹部彩超未见明显异常。

5. 神经电生理检查(2008-2-26)　多发性周围神经损害肌电图改变(以髓鞘损害为主)(表59-1)。

表 59-1　先证者及其母亲神经电生理检查结果

| 位置 | 先证者(Ⅲ18) | | | | | 先证者母亲(Ⅱ15) | | | | |
	运动传导速度/(m·s^{-1})	远端潜伏期/ms	复合动作电位/mV	感觉传导速度/(m·s^{-1})	感觉动作电位/µV	运动传导速度/(m·s^{-1})	远端潜伏期/ms	复合动作电位/mV	感觉传导速度/(m·s^{-1})	感觉动作电位/µV
右肘-腕	40.7	–	5.0	NA	NA	39.8	–	1.8	NA	NA
左肘-腕	40	NA	2.5	NA	NA	41.8	–	3.0	NA	NA
右腕-拇短展肌	–	4.3	–	NA	NA	NA	5.0	11.1	NA	NA
左腕-拇短展肌	–	5.6	–	NA	NA	NA	4.8	–	NA	NA
右手拇指-腕	NA	NA	NA	42.5	2.0	NA	NA	NA	41.3	6.1
左手拇指-腕	NA	NA	NA	37.0	–	NA	NA	NA	41.8	8.0
右手中指-腕	NA	NA	NA	40.7	6.4	NA	NA	NA	42.4	13.7
左手中指-腕	NA	NA	NA	40.4	3.1	NA	NA	NA	36.4	4.4
右肘上-肘下	36.4	–	–	NA	NA	–	–	–	NA	NA
左肘上-肘下	28.6	0.8	–	NA	NA	–	–	–	NA	NA
右肘-腕	–	–	3.5	NA	NA	47.6	–	7.5	NA	NA
左肘-腕	42.5	–	2.5	NA	NA	50.4	–	17.4	NA	NA
右腕-小指展肌	–	2.75	–	NA	NA	–	2.3	12.8	NA	NA
左腕-小指展肌	–	3.35	2.6	NA	NA	–	2.7	–	NA	NA
右小指-腕	NA	NA	NA	43.8	5.8	NA	NA	NA	34.5	5.3
左小指-腕	NA	NA	NA	36.4	6.8	NA	NA	NA	44.7	3.1
右拇指基部-腕	NA	NA	NA	39.1	5.0	NA	NA	NA	44.7	6.3
左拇指基部-腕	NA	NA	NA	38.0	5.0	NA	NA	NA	46.3	8.0
右膝上-膝下	–	–	–	NA	NA	–	–	–	NA	NA
左膝上-膝下	–	–	–	NA	NA	–	–	–	NA	NA

续表

位置	先证者(Ⅲ18)					先证者母亲(Ⅱ15)				
	运动传导速度/(m·s⁻¹)	远端潜伏期/ms	复合动作电位/mV	感觉传导速度/(m·s⁻¹)	感觉动作电位/μV	运动传导速度/(m·s⁻¹)	远端潜伏期/ms	复合动作电位/mV	感觉传导速度/(m·s⁻¹)	感觉动作电位/μV
右膝-踝	42.1	–	0.5	NA	NA	39.0	–	0.3	NA	NA
左膝-踝	35.8	–	0.3	NA	NA	40.8	–	1.0	NA	NA
右踝-趾短伸肌	–	5.1	–	NA	NA	32.8	5.7	0.2	NA	NA
左踝-趾短伸肌	–	5.6	–	NA	NA	–	5.3	–	NA	NA
右踝-腓肠	NA	NA	NA	34.5	8.0	NA	NA	NA	34.5	4.6
左踝-腓肠	NA	NA	NA	35.0	7.6	NA	NA	NA	36.2	10.8

注:"–"代表"未引出";"NA"代表"不适应"

【诊治经过】

入院后给予患者 B 族维生素及理疗后病情明显改善,2008 年 3 月 5 日行左腓肠神经活检术。2008 年 3 月 5 日外周血基因检测。

【定位分析】

根据患者临床表现为左上肢无力,神经系统检查提示左上肢下运动神经元损伤。结合神经电生理检查为多发性周围神经病损肌电图改变(以髓鞘病损为主),定位于周围神经。

【定性讨论】

1. 卡压性周围神经病　①青年男性,急性起病;②训练后出现左上肢无力及萎缩;③临床表现单肢下运动神经元损害;④给予 B 族维生素及理疗后症状改善。不支持点:家族成员中有类似病情,且神经电生理检查提示四肢广泛神经病损肌电图改变。

2. 腓骨肌萎缩　①有家族史;②可出现肢体的下运动神经元损伤;③神经电生理检查提示四肢广泛神经病损肌电图改变。不支持点:本患者无弓形足、脊柱侧弯以及鹤腿样改变。确诊依赖病理及基因检测。

3. 遗传性神经痛性肌萎缩　①有家族史,表现为常染色体显性遗传;②临床上表现为上肢疼痛后无力及萎缩,也可反复发作。不支持点:无感觉障碍,无广泛神经电生理异常,确诊依赖病理及基因检测。

4. 复发性吉兰-巴雷综合征　①临床上可表现为周围神经损伤;②神经电生理检查提示四肢广泛神经病损肌电图改变。不支持点:有家族史,腰穿脑脊液检查没有蛋白-细胞分离。

5. 遗传性压力易感性周围神经病　①有家族史;②外伤及牵拉后可出现单肢的下运动神经元损伤;③临床可多次缓解和复发;④神经电生理检查提示四肢广泛神经病损肌电图改变(以髓鞘病损为主)。确诊依赖病理及基因检测。

【基因筛查】

分子遗传学检测:采用外周血用 SYBRGreenI 染料实时定量进行 PCR 检测发现 HNPP 患者 PMP22 基因缺失,分别对正常对照 4 人与疑似 HNPP 患者(包括先证者及其母亲)8 人进行检测(图 59-2),汇总两组的 PMP22 基因拷贝数进行统计学比较见下表(表 59-2)。

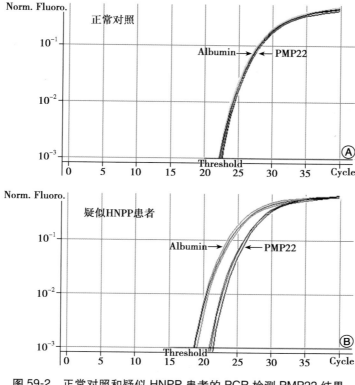

图 59-2　正常对照和疑似 HNPP 患者的 PCR 检测 PMP22 结果

表 59-2　实时定量 PCR 检测 PMP22 基因拷贝数（相对比值）

样本	PMP22 比值		
	平均值	区间	校正标准差值
正常者（n=4）	1.01	0.83~1.23	0.19
疑似 HNPP（n=8）	0.49	0.41~0.54	0.05

【病理结果】

先证者神经活检取材部位：左腓肠神经。腓肠神经（左）活检结果（图 59-3）。病理诊断：部分腓肠神经髓鞘明显增厚形成腊肠体样结构，符合髓鞘肥厚性周围神经病。

【临床讨论】

遗传性压力易感性周围神经病（hereditary neuropathy with liability to pressure palsy，HNPP）又称腊肠体样周围神经病（allantoid peripheral neuropathy），家族性复发性多神经病（familial recurrent polyneuropathy）。1947 年由 DeJong 首先报道，其主要临床特征是在轻微的机械损害和压迫的情况下便可发生单神经麻痹，并可多次缓解和复发。病理特征为髓鞘增厚形成腊肠体样结构。本病可见于任何年龄，7~62 岁均有病例报道，平均发病年龄为 20岁，男女无差异。

本病为常染色体显性遗传，绝大多数家系有 17p11.2 区大片段基因缺失，该区域含有一个周围神经髓鞘蛋白 22（PMP-22）基因，在另一部分无片段缺失的家系中可检出该基因点突变。HNPP 基因突变位点与 CMT$_1$ 型完全相同，但两者突变性质不同，HNPP 为基因缺失，而

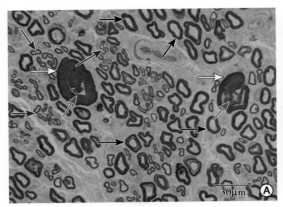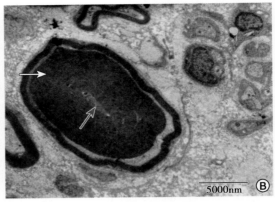

图 59-3　患者左腓肠神经活体组织病理学检查结果

注：A. 光镜下显示神经纤维形态不规则，可见正常神经纤维（黑色箭头）及不正常的神经纤维（白色箭头），不正常纤维表现为神经髓鞘明显增厚，呈腊肠样改变（白色箭头）；同时可见小的成簇再生神经纤维（蓝色箭头），可见压缩变形的轴突（红色箭头）；B. 电镜可见致密增厚的髓鞘（白色箭头）及压缩的轴突（红色箭头），EM×10 000

CMT₁ 为基因重复。PMP-22 为周围神经髓鞘蛋白的一种，占全部髓鞘蛋白的 25%，分子质量为 18kDa，含有 4 个跨膜螺旋区和 1 个糖基化位置。除周围神经外，PMP-22 还存在于肠、肺、心等神经外组织。在完整的髓鞘，PMP-22 高度表达，而在受损神经的远端 PMP-22 明显下降。PMP-22 的确切功能尚不清楚。

HNPP 突出的病理改变为周围神经髓鞘明显增厚，直径可达 20～30μm，板层数目增至 500 层，形成类似腊肠样结构。神经纤维的密度和总数不变，有时可见薄髓鞘纤维。轴突和施万细胞多无明显异常。腊肠样结构和节段性脱髓鞘是其特征性的改变。

该病的临床特点：主要临床特征为反复发作的急性单神经病或多神经病，多在轻微牵拉、压迫或外伤后反复出现，持续数天或数周后可自行缓解，半数 6 个月内缓解，部分患者可残留一部分后遗症。发作次数越多，临床症状越重。1/3 的病例可仅有 1 次发作。最常受累的神经，依次为腓肠神经、尺神经、臂丛神经、桡神经和正中神经。临床表现为运动感觉性周围神经病，也可表现为单纯运动或感觉神经病，多为无痛性，反复发作者可有肌萎缩。PMP22 基因突变携带者，可无临床症状或仅有腱反射减退或消失。神经电生理检查可见受累神经和未受累神经均有弥漫性神经传导速度减慢，远端运动潜伏期延长。对于周围神经病常规实验室检查应包括血糖、肝功、肾功、血沉、风湿系列、免疫球蛋白电泳等与自身免疫有关的血清学检查，以及血清重金属（铅、汞、砷、铊等）浓度检测对鉴别诊断有意义。HNPP 患者神经传导速度检测显示在有临床症状受累的肢体可有运动和感觉传导速度明显减慢或传导阻滞，尤其在跨越神经易嵌压处，远端潜伏期延长。无论有无临床症状的基因突变携带者，其神经传导速度亦有轻到中度减慢。本家系先证者不但有症状的左上肢出现神经传导异常，其无症状的 3 个肢体神经传导速度亦减慢（包括运动及感觉神经）。其母亲亦表现为临床无症状的肢体神经传导速度的减慢，与文献报道相似。一般认为，HNPP 神经传导减慢的 2 个主要原因是：①神经纤维轴索直径的减小及髓鞘的病理性增厚；②结间或结旁的节段性脱髓鞘。HNPP 特征性组织学改变可见髓鞘呈局灶性腊肠样增厚、节段性脱髓鞘和髓鞘再生。结合国内外的文献说明神经电生理可发现 HNPP 临床下病变。目前基层医院神经活检率低，基因分析虽然在 HNPP 的确诊中极为重要，但目前在国内尚未开展 HNPP 基因诊断的情况下,神经电生理的检查尤为重要。

本病还需与其他周围神经病进行鉴别:①CMT$_1$型。两者致病基因相同,电生理检查均有神经传导速度减慢,且 CMT$_1$ 的腓肠神经活检有时也可见到腊肠样结构,因此临床易混淆。但 CMT$_1$ 患者弓形足、脊柱侧弯以及鹤腿样改变多见。②卡压性周围神经病。两者均有反复发作或以压迫、牵拉为诱因,但 HNPP 多有家族史和广泛的周围神经传导速度异常可与卡压性周围神经病鉴别。③遗传性神经痛性肌萎缩。两者均为常染色体显性遗传,病理检查均可见腊肠体样结构形成,但遗传性神经痛性肌萎缩无广泛的神经电生理异常,且无17p11.2 位点突变可鉴别。④卟啉病、糖尿病周围神经病和复发性吉兰-巴雷(格林-巴利)综合征均有缓解复发的临床特点,也应注意鉴别。⑤有报道腊肠体样结构还可见于其他非特异性的运动感觉神经病,需根据临床特征进行鉴别。

总之,HNPP 诊断主要依靠特征的临床表现,如牵拉、压迫后反复发作的单神经病或多神经病。神经电生理检查有广泛异常,神经活检发现较为特征的腊肠样结构和节段性脱髓鞘。家族史对临床诊断有非常重要的意义。对临床和电生理表现不典型的病例可采用基因诊断。

【治疗及转归】

本病预后多良好,为自限性疾病,无需特殊治疗。反复发作者可遗留运动功能障碍。预防应注意避免外伤、机械压迫和牵拉等诱发因素,预防发作。

【最终临床综合诊断】

遗传性压力易感性周围神经病(HNPP)

(武强 黎红华)

【专家点评】

HNPP 主要临床特征是在轻微的机械损害和压迫的情况下便可发生单神经麻痹,临床上是多次复发和缓解。病理特征为髓鞘增厚形成腊肠体样结构。本病为常染色体显性遗传,绝大多数家系有 17p11.2 区大片段基因缺失,该区域含有一个周围神经髓鞘蛋白 22(PMP-22)基因,在另一部分无片段缺失的家系中可检出该基因点突变。HNPP 基因突变位点与 CMT$_1$ 型完全相同,但两者突变性质不同,HNPP 为基因缺失,而 CMT$_1$ 为基因重复。在目前基层医院神经活检率低,基因分析在 HNPP 确诊中极为重要,但也并未常规开展,所以神经电生理检查就显得尤为重要。本家系先证者不但有症状的左上肢出现神经传导异常,其无症状的 3 个肢体神经传导速度亦减慢(包括运动及感觉神经)。其母亲亦表现为临床无症状的肢体神经传导速度的减慢,这对临床诊断提供了电生理依据。总之,HNPP 诊断主要依靠特征的临床表现,如牵拉、压迫后、跷二郎腿、盘腿坐之后反复发作的肢体麻木(单神经病或多神经病)。家族史对临床诊断有非常重要的意义。对临床和电生理表现不典型的患者可采用基因诊断。

(黎红华 戚晓昆)

【参考文献】

1. YUAN HE,QIANG WU,ZHIPENG XU,et al. Hereditary neuropathy with liability to pressure palsy:an investigation in a rare and large Chinese family[J]. European Neurology,2012,68(8):322-328.

2. BAI Y,ZHANG X,KATONA I,et al. Conduction block in PMP22 deficiency[J]. J Neurosci,2010,30(2):600-608.

3. CHEN SR,LIN KP,KUO HC,et al. Comparison of two PCR-based molecular methods in the diagnosis of CMT$_1$A and HNPP diseases in Chinese[J]. Clin Neurol Neurosurg,2008,110(5):466-471.

4. CUI F,HUNG XS,CHEN ZH. Clinical,electrophysiological,pathological and genomic study of hereditary liability to pressure palsies[J]. J HMC,2010,16:407-410.

5. 贾志荣,孙臧,王洪霞,等.遗传性压力易感性周围神经病临床神经电生理检测的意义[J].中华神经科杂志,2007,40(8):525-529.

病例60 渐进性四肢乏力10年,言语欠清5年,加重2年

【现病史】

患者男性,48岁,汉族,广东省江门市人。10年前无诱因双下肢乏力,长时间行走或上坡时明显,走平路及上下楼梯均不受影响,双上肢乏力轻微,在重体力活后感到疲劳。四肢乏力缓慢加重,5年前开始在走平路时也易感到疲劳,双上肢不能抬起重物,吐字稍有含糊不清,舌头表面不平滑,自感舌头变细,无饮水呛咳。2年前自觉双下肢乏力明显加重,行走数十米即感到无力需要休息,上下楼梯时需拉住扶手,并自感大腿稍变细。近半年出现双腿抬起费力,蹲下后难以站起,不能上下楼梯,不能抬起重物,双上肢抬高无支撑时常有发抖,双手持筷尚灵活。无肢体麻木,无肌肉酸痛,无大、小便障碍,无性功能障碍。曾就诊于当地医院,诊断为"肌萎缩侧索硬化、脊髓型颈椎病",未治疗。患者为求进一步诊治,就诊于骨科门诊,以"颈椎病"收入脊柱科。患者自发病以来,精神饮食及睡眠可,大、小便正常,体重无明显变化。

【既往史】

平素体质良好。否认"高血压、糖尿病、冠心病、甲亢"等慢性病病史;否认"肝炎、结核"等传染病病史;否认药物及食物过敏史;否认外伤、手术及输血史;按计划预防接种。

【个人史】

足月顺产,生长发育正常,学习成绩一般,否认疫区接触史,无地方病病史,体力劳动者,长期从事市政工程建设工作,经常接触沥青等化学物质;否认冶游及吸毒史;无吸烟、嗜酒史,无毒物及放射线接触史。适龄结婚,育有一子,24岁,体健。

【家族史】

患者无兄弟姐妹,父母均健在。否认家族遗传性疾病病史及类似疾病史。

【查体】

体温:36.3℃,脉搏:73次/min,呼吸:18次/min,血压:122/71mmHg,体重:74kg。发育正常,营养中等,轻微鸭步步态。双侧乳房增大(图60-1),余内科查体未见明显异常。神经系统检查:意识清楚,检查合作,对答切题,吐字欠清。定向力、记忆力、计算力正常,右利手。脑神经检查:双侧瞳孔等大等圆约3mm,对光反射灵敏,眼球活动正常,未见眼震。双侧额纹、鼻唇沟对称,舌肌萎缩明显,舌表面凹凸不平,舌中沟深(图60-2),可见舌肌纤颤,伸舌居中。双侧软腭上抬正常,咽反射正常,右侧口角及面颊可见肌束颤动,余脑神经检查未见异常。双侧三角肌、股四头肌、胫前肌轻度萎缩,双下肢近端触诊肌肉明显发硬;双侧颈屈肌群、胸锁乳突肌、斜方肌肌力4⁻级,双上肢肌力近端5级,远端肌力5⁻级,双下肢近端肌力4

级,远端肌力5级,双上肢抬高悬空时可见肢体震颤;四肢肌张力正常;双侧深浅感觉正常;双侧指鼻及轮替试验、双下肢跟膝胫试验稳准;四肢腱反射消失;病理征未引出。脑膜刺激征(−)。双侧直腿抬高试验(−)。

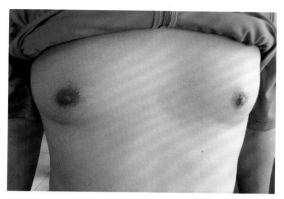

图60-1　患者前胸部外观:查体可见双侧乳房女性化发育

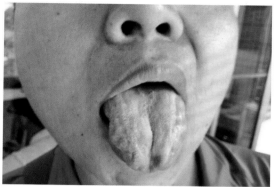

图60-2　患者舌外观:可见舌肌萎缩

【辅助检查】

1. 血液检验结果　生化:甘油三脂:3.06mmol/L,总胆固醇:4.52mmol/L,乳酸脱氢酶170U/L,肌酸激酶856U/L,肌酸激酶同工酶42U/L;血常规、电解质、肝肾功能、凝血四项、糖化血红蛋白、餐后2小时血糖、癌胚抗原、甲状腺功能全套、性激素六项、免疫四项正常均正常;

2. 脑脊液检查　脑脊液压力145mmH$_2$O,RBC 0×10^6/L,WBC 0×10^6/L,蛋白质0.37g/L,糖4.1mmol/L,氯109mmol/L,腺苷脱氨酶7U/L,乳酸脱氢酶16U/L。

3. 超声检查　乳腺超声示双侧乳房区皮肤及皮下脂肪区回声清楚,未见异常,左侧乳头下可见60mm×7mm腺体,右侧乳头下可见57mm×8mm腺体,回声呈强弱相间,分布较均匀,未见导管扩张,双侧腺体内未见异常血流信号;心脏超声、胸腹超声未见明显异常。

4. 神经电生理检查　肌电图:①右侧肱二头肌、第一骨间肌、胫骨前肌、左侧三角肌、拇短展肌、股直肌、腓肠肌行针极肌电图检测,在针电极插入及静息时未见明显自发电位,轻用力时运动单位电位募集相减少、波幅增高、时限增宽,最大用力募集呈单纯相(电压增高)。②双侧T$_{10}$脊旁肌、胸锁乳突肌、左侧舌肌行针极肌电图检测,在针电极插入及静息时未见明显自发电位,双侧胸锁乳突肌、左侧舌肌轻用力时运动单位电位波幅增高、时限增宽,最大用力募集呈单纯相。提示双侧胸锁乳突肌、双侧舌肌、上下肢肌肉呈神经源性改变。③神经传导:双侧正中神经感觉电位波幅降低,潜伏期右侧较左侧延长,传导速度右侧较左侧减慢;运动电位波幅左侧较右侧降低,潜伏期及传导速度在正常范围;F波右侧未引出,左侧潜伏期及出现率大致正常。双侧尺神经感觉电位波幅降低,潜伏期及传导速度在正常范围;运动电位波幅左侧较右侧降低,潜伏期及传导速度大致正常;F波潜伏期及出现率正常。双侧胫神经感觉电位未引出;运动电位波幅偏低,潜伏期及传导速度在正常范围;F波潜伏期及出现率正常。双侧腓总神经感觉电位未引出(图60-3A);运动电位波幅左侧较右侧降低,潜伏期及传导速度在正常范围。提示上、下肢周围神经病变(图60-3B)。④四肢体感诱发电位:异常,提示上下肢周围神经受累,双下肢明显。

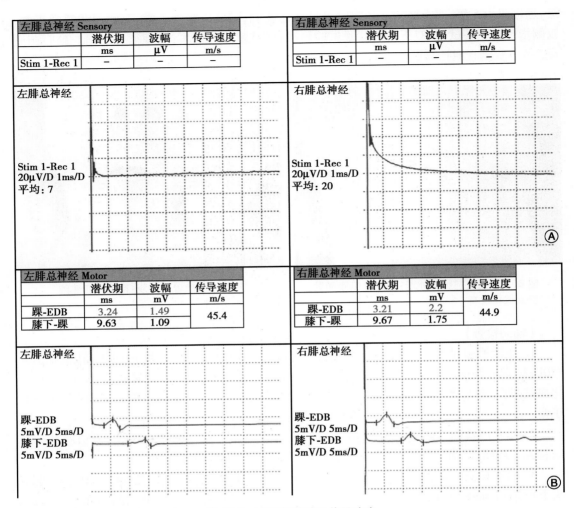

图 60-3　双侧腓总神经传导速度

注：A. 双侧腓总神经感觉神经动作电位未引出；B. 双侧腓总神经运动神经动作电位波幅左侧较右侧降低，潜伏期及传导速度正常

5. 影像学检查　脊柱 MRI 示：C_3/C_4、C_5/C_6、C_6/C_7 椎间盘突出，伴椎管狭窄，脊髓受压（图 60-4）。腰椎退行性改变，L_4/L_5、L_5/S_1 椎间盘突出，椎管狭窄。头颅 MRI 检查未见明显异常。

【定位诊断】

1. 面神经、舌下神经、副神经核团及联系纤维、脊髓前角及联系纤维　依据：右侧口角及面颊可见肌束颤动，定位于面神经。吐字欠清，舌肌萎缩，电生理检查提示双侧舌肌呈神经源性改变，定位于舌下神经。转头抬头乏力，双侧颈屈肌群、胸锁乳突肌、斜方肌肌力下降，电生理检查提示双侧胸锁乳突肌呈神经源性改变，定位于副神经。四肢乏力，肌力下降，腱反射消失，肌电图、神经传导及体感诱发电位检查均提示上下肢相关脊髓节段前角和后角、周围神经受累，定位于周围神经，包括感觉神经及运动神经。

2. 肌肉　依据：轻微鸭步步态，四肢近端肌力下降较远端明显，双下肢近端触诊肌肉明显发硬，肌酸激酶增高，定位于肌肉。

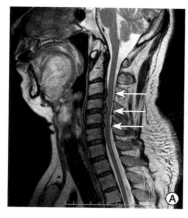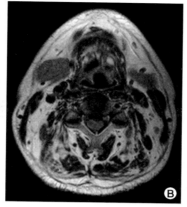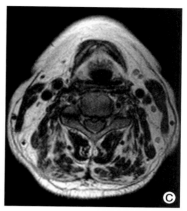

图 60-4 颈椎 MR 检查结果

注:A. 颈椎椎间盘 T_2WI 信号普遍减低,C_4/C_5 椎间盘向后方脱出,髓核部分游离至椎管内,C_3/C_4、$C_5/$ C_6、C_6/C_7 椎间盘向后方突出,硬膜囊受压变形,椎管明显狭窄,相应水平脊髓受压(箭头);B. C_3/C_4 相应水平颈髓内未见异常信号;C. C_5/C_6 相应水平颈髓内未见异常信号

3. 内分泌系统 依据:双侧乳房增大,超声显示乳腺发育,定位于内分泌系统。

【定性讨论】

1. 遗传性疾病 ①X-连锁隐性脊髓延髓型肌萎缩,即肯尼迪病(Kennedy disease,KD):依据:中年男性,隐匿起病,病程长,病情进展缓慢。四肢乏力病程 10 年,仍可独自行走,行走速度正常,5 年前出现舌肌萎缩、吐字欠清,现仍未有吞咽障碍和饮水呛咳。患者为男性,却出现双侧乳腺发育。电生理检查提示四肢周围神经损害,包括感觉和运动神经。生化检验提示高脂血症。肌酸激酶升高提示肌肉受损。综上所述,患者临床上表现有脊髓和延髓水平的肌萎缩,伴有内分泌系统损害,疾病累及肌肉、脑神经核团(舌下神经、副神经、面神经)、脊髓前后角神经元和周围神经、内分泌系统。考虑 KD。该患者无家族史,尚需要进行肯尼迪病基因检测以确诊。②遗传性肌肉疾病:如肢带型肌营养不良症。患者起病隐匿,缓慢加重,四肢近端乏力和肌肉萎缩,需除外肢带型肌营养不良症。不支持点:患者 38 岁起病,而肢带型肌营养不良症起病较早,青少年起病多见。患者除四肢乏力外,还出现显著舌肌萎缩,而肢带型肌营养不良症一般不累及舌肌。电生理检查提示患者四肢周围神经损害,而遗传性肌肉疾病表现为典型的肌源性损害。病变还累及副神经、面神经、舌下神经。肌酸激酶升高程度不显著。

2. 肌萎缩侧索硬化(amyotrophic lateral sclerosis,ALS) 该患者为中年男性,隐匿起病,慢性病程,四肢肌力下降,伴有肌肉萎缩,舌肌萎缩,须考虑此病,且患者在外院曾诊断此病。不支持点:①该患者发病 10 年四肢乏力症状进展缓慢,现行走速度仍正常,5 年前出现舌肌萎缩、吐字欠清,现仍未出现吞咽障碍和饮水呛咳;②查体四肢腱反射消失,无上运动神经元损害体征;③电生理检查显示四肢周围神经损害,除运动神经受累外,感觉神经动作电位缺失或波幅降低显著,尤其是腓神经,该患者双侧腓总神经感觉电位未引出;④患者出现乳腺发育。ALS 不支持。

3. 中毒性多发性神经病 因患者有长期接触沥青等化学物质,须考虑化学物质慢性中毒所致多发性神经病。支持点:患者为中年男性,隐匿起病,慢性病程,出现四肢肌力下降,四肢腱反射消失,电生理检查提示周围神经损害,包括感觉神经和运动神经。不支持点:患者双下肢近端乏力起病,无肢体感觉异常,无皮肤干燥、变冷表现。肌力下降近端重,远端轻,无手套袜套样分布的对称性感觉障碍,无皮肤菲薄、干燥等自主神经功能障碍。患者还有面神经和舌下神经核性损害,肌酸激酶升高。不支持中毒所致。

4. 副肿瘤综合征　患者疾病累及肌肉和周围神经,感觉和运动神经均受损,需考虑副肿瘤综合征可能。不支持点:患者发病 10 年,全身一般情况良好,无恶病质,未发现肿瘤,CEA、AFP 等肿瘤指标未见异常。患者双下肢近端乏力起病,无肢体感觉异常,无皮肤干燥、变冷表现。肌力下降并非远端重,无手套袜套样分布的对称性感觉障碍,无皮肤自主神经功能障碍。而且患者还有面神经和舌下神经核性损害。

5. 脊髓型颈椎病　患者四肢乏力,影像学显示颈髓受压,须与脊髓型颈椎病相鉴别。不支持点:①本例患者除四肢乏力外,无肢体麻木、行走不稳;②查体见四肢腱反射消失,病理征阴性,无上运动神经元损害体征;③电生理检查提示四肢周围神经损害,且累及副神经、面神经、舌下神经;④颈椎 MRI 显示颈髓受压,但髓内无异常信号。故不支持。

6. 多发性肌炎　患者四肢乏力以近端明显,轻微鸭步步态,肌酸激酶增高,须与多发性肌炎相鉴别。不支持点:①多发性肌炎一般急性或亚急性起病,病情在几周或几个月达到高峰,而该患者为隐匿起病,病程长达十年,病情缓慢加重;②临床上患者除四肢乏力外,无吞咽困难、呼吸困难,无肌肉酸痛,无皮肤损害表现,反而出现明显的舌肌萎缩和吐字欠清;③病程 10 年,四肢肌肉萎缩程度轻微,且无肌肉压痛;④电生理检查提示双侧胸锁乳突肌、双侧舌肌及四肢肌肉呈神经源性改变,而非肌源性损害。肌酸激酶为轻度升高,而多发性肌炎患者肌酸激酶显著升高,甚至可达正常的十倍以上。故不支持。

【诊治经过】

患者以“颈椎病”入脊柱科后,行术前常规检查,并请神经内科会诊,考虑颈椎病无法解释患者的临床症状和体征,遂将患者以“周围神经病”转入神经内科。转科后完善电生理检查、肌肉活检和乳房超声等相关检查,并送血液标本进行基因检测。同时给予 B 族维生素等营养神经治疗。

【基因筛查】

X 染色体长臂上的雄激素受体(androgen receptor, AR)基因外显子 1 的三核苷酸 CAG重复次数为 53 次,属于全突变范围,符合肯尼迪病的基因突变特征(图 60-5)。

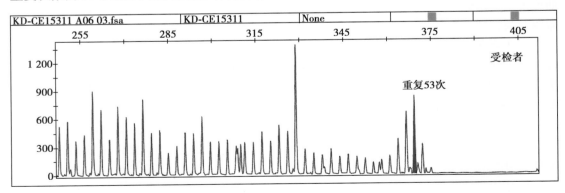

图 60-5　基因测序图

注:雄激素受体基因外显子 1 的三核苷酸 CAG 重复次数为 53 次

【病理结果】

活检部位:股四头肌肌肉组织。

活检病理诊断:肌纤维显著萎缩,萎缩肌纤维成群存在,其中可见固缩核聚集,并形成多核肌巨细胞,非萎缩肌纤维肥大,中心核增加,间质内脂肪和纤维组织增加,病变倾向于神经源性肌萎缩(图60-6)。

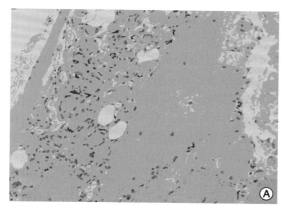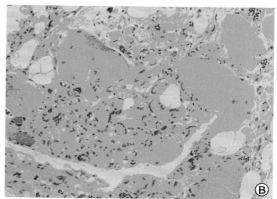

图60-6　肌肉组织病理学活检结果

注:A.肌纤维显著萎缩、成群存在;B.萎缩肌纤维形成多核肌巨细胞

【临床讨论】

KD又称X-连锁隐性脊髓延髓型肌萎缩或迟发性脊髓延髓型肌肉萎缩,X染色体长臂上的雄激素受体基因的第一个外显CAG基因重复扩增是本病的致病原因。最初由Kennedy等于1968年报道。本病发病率约为1/40 000~3.3/10 000。

KD主要累及下运动神经元、感觉神经和内分泌系统,临床较罕见,属于晚发疾病,发病年龄多在40~60岁,进展缓慢,常从下肢近端渐进性肌肉无力开始,逐渐波及到下肢远端及上肢,多伴有肌肉萎缩,常出现肌束颤动,面肌显著,舌肌、咀嚼肌以及延髓肌亦常被累及,从而引起吐字不清,而吞咽困难及饮水呛咳出现相对较晚,还可以出现姿势震颤。常合并雄激素不敏感症状,如乳房增大,睾丸缩小以及性能力低下。肌电图提示广泛神经源性损害,血肌酸激酶和乳酸脱氢酶升高。发病后的平均生存期约为22~27年。在正常个体,雄激素受体基因第一个外显CAG基因重复数一般在11~35次,而在患者和女性携带者中该等位基因的CAG基因重复数一般在40~62次。CAG多态性重复次数异常增多造成AR蛋白氨基端的多谷氨酰胺链延长,这种突变的雄激素受体与配体睾酮结合后即由细胞质转入细胞核内,造成AR蛋白在核内的集聚,其毒性作用和降解异常等机制最终导致细胞变性坏死,而AR蛋白不仅在脊髓和脑干运动神经元表达,还在初级和次级生殖器官、非生殖器官和骨骼肌表达。因此,临床出现神经、肌肉损害及男性特征减退。引起肌酶升高的原因有学者认为是失神经支配引起肌肉萎缩导致肌纤维再生障碍,也有学者认为是肌纤维轻微破坏所致,但与肌力改变及病情严重程度无相关性。

因患者四肢乏力、肌肉萎缩与ALS类似,临床上常常被误诊为ALS,但以下几点有助于二者的鉴别:①病程进展:KD四肢乏力进展很慢,生存期常大于20年,而ALS多数患者四肢无力进展较快,出现生活不能自理较早,多在出现症状后3~5年内死亡,该患者发病10年四肢乏力缓慢加重,行走速度尚正常。KD早期即出现明显的舌肌萎缩和口周肌肉震颤,但患者常无饮水呛咳或仅有轻微症状,而 ALS 患者若出现舌肌萎缩,则提示脑干运动神经核团已经受累,预后差,常在 2 年内死亡。该患者发病 5 年时出现吐字不清,舌肌萎缩,至今已 5 年舌肌萎缩无明显变化,仍未出现饮水呛咳。②查体所见神经系统受累部位:KD 累及下运动神经元,而 ALS 则同时累及上下运动神经元,两者感觉系统查体均无异常。③电生理检查:两者均无肢体麻木主诉,查体也无感觉障碍,但神经电生理检查可提示 ALS 只是运动神经受累而感觉神经未受累,而 KD 常有感觉系统的亚临床表现,电生理检查可提示除运动神经受累外,感觉神经动作电位波幅降低甚至缺失,尤其是腓神经,该患者双侧腓总神经感觉电位未引出。④内分泌系统:KD 患者多伴有高脂血症等代谢紊乱,可有乳房女性化发育、性功能低下等对雄激素敏感性下降的症状,而 ALS 则无,该患者有高脂血症,有明显的乳房女性化发育,但患者体型偏胖,乳房增大易被认为是皮下脂肪过厚所致,且一般查体容易忽视对男性患者的乳房触诊,该患者最终由超声确定乳腺发育。目前,该患者尚无性功能障碍,性激素六项正常。临床上,对于脊髓延髓肌肉萎缩无力的中青年男性,病情进展缓慢的,且有明显舌肌萎缩和纤颤的,须特别针对乳房进行查体,询问性功能是否减退,并进行超声检查确定是否有乳腺发育。超声检查简单易行,价格较便宜,对于无条件行基因检测的地区和医院可行性强,有助于鉴别诊断,进而避免腰穿和肌肉活检等有创检查。同时对感觉神经动作电位要特别关注是否缺失或波幅降低,尤其是腓神经,最终行基因检测以确诊。总之,因 KD 和 ALS 两者预后差别甚大,若诊断为 ALS,相当于给患者判了“死刑”,而 KD 则进展很慢,对患者运动功能和寿命影响相对较小,所以鉴别诊断对于患者意义重大。

目前认为,KD 发病率可能被大大低估。因为该病与一些神经系统变性疾病(如 ALS 等)的临床表现相似,常常被临床误诊。较多 KD 患者从首次出现症状到基因确诊的时间较长,故提高对 KD 的认识十分重要。临床上,对于肢体无力伴萎缩缓慢进展的、舌肌萎缩病程长而无吞咽障碍的、无感觉障碍主诉而电生理检查提示感觉神经损害的、不明原因的肌酸激酶升高的、男性乳腺发育的患者应该考虑 KD 的可能,酌情进行相关基因检测。KD 尚无特异性治疗方法,降低男性患者的雄激素可用于其治疗。“亮丙瑞林”对于病程<10 年的患者,可延缓病情进展,但疗效有限。

【治疗与转归】

服用维生素 B_1 片、维生素 B_2 片、甲钴胺片三个月后自行停药,随访三年余,患者四肢乏力和吐字欠清稍有加重。

【最终临床综合诊断】

肯尼迪病

(康健捷　邓兵梅　杨红军)

【专家点评】

KD 又称 X-连锁隐性脊髓延髓型肌萎缩或迟发性脊髓延髓型肌肉萎缩,X 染色体长臂上的雄激素受体基因的第一个外显 CAG 基因重复扩增是本病的致病原因。掌握其临床特点如下:①中年起病,缓慢进展,病程长;②几乎均为男性,常有家族史;③近端肌无力受累为主,下肢开始较多;④延髓肌、面肌、舌肌、咀嚼肌受累显著,可见舌肌束颤,表现为吐字不清、饮水时有呛咳、屈伸颈力弱,晚期吞咽困难;⑤男性乳房女性化、睾丸缩小以及性能力低下。结合肌电图的较为广泛的神经源性损害、感觉神经动作电位波幅下降、肌酶轻度升高等可初步进行临床诊断,再结合男性内分泌激素水平低下,基因检测可以确诊。KD 相对于 ALS 是一种良性病变,进展缓慢,预后较好。

(戚晓昆　姚生)

【参考文献】

1. BURGUNDER JM, SCHOELS L, BAETS J, et al. EFNS guidelines for the molecular diagnosis of neurogenetic disorders：motoneuron，peripheral nerve and muscle disorders[J]. Eur J Neurol，2011，18(2)：207-217.

2. SORARÙ G, D'ASCENZO C, POLO A, et al. Spinal and bulbar muscular atrophy：skeletal muscle pathology in male patients and heterozygous females[J]. J Neurol Sci，2008，264(1-2)：100-105.

3. 乔凯，陈嬿，吴志英，等. 肯尼迪病的电生理研究[J]. 中国临床神经科学，2013，21(3)：312-316.

4. 鲁明，张俊，郑菊阳，等. 12 例肯尼迪病患者肌电图和神经电图特点[J]. 中国神经免疫学和神经病学杂志，2008，15(3)：187-189.

5. 康健捷，邓兵梅，黎振声，等. 肯尼迪病患者的临床表型与基因型分析[J]. 中风与神经疾病杂志，2017，34(9)：813-817.

6. MATSURA T，DEMURA T，AIMOTO Y，et al. Androgen receptor abnormality in X-linked spinal and bulbar muscular atrophy. Neurology，1992，42(9)：1724-1726.

7. 鲁明，樊东升，宋红松，等. 亮丙瑞林治疗肯尼迪病的开放式研究[J]. 中华神经科杂志，2013，46(8)：544-545.

病例 61 双下肢无力、行走不稳半年

【现病史】

患者男性，18 岁。半年前开始感到双腿沉重感，行走欠稳，症状逐渐加重，目前行走速度稍慢，可独自上下楼梯。病程中无双上肢乏力，无四肢麻木等症状。于 2011 年 11 月 25 日入院。患者自发病以来，精神、饮食及睡眠可，小便正常，大便正常，体重无明显变化。

【既往史】

否认"糖尿病、高血压、冠心病"等慢性病病史；否认"肝炎、结核、伤寒"等传染病病史；否认药物及食物过敏史；否认手术、外伤及输血史；疫苗接种史不详。

【个人史】

生于广东省佛山市；足月顺产，高中学历。否认疫水接触史；否认毒物及放射物接触史；否认冶游及吸毒史；无吸烟、无饮酒不良嗜好。患者从 6 岁起皮肤逐渐变黑。

【家族史】

否认家族遗传性疾病病史及类似疾病史。父母无近亲结婚。

【查体】

体温：36.3℃，脉搏：72 次/min，呼吸：17 次/min，血压 115/70mmHg。内科查体：全身皮肤黝黑，口唇及双乳头为甚，腋毛、阴毛较少。神经系统检查：意识清楚，语言流利，高级皮质功能正常，右利手。脑神经检查未见异常。双上肢肌力 5 级，双下肢肌力 4 级，双上肢肌张力正常，双下肢肌张力稍增高；共济运动正常，闭目难立征(+)；四肢痛温觉检查正常，双下肢音叉振动觉减退；四肢腱反射亢进，双侧髌阵挛(+)，踝阵挛(+)；双侧 Babinski(+)。脑膜刺激征阴性。

【辅助检查】

1. 血液检查　上午 8 时血皮质醇 75.59nmol/L（正常参考值 171~536nmol/L），下午 16 时血皮质醇 79.45nmol/L（正常参考值 64~327nmol/L），晚上 24 时血皮质醇 82.37nmol/L

（正常值应小于下午 16 时水平）。上午 8 时 ACTH>440.4pmol/L（正常参考值 1.6~13.9pmol/L）。促肾上腺皮质激素（ACTH）116.0pmol/L（正常参考值 1.6~13.9pmol/L）；血极长链脂肪酸（very long chain fatty acids，VLCFA）检测：C26:0/C22:0 为 0.224（正常参考值<0.135），C24:0/C22:0 为 2.363（正常参考值<1.543）；血常规、生化、甲状腺功能、血沉、免疫 5 项、ENA 谱 15 项、风湿及类风湿 3 项均正常。

2. 电生理检查（神经传导）　双胫神经、双腓总神经运动纤维传导速度正常，双侧胫神经、腓总神经感觉纤维轻度脱髓鞘损害。

3. 肾上腺 CT　双侧肾上腺体积缩小，内外肢较细小。考虑原发性肾上腺皮质功能不全。

4. 头颈胸 MRI 检查结果　头颅 MRI：延髓、脑桥、双侧大脑脚见多发点片状异常信号影，呈长 T_1 长 T_2、T_2FLAIR 高信号影，增强后未见异常强化影（图 61-1）；颈胸椎 MRI：颈胸段脊髓后索、侧索异常信号影（图 62-2），呈长 T_1、长 T_2、FLAIR 高信号影，增强后未见异常强化影。

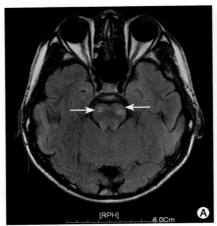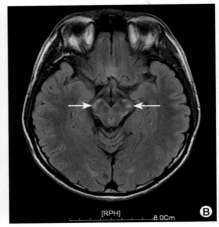

图 61-1　头颅 MRI 检查结果

注：A.双侧脑桥腹侧 T_2FLAIR 高信号影（箭头）；B.双侧大脑脚 T_2FLAIR 高信号影（箭头）

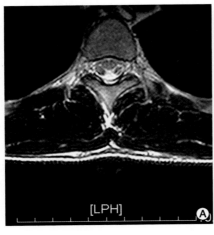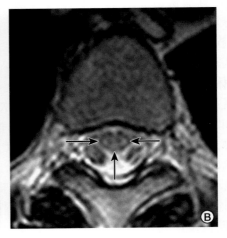

图 61-2　颈胸腰椎 MRI 检查结果

注：A~B.轴位 T_2WI，胸段脊髓侧索和后索高信号影（黑色箭头）

【定位分析】

双下肢乏力、查体见双下肢肌力下降、四肢腱反射亢进、双侧髌阵挛（+）、踝阵挛（+）、Babinski（+），定位于双侧锥体束；双下肢音叉振动觉减退、闭目难立征（+）、行走欠稳，定位于脊髓后索；结合头颅、颈胸MRI定位于脑干和脊髓；神经传导检查显示双侧胫神经、腓总神经感觉纤维传导速度减慢，定位于周围神经；此外还有内分泌系统受累（肾上腺），依据：青年男性，6岁起皮肤逐渐变黑；全身皮肤黝黑，口唇及双乳头为甚，腋毛、阴毛较少。皮质醇水平低下，ACTH显著升高，性激素正常，甲状腺功能正常；肾上腺CT：双侧肾上腺体积缩小，内外肢较细小，考虑原发性肾上腺皮质功能不全。

【定性讨论】

1. **肾上腺脑白质营养不良（adrenoleukodystrophy，ALD）**　首先考虑肾上腺脊髓神经病（adrenomyeloneuropathy，AMN）。依据：①该患者为年轻男性，儿童期6岁开始皮肤逐渐变黑，17岁开始双下肢乏力，起病方式为隐匿起病，病情缓慢加重；②患者临床主要表现为肾上腺功能不全、痉挛性截瘫、周围神经病，提示肾上腺、脊髓、周围神经同时受累；③血VLCFA升高，提示极长链脂肪酸在体内异常蓄积，可导致肾上腺皮质发育不良和萎缩而出现功能障碍，即原发性肾上腺功能不全，可导致脊髓白质损害和周围神经损害，符合肾上腺脊髓神经病型。

2. **遗传性痉挛性截瘫（hereditary spastic paraplegia，HSP）**　患者为年轻男性，17岁起病，出现双下肢乏力，查体表现为痉挛性截瘫，需与遗传性痉挛性截瘫相鉴别。不支持点：①遗传性痉挛性截瘫最常见的遗传方式为常染色体显性遗传，而该患者无家族史；②患者除双下肢乏力外，同时有肾上腺功能不全的表现，遗传性痉挛性截瘫不波及肾上腺；③遗传性痉挛性截瘫患者不会出现VLCFA升高。结论：此病可能性小，尚需要基因诊断进一步排除。

3. **继发性肾上腺功能不全**　由下丘脑病变而分泌的ACTH释放激素不足，或垂体病变导致分泌的ACTH不足，而引起肾上腺功能减退。临床可出现肢体乏力，下肢较明显（可能与神经-肌肉终板处钠和钾平衡失调有关），需要鉴别此病。不支持点：①继发性肾上腺功能不全患者表现为全垂体功能低下，常见血糖偏低、直立性低血压，该患者血压血糖正常，患者儿童期6岁即开始出现皮肤发黑，逐渐加重；②继发性肾上腺功能不全患者ACTH下降，而该患者ACTH显著升高，且甲状腺功能5项正常，性激素6项正常；③头颅MRI未见下丘脑病变，垂体MRI未见异常；④肾上腺CT可见双侧肾上腺体积缩小，内外肢较细小，符合原发性肾上腺皮质功能不全影像学表现；⑤该患者血极长链脂肪酸高于正常值，在体内异常蓄积可导致肾上腺皮质发育不良而出现功能障碍，即属于原发性肾上腺功能不全。

【治疗经过】

根据患者症状、体征和辅助检查，结果初步诊断为：ALD、肾上腺脊髓神经病、原发性肾上腺皮质功能不全。给予氢化可的松治疗，完善ALD相关基因检测，基因诊断ABCD1：c.1553G>A（Arg518Gln），该突变为已报道的ALD致病突变。患者母亲及姐姐ABCD1基因检测均检测到该致病突变，父亲ABCD1基因检测未检测到该致病突变（图61-3）。患者确诊为ALD：肾上腺脊髓神经病。患者的母亲和姐姐均无临床症状，携带与患者同样的致病基因，均属于女性携带者。对患者姐姐已生育的两子（11岁和4岁）进行基因检测，未携带该致病突变。后附家系图说明发病情况（图61-4）。

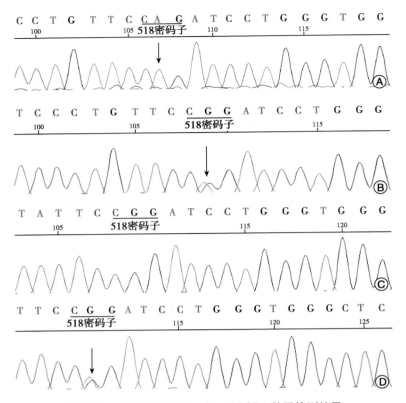

图 61-3　患者 1 家族 4 名成员 ABCD1 基因检测结果

注:A(患者)、B(母亲)、D(姐姐)均检测到致病突变即 C.1553G>A
(Arg518Gln);C(父亲):未检测到致病突变

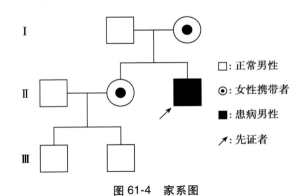

□ :正常男性

⊙ :女性携带者

■ :患病男性

↗ :先证者

图 61-4　家系图

注:患者、患者的母亲、患者的姐姐均有致病突变,患者的
父亲及其姐姐的两个儿子均无致病突变

【治疗及转归】

给予长期口服泼尼松治疗,Lorenzo 油口服,并限制脂肪摄入,患者皮肤色素沉着较前明
显改善,体毛有所增加,双下肢乏力逐渐加重,2012 年行异基因造血干细胞移植,双下肢乏力
无明显改善。2013 年不能站立行走,2015 年因双侧股骨头坏死行人工股骨头置换术治疗。
随访 8 年余,患者皮肤肤色正常,认知功能正常,不能站立行走,坐轮椅出行,从事技术工作。

【临床讨论】

因本例与病例 62 是同一类疾病,讨论及专家点评见病例 62。

【最终临床综合诊断】

肾上腺脊髓神经病

（康健捷 彭凯润 邓兵梅 杨红军）

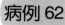

病例62

双下肢无力、行走不稳伴肌萎缩 16 年

【现病史】

患者男性,37 岁。2001 年(16 年前)出现双下肢轻度乏力,自觉跑步费力,行走不稳,下肢僵硬感,此后逐渐出现小腿变细、肌肉萎缩,上述症状逐渐加重,2013 年开始不能站立行走,病程中伴有双侧小腿和双足麻木感,无双上肢麻木乏力等不适。于 2017 年 8 月 23 日收入院。发病以来,精神、饮食及睡眠可,排小便困难,便秘,有勃起功能障碍,体重无明显变化。

【既往史】

否认"糖尿病、高血压、冠心病"等慢性病病史;否认"肝炎、结核、伤寒"等传染病病史;否认药物及食物过敏史;否认手术、外伤及输血史;疫苗接种史不详。

【个人史】

生于江西省淮安市;足月顺产,生长发育史正常,大学学历,已婚。否认疫水接触史;否认毒物及放射物接触史;否认冶游及吸毒史;无吸烟、无饮酒不良嗜好。

【家族史】

患者舅舅有类似双下肢乏力及行走欠稳病史(见图 62-1)。父母无近亲结婚。

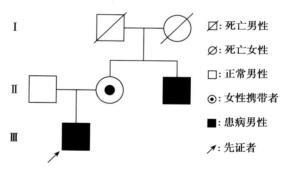

☑:死亡男性
⊘:死亡女性
□:正常男性
⊙:女性携带者
■:患病男性
↗:先证者

图 62-1 患者家系图

注:患者、患者的母亲和舅舅携带致病突变基因

【查体】

体温:36.4℃,脉搏:79 次/min,呼吸:18 次/min,血压 125/75mmHg。内科查体:肤色正常。神经系统检查:意识清楚,语言流利,高级皮质功能正常,右利手。脑神经检查未见异常。双下肢肌肉显著萎缩,双上肢肌张力、肌力正常,双下肢肌力 3$^+$级,肌张力显著增高,双上肢共济运动正常;双膝关节以下深浅感觉减弱;双上肢腱反射正常,双下肢腱反射亢进,双侧髌阵挛(+)、双侧踝阵挛(+)、双侧 Babinski(+)。腹壁反射、提睾反射减弱,肛门反射未引出。脑膜刺激征阴性。

【辅助检查】

1. 实验室检查结果 血常规、生化、凝血三项、血沉、甲状腺功能、ACTH、皮质醇、免疫四项、ENA 谱 15 项均正常。

2. 电生理检查 神经传导:双侧正中神经、尺神经正常,双侧胫神经、腓总神经运动电位及感觉电位未引出。

3. 头颅 MRI　双侧延髓、脑桥腹侧、大脑脚多发长 T_1 长 T_2、T_2FLAIR 高信号影,提示脑干锥体束受累(图 62-2)。

4. 颈、胸椎 MRI　延髓至 T_{11} 椎体水平脊髓前后径逐渐缩小,脊髓纤细萎缩(图 62-3)。

5. 其他检查　肾上腺 CT、心脏彩超、肝胆胰脾肾脏彩超未见异常

【定位分析】

锥体束、脊髓后索、自主神经、周围神经。依据:①双下肢乏力,伴有行走欠稳,双下肢肌肉萎缩,排小便困难,便秘,勃起功能障碍。②双下肢肌张力显著增高,肌力下降至 3^+ 级,双下肢腱反射亢进,双侧髌阵挛(+),踝阵挛(+),Babinski(+)。双

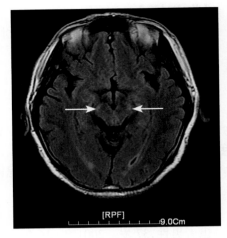

图 62-2　患者头颅 MRI

注:双侧大脑脚可见对称稍高信号(箭头)

膝关节以下深、浅感觉减弱,腹壁反射、提睾反射减弱,肛门反射未引出。③头颅 MRI 显示双侧延髓、脑桥腹侧、大脑脚多发异常信号影,颈胸 MRI 显示延髓至 T_{11} 椎体水平脊髓前后径逐渐缩小,脊髓纤细萎缩。④神经传导检查:双侧胫神经、腓总神经运动电位及感觉电位未引出。

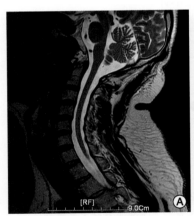
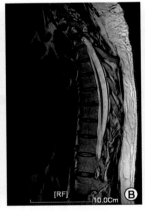
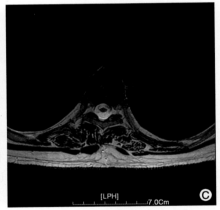

图 62-3　患者颈、胸 MRI

注:A. 颈髓矢状位 T_2WI,颈髓萎缩,蛛网膜下腔增宽;B. 矢状位 T_2WI,胸髓显著萎缩、脊髓纤细,蛛网膜下腔增宽;C. $C_7 \sim C_8$ 水平胸髓轴位 T_2WI 示蛛网膜下腔增宽,脊髓前后径缩小

【定性讨论】

1. 肾上腺脑白质营养不良(ALD)　依据:①患者 21 岁发病,隐匿起病,进展缓慢,发病 12 年才进展到不能站立行走;②临床表现为痉挛性截瘫、感觉性共济失调的脊髓症状和下肢无力、深浅感觉减弱、肌肉显著萎缩的周围神经损害表现;③病程 16 年,MRI 显示双侧脑干锥体束受累,全脊髓萎缩,尤其是胸段脊髓显著变细萎缩;④有家族史,患者舅舅有双下肢乏力、行走不稳病史,母亲无临床症状。患者表现为脊髓和周围神经损害,为遗传性疾病,符合肾上腺脑白质营养不良中的肾上腺脊髓神经病,因部分肾上腺脊髓神经病患者可无肾上腺受累表现,

仅累及脊髓和周围神经。综上:需要完善 VLCFA 和 ALD 相关基因检测进一步确诊。

2. **复杂型遗传性痉挛性截瘫** 遗传性痉挛性截瘫伴多发性神经病:依据患者青年隐匿起病,进展缓慢,上述相关临床表现及查体也不能除外遗传性痉挛性截瘫。

3. **脊髓亚急性联合变性** 患者有行走欠稳、下肢乏力,存在深感觉下降,脊髓亚急性联合变性可以累及后索和侧索而出现上述症状,也可以累及周围神经,后期还可以出现膀胱直肠功能障碍,所以,需要考虑与此病相鉴别。不支持点:①患者 21 岁起病,而脊髓亚急性联合变性多见于中老年;②患者无萎缩性胃炎、贫血病史,无长期素食、嗜酒等情况,患者维生素 B_{12} 水平正常;③影像学可见脑干锥体束受累明显,脊髓锥体束受损较后索明显,而脊髓亚急性联合变性影像学表现为颈髓、胸髓后索受累明显,呈倒 V 形,较少出现侧索受累的影像学表现;综上,此病基本可排除。

【治疗经过】

根据患者症状、体征和辅助检查,初步诊断为 ALD,肾上腺脊髓神经病型,需要鉴别遗传性痉挛性截瘫。完善 VLCFA:C26:0 为 1.81nmol/ml(正常参考值≤1.30nmol/ml)C26:0/C22:0 为 0.052(正常参考值≤0.023)C24:0/C22:0 为 1.75(正常参考值≤1.39)。结果显示患者血 VLCFA 升高,完善 ALD 相关基因检测,结果为 ABCD1:c.358dupC(p.R120Pfs*75)新型移码半合子突变,确诊为 ALD,肾上腺脊髓神经病。

【治疗及转归】

限制脂肪摄入,给予 B 族维生素、巴氯芬及康复治疗,随访 2 年余,双下肢无力缓慢加重。患者皮肤肤色正常,不能站立行走,认知功能改善,仍可从事技术工作。

【临床讨论】

ALD 又称阿狄森-弥漫性硬化症(addison-schilder disease),是一种罕见的单基因遗传代谢性疾病,发病率低,约 1/17 000。遗传方式分为 X 连锁遗传和常染色体隐性遗传,性别差异显著,男性儿童起病的 X 连锁 ALD 最为多见,95% 为男性,5% 为女性杂合子,多散发,部分有家族史。在 X 染色体长臂远端 Xq28 区存在 X-ALD 基因,是编码含有 745 个氨基酸的 ALDP 蛋白,ABCD1 基因突变引起过氧化物酶功能缺陷,使血 VLCFA 水平不依赖于过氧化物酶的 β 氧化,而在体内异常蓄积致病,引起大脑白质脱髓鞘病变及肾上腺皮质萎缩或发育不良。

ALD 根据受累部位可分为 5 型:脑型、肾上腺脊髓神经病(adrenomyeloneuropathy,AMN)、中间型(脑和脊髓均有受累)、肾上腺皮质功能不全型(Addison 型)及杂合子型。根据 ALD 发病年龄和临床表现分为 7 型:儿童脑型、青少年脑型、成人脑型、AMN 型、Addison 型、无症状型和杂合子型。ALD 的临床表现多样,以儿童脑型最常见,约占 35%,多在学龄期 4~8 岁发病。临床表现为中枢神经系统功能损害及肾上腺皮质功能减退,两者可同时出现,或相继出现,也可能单独存在,而肾上腺皮质功能不全的表现也轻重不一,也可以无临床表现。AMN 成年后发病,多见于 20~40 岁男性,表现为脊髓和周围神经受累的症状和体征,包括痉挛性截瘫、感觉性共济失调、下肢深感觉障碍以及排尿障碍、阳痿等,上肢不受累或轻度受累。本书病例 61 患者从 6 岁起出现肾上腺皮质功能低下的临床表现,17 岁开始出现双下肢乏力、僵硬的痉挛性截瘫的症状,皮质醇水平低下,VLCFA 升高,MRI 显示双侧脑干锥体束受累,脊髓后索和侧索受累,无脑白质受损的症状和体征,ABCD1 基因检测结果显示 c.1553G>A(Arg518Gln),确诊为 AMN。本例患者 21 岁发病,以双下肢无力、走路不稳为首发症状就诊,隐匿起病,缓慢进展,病程 12 年时进展到不能站立行走,不伴有脑白质病变和肾上腺皮质功能减退的临床表现和影像学表现,仅表现为痉挛性截瘫、感觉性共济失调的脊髓症状和下肢无力、深浅感觉减弱、显著肌肉萎缩的周围神经损害表现。MRI 显示双侧脑干锥体束受累,全脊髓萎缩,尤其是胸段脊髓显著变细萎缩。结合患者有家族史,患者舅舅有双下肢乏力、行走不稳病史,母亲无临床症状,VLCFA 升高,ABCD1 基因诊断存在 c.358dupC(p.R120Pfs*75)半合子突变,确诊为 AMN,符合 X 连锁遗传规律。该移码突变,可能会导致蛋白质合成提前出现氨基酸终止密码,而这个区域是这个蛋白质的重要组成部分,不同物种的氨基酸序列相对保守,认为这个变异与患者的临床表现有紧密相关性。

根据文献报道,VLCFA 升高可见于所有男性患者及 85% 的女性杂合子,尤其是 C26:C22,是诊断 ALD 最可靠的指标。ALD 患者均有 ABCD1 基因突变及 VLCFA 升高,疾病严重程度和基因突变模式及 VLCFA 水平没有关联,同一家系有相同突变,可以有不同的临床表现,其基因型与表型往往无必然联系,造成这种表型差异的原因目前尚不清楚。患者几乎均为男性,女性杂合子中有 15%～20% 的患者有神经功能缺损,主要表现为脊髓受累或轻度锥体束征及排便障碍,VLCFA 升高是诊断 ALD 的可靠指标,但是尚有 15% 的女性杂合子 VLCFA 水平正常,所以,基因突变分析是鉴定女性携带者最有效的手段。如本书病例 61,患者的母亲和姐姐均无临床症状,携带与患者同样的致病基因,均属于女性携带者。患者姐姐再次生育时可通过胚胎前遗传学诊断技术,将不含突变位点的正常胚胎进行移植,阻断致病基因遗传给下一代,有利于该家族的优生优育。

临床上,30% 的 AMN 病例在出现神经系统病变时可不伴肾上腺功能皮质功能异常,60% 的 AMN 患者与相当一部分遗传性痉挛性截瘫(hereditary spastic paraplegia,HSP)患者的头 MRI 检查可不伴有大脑白质异常信号,影像学上两者均可显示脊髓萎缩,因此,以痉挛性瘫痪为主要表现,不伴有脑白质异常信号也不伴有肾上腺皮质功能低下的 AMN 患者常常被误诊为 HSP,不伴有周围神经损害的 AMN 易误诊为单纯型 HSP,伴有周围神经损害的 AMN 易误诊为复杂型 HSP。本例患者曾在外院被误诊为复杂型 HSP,此时,需要 VLCFA 检测或基因诊断加以鉴别。目前,ALD 尚无特效治疗,临床上均以对症和支持治疗为主。对于所有 ALD 患者均建议饮食治疗,包括限制脂肪摄入和服用 Lorenzo 油,以减缓病情进展,但对于已经形成脑白质损害的症状,饮食治疗无明确疗效。糖皮质激素替代治疗对于脑型患者未见明显疗效,适用于肾上腺皮质功能不全型患者,如病例 61,使用糖皮质激素替代治疗后肾上腺皮质功能低下的症状均有所改善。骨髓或干细胞移植疗效尚不确切。基因治疗仍在探索之中,尚未应用于临床。

综上所述,ALD 是一种罕见的遗传代谢性疾病,AMN 患者随着病情进展,逐渐丧失行走能力,预后差,但早期治疗可延缓病情发展,改善肾上腺皮质功能低下的症状,提高患者的生活质量。更重要的是,对于有条件结婚生育的 AMN 型、无症状型、杂合子型等患者,疾病的早期诊断或症状前诊断意义重大,针对 ALD 患者的家系进行系统的突变分析,对患者家庭的遗传咨询和产前诊断均提供可靠的理论依据,有利于患病家族的优生优育。

【最终临床综合诊断】

肾上腺脊髓神经病

(康健捷　彭凯润　邓兵梅　杨红军)

【专家点评】

作者提供了两例 ALD 的 AMN 为主的病例,非常可贵。所以,对于以下肢渐进性无力、麻木起病的年轻患者一定要有这个疾病的诊断意识。除了要与腓骨肌萎缩症、遗传性痉挛性截瘫等鉴别外,还要与累及锥体束病变、前角细胞病变的遗传性运动感觉神经病,如下肢远端型运动神经病(远端型运动神经病,或远端肌病)等进行鉴别。应该说这两例虽然下肢周围神经损伤为主,但从脑 MRI 看也有锥体束受累的影像改变,集中于脑干腹侧和大脑脚上。再有就是脊髓的变细,有的脊髓侧索 T_2WI 像可见对称点状高信号。病例 61 主述当中患者没有把其儿童时就出现的皮肤变黑作为重要表现告知大夫,实际上这也是我们以后要重视的临床点。当然,有一些患者可以没有明显的皮肤变黑,这也是要注意的。病例 62 缺少肌电图检查。如果有条件进行外周神经病理活检的话,有的组织中电镜下在施万细胞细胞质内有时可以见到较为特异的层状和针样包涵体。脑脊髓组织病理提示髓鞘脱失伴血管周围少量 T 淋巴细胞。

(戚晓昆　姚生)

【参考文献】

1. VU CHI DUNG, NOBUYUKI SHIMOZAWA, NGUYEN NGOC KHANH, et al. Mutations of ABCD1 gene and phenotype of Vietnamese patients with X-linked adrenoleukodystrophy(X-ALD)[J]. Int J Pediatr Endocrinol, 2013(Suppl 1):127.

2. AUBOURG P. X-linked adrenoleukodystrophy[J]. Ann Endocrinol(Paris),2007,68(6):403-411.

3. ENGELEN M, KEMP S, DE VISSER M, et al. X-linked adrenoleukodystrophy(X-ALD):clinical presentation and guidelines for diagnosis,follow-up and management[J]. Orphanet J Rare Dis,2012,7:51.

4. MOSER HW, MAHMOOD A, RAYMOND GV. X-linked adrenoleakodystrophy[J]. Nat Clin Pract Neurol,2007, 3(3):140-151.

5. MOSER HW. Adrenoleukoystrophy:increased plasma content of saturated very-long-fatty acid[J]. Neurology, 1981,31(10):1241-1249.

6. MOSER HW. Peroxisomal disorder[J]. Clin Biochem,1991,74:343-351.

7. 何玺玉. X-连锁肾上腺脑白质营养不良的诊断与治疗[J]. 中华实用儿科临床杂志,2015,30(5):561.

8. HEDERA P, DIMAURO S, BONILLA E, et al. Phenotypic analysis of autosomal dominant hereditary spastic paraplegia linked to chromosome 8q[J]. Neurology,1999,53(1):44-50.

9. SURYAWANSHI A, MIDDLETON T, GANDA K. An unusual presentation of X-linked adrenoleukodystrophy [J]. Endocrinol Diabetes Metab Case Rep,2015,2015:150098.

10. FINSTERER J, LOSCHER W, QUASTHOFF S, et al. Hereditary spastic paraplegias with autosomal dominant, recessive,X-linked,or maternal trait of inheritance[J]. J Neurol Sci,2012,318(1-2):1-18.

病例 63

进行性双下肢无力、肌萎缩 37 年,双上肢无力、肌萎缩 32 年

【现病史】

患者男性,50 岁。13 岁(37 年前)时发现双下肢远端无力,表现为踇趾背伸不能,当时未予重视。32 年前出现双上肢远端无力,表现为持笔写字、系纽扣、开锁等精细动作困难。病程中无自发缓解,无感觉障碍,无智力减退,无共济失调,无视物成双,无听力下降,无饮水呛咳、吞咽困难。38 岁时(13 年前)就诊于笔者所在医院神经内科,行肌电图检查提示:周围神经受损;右腓肠神经活检提示:髓鞘中部分层状结构不清,轴索变性,周围神经髓鞘轴索坏死;脑干听觉诱发电位正常;考虑诊断为"腓骨肌萎缩症",未予特殊治疗。患者自发病以来,病情缓慢进展、逐渐加重。于 50 岁时再次来笔者所在医院。就诊时精神状态尚可,体力下降,食欲正常,睡眠正常,近 10 年体重减少约 5kg,大便正常,排尿正常。

【既往史】

否认高血压、糖尿病、冠心病、房颤等慢性病病史；否认肝炎、结核、伤寒等传染病病史；否认食物及药物过敏史；否认手术、外伤及输血史；疫苗接种史不详。

【个人史】

生于原籍，无外地久居史；否认疫水接触史；否认毒物及放射物接触史；否认冶游及吸毒史；否认吸烟、酗酒等不良嗜好。

【家族史】

家系 3 代 14 人，其中 8 人有类似表现（图 63-1）。

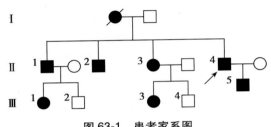

图 63-1　患者家系图

【查体】

神经系统查体：神志清楚、言语流利，高级皮质功能粗侧正常。脑神经未见异常。双侧第一骨间背侧肌、大鱼际肌萎缩明显，双手呈爪形手；双侧腓肠肌萎缩明显，呈倒立的香槟酒瓶状；肌张力正常，四肢近端肌力 5 级，双上肢远端肌力 4 级，双下肢远端背屈肌力 0 级，跖屈肌力 3 级。共济运动正常。四肢浅感觉呈手套袜套样减退，双上肢浅感觉减退至手指，双下肢浅感觉减退至踝；深感觉检查正常。双侧肱二头肌反射、肱三头肌反射、桡骨膜反射、膝反射以及踝反射未引出。病理征阴性。患者目前可独自行走，无需借助辅助器械；足跟、足尖行走不能。无高弓足改变。

【辅助检查】

1. 肌电图和神经传导检测　左侧正中神经运动传导速度减慢，正中神经复合肌肉动作电位（compound muscle action potential，CMAP）波幅降低（运动传导速度：30.6m/s，远端 CMAP 波幅：1.3mV，近端 CMAP 波幅：1.5mV）。左侧正中神经、尺神经感觉传导正常。双侧胫神经运动传导速度减慢，CMAP 波幅降低（左胫神经运动传导速度：34.8m/s，远端 CMAP 波幅：0.5mV，近端 CMAP 波幅：0.7mV；右胫神经运动传导速度：35.4m/s，远端 CMAP 波幅：0.6mV，近端 CMAP 波幅：0.6mV）。双侧腓总神经运动传导检查未引出波形。双侧腓肠神经传导正常。针极肌电图：左胫前肌可见纤颤电位、正锐波，轻收缩时偶见运动单位电位；左第一骨间背侧肌可见纤颤电位、正锐波，轻收缩时运动单位电位时限、波幅正常，重收缩时运动单位电位波形呈混合相。

2. 脑干听觉诱发电位　未见异常。

【定位分析】

患者四肢肌无力、肌萎缩，四肢浅感觉呈手套-袜套样减退，双上肢浅感觉减退至手指，双下肢浅感觉减退至踝；双侧肱二头肌肌腱反射、肱三头肌肌腱反射、桡骨膜反射、膝反射以及踝反射未引出；结合运动神经传导 CMAP 波幅明显降低、传导速度轻度减慢，针极肌电图可见纤颤电位、正锐波，轻收缩时偶见运动单位电位；综合定位于周围神经，以轴索损害为主。

【定性讨论】

1. 腓骨肌萎缩症　根据患者病史特点，起病隐袭，病程较长，家族史阳性；神经电生理检测提示周围运动神经受累，腓肠神经活检提示周围神经髓鞘轴索坏死，均提示"腓骨肌萎缩症"，即遗传性运动感觉神经病（hereditary motor and sensory neuropathy，HMSN 或 Charcot-

Marie-Tooth disease,CMT)可能性大,应进一步行基因检测明确分型。

2. 糖尿病周围神经病 首发症状多为四肢远端麻木、无力,逐渐发展,患者通常为中老年人,无家族史,有糖尿病病史,与本患者不相符。

3. 远端型肌病 以肢体远端肌肉无力、萎缩为主,包括多种亚型。大多表现为胫前肌无力起病,可累及肢体近端肌肉,如胸锁乳突肌,胸大肌。肌酶升高,肌电图提示有肌源性损害,Non-aka 型和 Welander 型患者可同时合并有神经源性损害,肌肉活检为肌病改变,与该患者不相符。

【诊治经过】

患者入院后,行针级肌电图、神经传导检查、脑干听觉诱发电位、腓肠神经活检,临床诊断为 CMT。经基因检测确诊为 CMT_2D。

【基因筛查】

采用高通量靶向测序技术对先证者进行基因检测,包括已报道与 CMT 相关的 72 个基因,如 PMP22,MPZ,LITAF,EGR2 等。采用 PolyPhen-2、SIFT 和 mutation taster 预测软件对发现的可疑致病突变进行生物信息学分析。

高通量靶向测序发现先证者 GARS 基因外显子 7 的 c. 794C>T 错义突变,导致 GARS 基因编码的蛋白质第 265 位由丝氨酸变为苯丙氨酸(p. S265F)。2012 年,韩国报道了携带这一 GARS 基因突变(c. 794C>T, p. S265F)的家系。采用 sanger 法进行验证确定先证者携带

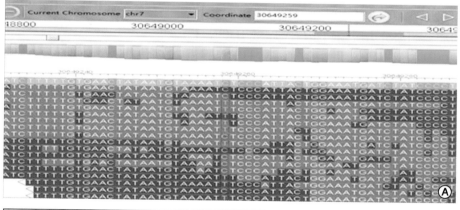

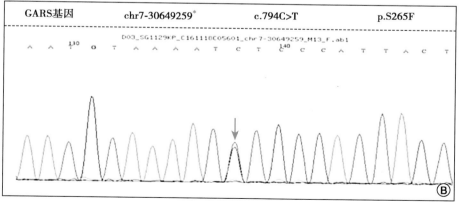

图 63-2 患者基因二代测序及验证

注:A. 患者二代测序 GARS 基因外显子 7 的 c. 794C>T 错义突变;B. sanger 法对患者进行验证,其家人 6 个有症候者都有这个错义突变

这一突变(图63-2)。采用sanger法对患者家系其他患病成员(Ⅱ1、Ⅱ2、Ⅱ3、Ⅲ1、Ⅲ3、Ⅲ5)进行验证,发现均携带这一突变。采用sanger法对患者家系无症状成员(Ⅲ2,Ⅲ4)进行基因检测,发现Ⅲ2,Ⅲ4均不携带这一突变。在CCDS、人类基因组数据库(NCBI 36.3)、dbSNP(v130)数据库中未见这一突变。在300名健康中国人中也未见这一突变。使用PolyPhen-2、SIFT和mutation taster预测软件对c.794C>T突变进行生物信息学分析,均提示这一突变为致病突变。

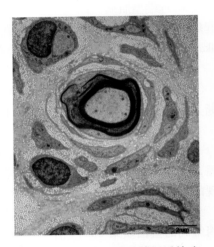

图63-3 先证者右腓肠神经活检病理结果

注:髓鞘中部分层状不清,轴索变性,周围神经髓鞘轴索坏死

【病理结果】

病理部位:右腓肠神经组织。

对先证者行右腓肠神经活检提示,髓鞘中部分层状结构不清,轴索变性,周围神经髓鞘轴索坏死(图63-3)。

【临床讨论】

腓骨肌萎缩症(Charcot-Marie-Tooth disease,CMT),又称遗传性运动感觉神经病(hereditary motor and sensory neuropathy,HMSN),是一组缓慢进展、运动、感觉同时受累的多发性周围神经病,患病率约为1/2 500~1/1 214。根据正中神经运动传导速度是否小于38m/s,可将其粗略分为脱髓鞘型(CMT₁或HMSN Ⅰ)和轴索型(CMT₂或HMSN Ⅱ)两大亚型。目前已报道70多种基因突变可导致CMT,在西方国家,80%以上的CMT由PMP22,MPZ,MFN2和GJB1基因突变导致。

腓骨肌萎缩症2D型(CMT₂D)是CMT少见的一种亚型,由位于第7号染色体的甘氨酰tRNA合成酶(GARS)基因突变所致,呈常染色体显性遗传。GARS基因包含17个外显子,人类GARS蛋白由位于7p14长约40kb的基因编码,GARS蛋白以泛素化的形式广泛存在于脑和脊髓。

CMT₂D典型的临床表现主要包括:青少年起病,首发表现为双上肢远端肌无力、肌萎缩,以第一骨间背侧肌和大鱼际肌受累明显;病情进展缓慢,逐渐出现双下肢肌无力、肌萎缩,以胫前肌受累明显,腓肠肌受累相对较轻;起病30~40年后仍可独自行走。伴有轻、中度感觉障碍。神经电生理检查提示轴索受累为主并伴有髓鞘受损。本例符合此型。

该家系为GARS基因第7外显子c.794C>T(p. S265F)错义突变的CMT₂D家系,家系中三代共8人患病,其中男性患者4名,符合常染色体显性遗传。家系中8名患者均表现为青少年起病,首发表现为双下肢远端肌无力,2~5年后出现双上肢远端肌无力,病情进展缓慢;与CMT₂D典型起病部位并不相符,考虑其原因在于CMT是一组在临床表现方面异质性较大的疾病。在这一家系中,神经电生理检查提示运动神经受损,以轴索受累为主,继发脱髓鞘改变;感觉神经传导检查正常。但对先证者行右腓肠神经活检发现感觉神经髓鞘、轴索坏死,且家系中患者均有主观痛、温觉障碍,考虑诊断为CMT₂D,而非/dSMA-V或远端型遗传性运动神经病(distal hereditary motor neuropathy,dHMN)。腓肠神经活检发现感觉神经髓鞘轴索坏死,而感觉神经传导正常,其原因可能是传导痛、温觉的小神经纤维受累而大纤维未受累。有研究表明,在CMT₁A、CMT₁B、CMTX1等亚型患者皮肤活检发现表皮层神经纤维密度减少,但尚无CMT₂D中小纤维受累的相关研究。

2003 年，Antonellis 等首先证实 GARS 基因为 CMT_2D 的致病基因，截至目前，已报道的 GARS 基因突变仅有 17 个，其中 15 个突变与 CMT/dSMA-V 相关。在亚洲人群中，中国、韩国、日本三个国家分别报道过 GARS 基因突变所致的 CMT/dSMA-V。中国仅报道过一个 GARS 基因突变(c. 999G>T,p. Glu333Asp)所致的 CMT_2D 家系，青少年起病，首发表现为双上肢肌无力、肌萎缩，缓慢进展至双下肢，无主观感觉障碍；神经传导检查发现运动、感觉轴索受累为主，表现为典型的 CMT_2D。该 GARS 基因突变(c. 794C>T,p. S265F)家系为我国第二个 GARS 基因突变，且这一突变 c. 794C>T 在我国尚未报道。2012 年，韩国报道了一个 GARS 基因突变家系(c. 794C>T,p. S265F)，与我们发现的这一家系携带相同突变。然而，韩国所报道的这一家系中，患者首发表现均为双上肢远端肌无力、肌萎缩，缓慢进展至双下肢，这是与本家系的不同之处。此外，韩国这一家系中，神经传导检查发现运动神经轴索受累为主，感觉神经传导正常，认为这一家系中患者无感觉神经受累，因此，将其诊断为 dHMN。本例家系携带这一突变(c. 794C>T,p. S265F)的患者感觉神经传导正常，腓肠神经活检提示感觉神经髓鞘轴索坏死。患者存在感觉神经受累，因此，应当诊断为 CMT_2D。在韩国的研究中，并未对家系中患者行腓肠神经活检或皮肤活检，并不能除外大纤维不受累而小神经纤维受损的情况。

GARS 基因编码的 GARS 蛋白在蛋白质合成和周围神经轴索形成中起重要作用。既往韩国报道与本例这一家系相同的突变，但韩国这一研究未进行腓肠神经活检，是否存在感觉神经受累尚不得而知。在本家系中，携带 c. 794C>T 患者感觉神经传导检查正常，但腓肠神经活检发现感觉神经受累，故应诊断为 CMT2D，本家系发现的这一 GARS 基因突变(c. 794C>T,p. S265F)增加了中国人群 GARS 基因突变的多样性。

【治疗及转归】
未予特殊治疗。

【最终临床综合诊断】
腓骨肌萎缩症 2D 型

（孙博 黄旭升）

【专家点评】
腓骨肌萎缩症是遗传性周围神经病中最常见类型。分为 CMT_1 型和 CMT_2 型。经基因检测后又可分为多种亚型。患者起病隐袭，病程较长，易和许多疾病存在鉴别诊断困难。该病例病史、家族史、肌电图、肌活检及基因检测，完整、系统、全面。临床诊断明确为 CMT，符合常染色体显性遗传。并经基因检测确诊为 CMT_2D。这一携带 GARS 基因突变(c. 794C>T,p. S265F)的中国汉族 CMT_2D 家系为我国发现的第二个 GARS 基因突变，且这一突变在我国尚未报道过，极为罕见，增加了我们临床经验。如果今后再遇到相似症状的患者，在鉴别诊断方面要考虑到此病，并进行更深入的各项检查，特别是基因检测。

（黄旭升）

【参考文献】

1. LEWIS RA,SUMNER AJ,SHY ME. Electrophysiologic features of inherited demyelinating neuropathies:a reappraisal in the era of molecular diagnosis[J]. Muscle Nerve,2000,23(10):1472-1487.

2. HARDING AE,THOMAS PK. The clinical features of hereditary motor and sensory neuropathy types Ⅰ and Ⅱ [J]. Brain,1980,103(2):259-280.

3. TAZIR M,HAMADOUCHE T,NOUIOUA S,et al. Hereditary motor and sensory neuropathies or Charcot-Marie-

Tooth diseases：an update［J］. J Neurol Sci，2014，347（1-2）：14-22.

4. SUN A，LIU X，ZHENG M，SUN Q，et al. A novel mutation of the glycyl-tRNA synthetase（GARS）gene associated with Charcot-Marie-Tooth type 2D in a Chinese family［J］. Neurol Res，2015，37（9）：782-787.

5. ANTONELLIS A，ELLSWORTH RE，SAMBUUGHIN N，et al. Glycyl tRNA synthetase mutations in Charcot-Marie-Tooth disease type 2D and distal spinal muscular atrophy type Ⅴ［J］. Am J Hum Genet，2003，72（5）：1293-1299.

6. ROHKAMM B，REILLY MM，LOCHÜMMER H，et al. Further evidence for genetic heterogeneity of distal HMN type Ⅴ，CMT$_2$ with predominant hand involvement and silver syndrome［J］. J Neurol Sci，2007，263（1-2）：100-106.

7. MANGANELLI F，NOLANO M，PISCIOTTA C，et al. Charcot-Marie-Tooth disease：New insights from skin biopsy ［J］. Neurology，2015，85（14）：1202-1208.

8. JAMES PA，CADER MZ，MUNTONI F，et al. Severe childhood SMA and axonal CMT due to anticodon binding domain mutations in the GARS gene［J］. Neurology，2006，67（9）：1710-1712.

9. DEL BO R，LOCATELLI F，CORTI S，et al. Coexistence of CMT-2D and distal SMA-V phenotypes in an Italian family with a GARS gene mutation［J］. Neurology，2006，66（5）：752-754.

10. DUBOURG O，AZZEDINE H，YAOU RB，et al. The G526R glycyl-tRNA synthetase gene mutation in distal hereditary motor neuropathy type Ⅴ［J］. Neurology，2006，66（11）：1721-1726.

11. ESKURI JM，STANLEY CM，MOORE SA，et al. Infantile onset CMT$_2$D/d SMA-V in monozygotic twins due to a mutation in the anticodon-binding domain of GARS［J］. J Peripher Nerv Syst，2012，17（1）：132-134.

12. HAMAGUCHI A，ISHIDA C，IWASA K，et al. Charcot-Marie-tooth disease type 2D with a novel glycyl-tRNA synthetase gene（GARS）mutation［J］. J Neurol，2010，257（7）：1202-1204.

13. LEE HJ，PARK J，NAKHRO K，et al. Two novel mutations of GARS in Korean families with distal hereditary motor neuropathy type Ⅴ［J］. J Peripher Nerv Syst，2012，17（4）：418-421.

14. MCMILLAN HJ，SCHWARTZENTRUBER J，SMITH A，et al. Compound heterozygous mutations in glycyl-tRNA synthetase are a proposed cause of systemic mitochondrial disease［J］. BMC Med Genet，2014，15：36.

15. SIVAKUMAR K，KYRIAKIDES T，PULS I，et al. Phenotypic spectrum of disorders associated with glycyl-tRNA synthetase mutations［J］. Brain，2005，128（Pt 10）：2304-2314.

16. SUN A，LIU X，ZHENG M，et al. A novel mutation of the glycyl-tRNA synthetase（GARS）gene associated with Charcot-Marie-Tooth type 2D in a Chinese family［J］. Neurol Res，2015，37（9）：782-787.

17. ANTONELLIS A，LEE-LIN SQ，WASTERLAIN A，et al. Functional analyses of glycyl-tRNA synthetase mutations suggest a key role for tRNA-charging enzymes in peripheral axons［J］. J Neurosci，2006，26（41）：10397-10406.

病例 64　右手肌肉萎缩 4 年

【现病史】

患者女性，18 岁，学生，河南人。4 年前发现右手肌肉萎缩，以右手第一、二骨间肌萎缩为著，未予重视，近 2 年来出现双手细微震颤，右手拧瓶盖时无力，经常打不开矿泉水瓶、保温杯等，同学发现其走路时上身晃动幅度大。病程中无肉跳，无肢体麻木，无饮水呛咳、声音嘶哑等症，双足无踩棉花感，跑步无明显异常。为进一步诊治以"肌萎缩待查"收入我科。患者自发病以来，精神、饮食、睡眠尚可，二便正常，体重无明显减轻。

【既往史】

自上学起坐姿不正，以长期侧头趴于课桌上学习。否认"高血压、糖尿病"等慢性病病史；否认肝炎、结核等传染病病史；否认药物及食物过敏史；否认手术、外伤及输血史；预防接种史不详。

【个人史】

生于河南省，久居当地，无疫区居住史；无疫水、疫源接触史；无放射物、毒物接触史；无毒品接触史；无吸烟史，无饮酒史；无冶游史。月经史：月经规律，无痛经。未婚未育。

【家族史】

父母体健。否认家族中传染病及遗传病病史。

【查体】

高级神经活动检查及脑神经检查未见明显阳性体征。右手第一、二骨间肌萎缩（图64-1）。四肢肌张力正常，右手肌力4级，余肢体肌力5级。可见双手细微震颤。全身深、浅感觉正常。双侧指鼻试验、跟膝胫试验稳准，闭目难立征阴性，走直线欠佳。浅反射正常。右肱二、三头肌肌腱反射减弱，左肱二、三头肌肌腱反射正常。双膝腱反射正常。双侧Babinski征阴性。

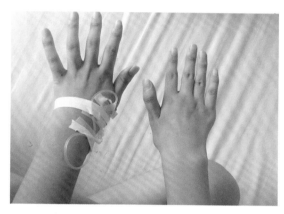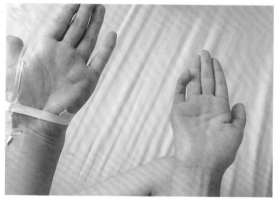

图64-1　患者双手第一、二骨间肌对比图示右手第一、二骨间肌萎缩

【辅助检查】

1. 血尿便常规和生化　增殖细胞核抗原抗体弱阳性（±），血清叶酸5.04ng/mL，维生素B_{12} 328.60pg/mL；肌酶谱，肝、肾功等未见异常。

2. 腰穿结果　初压140mmH$_2$O；脑脊液细胞总数0×10^6/L、红细胞0×10^6/L、白细胞数0×10^6/L；脑脊液生化：氯化物127mmol/L、葡萄糖3.07mmol/L、蛋白质0.35g/L。

3. 免疫相关检查　血及脑脊液神经疾病免疫性损伤检查全套、周围神经病、副肿瘤综合征全套、水通道蛋白4均正常。

4. 颈椎X片（图64-2）　①颈椎正侧位：颈椎略反曲；②过伸过屈位：颈椎过伸过屈位未见明确移位滑脱征象。

5. 颈椎MRI平扫（图64-3）　①颈椎反曲，$C_4 \sim C_5$、$C_5 \sim C_6$、$C_6 \sim C7$椎间盘突出；②颈髓内异常信号。

6. 颈椎MR增强（图64-4）　①颈髓内未见明确异常强化征象，硬膜囊背侧线样强化，$C_5 \sim C_6$水平脊髓略萎缩；②颈椎反曲，$C_4 \sim C_5$、$C_5 \sim C_6$、$C_6 \sim C7$椎间盘突出。

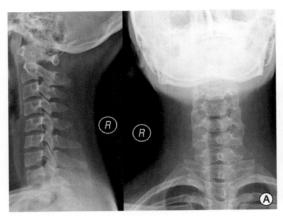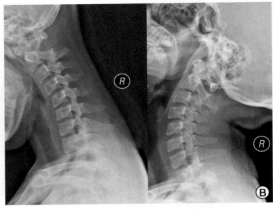

图 64-2 颈椎 X 片检查结果

注:A. 颈椎正侧位示颈椎略反曲;B. 颈椎过伸过屈位未见明确移位滑脱征象

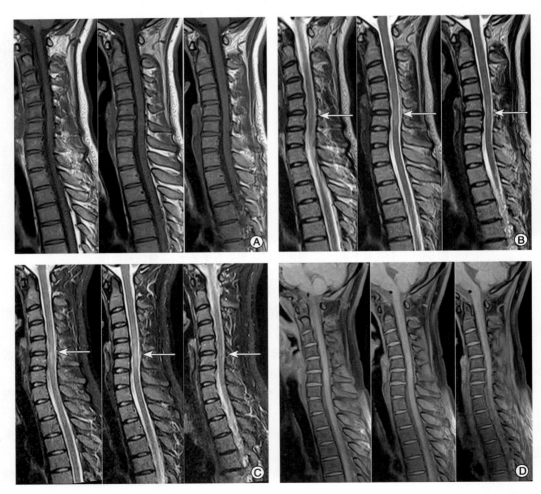

图 64-3 颈椎 MRI 平扫检查结果

注:A. 颈椎矢状位 T_1WI 示颈髓内有模糊低信号;B~C. 颈髓反曲,C_4~C_5、C_5~C_6、C_6~C_7 椎间盘突出,颈髓内长 T_2 信号(箭头);D. FLAIR 未见明显异常信号

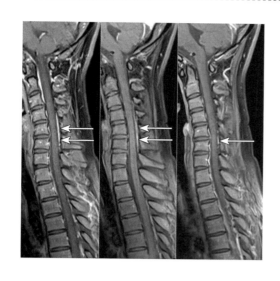

图 64-4　颈椎 MR 增强检查结果
注:颈髓未见明确异常强化征象,硬膜囊背侧线样强化,$C_5 \sim C_6$ 脊髓略萎缩(箭头)

7. 肌电图　右侧尺神经末端运动潜伏期延长,(腕、肘下、肘上)复合运动单位电位降低,(肘上-肘下)MCV 减慢;余 MCV、SCV 在正常范围(表 64-1)。右侧尺神经 F 波出现率降低,余正常。重复频率刺激检查、交感皮肤反应测定正常。针极肌电图检查示:所检肌肉放松时,右侧第一骨间肌可见自发电位;轻收缩时,右侧小指展肌运动单位电位时限正常、波幅增高,余检肌肉运动单位电位时限正常;大力收缩时,右侧小指展肌、第一骨间肌呈单纯相,余检肌肉呈干扰相。

表 64-1　运动神经传导速度

神经和刺激点	潜伏期/ms	波幅/mV	测量阶段	潜伏期差/ms	距离/mm	传导速度/($m \cdot S^{-1}$)
腕	4.4	5.97	小指展肌-腕	4.4	–	–
肘下	6.9	5.20	腕-肘下	2.5	160	64.0
轴上	9.4	4.83	肘下-肘上	2.5	110	44.0

注:"–"代表未测

【定位分析】

右第一、二骨间肌萎缩,右手无力,不伴有感觉异常,其右上肢近端肌力正常,定位于右手远端运动神经或右侧脊髓前角。水平定位于下颈段 C_7 左右。

【定性讨论】

青年女性,隐匿起病,无明显进行性加重,主要表现为右手第一、二骨间肌萎缩,查体可见多节段脊髓相连神经受累,伴远端肌肉萎缩;肌电图示神经源性损害;颈椎 X 线片提示颈椎反屈;颈椎 MRI 示脊髓内异常信号,增强后未见强化。定性诊断考虑为平山病。需与以下疾病相鉴别:

1. 颈椎病　神经根型颈椎病多以上肢放射性疼痛、麻木为主要表现,后期可伴有肌肉萎缩,针肌电图可提示颈椎椎旁肌存在失神经改变,脊髓型颈椎病则多存在 Hoffmann 征(+)及四肢反射亢进等明显锥体束征,颈椎 MRI 多可见特定的颈脊髓或神经根压迫的影像学表现。

2. 运动神经元病　为多个肢体受累,可累及呼吸肌、躯干肌、胃肠道平滑肌等肌肉,而平山病主要累及上肢远端肌肉。肌电图提示失神经电位改变在运动神经元病至少有三个节段(颅、颈、胸、腰、骶段)同时受累,而平山病局限于颈段。

3. 多发性神经病、局灶性神经病和臂丛神经损伤　常伴有远端感觉异常,如麻木、疼痛、冷凉等;而在平山病中,感觉异常表现明显晚于肌肉无力。

4. 脊髓空洞症、脊髓肿瘤和颈椎畸形等　通过颈椎 X 线片、颈椎 MR 检测等可明确鉴别。

【治疗经过】

该患者未给予特殊治疗,嘱患者需保持良好头颈部姿势。1 年后复诊病情未进展。

【临床讨论】

平山病(Hirayama disease)也称为青少年上肢远端肌肉萎缩症,或良性局灶性肌萎缩,是由日本学者平山惠造(Keizo Hirayama)于 1959 年首先报道并以其名字命名的一类具有自限性的青少年时期起病的远端上肢肌萎缩性疾病。平山病起病隐匿,发病的高峰年龄在 15~17 岁,多于生长发育高峰开始后 1~3 年起病,好发于青少年男性,既往报道男女发病比例在 2：1 至 20：1 不等,且患者多于发病后 2~5 年进入稳定期,预后明显优于运动神经元病。表现为单侧或不对称的上肢无力、肌萎缩,主要影响 C_8~T_1 的支配区。肌无力、肌萎缩涉及手部和前臂的肌肉,肱桡肌不受累。平山病的临床特点和肌萎缩侧索硬化症的早期表现相似,但平山病是自限性疾病,一般仅局限于上肢远端肌肉。平山病影像学表现为非特异性。颈椎 X 线、CT 和过伸过屈位 MRI 是诊断平山病的影像学手段。屈曲位 MRI 显示,硬脊膜前移,硬脊膜外间隙增宽,表现为新月形改变,部分区域内有血管流空影。

平山病的致病机制尚无明确定论,主要有脊髓动力学说和生长发育学说。脊髓动力学理论更着重于"屈颈"这一因素,认为长期的屈颈和重体力劳动造成亚临床慢性脊髓损伤;生长发育学说,即青年男性的身高快速增长引起脊髓与硬脊膜之间的生长发育不平衡,后脊膜生长速度慢,与邻近的椎弓分离,脊髓后根牵拉脊髓同向运动导致硬膜囊前移,压迫脊髓前动脉供血区造成了脊髓的微循环障碍。

【治疗及转归】

平山病在发病后 3~4 年逐渐进展,随后病情趋于稳定,因此有报道称如能早期诊断、避免颈部屈曲能够延缓平山病的进展。平山病的治疗主要包括佩戴颈托和颈椎内减压术,颈托通过限制颈部前屈可以改善由硬膜囊前移引起的脊髓前角细胞缺血,外科手术的适应证为屈颈时硬脊膜后壁向前移位压迫脊髓造成持续性神经功能障碍,国外已有报道手术切除硬膜外扩张的静脉丛可有效改善平山病相关症状,但尚缺乏大样本随机临床试验确认手术疗效。

【最终临床综合诊断】

平山病

(郭万申　孙彬彬　刘力学　樊双义)

【专家点评】

平山病是一种脊髓型颈椎病,因为颈后硬脊膜囊向前移位或静脉充血致脊髓压迫。它的特征是 C_7、C_8 和 T_1 节段性支配的肌肉纯运动的肌无力表现。与其他运动神经元疾病不同,该病呈顿挫型病程,多 3~5 年后停止发展。典型的表现是前臂和手的肌肉萎缩和无力,常累及单侧,感觉不受累。近端型平山病主要累及 C_4~C_6,可表现为三角肌、肱二头肌、肱三头肌萎缩,而远端多无受累,容易误诊。如不能行过屈位 MRI,自然位 MRI 颈髓缺血相应节段后硬脊膜间隙扩大,并在增强上可见硬脊膜线性强化,具有重要的诊断意义。早期干预可减少残疾程度。

（刘建国　戚晓昆　姚生）

【参考文献】

1. 金翔,吕飞舟,陈文钧,等.平山病、肌萎缩性侧索硬化及远侧型肌萎缩型颈椎病的神经电生理特点[J].中华骨科杂志,2013,33(10):1004-1011.

2. 刘翠丽,韩再德,刘经武.平山病的临床特征及 MRI 表现[J].中国社区医师(医学专业),2010,12(29):182-183.

3. KONNO S,GOTO S,MURAKAMI M,et al. Juvenile amyotrophy of the distal upper extremity:pathologic findings of the dura mater and surgical management[J]. Spine,1997,22(5):486-492.

4. 郑超君,姜建元.平山病的致病机制、诊断与治疗进展[J].上海医药,2014,35(24):3-8.

5. 王星智,董丽果,张伟,等.平山病 11 例临床特征分析[J].中风与神经疾病杂志,2015,32(11):1004-1007.

6. 昝坤,祖洁,沈霞等.平山病的临床、神经电生理及影像学特点[J].脑与神经疾病杂志,2014,22(55):358-362.

7. HIRAYAMA K,TOMONAGA M,KITANO K,et al. Focal cervical poliopathy causing juvenile muscular mtrophy of distal upper extremity:A pathological study[J]. J Neurol Neurosurg Psychiatr,1987,50(3):285-290.

病例 65　进行性左上肢无力、萎缩伴肉跳 6 个月余

【现病史】

患者女性,36 岁。2013 年 6 月无诱因出现左手示指无力,精细持物动作受限,1 个月内逐渐累及左手其他手指、左侧手腕、左侧肘部,同时伴左手、前臂肌肉萎缩,左上臂肉跳感,症状进行性加重。2013 年 11 月当地医院颈椎 MRI 示"未见颈髓受压改变",考虑"运动神经元病",予药物治疗(具体不详)无效,病情进行性加重。2013 年 12 月初于笔者所在医院的肌电图检查提示双上肢神经源性损害。2013 年 12 月下旬出现腹部、后背部及双股部"肉跳感",病程中无肢体感觉异常,无饮水呛咳、吞咽困难,无言语含糊,无寒冷后麻痹,无大、小便障碍,无意识障碍,无视物不清等症。目前患者精神状态良好,体力正常,饮食及睡眠正常,二便正常,体重无明显变化。

【既往史】

否认"高血压、糖尿病、冠心病、房颤"等慢性病病史;否认肝炎、结核、伤寒等传染病病史;否认药物及食物过敏史;否认手术、外伤及输血史;疫苗接种史不详。

【个人史】

生于原籍,无疫区、疫水居住史;无牧区、高氟、低碘区居住史;无化学物质、放射物、毒物及毒品接触史;无吸烟、饮酒史。20 岁结婚,配偶体健,育 2 子,体健。13 岁月经初潮,28 日一周期,月经规律,无痛经、血块,末次月经时间 2013 年 12 月 25 日。

【家族史】

其表弟 33 岁左右出现进行性右下肢无力,当地考虑"颈椎病";其母亲、二姨 50 岁出现

双下肢无力,发病3年后死亡。其母亲晚期曾有抬头费力,未曾诊治。其父亲,1哥1姐均健在,家族中无传染病及其他遗传病史。

【查体】

内科系统检查未见异常。神经系统检查:意识清楚,查体合作,言语流利,远近记忆力正常,计算力正常,地点、时间及人物定向力正常。饮水偶呛咳、有吞咽困难,余脑神经未见明显异常。左侧大、小鱼际肌,骨间肌,肱桡肌,肱二头肌、肱三头肌萎缩,未见肌束颤动;四肢肌张力正常;左上肢近端肌力 4^+ 级,远端肌力2级,其余肌群肌力正常。能完成的共济运动检查正常。深、浅感觉检查对称存在。双侧肱二头肌肌腱反射、肱三头肌肌腱反射、桡反射(+),膝腱及跟腱反射(++),双侧病理征(-)。颈软,Kernig征(-)。

【辅助检查】

1. 实验室化验　血尿便常规、生化、免疫四项、抗核抗体五项、抗ENA六项、肿瘤标志物、脑脊液常规及生化均正常。

2. 肌电图(2013-12-9)　双上肢神经源性损害(慢性及活动性失神经电位并存)。

3. 颈椎MRI(2013-11-18)　未见明显颈髓受压改变。

【定位分析】

根据患者左上肢无力、肌肉萎缩,无感觉障碍,无肌肉酸痛定位于颈段下运动神经元脊髓前角,结合肌电图可见双侧上肢神经源性损害定位于双侧颈段下运动神经元,因左上肢存在肯定下运动神经元损害的基础上,左上肢腱反射同右上肢,提示存在颈段轻度上运动神经元损害。

【定性讨论】

1. 肌萎缩侧索硬化(amyotrophic lateral sclerosis,ALS)　①中年女性,隐袭起病,进行性加重。②表现为进行性左上肢无力、肌肉萎缩伴肌束颤动,肌电图证实双上肢神经源性损害,提示双侧颈段下运动神经元损害,神经系统查体提示颈段有轻度上运动神经元损害表现,需考虑该病的可能,但目前仅有一个节段上、下运动神经元受损,诊断证据尚不足,需除外其他疾病后方可诊断。③患者家族中其母亲、二姨50岁左右均出现双下肢无力,发病3年后死亡。母亲病程晚期有抬头不能,不能除外常染色体显性遗传的家族性肌萎缩侧索硬化(ADFALS)可能,必要时可行基因检测明确诊断。

2. 平山病　以青年早期男性多见,多隐袭起病,临床表现主要为无明显诱因的单侧或双侧上肢远端肌肉无力,伴有手和前臂远端肌群萎缩,多数患者有"寒冷麻痹"和手指伸展时出现震颤,不伴明显感觉异常、脑神经损害及括约肌功能障碍。肌电图检查多可见以一侧上肢远端肌肉为主的神经源性损害。颈椎MRI检查可见颈段脊髓萎缩,过屈位时颈髓前后径变扁平,硬膜囊前移压迫脊髓。该患者起病表现为一侧上肢远端无力、萎缩,需考虑此病。不支持点:患者女性,年龄偏大,无寒冷麻痹及伸展时震颤,且有明确肉跳,有可疑家族史,不支持该病。

3. 脊髓型颈椎病　系由颈椎骨质、椎间盘或关节退行性改变造成相应部位脊髓受压,伴或不伴神经根受压的一种脊髓病变。好发于老年人,临床表现与肌萎缩侧索硬化相似,但无舌肌萎缩和肌束颤动,无延髓麻痹,胸锁乳突肌肌电图正常。该患者颈椎MRI检查无颈髓受压改变,不支持此诊断。

4. 多灶性运动神经病(multifocal motor neuropathy,MMN)　MMN是一种获得性、免疫介导的、慢性脱髓鞘性周围神经病。临床表现为缓慢进展的不对称性肢体无力,而感觉不受累。神经传导检测表现为多灶性、运动神经脱髓鞘的特点,尤其是发现周围神经多个非卡压部位运动传导阻滞。支持点:患者隐袭起病,缓慢进展,肢体无力呈不对称,感觉不受累。不支持点:患者神经传导检测正常,不支持MMN。

【诊治经过】

入院后给予丁苯酞、依达拉奉、辅酶Q10、维生素E等改善线粒体功能、清除氧自由基及对症支持治疗,患者病情无明显加重和缓解,于2014年1月13日抽取外周静脉血行基因检查。

【基因检测】

先证者:外周静脉血;检测基因图65-1:411个遗传性神经肌肉病相关基因;检测方法:基因捕获+高通量测序。

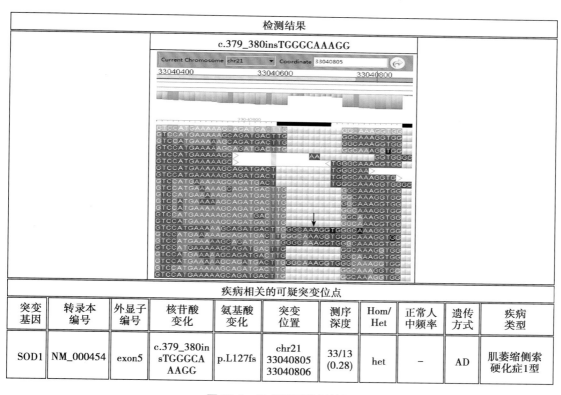

突变基因	转录本编号	外显子编号	核苷酸变化	氨基酸变化	突变位置	测序深度	Hom/Het	正常人中频率	遗传方式	疾病类型
SOD1	NM_000454	exon5	c.379_380insTGGGCAAAGG	p.L127fs	chr21 33040805 33040806	33/13 (0.28)	het	–	AD	肌萎缩侧索硬化症1型

图 65-1 患者基因检测结果

注:结果显示SOD1基因5号外显子处存在10个碱基(GCAAAGGTGG)的插入突变

结果说明:SOD1基因突变与肌萎缩侧索硬化直接相关,同时该突变方式为插入突变且导致蛋白翻译的提前终止,经Polyphen-2、SIFT、Mutationtaster软件分析预测该突变肯定严重影响蛋白功能,为进一步确认,建议进一步检测家族中其他致病者,明确致病原因。

【家系分析】

家系图见图65-2。从该FALS家系共获得14份外周静脉血样,使用标准酚氯仿法从白细胞中提取基因组DNA,Sanger测序验证先证者SOD1基因(p. N132Qfs * 5)突变(图65-3):

患者Ⅲ-5为先证者表弟,发病年龄为33岁,以进行性右下肢无力起病。查体:脑神经(-),右下肢肌肉萎缩,四肢均有肌肉束颤,右下肢肌力2~3级,左下肢肌力4~5级,椎旁肌

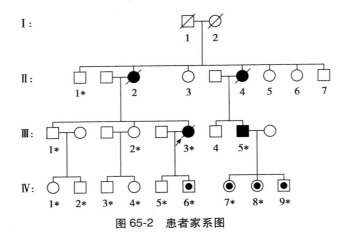

图 65-2 患者家系图

反射可以引出，其他反射正常。Hoffman 征和 Babinski 征阳性。肌电图示颈、胸、腰骶三段神经源性损害。先证者和Ⅲ-5，这两个患者的母亲（Ⅱ-2 和 Ⅱ-4）均在去世前出现抬头困难。先证者和Ⅲ-5 的后代 Ⅳ-6、7、8、9 为无症状的突变携带者。

【临床讨论】

肌萎缩侧索硬化（amyotrophic lateral sclerosis，ALS）为一种成年起病，因上运动神经元（包括大脑运动皮质锥体细胞及锥体束）和下运动神经元（包括脊髓前角细胞和脑干运动神经核）进行性变性，导致进行性肌无力，肌萎缩，言语、吞咽和呼吸功能障碍进而致死的神经变性疾病，感觉和自主神经功能一般不受影响。约 10% 的 ALS 患者为家族性（familiar amyotrophic lateral sclerosis，FALS），90% 为散发性（sporadic amyotrophic lateral sclerosis，SALS）。ALS 患病率为 4.06/10 万~7.89/10 万，好发于 30~60 岁，平均起病年龄为 61.8 岁，男性多于女性，起病隐匿，早期症状不典型，平均生存期为 27.5 个月，多数患者于发病 2~3 年后死于呼吸衰竭。大部分患者从发病到确诊需要 9~12 个月。至今仍无有效的治疗方法，病程早期使用利鲁唑能减缓疾病进展，但仅能延长患者约 3 个月的生存期。

ALS 最早由 Aran 和 Cruveilhier 于 1848 年及 1853 年报道，但直至 1869 年 Charcot 才将其正式定义并命名为我们如今所知的 ALS。几年后 Charcot 提出 ALS 绝不遗传，并被广泛接受。直至 19 世纪 50 年代，Kurland 和 Mulder 报道了 58 例 ALS 患者，其中约 10% 为家族性。如今 ALS 被认为是一种纯运动神经元损害的变性疾病。然而，Charcot 的同事 Marie 提出某些 ALS 患者存在认知功能减退，这种疾病共存理论于 20 世纪初在欧洲也有文献报道，但直至 20 世纪末，ALS 患者可存在认知功能减退都没有得到公认。随着现代技术的发展，有越来越多的神经心理、流行病学、病理、影像和遗传学证据支持 ALS 与额颞叶痴呆存在交叉。人们开始意识到 ALS 是以运动系统为主、其他多个系统均可受累的神经变性病。

有学者发现美国关岛 ALS 的发病率高，结合与环境有关的本土居民的饮食习惯，提出了 ALS 的环境因素假说。尽管如此，仍难以找到环境暴露导致 ALS 的足够证据。相反，基因相关的研究进展，大大提高了我们对 ALS 的了解。自 1993 年 Rosen 等首次在 18 个 ALS 家系中检测到 13 个家系有 11 种铜锌超氧化物歧化酶 1（SOD1）的基因突变，直至 2008 年第二个 ALS 致病基因 TARDBP 突变才被发现，历时 15 年。随着全基因组关联研究、高通量测序技术和分子生物学技术的发展和广泛应用，ALS 遗传学研究的进程大大加快。迄今为止，全世

Proband

L G K G G N E E S T

T T G G G C A A A G G T G G A AATGAAGAAAGTACA

C A A A G G T G G A A A TGA

Q R W K

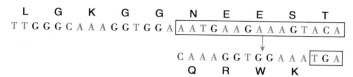

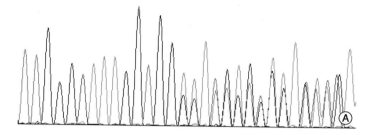

Asymptomatic carrier IV-6

L G K G G N E E S T

T T G G G C A A A G G T G G A AATGAAGAAAGTACA

C A A A G G T G G A A A TGA

Q R W K

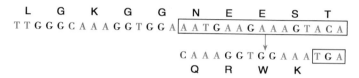

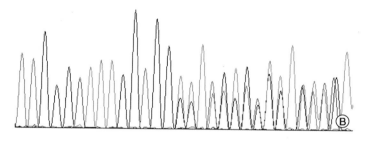

Normal IV-5

L G K G G N E E S T

T T G G G C A A A G G T G G A A A T G A A G A A A G T A C A

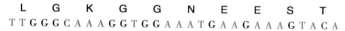

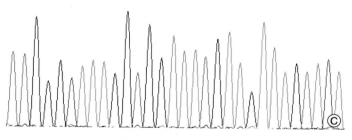

图 65-3　基因 Sanger 测序图

注：A. Sanger 测序验证先证者（Ⅲ-3）在 SOD1 基因 5 号外显子处存在 10 个碱基（GCAAAGGTGG）的插入突变，患者Ⅲ-5 携带同样的突变；B. 无症状的 p. N132Qfs*5 突变携带者 IV-6 发现与先证者同样的插入突变，IV-7、8、9 携带同样的突变；C. 正常对照 IV-5，在 SOD1 基因 5 号外显子处进行 Sanger 测序，未发现突变

界已经发现了至少 28 个与 ALS 相关的存在孟德尔遗传规律的基因。这些基因在 68% 的 FALS 和 11%SALS 患者中可以见到。目前已报道的 ALS 相关的基因主要包括：SOD1，TAR-DBP，FUS，C9orf72，ATXN2，UBQLN2，PFN1，SQSTM1，VCP，OPTN，DCTN1，ALS2，CHMP2B，FIG4，ELP3，SETX，HNRNPA1，ANG，SPG11，VAPB，MATR3，NEFH 和 TBK1 等。这些基因突变位于不同或相似的细胞通路，参与 ALS 的发病。基于这些致病基因的发现，对 ALS 发病机制的研究也提出各种假说，包括氧化应激、兴奋性氨基酸毒性、轴索转运障碍、线粒体功能异常、突变蛋白聚集等。但其具体如何选择性地导致运动神经元损害目前仍不明确。

　　该病的临床特点：发病年龄多在 30~60 岁，多数 45 岁以上发病，男性多于女性，大多数为散发，少数为家族性。多无明显诱因隐袭起病。典型的临床表现为上、下运动神经元同时损害。上肢起病最为常见，约占 54.2%，首发症状通常为一侧或双手手指活动笨拙、无力，随后出现手部小肌肉萎缩，以大、小鱼际肌，骨间肌，蚓状肌为明显，逐渐累及前臂、上臂和肩胛带肌群。随着病程的延长，肌无力和萎缩扩展至躯干和颈部，最后累及面肌和咽喉肌。约 20.8% 的病例肌萎缩和无力从下肢开始，表现为足背屈力弱。受累部位常有明显的肌束颤动、肌肉萎缩，同时伴有腱反射活跃或亢进，Hoffmann 征阳性、Babinski 征阳性。延髓麻痹一般发生在本病的晚期，约 20.0% 的病例可为首发，舌肌常先受累，表现为舌肌萎缩、束颤和伸舌无力，随后出现腭、咽、喉、咀嚼肌萎缩无力，以致患者构音不清，吞咽困难，咀嚼无力。由于双侧皮质延髓束同时受损，可有假性延髓麻痹表现。面肌中口轮匝肌受累最明显。约 3.0% 的患者以呼吸肌无力为首发症状，表现为劳力性呼吸困难、静息时呼吸困难或端坐呼吸。眼外肌一般不受影响，括约肌功能常保持良好。患者意识始终保持清醒。ALS 患者的疾病进展常有一定的模式，通常从首先受累的上肢（下肢），发展到对侧的上肢（下肢），到同侧的下肢（上肢），最后是球部受累。患者预后不良，多在 3~5 年内死于呼吸肌麻痹或肺部感染。提示病情快速进展的因素有起病年龄大，球部起病，从首发症状到确诊的时间短，存在认知损害和致病基因的某些突变。

　　国外研究提示有近 50% 的 ALS 患者存在不同程度的认知功能损害。部分患者可合并痴呆的表现，称为 ALS-D。这部分患者与单纯 ALS 相似，但绝大多数患者以痴呆为首发症状，随后出现 ALS 的表现。5%~15% 的 ALS 患者具有 FTD 的特点，称为 ALS-FTD，这部分患者有人格和社会行为的改变，可有欣快、冷漠、脱抑制及强迫行为等表现，神经心理学检查提示患者执行功能严重障碍，记忆和视空间功能在早期相对保留。另有部分患者以显著的失语为首发症状，详细的语言学检查发现患者语义错语、失命名、模仿语言等表现十分突出，提示语言障碍源于认知功能损害而非单纯运动系统损害。ALS-FTD 预后较单纯的 ALS 及 FTD 更差，其中位生存期与后两者相比分别缩短 1 年及 4 年左右，而以失语症或记忆功能损害为主要表现的 ALS-D 患者生存期与单纯 ALS 相似。

　　大部分患者无客观的感觉障碍，但可有主观的感觉症状，如肢体麻木、发凉、疼痛、酸胀感等，以麻木多见。有研究发现约 20%~30% 的 ALS 患者可有感觉神经受损，但大部分合并其他疾病，如周围神经嵌压性病变、糖尿病、外伤及职业相关因素等，ALS 本身所致感觉神经传导测定异常占总体例数极少。因此，当出现感觉神经传导测定异常时不能因此排除 ALS 诊断，并且 ALS 患者主观感觉异常与神经电生理改变不具有相关性，除非合并明确的周围神经病变。

　　此外，ALS 还有一些特殊的临床亚型，包括进行性延髓麻痹（progressive bulbar palsy，PBP）、连枷臂综合征（flail arm syndrome，FAS）和连枷腿综合征（flail leg syndrome，FLS）、进

行性脊肌萎缩(progressive muscular atrophy,PMA)、原发性侧索硬化(primary lateral sclerosis,PLS)、孤立性球部表型ALS(isolated bulbar phenotype of ALS,IBALS)。

进行性延髓麻痹(PBP)早期仅累及脑干的脑神经运动核及皮质延髓束通路的下运动神经元,主要表现为进行性构音不清、声音嘶哑、吞咽困难、饮水呛咳、咀嚼无力,也可出现强哭强笑、下颌反射亢进等双侧皮质脑干束损害体征。PBP约占运动神经元病的4.1%。有研究提示几乎所有的PBP患者均会发展成为ALS。

连枷臂综合征(FAS)临床特征为严重的、对称的、双上肢近端为主的肌无力和萎缩。连枷腿综合征(FLS)的典型表现为双下肢远端无力和萎缩。FAS、FLS的下运动神经元体征较突出,早期上运动神经元体征不明显,晚期可出现上运动神经元受损体征,但与下运动神元受损体征不分布在同一区域,与经典的ALS不同。

进行性脊肌萎缩(PMA)除病变仅局限于脊髓前角细胞和脑干运动神经核,主要表现为下运动神经元损害的症状和体征,约占运动神经元病的2.6%~10.4%。当下运动神经元受损体征超过2个区域,且无上运动神经元受损体征,可诊断PMA。

原发性侧索硬化(PLS)为进展缓慢的仅累及上运动神经元的神经变性病,后期可出现下运动神经元损害的表现,约占运动神经元病的0.5%~5%。PLS的诊断包括上运动神经元受损,并且没有其他神经系统损害的体征,其最终诊断是一种排他性诊断。通常认为诊断PLS必须具备以下条件:①上运动神经元受损体征:如痉挛、病理征、无力等;②隐袭起病,通常从下肢开始,也可以球部起病或肢体和球部同时起病;③起病年龄>20岁,缓慢进展,病程≥4年。同时除外以下情况:显著的肌肉束颤和肌萎缩;感觉障碍;此类症状的家族史;影像学及实验室检查结果提示神经系统其他疾病。目前尚无统一的诊断标准。Pringle提出诊断PLS病程需要≥3年,Singer等人认为病程需要≥4年,而在COSMOS研究中提出病程需要≥5年。

孤立性球部表型ALS(IBALS):其临床表现为进行性加重的球部上、下运动神经元损害的表现,如构音障碍、吞咽困难、饮水呛咳,但其上运动神经元受累体征常更为突出,表现为痉挛性构音障碍、强哭强笑等,肢体功能可保留相对较长时间。近年来部分临床研究发现,这种类型的患者与典型球部起病的ALS患者相比,预后实际上并不差,因而被称为"孤立性球部表型ALS"。IBALS诊断尚缺乏统一标准,一般认为应满足以下条件:①隐袭起病,症状局限于球部>6个月;②痉挛性、弛缓性或混合性构音障碍;③就诊时呼吸功能保留。IBALS患者不应存在感觉受累表现,应完善颅脑MRI、自身免疫相关抗体(包括重症肌无力相关抗体)等检查以除外其他病变可能。

ALS的早期临床表现多样,缺乏特异的生物学确诊指标。在脑干、颈段、胸段、腰段4个区域中存在上、下运动神经元共同受累的体征是诊断ALS的要点。详细的病史、细致的体格检查和规范的神经电生理检查,对于早期诊断具有关键性的作用。下运动神经元受累体征主要包括:肌肉无力、萎缩和肌束颤动(舌肌、面肌、咽喉肌、颈肌、四肢不同肌群、背肌和胸腹肌)。上运动神经元受累体征主要包括:肌张力增高、腱反射亢进、阵挛、病理征阳性等。在出现明显肌肉萎缩无力的区域,若腱反射不低或活跃,即使没有病理征,也提示锥体束受损。怀疑ALS的患者做肌电图时应对4个区域均进行测定,表现为慢性和活动性失神经电位并存:包括纤颤电位、正锐波等异常自发电位;慢性失神经电位的表现:①运动单位电位时限延长、波幅增高;②大力收缩时运动单位募集减少,波幅增高,严重时呈单纯相;③大部分 ALS 可见发放不稳定、波形复杂的运动单位电位。当同一肌肉的肌电图表现为进行性失神经和慢性失神经共存时,对于诊断 ALS 有更强的支持价值。影像学等其他辅助检查不能提供确诊 ALS 的依据,但在鉴别诊断中具有一定价值。

由于 ALS 起病隐匿,早期症状不典型等原因,该病的诊断尚存在一定的困难。随着国内外对本病研究的深入,临床药物治疗和临床药物试验的开展,对本病的早期和正确诊断已很有必要。世界神经病学联盟于 1994 年在西班牙首次提出 ALS 的诊断标准,1998 年春又对诊断标准进行了修订。目前应用比较广泛的 ALS 诊断标准是世界神经联盟于 1998 年所修订的 El Escorial ALS 国际诊断标准,具体如下:①确诊的 ALS:上运动神经元和下运动神经元受损的临床证据在球部和至少两个脊髓区域或者上运动神经元和下运动神经元受损的临床证据在三个脊髓区域中出现。②很可能的 ALS:上运动神经元和下运动神经元受损的临床证据在至少 2 个区域出现,同时上运动神经元症状必须高于下运动神经元症状。③实验室拟诊的 ALS:上运动神经元及下运动神经元受损的临床证据仅在 1 个区域出现;上运动神经元受损的临床证据在 1 个区域出现,而 EMG 异常(LMN 受损)在至少 2 个分段,同时神经影像和临床实验室检查排除了其他原因。④可能的 ALS:上运动神经元及下运动神经元受损的临床证据仅共同在 1 个区域出现,或仅发现上运动神经元受损的临床证据在 2 个以上区域;下运动神经元症状高于上运动神经元症状的区域,并且实验室拟诊的 ALS 的诊断不能成立;其他诊断必须除外。

2008 年在日本 Awaji 召开的会议中,研究者们特别强调肌电图证实的神经源性损害和临床发现的下运动神经元损害具有同等价值,并建议将束颤电位的价值等同于纤颤电位或正锐波。针极肌电图对于证实亚临床的神经源性损害具有重要价值,广泛的多个区域神经源性损害,并且进行性失神经和慢性神经再生共存是 ALS 的肌电图特点。国际临床神经生理联盟(The International Federation of Clinical Neurophysiology,IFCN)推荐了 Awaji-shima ALS 诊断标准,具体如下:诊断 ALS 需具备以下特征:①临床、电生理或神经病理检查证实存在下运动神经元变性;②临床检查证实存在上运动神经元变性;③病史或检查证实症状或体征进展加重,可以局限于单个部位,或从一个部位扩展至其他部位。除外以下情况:①电生理或病理检查发现存在可引起上或下运动神经元变性的其他疾病;②神经影像学发现存在可引起临床和电生理异常的其他疾病。

我国中华医学会神经病学分会参照世界神经病学联盟的意见提出了下列诊断标准。ALS 诊断的基本条件:①病情进行性发展:通过病史、体格检查或电生理检查,证实临床症状或体征在一个区域内进行性发展,或从一个区域发展到其他区域;②临床、神经电生理或病理检查证实有下运动神经元受累的证据;③临床体格检查证实有上运动神经元受累的证据;④排除其他疾病。ALS 的诊断分级:①临床确诊 ALS:通过临床或神经电生理检查,证实在 4 个区域中至少有 3 个区域存在上、下运动神经元同时受累的证据;②临床拟诊 ALS:通过临床或神经电生理检查,证实在 4 个区域中知道有 2 个区域存在上、下运动神经元同时受累的证据;③临床可能 ALS:通过临床或神经电生理检查,证实仅有 1 个区域存在上、下运动神经元同时受累的证据,或者在 2 或以上区域仅有上运动神经元受累的证据。已经行影像学和实验室检查排除了其他疾病。

ALS 至今仍无有效的治疗,目前利鲁唑和依达拉奉是仅有的经多项临床研究证实可以在一定程度上延缓病情发展且经美国食品药品管理局批准用于治疗 ALS 的药物。在病程早期使用能减缓疾病进展,延长生存期。治疗中除了使用延缓病情发展的药物外,还包括营养管理、呼吸支持和心理治疗等。

总之,ALS 是一种成年起病的,仅累及运动功能,感觉及自主神经功能保留的致死性神经变性疾病。其临床表现存在异质性,其诊断的关键在于详细的病史、细致的体格检查和规范的神经电生理检查,应行影像学检查排除导致运动功能受损的其他疾病。目前尚无有效的治疗,病程早期使用利鲁唑和依达拉奉能减缓疾病进展。预后不良,多数患者于发病 2~3 年后死于呼吸衰竭。

【治疗及转归】

患者肌无力进行性加重,发病 7 个月时,束颤逐渐发展至腹部和下肢近端。起病 1.5 年后,患者因呼吸困难去世。

【最终临床综合诊断】

家族性肌萎缩侧索硬化

(陈思宇　黄旭升)

【专家点评】

这是非常难得的、有意义的家族性 ALS 家系病例。本例患者特点如下:①女性,36 岁,患者家族中其母亲、二姨 50 岁左右均出现双下肢无力,发病 3 年后死亡。母亲病程晚期有抬头不能,具体诊断不详。②进行性左上肢无力、萎缩伴肉跳 6 月,病程中无肢体感觉异常。③查体:饮水偶呛咳、有吞咽困难,左上肢近端肌力 4$^+$ 级,远端肌力 2 级。双侧病理征(−)。④行颈椎 MRI 检查"未见颈髓受压改变"。⑤肌电图检查提示双上肢神经源性损害。⑥药物治疗(具体不详)无效,病情进行性加重。综合临床表现给人以下运动神经元肌无力综合征的特点,故需要鉴别诊断疾病较多,如:ALS、MMN、脊髓型颈椎病等。但基因检测结果说明:此家系存在 SOD1 基因突变而明确诊断。

(黄旭升　戚晓昆)

【参考文献】

1. RENTON AE,CHIO A AND TRAYNOR BJ. State of play in amyotrophic lateral sclerosis genetics[J]. Nat Neurosci,2014,17(1):17-23.

2. SU XW,BROACH JR,CONNOR JR,et al. Genetic heterogeneity of amyotrophic lateral sclerosis:implications for clinical practice and research[J]. Muscle Nerve,2014,49(6):786-803.

3. KURLAND LT AND MULDER DW. Epidemiologic investigations of amyotrophic lateral sclerosis. 2. Familial aggregations indicative of dominant inheritance Ⅱ[J]. Neurology,1955,5(4):249-268.

4. KURLAND LT AND MULDER DW. Epidemiologic investigations of amyotrophic lateral sclerosis. 2. Familial aggregations indicative of dominant inheritance. Ⅰ[J]. Neurology,1955,5(3):182-196.

5. KEW JJ,GOLDSTEIN LH,LEIGH PN,et al. The relationship between abnormalities of cognitive function and cerebral activation in amyotrophic lateral sclerosis. A neuropsychological and positron emission tomography study [J]. Brain,1993,116(Pt6):1399-1423.

6. GOLDSTEIN LH AND ABRAHAMS S. Changes in cognition and behaviour in amyotrophic lateral sclerosis:nature of impairment and implications for assessment[J]. Lancet Neurol,2013,12(4):368-380.

7. STEELE JC AND MCGEER PL. The ALS/PDC syndrome of Guam and the cycad hypothesis[J]. Neurology,2008,70(21):1984-1990.

8. ROSEN DR,SIDDIQUE T,PATTERSON D,et al. Mutations in Cu/Zn superoxide dismutase gene are associated with familial amyotrophic lateral sclerosis[J]. Nature,1993,362(6415):59-62.

9. SREEDHARAN J,BLAIR IP,TRIPATHI VB,et al. TDP-43 mutations in familial and sporadic amyotrophic lateral sclerosis[J]. Science,2008,319(5870):1668-1672.

10. RINGHOLZ GM,APPEL SH,BRADSHAW M,et al. Prevalence and patterns of cognitive impairment in sporadic ALS[J]. Neurology,2005,65(4):586-590.

11. MURPHY J,HENRY R AND LOMEN-HOERTH C. Establishing subtypes of the continuum of frontal lobe impairment in amyotrophic lateral sclerosis[J]. Arch Neurol,2007,64(3):330-334.

12. NEARY D,SNOWDEN JS,GUSTAFSON L,et al. Frontotemporal lobar degeneration:a consensus on clinical diagnostic criteria[J]. Neurology,1998,51(6):1546-1554.

13. HODGES JR AND MILLER B. The classification,genetics and neuropathology of frontotemporal dementia. Introduction to the special topic papers:Part I[J]. Neurocase,2001,7(1):31-35.

14. RASCOVSKY K,HODGES JR,KNOPMAN D,et al. Sensitivity of revised diagnostic criteria for the behavioural variant of frontotemporal dementia[J]. Brain,2011,134(Pt9):2456-2477.

15. MCKHANN GM,ALBERT MS,GROSSMAN M,et al. Clinical and pathological diagnosis of frontotemporal dementia:report of the work group on frontotemporal dementia and Pick's Disease[J]. Arch Neurol,2001,58(11):1803-1809.

16. HAMMAD M,SILVA A,GLASS J,et al. Clinical,electrophysiologic,and pathologic evidence for sensory abnormalities in ALS[J]. Neurology,2007,69(24):2236-2242.

17. PUGDAHL K,FUGLSANG-FREDERIKSEN A,DE CARVALHO M,et al. Generalised sensory system abnormalities in amyotrophic lateral sclerosis:a European multicentre study[J]. J Neurol Neurosurg Psychiatry,2007,78(7):746-749.

18. PRINGLE CE,HUDSON AJ,MUNOZ DG,et al. Primary lateral sclerosis:clinical features,neuropathology and diagnostic criteria[J]. Brain,1992,115(Pt):495-520.

19. SINGER MA,STATLAND JM,WOLFE GI,et al. Primary lateral sclerosis[J]. Muscle Nerve,2007,35(3):291-302.

20. STATLAND JM,BAROHN RJ,DIMACHKIE MM,et al. Primary lateral sclerosis[J]. Neurol Clin,2015,33(4):749-760.

21. 黄骁,樊东升. 运动神经元病的特殊亚型:孤立性球部表型肌萎缩侧索硬化[J]. 中华内科杂志,2017,56(3):229-230.

22. 中华医学会神经病学分会肌电图与临床神经电生理学组,中华医学会神经病学分会神经肌肉病学组. 中国肌萎缩侧索硬化诊断和治疗指南[J]. 中华神经科杂志,2012,45(7):531-533.

23. DE CARVALHO M,DENGLER R,EISEN A,et al. Electrodiagnostic criteria for diagnosis of ALS[J]. Clin Neurophysiol,2008,119(3):497-503.

24. CUI F,LIU M,CHEN Y,et al. Epidemiological characteristics of motor neuron disease in Chinese patients[J]. Acta Neurol Scand,2014(2),130:111-117.

25. CHEN L,ZHANG B,CHEN R,et al. Natural history and clinical features of sporadic amyotrophic lateral sclerosis in China[J]. J Neurol Neurosurg Psychiatry,2015,86(10):1075-1081.

26. KARAM C,SCELSA SN AND MACGOWAN DJL. The clinical course of progressive bulbar palsy[J]. Amyotroph Lateral Scler,2010,11(4):364-368.

27. GAUTIER G,VERSCHUEREN A,MONNIER A,et al. ALS with respiratory onset:clinical features and effects of non-invasive ventilation on the prognosis[J]. Amyotroph Lateral Scler,2010,11(4):379-382.

28. SABATELLI M,CONTE A AND ZOLLINO M. Clinical and genetic heterogeneity of amyotrophic lateral sclerosis[J]. Clin Genet,2013,83(5):408-416.

病例 66　发热、胸闷 1 个月,四肢疼痛无力 2 周

【现病史】

患者男性,59 岁。1 个月前出现发热,体温最高达 39.5℃,多为下午发热,服用退热药后体温可下降,伴胸闷、憋气,无潮热、寒战、盗汗、皮肤损害、关节疼痛、咳嗽、咳痰、胸痛等症状,当地医院化验血常规示:WBC $10.2×10^9$/L,中性粒细胞百分比 86.6%。尿蛋白(+)。肝功转氨酶升高(具体数值不详),ALB 22.9g/L,给予抗感染及营养支持治疗,症状无明显改善。2 周前出现进行性加重的双下肢疼痛、无力、水肿,并逐渐出现双上肢疼痛无力、构音不清、吞咽困难。自发病以来睡眠、精神及食欲差,大、小便正常,体重无明显减轻。

【既往史】

否认"高血压、糖尿病"等慢性病病史;否认肝炎、结核等传染病病史;否认药物及食物过敏史;否认手术、外伤及输血史;预防接种史随不详。

【个人史】

无药物、毒物接触史;无吸烟、饮酒不良嗜好。

【家族史】

否认家族遗传病及传染病病史。

【查体】

体温:37.1℃,脉搏:116 次/min,呼吸:26 次/min,血压:125/74mmHg。体型偏瘦,营养差,右侧腋窝可触及 1.5cm 左右大小的淋巴结,质地中等,活动度可。双肺呼吸动度及触觉语颤对等,双下肺叩诊呈浊音,双下肺呼吸音低,未闻及干湿啰音。心率 116 次/min,律齐,各瓣膜听诊区未闻及病理性杂音。腹部查体未见异常。四肢关节无红肿畸形,双下肢凹陷性水肿。神经系统查体:构音不清,吞咽困难,咽反射减弱,余脑神经未见明显异常,四肢肌肉压痛、肌力 2~3 级、肌张力减低,四肢腱反射对称减弱(+),深、浅感觉未见明显异常,病理反射未引出,颈部无抵抗,脑膜刺激征阴性。

【辅助检查】

1. 血尿便常规　白细胞 $9.18×10^9$/L,嗜酸性粒细胞 $2.71×10^9$/L,嗜酸性粒细胞百分比 29.5%;尿常规:pH5.0,蛋白(+),潜血(++++);大便常规正常。

2. 生化　肌酸激酶 1 631U/L,肌酸激酶同工酶 155U/L、肌红蛋白 2 815.6ng/ml(正常值 17.4~105.7ng/ml)、肌钙蛋白 I7.01ng/ml(正常值 0~0.04ng/ml)、谷丙转氨酶 432U/L、谷草转氨酶 127U/L、总蛋白 39.1g/L、白蛋白 20.3g/L、球蛋白 18.8g/L、白蛋白/球蛋白 1.08、乳酸脱氢酶 895U/L、羟丁酸脱氢酶 906U/L、肌酐 41mmol/L,尿素氮 7.8mmol/L;血清免疫球蛋白 IgE317U/L,余正常。

3. 感染免疫化验　血沉、肿瘤标志物、凝血检验、内毒素、降钙素原、结核抗体、风湿多肽抗体、抗核抗体、抗中性粒细胞胞质抗体、乙肝表面抗原及丙肝、艾滋病、梅毒抗体均正常。FIP1L1-PDGFRA 融合基因阴性。结合菌素试验阴性。

4. 骨髓涂片　骨髓增生活跃,嗜酸性粒细胞增多,其他各系未见明显异常。

5. 心电图　窦性心动过速,ST-T 改变。

6. 心脏超声　室间隔增厚，主动脉退行性变，左室充盈异常。

7. 胸部 CT　双胸腔积液、双肺炎症。肝、胆、胰、脾及双肾超声未见异常。

8. 颈部淋巴结活检　淋巴组织增生，大量浆细胞浸润。

9. 肌电图及电生理　所检神经传导诱发反应波幅降低，左肱二头肌、股四头肌募集减少，运动单位电位多相波增多。

【定位分析】

四肢疼痛无力、构音不清、吞咽困难，查体肌肉压痛，肌力、肌张力减低，四肢腱反射对称减弱，化验肌酸激酶增高，结合肌电图检查，定位于四肢骨骼肌及球部肌肉。

【定性讨论】

1. 嗜酸性筋膜炎　任何年龄均可发病，男性比女性高 2 倍。起病隐匿，缓慢进展。四肢肌腱肿胀、疼痛及僵硬以致影响各种关节活动。后期可出现关节挛缩，肌肉及肌腱压痛，肌肉内可触及条索状物。外周血嗜酸性粒细胞计数升高，红细胞沉降率加快；血清 γ 球蛋白水平升高，以 IgG 和 IgE 更显著；抗核抗体及类风湿因子均阳性；血清肌酶水平正常或轻度升高。肌电图检查正常，少数患者可有肌源性损害表现。肌肉活检病理检查提示，皮下组织及肌筋膜的胶原纤维明显增生、肥大，比正常组织增厚 2~5 倍；伴有较多淋巴细胞、浆细胞、嗜酸性粒细胞浸润，且呈灶性聚集分布；可有少许肌纤维坏死现象。

2. 皮肌炎　多急性、亚急性起病，临床以对称性四肢近端肌无力，可伴或不伴吞咽困难和或呼吸困难，伴有红斑、Gottron 征、甲周性红斑、皮肤异色征、围巾征或"V"形征的皮损表现，血清肌酶水平升高，尤其是肌酸激酶水平明显升高；肌电图提示肌源性损害；肌肉活检示萎缩肌纤维呈现典型的束周分布。在排除其他与之相关的疾病后，可应用激素和/或丙种球蛋白冲击治疗，若疗效显著甚至治愈，则也可明确诊断为皮肌炎。

【诊治经过】

入院后完善相关检查，排除结核、血管炎、肿瘤等导致的肌肉疾病，结合肌肉病理活检、骨髓穿刺活检，考虑为嗜酸性多发性肌炎、嗜酸性粒细胞增多综合征，入院后给予口服泼尼松 60mg/d，于发病后第 33 天死于心搏呼吸骤停。

【病理结果】

活检部位：右侧肱二头肌（图 66-1）。

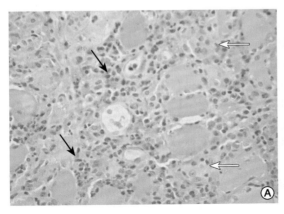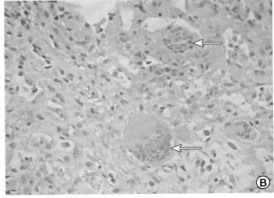

图 66-1　患者右肱二头肌活体组织病理学检查结果

注：A. 肌纤维坏死（白色箭头），静脉周围可见大量嗜酸性粒细胞（黑色箭头），HE×400；B. 炎细胞侵犯非坏死肌纤维，HE×400（白色箭头）

HE 染色光镜下可见肌肉纤维大小不一,肌纤维坏死明显;炎性细胞广泛浸润肌膜及肌间质,浸润的炎性细胞以单个核细胞为主,主要为嗜酸性粒细胞,亦可见淋巴细胞、单核细胞,可见多个多核巨细胞形成;血管结构基本正常,高碘酸 Schiff 反应染色未见异常沉积。

【临床讨论】

嗜酸性粒细胞增多综合征(hypereosinophilic syndrome,HES)很少累及肌肉,合并嗜酸性肌病的罕有报道。嗜酸性多发性肌炎是一种急性、亚急性起病,以嗜酸性粒细胞广泛浸润肌肉组织引起肌痛、肌肿胀、肌无力及肌酸激酶升高为主要临床表现的临床少见的炎性肌病。该病的病因尚不清楚,嗜酸性粒细胞释放的具有细胞毒性的颗粒蛋白可能是导致肌肉损害的机制之一;主要肌肉病理改变为肌纤维大小、形态变化,肌纤维肿胀、坏死、劈裂和间质纤维化,炎性细胞浸润,其中小静脉周围为主的嗜酸性粒细胞广泛浸润肌肉是其病理标志;临床表现近端肌无力,可累及肺、肠等器官,尤其易累及心脏,常伴有心肌炎、心衰,肌酸激酶和嗜酸性粒细胞增高。骨骼肌组织病理学检查是获得正确诊断的最好方法。本例患者的临床表现符合嗜酸性多发性肌炎特征。该患者无过敏性疾病、药物过敏、寄生虫感染、变态反应、HIV 感染、血管炎、肿瘤、血液病等疾病继发的嗜酸性粒细胞增高的相关证据。HES 是一种持续存在无明确致病因素引起嗜酸性粒细胞增多并伴有多脏器损害的综合征。根据《2012 年版嗜酸性粒细胞增多症及相关综合征分类标准的共识》和 Simon 等提出的 HES 诊断标准,本例患者血嗜酸性粒细胞>1.5×10⁹/L、FIP1L1-PDGFRA 融合基因阴性、肌肉活检见嗜酸性粒细胞广泛浸润,诊断 HES 诊断明确。因此,本例患者为 HES 并嗜酸性多发性肌炎。本例患者临床除了骨骼肌损害外,还出现高热并伴有肝、肺、心脏受累症状。患者的 cTn 升高和心电图、超声心动图异常,表现窦性心动过速、ST-T 改变;室间隔增厚,主动脉退行性变,左室充盈异常。

【治疗及转归】

文献报道糖皮质激素、免疫抑制剂对大部分 HES 和嗜酸性多发性肌炎患者有较好的效果,但部分患者预后较差,尤其是心脏受累者。因此,提高对 HES 并嗜酸性肌炎的临床认识,积极进行肌肉活检对明确 HES 并嗜酸性肌炎具有重要价值,有助于尽早诊断和给予积极的糖皮质激素和免疫抑制剂治疗,从而可能会改善患者的预后。

【最终临床综合诊断】

嗜酸性多发性肌炎

(胡怀强　唐吉刚　曹秉振)

【专家点评】

嗜酸性多发性肌炎是一种急性、亚急性起病,以嗜酸性粒细胞广泛浸润肌肉组织引起肌痛、肌肿胀、肌无力及肌酸激酶升高为主要临床表现的临床少见炎性肌病。临床表现无特异性,肌肉活检病理检查提示,肌细胞变性坏死,嗜酸性粒细胞浸润。此病报道较少,一般经治疗预后较好,但部分患者预后较差,尤其是心脏受累者。对于临床上发现嗜酸性粒细胞增高的患者,需要鉴别 CSS、HES、嗜酸性肉芽肿性血管炎、嗜酸性粒细胞增多伴脑梗死、副肿瘤综合征,对于 CSS 和 HES,神经或肌肉病理检查有助于定性。骨骼肌 MRI 检查可发现肌肉水肿。治疗方面,尽早使用糖皮质激素与免疫抑制剂。

(姚生　刘建国)

【参考文献】

1. JUNG J M,LEE MH,WON CH,et al. A case of focal eosinophilic myositis associated with hypereosinophilic

syndrome:a rare case report[J]. Ann Dermatol,2015,27(5):629-630.

2. PICKERING MC,WALPORT MJ. Eosinophilic myopathic syndromes[J]. Curr Opin Rheumatol,1998,10(6):504-510.

3. NAKASHIMA M,KAWABE Y,AOYAGI T,et al. A case of eosinophilic myositis associated with orbital myositis[J]. Mod Rheumatol,2002,12(1):80-83.

4. KOBAYASHI Y,FUJIMOTO T,SHIIKI H,et al. Focal eosinophilic myositis[J]. Clin Rheumatol,2001,20(5):369-371.

5. SELVA-O'CALLAGHAN A,TRALLERO-ARAGUÁS E,GRAU JM. Eosinophilic myositis:An updated review[J]. Autoimmunity Reviews,2014,13(4-5):375-378.

6. CANTARINI L,VOLPI N,CARBOTTI P,et al. Eosinophilia associated muscle disorders:an immunohistological study with tissue localisation of major basic protein in distinct clinicopathological forms[J]. J Clin Pathol,2009,62(5):442-447.

7. 张萨丽,徐传辉,穆荣. 2012 年版嗜酸性粒细胞增多症及相关综合征分类标准的共识[J]. 中华风湿病学杂志,2013,17(1):58-59.

8. SIMON HU,ROTHENBERG ME,BOCHNER BS,et al. Refining the definition of hypereosinophilic syndrome[J]. J Allergy Clin Immunol,2010,126(1):45-49.

病例 67　双下肢乏力 3 年余,伴小腿肌肉萎缩 2 年

【现病史】

患者男性,40 岁。2015 年初(3 年前)无诱因出现双下肢乏力,自觉步行速度稍下降,爬楼梯、跑步较前稍费力,无双上肢乏力,无肢体麻木疼痛,无发热,无吞咽困难。2016 年初(2 年前)双腿乏力加重,并出现小腿肌肉萎缩,当地医院查肌酸激酶 15 000U/L,钾3.1mmol/L,多次复查,肌酸激酶仍显著高于正常值,血钾低于正常值,诊断为"多发性肌炎",因患者自觉肌无力症状轻微,拒绝进一步检查治疗。近半年患者步行半小时即感到迈步吃力,休息后下肢乏力稍有好转。于 2018 年 6 月 19 日入院。患者自发病以来,精神、饮食及睡眠可,小便正常,大便正常,体重减轻 3kg。

【既往史】

否认"糖尿病、高血压、冠心病"等慢性病病史;否认"肝炎、结核、伤寒"等传染病病史;否认药物及食物过敏史;否认手术、外伤及输血史;疫苗接种史不详.

【个人史】

生于四川省南充市;否认疫水接触史;否认毒物及放射物接触史;否认冶游及吸毒史;无吸烟、无饮酒不良嗜好。

【家族史】

否认家族遗传性疾病病史及类似疾病史。

【查体】

血压 147~163/95~110mmHg。内科查体未见明显异常。神经系统检查:意识清楚,语言流利,高级皮质功能正常,右利手。脑神经检查未见异常。双下肢肌肉萎缩,小腿肌肉萎缩显著(图 67-1),四肢肌张力正常,双侧股四头肌、腓肠肌压痛(-),双上肢肌力 5 级,下肢

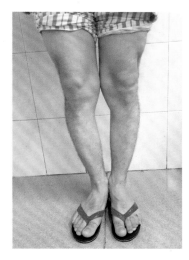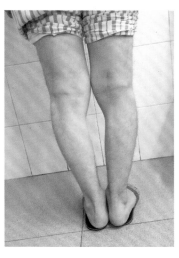

图 67-1　患者双侧小腿图片

近端肌力 4 级,远端肌力 5‾级,四肢腱反射正常,双侧 Babinski 征(-),深、浅感觉正常,共济运动正常,闭目难立征阴性,脑膜刺激征阴性。

【辅助检查】

1. 血尿便常规及免疫相关检查　血尿便、凝血功能常规、甲状腺功能 5 项、性激素 6 项、免疫 5 项、ENA 谱 15 项、风湿 3 项、类风湿 3 项均正常。

2. 血生化　血钾 3.1mmol/L、谷丙转氨酶 148U/L、谷草转氨酶 104U/L、乳酸脱氢酶 589U/L、肌酸激酶 5788U/L、肌酸激酶同工酶 165U/L、α-羟丁酸脱氢酶 447U/L。

3. 24 小时尿钾　136.7nmol/24h(正常参考值 51~102nmol/24h)。

4. 乳酸最小运动量试验　活动前:乳酸 3.7mmol/L、爬楼梯 15 分钟后即刻:乳酸 8.8mmol/L、运动停止后卧床休息 10 分钟:乳酸 6.4mmol/L。

5. 肾素血管紧张素醛固酮检测　肾素活性(卧位)<0.1μg/(L·h)[正常参考值 0.15~2.33μg/(L·h)]、血管紧张素Ⅱ(卧位)82.00pg/ml、醛固酮(卧位)207.80ng/L(正常参考值 30~160ng/L)、肾素活性(立位)<0.1μg/(L·h)、血管紧张素Ⅱ(立位)80.71pg/ml、醛固酮(立位)219.10ng/L。皮质醇节律、24 小时甲氧基肾上腺素 2 项正常,盐水抑制试验(已经使用苯磺酸氨氯地平、氯化钾缓释片治疗后):8 时肾素活性(卧位)<0.1μg/(L·h)、血管紧张素Ⅱ(卧位)103.50pg/ml、醛固酮(卧位)124.10ng/L;12 时(静脉滴注 2 000ml 生理盐水后):肾素活性(卧位)0.111μg/(L·h)、血管紧张素Ⅱ(卧位)101.70pg/ml、醛固酮(卧位)129.60ng/L。

6. 电生理检查　①神经传导:双侧正中神经、尺神经、胫神经、腓总神经大致正常;②肌电图:双侧腓骨肌、右侧胫骨前肌、肱二头肌呈肌源性改变。

7. 肾上腺 CT(三维重建)　左侧肾上腺结合部一大小约 11mm×10mm 肿块,轻度强化,尚均匀;右肾上腺内侧肢见远端一大小约 8mm×6mm 小结节影,边界尚清,增强扫描后明显强化;考虑:左侧肾上腺结合部腺瘤;右侧肾上腺内侧肢腺瘤,需与嗜铬细胞瘤相鉴别;双肾动脉 CTA 未见异常。

8. 超声和头颅 MRI 检查　双下肢动脉超声、头颅 MRI、垂体 MRI 未见明显异常。

9. 超声引导下左侧腓肠肌穿刺活检　可见肌纤维萎缩变性坏死,未见横纹,细胞核变性凝固边集,少量淋巴细胞、单核细胞浸润,内见显著增生小血管(图 67-2)。

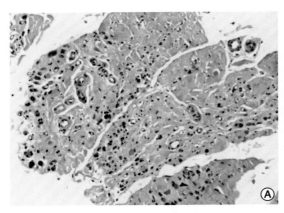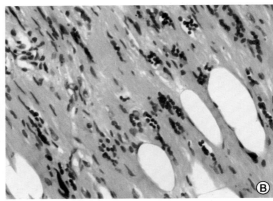

图 67-2　患者左侧腓肠肌活体组织病理学检查结果
注:A.镜下可见肌纤维萎缩变性、坏死,HE×100;B.少量淋巴细胞、单核细胞浸润 HE×200

【定位分析】

病变定位于肌肉系统:骨骼肌。依据:①临床表现为双下肢乏力和肌肉萎缩;②查体见双下肢近端肌力下降;③肌酸激酶显著升高且持续升高(2016 年最高达 15 000U/L,2018 年 6 月肌酸激酶 5 788U/L);④肌电图提示肌源性改变;⑤腓肠肌病理检查:慢性肌肉病样改变。

病变还累及内分泌系统:肾上腺,原发性醛固酮增多症。依据:①患者为年轻男性,血压高;②肾素活性低、醛固酮低,盐水抑制实验结果提示醛固酮未受到抑制,24 小时尿钾高,血钾低,皮质醇正常,性激素正常,甲状腺功能正常;③CT(三维重建):左侧肾上腺结合部腺瘤;右侧肾上腺内侧肢腺瘤与嗜铬细胞瘤相鉴别。垂体 MRI 未见异常。

【定性讨论】

1. 高肌酸肌酶血症(hyper creatine kinase emia)　是以血清肌酸肌酶(creatine kinase,CK)增高为共性特征的一组临床综合征。血清 CK 高于正常上限的 1.5 倍可定义为高 CK 血症。可表现为肌肉疼痛、疲乏,肌电图可表现为肌源性损害。其病因复杂多样,包括遗传性肌病、获得性肌病和系统性病变引起的神经肌肉损伤。该例病理除肌肉坏死表现外,未能找到其他常见肌病的特征性表现,目前可暂时诊断为高 CK 血症。

2. 低钾血症所致横纹肌溶解症(rhabdomyolysis)　依据:①该患者为中年男性,起病方式为隐匿起病,病情缓慢加重,病程已达 3 年,下肢乏力程度仍然较轻,走路速度无影响;②临床表现为双下肢乏力和肌肉萎缩,无发热,无肌肉疼痛,无上肢乏力,无吞咽困难;③血醛固酮高,肾素低,24 小时尿钾高,血钾持续低于正常值(2016 年多次复查、2018 年住院期间多次复查),盐水抑制实验结果提示醛固酮未受到抑制,肌酸激酶显著持续升高(2016 年多次复查、2018 年住院期间多次复查);④电生理检查提示四肢神经传导均正常,肌电图:双侧腓骨肌、右侧胫骨前肌、肱二头肌呈肌源性改变;⑤腓肠肌病理检查:见肌纤维萎缩变性坏死,未见横纹,细胞核变性凝固边集,少量淋巴细胞、单核细胞浸润,其内可见显著增生的小血管。不支持点:慢性病程(3 年),尿常规无阳性发现,肌酶长期升高而没有在短时间内(数天或数周)下降至正常水平,综上考虑本病可能性小。

3. 多发性肌炎　患者肢体无力的临床表现和肌酸激酶显著升高的程度均酷似多发性肌炎,患者也曾被误诊为此病。不支持点:①多发性肌炎一般急性或亚急性起病,而患者是隐匿起病,病程已达 3 年仍缓慢加重而且病情程度轻微;②病程三年,患者始终未出现上肢乏力,无上肢肌肉萎缩;③患者无肌肉疼痛的主诉,也无肌肉压痛,但患者肌酸激酶已显著升高,提示患者肌肉破坏并非炎性损害;④肌肉活检未见典型肌炎病理表现。综上,此病可以排除。

4. **线粒体肌病**　患者步行半小时即感到迈步吃力,休息后下肢乏力稍有好转。乳酸最小运动试验阳性(运动后 10 分钟血乳酸仍不能恢复正常),所以需要考虑此病的可能。不支持点:①患者无家族史,37 岁起病,而线粒体肌病起病较早,多在 20 岁起病。②症状和体征:患者休息后下肢乏力稍有好转,休息后无明显的肌无力症状改善;患者无肌肉疼痛和压痛,而线粒体肌病常常伴有肌肉疼痛和压痛;患者双下肢肌肉萎缩明显,而线粒体肌病一般无肌肉萎缩。③约 30% 的线粒体肌病患者的血清肌酸激酶升高,一般不表现为显著升高,而该患者肌酸激酶高达 15 000U/L,提示肌肉破坏严重。④病理学检查:线粒体肌病肌活检可见破碎红纤维、肌纤维大小不等,由大量变性线粒体聚集造成的 RRF,而该患者肌肉病理无上述表现。

5. **遗传性肌肉疾病**　患者起病隐匿,缓慢加重,下肢近端乏力,需除外遗传性肌肉疾病,如肢带型肌营养不良症、脂质沉积性肌病等。不支持点:①遗传性肌肉疾病常有家族史,起病较早,儿童、青少年起病多见,而患者无家族史,37 岁起病;②遗传性肌肉疾病一般表现为四肢呈对称性肌无力,以肢带肌受累严重,颈肌、咀嚼肌、吞咽肌及舌肌均可受累,而患者病程 3 年,始终未出现上肢乏力,无肩带肌无力和肌肉萎缩,颈肌、咀嚼肌、吞咽肌及舌肌均未受累;③肢带型肌营养不良症患者肌肉活检可见肌纤维变性、坏死、萎缩和再生,间质脂肪和结缔组织增生,脂质沉积性肌病患者肌活检组织的酶组化染色(HE 及 ATP 酶染色),可见Ⅰ型肌纤维内大量空泡,电镜观察可见肌原纤维间有大量脂滴,而患者肌肉活检除肌肉坏死表现外未见上述表现,可排除此病。

【治疗经过】

根据患者症状、体征和辅助检查结果确诊为:①高肌酸肌酶血症;②原发性醛固酮增多症;③肾上腺皮质腺瘤(醛固酮腺瘤);④低钾血症;⑤高血压病。给予苯磺酸氨氯地平、螺内酯、氯化钾缓释片降压并补钾治疗,患者血钾恢复为 3.5mmol/L,双下肢乏力有所好转,双下肢肌力恢复为 5⁻级。患者拒绝肾上腺腺瘤切除术而自动出院。

【临床讨论】

该患者为中年男性,临床表现为双下肢乏力和肌肉萎缩,肌酸激酶显著升高(最高达 15 000U/L),临床表现和肌酸激酶升高的程度均酷似多发性肌炎,患者也曾被误诊为此病。但患者起病方式为隐匿起病,缓慢加重,病程已达 3 年,下肢乏力程度仍然较轻,无肌肉疼痛,无上肢乏力,均不支持多发性肌炎。经过肌酶、肌电图及肌活检检查证实患者下肢乏力为骨骼肌损伤所致,目前诊断为高 CK 血症,但其具体的病因尚不清楚。

CK 分布于线粒体内膜、肌原纤维和肌细胞质,参与细胞能量储存和转移。CK 是一种二聚体,以三种不同的同工酶形式出现(MM、MB 和 BB),骨骼肌组织中 CK 浓度最高,且 99% 为 MM 型,而心脏组织中 CK-MB 可占 CK 的 20%。血清 CK 值与受检者的年龄、性别、种族、肌肉体积相关,一般来说,男性高于女性,黑人高于白人,其他种族与白人的 CK 值无统计学差异。CK 值的正常参考范围在不同的医疗机构有一定差异。因而,2010 年欧洲神经病学联盟基于对目前大样本健康人群 CK 分布的报道结果,将血清 CK 高于正常上限的 1.5 倍定义为高 CK 血症。CK>1 000U/L 提示为肌源性疾病而不支持神经源性损害。有的研究报道血清 CK 水平在正常值 10 倍以上、肌电图呈肌源性损害以及年龄<15 岁有助于提高肌肉病理的诊断阳性率。

高 CK 血症常见于各种神经肌肉疾病,常伴肌无力、肌萎缩、假性肥大、肌痛等症状。常见病因如下:①炎症性肌病:皮肌炎和多肌炎患者的 CK 升高程度差异很大,最高可达正常肌酶上限的 100 倍,这类患者可伴非特异性肌痛和全身症状;一些结缔组织病如类风湿关节炎、系统性红斑狼疮、干燥综合征和硬皮病可出现肌酶轻至中度升高,提示并发肌炎,这些疾病中的酶升高通常为轻度;80%的包涵体肌炎血清 CK 升高,一般不超过正常值的 10 倍。系统性血管炎、白塞病和结节病也可出现 CK 升高。②感染性肌病:可继发于病毒、细菌、螺旋体、分枝杆菌、真菌性和寄生虫感染。病毒性肌炎的 CK 升高可达到正常的 1 000 倍以上。③肌营养不良:Duchenne 型和 Becker 型肌营养不良在新生儿期即可出现 CK 升高,在 2 岁时达峰值,然后 CK 逐渐下降,因为肌肉逐渐被脂肪和纤维化取代。④横纹肌溶解症:是由于创伤、长时间肌肉压迫、癫痫、电解质紊乱、感染或药物引起急性大面积肌肉损伤,与慢性肌病不同的是,在去除诱因后,CK 会迅速降至正常水平。⑤药物相关肌病:秋水仙碱、抗疟药、降胆固醇药物(他汀类药物、吉非他嗪、烟酸和氯贝特)、可卡因和酒精均可引起 CK 升高,血清 CK 可轻度升高(抗疟药,正常值的 3~4 倍)、中度升高(秋水仙碱,正常值的 10~20 倍)和重度升高(可卡因或急性酒精性肌病引起的横纹肌溶解症)。在使用非去极化肌肉阻滞药和大剂量糖皮质激素治疗的机械通气患者中,也可有重度 CK 升高。⑥代谢性肌病:遗传性碳水化合物、脂质和嘌呤代谢性疾病可发生 CK 升高,肉碱棕榈酰转移酶(CPT)和肌肉磷酸化酶缺乏是最常见的代谢性肌病。肌肉磷酸化酶缺乏(McArdle 病)患者儿童期可有运动不耐受,青春期出现肌肉抽搐、疲劳和肌红蛋白尿,在发作间期,CK 水平不能完全恢复正常。⑦蛋白质聚集性肌病(protein aggregate myopathies):可发生在儿童或成人,与内在肌肉蛋白的异常聚集有关,可有轻度肌肉症状,表现为伴肌纤维空泡化的慢性进展性肌病,肌活检可见包涵体。⑧内分泌肌病:甲状腺功能减退常伴有肌痛、僵硬、轻度肌无力、CK 和其他肌酶轻至中度升高;在甲状腺激素替代治疗后,肌肉酶恢复到正常水平。甲状腺功能亢进患者 CK 通常正常;库欣综合征、糖皮质激素和甲状旁腺功能亢进可引起肌无力,但 CK 一般正常。⑨周期性瘫痪:周期性瘫痪的特征是反复发作的肌无力,每次发作持续数小时至数天。CK 在发作期迅速上升,发作间期可有 CK 轻微升高。

【治疗及转归】

出院后按时服药,苯磺酸氨氯地平 5mg/d、氯化钾缓释片 0.5g/d,出院后四个月电话随访,患者血压保持 120/80mmHg 左右,血钾 4.0mmol/L 左右,无肌肉疼痛,仍有双下肢轻度乏力。

【最终临床综合诊断】

高肌酸激酶血症

(康健捷　邓兵梅　杨红军)

【专家点评】

本例原作者诊断"横纹肌溶解症",但经讨论认为此诊断欠妥。不支持点:①青年男性,病程长达 3 年,双下肢力弱伴萎缩;②肌酸激酶持续较高,波动在 5 788~15 000U/L,其他心肌酶亦高;③虽肌电图提示肌源性改变,但腓肠肌活检未见横纹肌溶解表现。所以本例暂时诊断为高肌酸激酶血症,其病因复杂多样,包括:肢带型肌营养不良(dysferlin 肌病和 dystrophin 肌病)、Calpain 病、糖原累积病、抗信号识别颗粒抗体阳性坏死性肌病、抗 3-羟基 3-甲基戊二酰辅酶 A 还原酶（HMGCR）抗体介导的坏死性肌病等。但需进一步进行基因检测、肌活检免疫组化染色、肌肉 MRI 以及肌炎特异抗体谱，以明确高肌酸激酶血症的病因。

（姚生　戚晓昆　刘建国）

【参考文献】

1. LOTZ BP, ENGEL AG, NISHINO H, et al. Inclusion body myositis. Observations in 40 patients[J]. Brain, 1989, 112(Pt3):727-747.

2. SHARMA MC, GOEBEL HH. Protein aggregate myopathies[J]. Neurol India, 2005, 53(3):273-279.

3. SEMPLICINI C, BERTOLIN C, BELLO L, et al. The clinical spectrum of CASQ1-related myopathy[J]. Neurology, 2018, 91(17):e1629-e1641.

4. BREWSTER LM, MAIRUHU G, STURK A, et al. Distribution of creatine kinase in the general population: implications for statin therapy[J]. Am Heart J, 2007, 154(4):655-661.

5. WOLF PL. Abnormalities in serum enzymes in skeletal muscle diseases[J]. Am J Clin Pathol, 1991, 95(3):293-296.

6. 于纯文, 王来群. 低钾型周期性麻痹肌肉酶谱 42 例分析[J]. 中国误诊学杂志, 2002, 2(11):1716-1716.

病例 68　双下肢酸胀、麻木、无力 5 年, 加重半年

【现病史】

患者女性,52 岁。2009 年(5 年前)长时间行走后出现双下肢酸胀、无力,双脚麻木,长距离行走时明显,休息后缓解,当地市人民医院腰椎 MRI 检查示腰椎退行性变,L$_3$、L$_4$、L$_5$ 椎体边缘异常信号;肌电图示双下肢运动神经 CAMP 波幅降低,潜伏期延长,F 波下肢出现率低,双下肢肌肉轻收缩 MCP 偏宽大,行理疗及药物治疗后缓解。2010 年(4 年前)复查肌电图见双下肢胫神经腓总神经波幅降低,潜伏期延长,F 波下肢出现率低,右胫前肌可见自发电位,轻收缩时 MCP 偏宽大;诊断:双下肢周围神经损伤,此后 1 年余无明显加重。2011 年(3 年前)患者劳累后再次出现双下肢麻木、无力,以双脚掌麻木为主,伴双膝关节以下小腿酸胀,走路踩棉花感,易疲劳,休息后可缓解,甲钴胺等药物治疗 2 个月,症状减轻。之后反复出现劳累后症状加重,多次于当地市人民医院行肌电图检查均示周围神经损害,累及轴索。曾就诊于北京协和医院,肌电图检查示双下肢周围神经源性损害;乳酸运动前1.57mmol/L,运动后 7.48mmol/L。多次化验肌酸激酶均有轻中度升高。双下肢麻木、无力症状进行性加重,近半年明显,出现双下肢远端无力,足趾下垂、麻木感加重,步行数十米即出现乏力、上楼费力。2014 年曾于笔者所在医院行肌电图检查示周围神经病变(轴索为主)。2014 年 10 月 20 日于我科住院,入院查体:脑神经未见明显异常,四肢姿势性震颤,以上肢明显,双上肢及双下肢近端肌力 5 级,双足背伸肌力 0 级,双足跖屈力量 3~4 级,双上肢腱反射(±),双下肢腱反射未叩出;双侧跟膝胫试验欠稳准,双侧病理征阴性;双足踝关节以下痛觉减退;下肢远端实体觉、图形觉减退。行走时无法用足尖、足跟着地行走。入院后化验肌酸激酶 352U/L(正常参考值 18~198U/L),肝功、血脂、生化、抗链"O"、C 反应蛋白、血沉、类风湿因子、贫血标志物、输血前四项均正常。甲状腺功能:TPOAb 362.2IU/ml。乳酸运动前 1.1mmol/L,运动后即刻 1.0mmol/L,运动后 10 分钟 0.8mmol/L。脑干诱发电位:双耳分别刺激,中央记录,脑干听觉诱发电位左耳刺激 Ⅰ、Ⅱ 波未引出可靠波形。脑电图正常范

围。抗神经节苷脂抗体谱阴性。给予改善循环、营养神经、补充能量等治疗，症状改善不明显。

【既往史】

10 年前开始出现姿势性震颤，近 2 年明显加重；"高血压"病史 5 年，未用药控制，血压情况不详；否认其他慢性病病史；否认肝炎、结核等传染病病史；否认药物及食物过敏史；20 年前行声带息肉切除术，10 年前行子宫切除术，10 年前行腰椎间盘微创手术，否认外伤及输血史；预防接种史随社会。

【个人史】

无疫水、疫源接触史；无放射物、毒物接触史；无毒品接触史；无吸烟、饮酒史。月经婚育无特殊。

【家族史】

其母亲有类似病史，于 40 岁左右发病，60 岁去世；家族共有兄妹 6 人，发病见家系图（图 68-1）及家系中患者临床表现（表 68-1）。

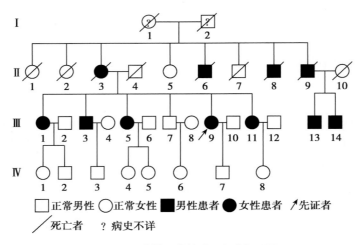

图 68-1   腓骨肌萎缩症 2J 型家系图

表 68-1   家系 5 例患者的临床表现

临床表现	III₁	III₃	III₅	III₉(先证者)	III₁₁
性别	女性	男性	女性	女性	女性
年龄/岁	61	60	56	52	48
发病年龄/岁	40	42	40	47	44
首发症状	行走不稳、肢体震颤	双下肢麻木无力	听力下降	双下肢麻木无力	听力下降
疲劳诱发或不耐受疲劳	无	有	明显	明显	无
双下肢麻木无力	较明显	重	明显	明显	不明显
瞳孔异常	无	无	无	无	无
耳聋	较明显	明显	明显	有	明显
构音障碍	有	无	有	无	无

续表

临床表现	III₁	III₃	III₅	III₉（先证者）	III₁₁
姿势性震颤	明显	有	有	有	有
弓形足	无	无	无	无	无
双下肢远端肌萎缩	明显	明显	有	有	无
双足背伸肌力	3级	0级	3级	0级	5级
双足跖屈肌力	3级	0级	3级	3级	5级
双上肢腱反射	+	−	+	±	+
双下肢腱反射	−	−	−	−	+
感觉障碍	双踝关节以下痛觉减退	双膝关节以下深浅感觉减退	双踝关节以下痛觉减退	双踝关节以下深浅感觉减退	无
闭目难立征	无	有	无	有	无
肌酸激酶/($U \cdot L^{-1}$)	310	538	351	457	225
肌电图	周围神经病，轴索损害为主				
基因检测	髓鞘蛋白零基因：c.371C>T（P.T₁24M）				

注："−"腱反射未叩出，"±"腱反射明显减弱，"+"腱反射减弱

【查体】

神志清楚，言语清晰，双耳听力减退，四肢呈姿势性震颤，以双上肢为著，双侧小腿肌肉欠饱满，双上肢及双下肢近端肌力5级，双足背伸肌力0级，双足跖屈肌力3级，双上肢腱反射（±），双下肢腱反射（−），双足踝关节以下深浅感觉减退，双侧跟膝胫试验欠稳准，闭目难立征阳性，直线行走不能，余查体未见明显异常。

【辅助检查】

1. 实验室检查　肌酸激酶457U/L（正常值18～198U/L），血尿便常规、肝肾功、贫血诊断标志物、凝血检验、甲状腺功能五项、抗核抗体谱、抗中性粒细胞胞质抗体、血清免疫球蛋白、免疫固定电泳、血乳酸、抗神经节苷脂抗体、红细胞沉降率、抗链"O"、C反应蛋白、病毒十项均正常。

2. 脑脊液检查　脑脊液常规、生化、免疫球蛋白、髓鞘碱性蛋白、寡克隆区带电泳、IgG指数等均正常。

3. 电生理检查　肌电图检查示：轴索损害为主伴脱髓鞘损害的周围神经病。脑干听觉诱发电位示：双耳分别刺激，中央记录，脑干听觉诱发电位左耳刺激Ⅰ波、Ⅱ波未引出可靠波形，余各波潜伏期及波幅正常。电测听示双耳神经性耳聋。脑电图正常范围。

4. 头颅MRI　未见明显异常。

5. 基因筛查（图68-2）　筛查已知CMT相关基因示：MPZ基因3号外显子区域发现杂合突变点c.371C>T，导致氨基酸改变p.T₁24M。

【病理结果】

活检部位：患者二姐（III₅）右侧腓肠神经。

行苏木精-伊红（HE）、改良Gomori三色（MGT）、甲苯胺蓝等染色及电镜检查，结果显示（图68-3）：光镜下HE和MGT染色（图68-3A、图68-3B）示有髓神经纤维数量减少，可见轴

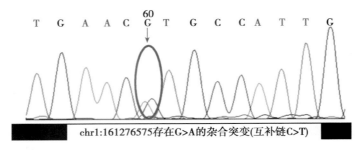

图 68-2　患者 MPZ 基因检测结果

索变性;神经外膜下静脉血管丰富,动脉结构正常,未见炎性细胞浸润。半薄切片(图 68-3C)示有髓神经纤维密度降低、髓鞘变薄、轴索变性,未见再生神经丛。电镜(图 68-3D)下可见大部分轴索变性、空化;部分髓鞘折叠、松解、分离,未见典型洋葱球样结构改变。

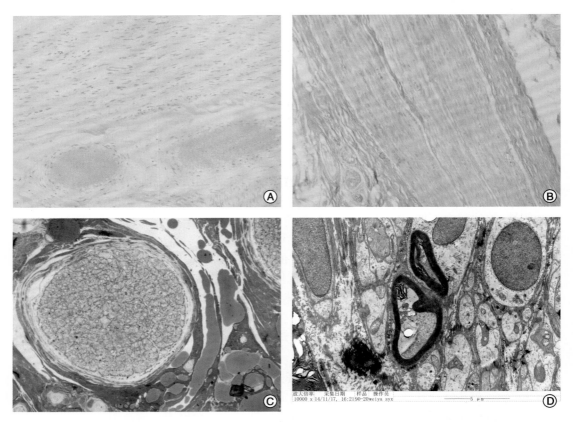

图 68-3　患者二姐(Ⅲ₅)右侧腓肠神经活体组织病理学检查结果

注:A. 有髓神经纤维数量减少,可见轴索变性,HE×100;B. 神经外膜下静脉血管丰富,动脉结构正常,未见炎性细胞浸润,MGT 染色×100;C. 有髓神经纤维密度降低、髓鞘变薄、轴索变性,未见再生神经丛,甲苯胺蓝染色×100;D. 电镜下可见大部分轴索变性、空化,部分髓鞘折叠、松解、分离,未见典型洋葱球样结构改变

【定位分析】

　　双耳听力减退,电测听示双耳神经性耳聋,定位于双侧听神经;双上肢为著的四肢呈姿势性震颤定位于锥体外系;双侧小腿肌肉欠饱满,双下肢肌力减退,四肢腱反射减弱,双下肢

远端深浅感觉减退,结合肌电图检查定位周围神经;双侧跟膝胫试验欠稳准,闭目难立征阳性,直线行走不能定位于感觉性共济失调。化验肌酸激酶增高,定位于肌肉。综上分析,该患者定位于周围神经(脑神经、脊神经)、肌肉、锥体外系。

【定性分析】

患者中年女性,隐袭起病,缓慢进展,家族中有类似疾病发病,结合基因检测,定性为遗传性。

1. 腓骨肌萎缩症(Charcot-Marie-Tooth disease,CMT)　是一组最常见的具有高度临床和遗传异质性的遗传性周围神经病。多在 10 岁前发病,少数患者在成年发病,病程进展缓慢,常表现为进行性对称性肢体远端肌无力和肌萎缩,部分患者可伴远端感觉减退或缺失、骨骼畸形、腱反射减弱或缺失。血液生化检查一般正常,血清肌酶正常或轻度升高;脑脊液通常正常,少数患者可见蛋白含量增高。神经电生理检查主要表现神经传导速度减慢和轴索损害证据。基因分析的方法可进一步确定各亚型。

2. 线粒体肌肉病　多在 20 岁左右起病,也可在儿童及中年起病,男女均可受累。临床上以骨骼肌不能耐受疲劳为主要特征,轻度活动后即感疲乏,休息后好转,可伴有肌肉酸痛。后期可出现持续性肌无力,甚至肌萎缩。血乳酸/丙酮酸试验阳性,少数患者血清 CK 和 LDH 水平轻度升高,多数为正常。肌电图多数为肌源性受损。肌肉活检可发现破碎红纤维。基因分析有助于诊断本病。

3. 慢性炎性脱髓鞘性多发性神经根神经病　任何年龄均可患病,60 岁以下者,发病率随年龄的增长而增加。常无前驱感染史,起病缓慢并逐步进展,临床感觉运动神经均有受累,表现为进行性四肢无力,步行困难、举臂、上楼困难,并可逐步出现梳头、提物等困难,但一般不累及延髓肌而出现吞咽困难,亦极少发生呼吸困难。查体可见四肢肌力减退,伴或不伴肌肉萎缩,肌张力降低,腱反射消失;四肢末梢型感觉减退,痛触觉和深感觉均可降低。脑脊液中细胞数正常,蛋白质含量明显增高。电生理检查可见运动传导速度明显减慢,F 波潜伏期延长。神经活检可见明显神经纤维髓鞘节段脱失,伴轴索变性。其病程呈慢性进展或缓解复发。慢性炎性脱髓鞘性多发性神经根神经病是一类由免疫介导的运动感觉周围神经病,无家族遗传病史,该患者有明确的家族遗传病史,故可除外本病。

【治疗经过】

患者以双下肢麻木无力起病,当地医院根据腰椎 MRI 及肌电图检查,诊断为"双下肢周围神经损伤",给予理疗及药物治疗明显减轻。1 年后患者再次因劳累后出现双下肢麻木无力,且休息后可减轻,不耐受疲劳,症状加重与劳累明显相关,多次化验肌酸激酶轻度增高,考虑线粒体病的可能,但化验血乳酸正常。后患者来就诊,经详细询问病史、家族史、体征,考虑患者为遗传性周围神经病,结合电生理正中神经运动传导速度和病理检查结果,符合 CMT_2 型的电生理改变。第 Ⅱ、Ⅲ 代连续 2 代均有患者,男女均有患病,符合常染色体显性遗传特点,因此该患者诊断为常染色体显性轴索型(AD-CMT_2 型)。

【临床讨论】

腓骨肌萎缩症(Charcot-Marie-Tooth disease,CMT)是一种最常见的遗传性周围神经病,发病率约为 1/2 500,具有高度的临床和遗传异质性,主要表现为双下肢为主的远端进行性肌无力、肌萎缩,腱反射降低或消失,常伴感觉障碍。基于神经传导和神经病理研究,根据正中神经运动神经传导速度将 CMT 分为脱髓鞘型、轴索型和中间型三个亚型。随着分子遗传学研究的发展,CMT 有常染色体显性遗传、常染色体隐性遗传、伴 X 染色体显性遗传、伴 X 染色体隐性遗传等遗传方式,其致病基因也逐渐增多,目前为止已发现了 75 余个致病基因,至少 46 个 CMT 亚型,90% 以上的 CMT 患者是因 PMP22、MPZ、MFN2 和 GJB1 的异常所致。综合电生理、病理及遗传方式等特点,Meriem 等将 CMT 划分为常染色体显性脱髓鞘型(AD-CMT$_1$ 型)、常染色体隐性脱髓鞘型(AR-CMT4 型)、常染色体显性轴索型(AD-CMT$_2$ 型)、常染色体隐性轴索型(AR-CMT$_2$ 型)、伴 X 染色体遗传(CMTX 型)、常染色体显性中间型(DI-CMT 型)、常染色体隐性中间型(RI-CMT 型)等七大类。各种基因型可以有不同的临床表型,有的有特异性的临床特点,可以指导分子诊断。为此我们分析明确致病基因突变所致 CMT$_2$J 一个家系,以丰富 CMT$_2$J 的临床特点,加深对该型的临床认识。

本病例的家系除第 I 代病史不详外,第 II、III 代连续 2 代均有患者,且存在男传男,符合常染色体显性遗传特点;家系中先证者及其他 3 例患者正中神经运动神经传导速度均大于 45m/s,腓肠神经活检提示轴索损害为主、伴髓鞘脱失的周围神经损害病理改变,因此该家系符合常染色体显性轴索型(AD-CMT$_2$ 型)。约 5% 的 CMT 患者是由 MPZ 突变所致,早发的为脱髓鞘型,晚发的为轴索型。1999 年 De Jonghe 等首先报道了在 CMT 伴听神经病家系患者中发现了 MPZ 基因的 Thr124Me 突变导致 CMT$_2$J 型。本病例家系存在相同的 MPZc. 371C> T 的杂合突变,导致氨基酸改变 p. T$_1$24M,诊断 CMT$_2$J 型明确。本病例 CMT$_2$J 家系的主要临床特点为起病年龄 40~47 岁、进行性加重的对称性下肢远端肌无力肌萎缩、下肢腱反射消失、下肢远端感觉异常、远端深浅感觉减退、明显听力下降、轴索损害的电生理和神经活检特征等与文献报道一致。1 例患者听力下降 11 年后出现肢体麻木无力;1 例出现听力下降 4 年,无肢体麻木、无力症状,其电生理检查可见双下肢运动和感觉神经已有显著受累,以轴索损害为主、合并脱髓鞘损害,可见 CMT$_2$J 患者听力下降可早于肢体麻木无力,因此对于中老年出现听力减退的患者需注意与本病鉴别。本病例家系中 5 例患者及部分 CMT$_2$J 患者均有轻度肌酸激酶增高。CMT$_2$J 也可以出现瞳孔异常、吞咽困难、自主神经功能异常、呼吸功能障碍、弓形足等临床表现。

本文 CMT$_2$J 家系出现的不耐受疲劳、姿势性震颤、构音不清等表现在以往的 CMT$_2$J 家系中未见报道。5 例患者中有 3 例有明显的不耐受疲劳,表现为疲劳后出现双下肢麻木无力或双下肢麻木无力较前加重,休息后症状减轻或缓解。周围神经需要充足的能量代谢以维持轴突顺行性和逆行性的转运,线粒体功能是形成和维持轴突和髓鞘的基础。在已发现的 CMT 某些致病基因突变后可通过改变线粒体的转运、线粒体的结构或线粒体的能量代谢等引起线粒体功能障碍,导致以轴突型为主的 CMT 发病,因此轴突型 CMT 与线粒体代谢密切相关的疾病,这可能是临床上线粒体保护剂对部分 CMT 患者有一定治疗作用的原因。MPZ 主要表达于周围神经的施万细胞,约占全部外周髓鞘蛋白的 50%,其突变会影响施万细胞和神经元的相互作用,导致轴突破坏和迟发性神经病变,也可能引起线粒体功能障碍,值得进一步深入研究。

综上所述,我们报道了 1 个 CMT$_2$J 家系,临床除典型的对称性下肢远端肌无力、肌萎缩、感觉障碍及听力下降外,还表现不耐受疲劳、姿势性震颤、构音不清等症状,有助于加深对该型的临床认识,提高基因检测的筛选准确性具有一定的意义。

【治疗及转归】

给予维生素 B$_1$、甲钴胺、辅酶 Q10、艾地苯醌等药物治疗,患者病情较平稳,随访 3 年症状及体征略有加重。

【最终临床综合诊断】

腓骨肌萎缩症(CMT$_2$J)

(胡怀强　李靖　曹秉振)

【专家点评】

患者双下肢酸胀、麻木、无力 5 年,加重半年。反复就诊多家医院,考虑过多种疾病,查体:双耳听力减退,四肢呈姿势性震颤,以双上肢为著,双侧小腿肌肉欠饱满,双足背伸肌力 0 级,双足跖屈肌力 3 级,闭目难立征阳性,直线行走不能,经详细询问病史,家族中多人有类似患者临床表现,第 Ⅱ、Ⅲ 代连续 2 代均有患者,男女均有患病,符合常染色体显性遗传,结合基因检测诊断为 CMT$_2$J。

本病应注意与线粒体肌病、CIDP 等疾病进行鉴别诊断,详细询问病史、肌电图、肌肉活检、基因分析有助于诊断本病。通过此 CMT$_2$J 家系病例报道,认识到 CMT 除典型的对称性下肢远端肌无力、肌萎缩、感觉障碍及听力下降外,还可表现不耐受疲劳、姿势性震颤、构音不清等症状,需增加对该病的临床认识。

（黎红华　姚生）

【参考文献】

1. 徐倩,张付峰,唐北沙. 线粒体功能障碍在腓骨肌萎缩症发病机制中的作用研究进展[J]. 中华神经科杂志,2007,40(11):777-779.

2. ROSSOR AM,POLKE JM,HOULDEN H,et al. Clinical implications of genetic advances in Charcot-Marie-Tooth disease[J]. Nat Rev Neural,2013,9(10):562-571.

3. NICHOLSON G,MYERS S. Intermediate forms of Charcot-Marie-Tooth neuropathy:a review[J]. Neuromolecular Med,2006,8(1-2):123-130.

4. MERIEM TAZIR,TARIK HAMADOUCHE,SONIA NOUIOUA,et al. Hereditary motor and sensory neuropathies or Charcot-Marie-Tooth diseases:An update[J]. Journal of the Neurological Sciences,2014,347(1-2):14-22.

5. PAREYSON D,MARCHESI C. Diagnosis,natural history,and management of Charcot-Marie-Tooth disease[J]. Lancet Neurol,2009,8(7):654-667.

6. MANDICH P,FOSSA P,CAPPONI S,et al. Clinical features and molecular modelling of novel MPZ mutations in demyelinating and axonal neuropathies[J]. Eur J Hum Genet,2009,17(9):1129-1134.

7. SHY ME,JANI A,KRAJEWSKI K,et al. Phenotypic clustering in MPZ mutations[J]. Brain,2004,127(Pt 2):371-384.

8. DE JONGHE P,V TIMMERMAN,C CEUTERICK,et al. The Thr124Met mutation in the peripheral myelin protein zero(MPZ)gene is associated with a clinically distinct Charcot-Marie-Tooth phenotype[J]. Brain,1999,122(PT$_2$):281-290.

9. ALEJANDRO LEAL,CORINNA BERGHOFF,MARTIN BERGHOFF,et al. A Costa Rican family affected with Charcot-Marie-Tooth disease due to the myelin protein zero(MPZ)p. Thr124Met mutation shares the Belgian haplotype[J]. Rev Biol Trop,2014,62(4):1285-1293.

10. GALLARDO E,GARCÍ A,RAMÓN C,et al. Charcot-Marie-Tooth disease type 2J with MPZ Thr124Met mutation:clinico-electrophysiological and MRI study of a family[J]. J Neurol,2009,256(12):2061-2071.

11. NAOKI TOKUDA,YU-ICHI NOTO,FUKIKO KITANI-MORII,et al. Parasympathetic Dominant Autonomic Dysfunction in Charcot-Marie-Tooth Disease Type 2J with the MPZ Thr124Met Mutation[J]. Intern Med,2015,54(19):1919-1922.

12. CHAPON F,LATOUR P,DIRAISON P,et al. Axonal phenotype of Charcot-Marie-Tooth disease associated with a mutation in the myelin protein zero gene[J]. J Neurol Neurosurg Psychiatry,1999,66(6):779-782.

13. STOJKOVIC T,DE SEZE J,DUBOURG O,et al. Autonomic and respiratory dysfunction in Charcot-Marie-Tooth disease due to Thr124Met mutation in the myelin protein zero gene[J]. Clin Neurophysiol,2003,114(9):1609-1614.

14. DAVIDE PAREYSON,PAOLA SAVERI,ANNA SAGNELLI,et al. Mitochondrial dynamics and inherited peripheral nerve diseases[J]. Neurosci Lett,2015,596:66-77.

15. PATZKO A,SHY ME. Update on Charcot-Marie-Tooth disease[J]. Curr Neurol Neurosci Rep,2011,11(1)：78-88.

16. 焉传祝,林鹏飞. 夏科-马里-图斯病:分子遗传学带来的新挑战[J]. 中华神经科杂志,2014,47(2)：73-76.

病例 69　双下肢无力 3 个月,加重伴双上肢无力 1 个月

【现病史】

患者女性,50 岁。3 个月前无诱因出现双下肢无力,自感发酸、易疲劳,无双上肢无力,无肢体感觉异常,无大、小便障碍。1 个月前上述症状加重,不能独立行走,蹲起困难,上楼梯不能,并出现双上肢近端无力,抬举困难,不能完成梳头、洗脸,双手能够持物,无发热,无构音不清、饮水呛咳、吞咽困难,无肢体麻木不适、肌肉疼痛、压痛,无肌肉跳动、肌肉萎缩,当地化验肝功示:谷丙转氨酶 316.8U/L、谷草转氨酶 315.9U/L,腰椎 MRI 示"腰椎退行性变,L_4/L_5、L_5/S_1 椎间盘突出",考虑"肝功能异常",输液治疗未见缓解。后行腰椎穿刺检查,化验脑脊液白细胞计数 $5×10^6$/L,蛋白 0.53g/L,余化验均正常,考虑为"脊髓炎",上述症状进行性加重,不能站立,双上肢不能抬举,遂转入笔者所在医院进一步诊治。

【既往史】

否认"高血压、糖尿病"等慢性病病史;否认肝炎、结核等传染病病史;否认药物及食物过敏史;否认手术、外伤及输血史;预防接种史不详。

【个人史】

无疫水、疫源接触史;无家禽鸽子接触史;无放射物、毒物接触史,无毒品接触史;无吸烟、饮酒史。月经婚育无特殊。

【家族史】

家族中无类似疾病及遗传疾病史。

【查体】

内科查体未见明显异常。神经系统查体:神志清楚,言语清晰,抬头、转颈力弱,余脑神经未见明显异常,肌容积正常,无肌肉压痛,四肢近端肌力 2 级、远端 4 级,四肢肌张力正常,四肢腱反射对称性减弱,感觉查体未见明显异常,病理征未引出,颈软,脑膜刺激征阴性。

【辅助检查】

1. 血常规、血沉、凝血、肿瘤标志物、免疫四项、尿便常规　均正常。

2. 生化　ALT 325U/L、AST 325U/L、ALB 27.9g/L,CK 4 204U/L、LDH 1 318U/L,余均正常,心肌酶谱动态复查呈下降趋势(图 69-1)。

3. 免疫学指标　抗 SRP 抗体阳性,余肌炎抗体谱正常;抗 O、类风湿因子、C 反应蛋白、IgA、IgM、IgG、风湿病多肽抗体、抗核抗体谱、抗中性粒细胞胞质抗体以及肿瘤抗神经系统抗体 Hu、Yo、Ri 均正常。

4. 心电图　正常。

5. 腹部超声　肝右叶高回声结节,考虑血管瘤,肝内钙化。

6. 肌电图　左肱二头肌和右胫前肌静息状态可见正相、纤颤电位,运动电位时限缩短、波幅降低,短棘波多相电位所占比例在 60% 左右,重度收缩呈病理干扰相,峰值电压<1mv,呈典型的肌源性损害。神经传导速度检查:运动神经及感觉神经传导速度均正常,仅近端肌记录的

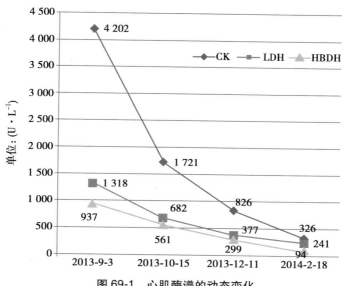

图 69-1　心肌酶谱的动态变化

复合肌肉动作电位的波幅轻-中度减低,考虑与近端肌肉萎缩导致肌纤维密度减低相关。

7. 腹部 CT 增强　肝脏血管瘤;肝右后叶包膜下钙化灶;子宫饱满,密度不均;盆腔少量积液;腹部皮下脂肪层密度增高;双侧胸腔积液。

8. 胸部 CT 平扫　双侧下肺炎性改变伴邻近胸膜增厚。

9. 腰椎 MR 平扫　腰椎退行性病变;考虑 L_4 椎体血管瘤。

【定位分析】

四肢无力,抬头、转颈力弱,四肢近端肌力 2 级、远端 4 级,四肢腱反射对称性减弱,化验肌酸激酶增高,肌电图示所检肌肉呈肌源性损害。定位在骨骼肌,近端为主。

【定性讨论】

1. 抗 SRP 抗体阳性的坏死性肌病　该病隐袭起病,进展较快,5 至 78 岁均有报道,多发于 36 至 45 岁,男:女 = 1:2;以四肢近端肌无力、肌萎缩为主,可出现吞咽困难;一般不合并其他免疫系统疾病和恶性肿瘤;肌酸激酶明显增高,抗 SRP 抗体阳性;肌电图提示肌源性损害;单纯类固醇激素疗效较差,类固醇激素联合免疫调节剂对其有较好的临床疗效。

2. 多发性肌炎　是一组多种病因引起的弥漫性骨骼肌炎症性疾病,临床表现为急性或亚急性起病,部分为慢性起病。病前可有低热或感冒史。病情逐渐加重,可在数天、数周或数月达高峰。任何年龄均可发病,但以中青年为多,且女性多于男性。首发症状通常为四肢近端无力,常从盆带肌开始逐渐累及肩带肌肉,呈对称性分布,常伴有关节和肌肉的自发性疼痛或压痛,血清酶增高和病理提示骨骼肌纤维坏变及淋巴细胞浸润为特征,同时可伴有血沉增快。肌电图可见自发性纤颤电位和正锐波,多相波增多,运动单位电位时限缩短和波幅降低等肌源性损害的表现,神经传导速度正常。用糖皮质激素治疗效果好等特点。

3. 肢带型肌营养不良症　隐袭起病,缓慢进展,有常染色体显、隐性遗传家族史,临床上以肩胛带和骨盆带肌不同程度的无力或萎缩为主要特点,血清肌酸激酶不同程度增高,肌电图示肌源性损害,肌肉活检示肌营养不良改变,具体的临床分型主要依赖于缺陷蛋白的免疫病理和基因分析。

患者中年女性,隐袭起病,进行性加重,辅助检查排除肿瘤,结合肌炎抗体谱抗 SRP 抗体阳性,定性为自身免疫介导的骨骼肌疾病。

【诊治经过】

患者以双下肢无力,在当地医院考虑为"腰椎间盘突出症",后病情加重,累及四肢,化验肌酸激酶增高,肌电图检查表明骨骼肌疾病,肌炎抗体谱抗 SRP 抗体阳性,诊断为抗 SRP 抗体阳性坏死性肌病,给予糖皮质激素及免疫抑制剂治疗后症状明显好转。

【病理结果】

活检部位:肱二头肌。

光镜下可见数个边界欠清楚的肌纤维束,肌束衣内结缔组织轻度增生,小血管壁结构正常,血管周围未见炎细胞浸润,肌内衣可见少量淋巴细胞浸润,肌纤维大小不等,形态变钝变圆,可见较多散在或成组分布的坏死肌纤维,新鲜坏死肌纤维呈匀质样改变,陈旧坏死肌纤维伴随炎细胞浸润,偶见炎细胞浸入非坏死肌纤维(图 69-2)。

【临床讨论】

坏死性肌病(necrotizing myopathy,NM)又称无炎性细胞浸润的坏死性肌炎,是自身免疫介导的骨骼肌疾病,属特发性炎性肌病(idiopathic inflammatory myopathy,IIM),主要表现为近端肢体对称性无力、肌肉疼痛;血清肌酶,尤其是肌酸激酶升高;病理上有肌纤维的变性、坏死、再生,部分肌纤维有吞噬现象,但无或极少炎性细胞浸润,部分患者毛细血管壁增

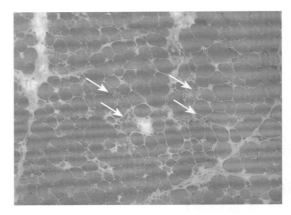

图 69-2　患者肱二头肌活体组织病理学检查结果(HE×100)

厚,呈杆状,上皮细胞内可出现包涵体;肌电图呈肌源性损害;大部分患者对类固醇激素反应良好。

1986 年 Reeves 等首次在 1 例多发性肌炎患者血清中发现一种针对信号识别颗粒(signal recognition particle,SRP)的肌炎特异性抗体,称为抗 SRP 抗体。2006 年荷兰 Hengstman 等对抗 SRP 抗体阳性肌炎患者的研究发现,该病对免疫支持和免疫调节敏感,经皮质类固醇联合其他免疫调剂药物治疗,仍能达到较好的临床疗效,但患者对药物在减药或停药的过程中复发率约 70%。

抗 SRP 抗体阳性坏死性肌病(anti-SRP antibody positive necrotizing myopathy)是以血清中出现抗 SRP 抗体为特点的免疫性 NM,与常见的肌炎相关抗体甚少相关,其病理上表现为散在或灶性肌纤维变性、坏死伴再生,但无或极少有炎性细胞浸润,许多毛细血管壁有严重的玻璃样变性并管壁增厚,称之为"烟斗状毛细血管",毛细血管数量明显减少,微血管壁上发现有膜攻击复合物(membrane attack complex,MAC)的沉积,上皮细胞内可出现包涵体。隐袭起病,进展较快,临床主要表现为严重的对称性进行性近端肌无力和肌萎缩、吞咽困难及肌酸激酶显著升高,一般不合并其他免疫系统疾病和恶性肿瘤,肌电图提示肌源性损害,抗 SRP 抗体阳性,其表现酷似多发性肌炎,但单纯类固醇激素疗效较差,也可表现为类似成人型肢带型肌营养不良以及急性横纹肌溶解的临床异质性。

抗信号识别颗粒抗体阳性坏死性肌病需与其他成年期发病的肌病相鉴别,如成年发病的肢带型肌营养不良,后者也可出现肌纤维的肥大、萎缩及坏死,需通过肌聚糖蛋白和 dysferlin 的染色来鉴别,肢带型肌营养不良的肌聚糖蛋白表达正常,而 dysferlin 蛋白表达缺失。抗信号识别颗粒抗体阳性坏死性肌病易于与病理上出现较多淋巴细胞浸润为特点的炎性肌

病相鉴别,多发性肌炎的病理特点是散在出现的肌纤维坏死伴肌内衣为主的大量 T 淋巴细胞浸润,局灶性单核细胞浸润很明显;皮肌炎的病理特点是出现束周肌坏死和以肌束衣为主的 B 细胞浸润;包涵体肌炎的病理特点是肌纤维内出现镶边空泡和肌内衣为主的 T 淋巴细胞浸润。以上这些肌病的病理特点均不同于抗信号识别颗粒抗体阳性坏死性肌病。

SRP 治疗方案:①皮质类固醇:甲泼尼龙冲击 0.5~1g/d,3~5d;泼尼松 1mg/(kg·d)(0.75~1.5mg/kg·d),待临床肌力达到稳态或 CK 恢复正常,一般需 3 至 6 个月;此后每 4 周减 10mg,直至 20mg/d;然后每 4 周减 5mg,直至 10mg/d;再每 4 周减 2.5mg,直至 2.5mg/d 维持。目前有研究表明每月连续 4 天给予地塞米松 40mg/d 具有口服泼尼松同等疗效,且副作用比泼尼松少。②免疫抑制剂:氨甲蝶呤:起始每周 1 次口服 5mg,然后每 1 周或 2 周增加 2.5mg,直至每周 10~15mg 维持;硫唑嘌呤:起始 50mg/次,每日 2 次口服;每 2 周增加 50mg,直至 2~3mg/(kg·d);吗替麦考酚酯:起始 500mg/次,每日 2 次口服,逐渐增加 2~3g/d,分次服用;环磷酰胺:每周 0.4g 静脉输液,共用 25 周。③免疫球蛋白:首次 2g/kg(总剂量)1 个疗程,每月重复 1 次,连续 3 个月,分 2~5 天用;然后每月应用 1g/kg。

绝大多数对类固醇皮质激素及免疫抑制剂反应良好,特别是两者联合应用效果更佳。经积极治疗后,患者的肌力可增加,肌肉疼痛减轻,生活自理,甚至完全恢复正常。

【最终临床综合诊断】

抗 SRP 抗体阳性坏死性肌病

(胡怀强　曹秉振)

【专家点评】

本例患者双下肢无力 3 个月,四肢近端肌力为主,肌酶增高,抗 SRP 抗体阳性,肌电图呈典型肌源性损害。结合病理诊断抗 SRP 抗体阳性的坏死性肌病。坏死性肌病又称无炎性细胞浸润的坏死性肌炎,是自身免疫介导的骨骼肌疾病,属特发性炎性肌病,此病例可以帮助加深对该病的临床认识,并系统学习此病的治疗方案。本病多数对类固醇皮质激素及免疫抑制剂反应良好,特别是两者联合应用效果更佳。该患者如肌肉病理加染抗 SRP 抗体以及补体免疫组化染色对确认诊断更有帮助。

(姚生　戚晓昆)

【参考文献】

1. REEVES WH, NIGAM SK, BLOBEL G. Human autoantibodies reactive with the signal-recognition particle[J]. Proc Natl Acad Sci US A,1986,83(24):9507-9511.

2. MILLER T, AL-LOZI MT, LOPATE G, et al. Myopathy with antibodies to the signal recognition particle:clinical and pathological features[J]. J Neurol Neurosurg Psychiatry,2002,73(4):420-428.

3. PETIOT P, CHOUMERT A, HAMELIN L, et al. Necrotizing autoimmune myopathies[J]. Rev Neurol(Paris). 2013,169(8-9):650-655.

4. SCHRÖDER NW, GOEBEL HH, BRANDIS A, et al. Pipestem capillaries in necrotizing myopathy revisited[J]. Neuromuscul Disord,2013,23(1):66-74.

5. NEEDHAM M, FABIAN V, KNEZEVIC W, et al. Progressive myopathy with up-regulation of MHC-1 associated with statin therapy[J]. Neuromuscul Disord,2007,17(2):194-200.

病例 70　CADASIL 病例系列报告

伴有皮质下梗死和白质脑病的常染色体显性遗传性脑动脉病(cerebral autosomal dominant arteriopathy with subcortical infarcts and leukoencephalopathy，CADASIL），1955 年首次以"两姐妹皮质下白质脑病"被报道，此后相隔 22 年，第 2 篇瑞典家系的"遗传性多梗塞性痴呆"问世；同年，柳叶刀又发表一篇"慢性家族性脑血管病"。国际神经病学家们逐渐认识了这一有家族性、显性遗传性特点的脑血管病。1993 年春，在法国巴黎召开会议将上述疾病统一命名为 CADA-SIL。1994 年瑞典学者报道了一家系，其中三代男女均发病，共 6 位死亡，其中病历记载的第二代（II₁）发病者是从东欧移民到瑞典的女性患者。本人参与了第三代和第四代 5 名患者较完整的临床和病理资料收集工作（图 70-1），连同本人收治的 2005 年 1 例 CADASIL 追踪随访患者进行报告。

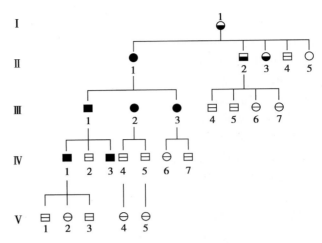

图 70-1 CADASIL 瑞典家系受累情况

注：自 1977 年至 1993 年追踪随访的情况。■男性临床发病患者；●女性临床发病患者，半个涂黑为临床很可能发病；Ⅲ代表第三代

【临床表现】

例 1（Ⅲ₁）：男性，32 岁发病，首发症状为右手失控，渐发展为右侧（发作性）一过性偏身感觉障碍；37 岁出现一过性左侧周围性面瘫和左侧吞咽困难，同年出现心境障碍等精神症状，最初表现为判断力下降。38 岁突发右侧中枢性运动受累和构音困难，双侧 Babinski 阳性。39 岁出现共济失调，快速进入痴呆，情绪改变，定向力障碍，近记忆力减退。动词运用能力丧失。44 岁死于支气管肺炎。曾查血和脑脊液常规及生化，包括蛋白电泳均正常。气颅造影提示脑皮质和白质萎缩。无高血压病史及其他血管危险因素。该例尸检病理见图 70-2、图 70-3。

例 2（Ⅲ₂）：女性，32 岁发病，首发为眩晕伴双下肢感觉异常，35 岁构音障碍，36 岁左侧

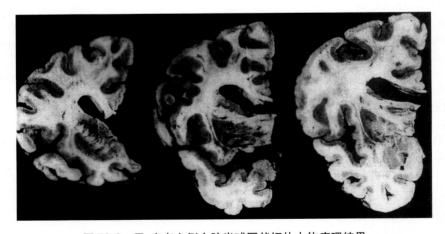

图 70-2 Ⅲ₁患者左侧大脑半球冠状切片大体病理结果

注：广泛的脑白质萎缩，继发侧脑室扩大；胼胝体明显变薄，基底节区可见多发腔隙性脑梗死

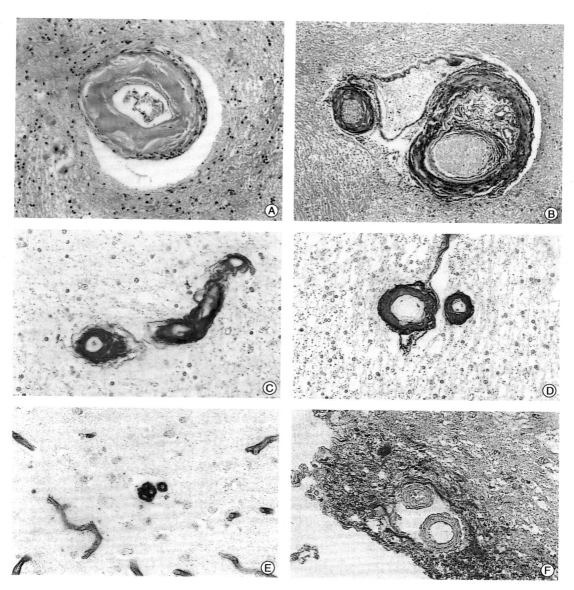

图 70-3 Ⅲ₁患者左侧大脑半球脑组织病理结果

注:A. 脑小血管玻璃样变性,管壁增厚,血管平滑肌细胞核减少几乎消失,代之以粉红色玻璃样变性,纤维型胶原物质沉积;管腔狭窄,血管周围间隙扩大,HE 染色×100;B. 较大动脉可见大量脂质沉积在内皮下,紧邻小动脉壁为玻璃样变性,MASON 三色×100;C. 小动脉管壁大量 V 型胶原沉积,管腔狭窄清晰可见,V 型胶原免疫组化染色×100;D. 血管壁外层和中层Ⅲ型胶原沉积明显,Ⅲ型胶原免疫组化染色×100;E. 可见中间一簇小血管横切面及周围手指样分布小血管壁有Ⅳ型胶原增多现象,Ⅳ型胶原免疫组化染色×100;F. 在微梗死灶周边血管外组织呈现明显阳性反应为坏死及渗出的 IgG 阳性组织,提示此处血脑屏障破坏,IgG 免疫组化染色×100

偏瘫,吞咽困难,右手无力,步态蹒跚,腱反射亢进,双 Babinski 阳性。病情逐渐发展,出现小脑性共济失调,呈痉挛状态,四肢轻瘫,活动受限,需依赖轮椅。进而出现尿失禁,假性延髓麻痹征,以及痴呆表现。46 岁时出现发作性意识丧失和辨别能力偏差,同年死于营养障碍和呼吸困难。血液学检查和肾功能检查未见异常;肝功能轻度异常;糖耐量试验为临界状态;甲状腺激素试验和皮质醇检查未见异常。卵泡刺激素含量异常偏低。气颅造影提示皮质和中央均有萎缩。脑脊液检查 IgG 轻度增高伴随可见寡克隆区带。无高血压病史等血管病危险因素。

例 3(Ⅲ₃):女性,35 岁发生短暂性急性左侧偏瘫。41 岁构音障碍,行走不稳,步态显示平衡障碍,明确的记忆力损害,并出现发作性难以控制情绪激动。43 岁再次轻偏瘫,有欣快性痴呆。45 岁出现急性一过性延髓麻痹,丧失交流能力,渐发展为恶病质,持续意识丧失发作,47 岁死亡。气颅造影提示中央部和皮质的脑萎缩。脑脊液 γ 球蛋白轻度升高,可见寡克隆区带。无高血压病史。

例 4(Ⅳ₁):男性,29 岁,出现急性不完全右侧偏瘫,伴构音障碍和交流能力下降,治疗后症状逐渐缓解。临床预防性地使用了双嘧达莫和阿司匹林。服药后 6 个月,死于脑出血。患者无高血压病史等血管病危险因素。

例 5(Ⅴ₃):男性,40 岁。38 岁出现急性精神症状,步态障碍和交流能力下降,言语含糊不清,数月后言语迟缓。39 岁出现智力损害,出现轻瘫、小脑性共济失调和腱反射亢进。一年后双下肢强直,明显认知功能障碍。无高血压病史。血常规和生化全项均正常。血浆肾素水平稍高,2.21ng/(ml·h),根据 TCD 和 SPECT 检查提示脑内循环未见异常。肌活检也未见异常。MRI 提示基底节区、丘脑、脑干和胼胝体多发小梗死灶。DNA 显示患者无半胱氨酸蛋白酶抑制剂-C 的基因突变。脑脊液常规和生化正常。

例 6:女性,36 岁,河南籍。2005 年起反复卒中样发作起病;粗测智力无异常,无定位体征。无偏头痛、高血压、糖尿病等病史;母亲和大姐反复"脑梗死",均已病故;检查示皮肤活检电镜可见 GOM 沉积;Notch-3 基因分析发现 117 氨基酸位置有 Cys-Phe(TGC-TCC)的突变。临床诊断 CADASIL,追踪随访 8 年,于 2013 年 2 月再发卒中,急诊 CT 提示右侧丘脑出血(图 70-4),收住我科。

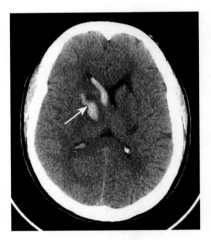

图 70-4　头颅 CT 检查结果

注:右侧丘脑出血破入右侧脑室,并可见基底节、丘脑多发陈旧性梗死灶

【临床讨论】

CADASIL 临床特点:最初临床表现为偏头痛,尤其是伴有先兆的偏头痛约占 30%,是该病最早期临床特点。偏头痛发生年龄记载最小为 6 岁,女性偏头痛平均 26 岁发病,男性平均晚发 10 年。卒中样表现多发生于 30~50 岁,以皮质下白质缺血改变的影像学表现在先。可根据年龄可将皮质下缺血病程分为 3 个阶段:①20~40 岁:偏头痛及影像学轻度白质改变阶段;②40~60 岁:TIA/腔隙性梗死或脑白质损害导致活动受限,部分言语障碍、运动障碍,感觉缺失,轻度认知功能受损或出现情感障碍;③60 岁以上:皮质下痴呆,吞咽障碍,言语障碍,假性延髓麻痹,锥体束征,个别可有帕金森样表现,影像学可见脑白质疏松伴基底节区多发梗死灶。缺血性卒中的平均发病年龄为 37 岁,但临床结合影像学特点的确诊平均年龄为

45岁。心境障碍和情感障碍占20%，同样发生于30~50岁。认知功能障碍是渐进性的，可与卒中的复发次数相关。多表现执行功能受累、注意力涣散、记忆力下降以及语言功能和逻辑推理功能损害。

本瑞典病例家系为常染色体显性遗传，家系中3代以上人发病，男女均受累。发病均于40岁前，排除了中年前期高血压病史、糖尿病或严重大动脉粥样硬化的大血管危险因素。但近来有报道提示个别家系中有20%伴随高血压。部分患者60岁前后发病（也有70岁发病的报道），此时会有生理性动脉硬化或存在高血压等伴随。

CADASIL影像学特点（图70-5）：影像学特征以颞极病变、白质疏松为多见，部位较特殊，多发皮质下白质内的小灶（直径1.6~3.0cm）脑梗死或腔隙性（0.2~1.5cm）脑梗死占80%以上；并可有白质萎缩继发脑室扩大；更多的是在脑室周围白质及半卵圆中心出现点状或结节状病灶，随后这些异常变化逐渐弥漫对称地扩散至外囊及颞叶的前部-高度提示CADASIL的病变部位。基底节和丘脑也可累及（这是与多发性硬化显著不同之处），有时脑干及胼胝体也可累及。

病理学特点：CADASIL病是一种全身系统性小血管病变。脑病理为典型的慢性脑小动脉病改变伴有弥漫性脱髓鞘，伴有弥散性白质疏松；神经纤维的破坏和变形与髓鞘脱失的程

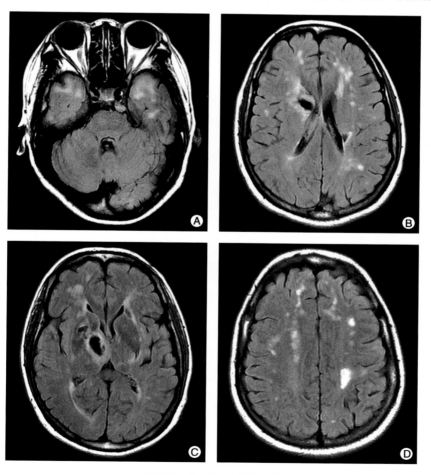

图70-5　头颅MRI检查结果

注：A~D. 双侧颞极、双侧外囊、脑室旁、半卵圆中心白质疏松，多发腔隙性脑梗死

度相一致。大脑半球白质尤其是侧脑室旁和半卵圆中心可见反复缺血组织改变,皮质下白质和基底节区可见相当数量的腔隙灶,伴随血管周围间隙扩大,没有大动脉区域性梗死。新近研究发现广泛的皮质神经元凋亡,特别是Ⅲ层和第Ⅴ层神经元显著凋亡。这一发现,改变了以往认为"皮质免于受累"的观点。这些缺血性改变以穿通支小动脉病为特征,也存在于其他器官,包括肌肉、神经、皮肤。Ruchoux等1994年首次报告CADASIL患者皮肤和肌肉组织小动脉病理改变,这些变化与脑小动脉改变相似。这种动脉病以动脉中层增厚为特征,主要以平滑肌细胞变性为主,最后消失。

血管改变的镜下所见:脑小动脉病变特征,主要于穿支动脉和软脑膜小动脉。小动脉壁增厚、硬化、管腔狭窄,内皮完好(图70-3),电镜下血管中层平滑肌细胞层可见非淀粉样的嗜锇颗粒(granular osmiophilic extracellular material,GOM)(图70-6),这些GOM沉积在小血管中层,不破坏内皮细胞。GOM是CADASIL电镜下所见特征性改变,85%~95%的CADASIL脑或皮肤活检小动脉壁平滑肌层可见GOM沉积,破坏平滑肌细胞,最终导致小动脉平滑肌消失。皮肤血管的超微结构显示血管平滑肌基底膜存在典型的GOM。组织病理学研究显示小动脉和中动脉典型的血管病变是CADASIL主要病理特点。这种血管病变包括血管内弹力层的重叠和断裂、中层的肥厚、动脉外膜的玻璃样变和纤维化。虽然没有明确的粥样硬化或者淀粉样沉积物改变,但嗜碱性颗粒物质取代或破坏了动脉中层的平滑肌细胞。嗜酸性颗粒沉积物存在于动脉内层,并不局限于肌细胞层,而是以粗糙的、有时候是联合的大片状形式延伸到了动脉外膜。

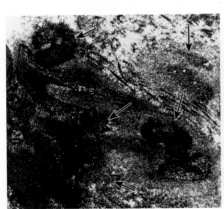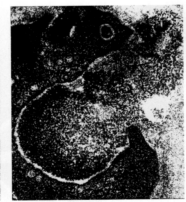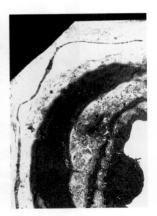

图70-6　电镜下可见嗜锇颗粒(GOM)

正常个体中Notch3基因表达高度局限于血管平滑肌细胞,但在CADASIL患者中是选择性地沉积于平滑肌细胞膜上Notch3受体的细胞外区域,紧邻GOM,但不在其中。这种Notch3裂解产物的沉积导致了对Notch3抗体特征性的免疫染色模式。因此,通过对外周组织活检的超微结构评价,使得在临床前期诊断本病成为可能,特别是对那些有明确家族史的个体。

(张微微)

【专家点评】

本例报道了CADASIL家系病例,对临床、影像、病理进行了相关总结。因为多是20世纪90年代的病例,限于当时检查条件所限,还不能进行更深入的功能影像检查。近些年研究表明 CADASIL 是成年期起病、渐进性加重的显性遗传、以反复短暂性脑缺血发作或脑梗死、头晕头痛发作、渐进性精神异常及认知功能障碍为特点的疾病。35% 的患者可发生偏头痛，这个临床症候的平均起病在 30 岁。约 1/3 的患者可有情感障碍。卒中样发作的平均发病年龄在 41 岁。认知功能减退主要是执行功能障碍最先出现。其次是语言表达、近记忆减退等。病因在于 19 号染色体短臂上的 NOTCH3 基因突变，目前发现 NOTCH3 基因共有 33 个外显子，突变主要集中在 2~24 号外显子中，迄今已报道了超过 200 种不同的 NOTCH3 突变。影像学除文内所述颞极病变（O Sulliva 征）、侧脑室旁、外囊（"人"字征）或深部白质受累特点之处，近年来发现 SWI 上微出血灶比较突出，发生占患者的 31%~69%，且 82% 的出血发生在长 T_2 以外的区域，以丘脑、脑叶、基底节、脑干及小脑等部位多见。诊断上要注意与伴有皮质下梗死的白质脑病的常染色病隐性遗传性脑动脉病（cerebral autosomal recessive arteriopathy with subcortical infarcts and leukoencephalopathy，CARASIL）、伴有卒中和白质脑病的组织蛋白酶 A 相关性动脉病（cathepsin A-related arteriopathy with strokes and leukoencephalopathy，CARASAL）及脑白质发育不良等进行鉴别。

（戚晓昆）

【参考文献】

1. BURKETT JG，DOUGHERTY C. Recognizing CADASIL：a secondary cause of migraine with aura［J］. Curr Pain Headache Rep，2017，21（4）：21.
2. RUTTEN JW，HAAN J，TERWINDT GM，et al. Interpretation of NOTCH3 mutations in the diagnosis of CADASIL［J］. Expert Rev Mol Diagn，2014，14（5）：593-603.

后　记

随着国内新型冠状病毒肺炎疫情形势好转,《神经系统疑难病案解析》(第2辑)的文字编辑、校对工作也接近尾声。在开始编辑工作时,戚毅超同学积极参与,给予相关支持。李媛大夫对所有图片进行标图,并承担了初期文稿修缮工作。主编助理王志伟博士工作最辛苦,对文稿从头至尾进行了细致地文字修改、认真核对所有图注、表注、诸多文字标点符号以及引用的参考文献。王晴晴、王鲲宇、张凤群等也对文稿进行了诸多校对,而且还给予了其他方面的支持。副主编姚生教授、刘建国教授和我从内容上审慎把关,确保每一份病例诊断的真实和数据的可靠。尤其在后期校对过程中,几个人一起连续加班近两个月,集体对每一个病例的病史、查体、辅助检查资料进行审对,发现有的化验结果可能存在错误,与作者反复联系,直至最终确认结果;对于书稿中的影像资料也是反复推敲,有的图像不清晰,又再次联系作者提供相应资料;对每例病例的主诉、现病史、神经系统查体、定位及定性分析、临床讨论等,逐字逐句认真修改,使文稿质量大大提高。有的病例诊断不够全面、客观,经过反复揣摩,给出相对贴切的临床诊断,有的病例的诊断可能还需要进一步的随访和推敲。

这本书大部分病例的诊断比较曲折,内容丰富,诸多病例有基因、病理的证据。本书另一大亮点是对每个病例都有细致客观的专家点评,对读者而言,更易于把握相关病例的特点和鉴别诊治经验。

感谢名誉主编张微微教授的帮助与支持,特别感谢王鲁宁教授为本书作序,同时对书稿校对提出了宝贵的建议和意见!感谢王春芳提供的诸多支持与帮助!感谢提供病例资料的各相关单位及其相关科室的大力协作!特别感谢人卫出版社各位老师对本书高水准的编辑加工与一丝不苟的精心校对!

今后我们还将提供更新、更有特色、更有参考价值的疑难病例与大家分享,努力提升神经系统疑难病的诊治水平,更好地与时俱进,为患者服务!

戚晓昆

2020年立夏于北京

中文索引

英文索引

14-3-3 protein　54

A

acquired immune deficiency syndrome　248

addison-schilder disease　365

adrenoleukodystrophy　361

adrenomyeloneuropathy　361,365

allantoid peripheral neuropathy　349

amyotrophic lateral sclerosis　355,378,380

androgen receptor　356

anti-N-methyl-D-aspartate receptor encephalitis　276

anti-SRP antibody positive necrotizing myopathy　404

autoimmune encephalitis　277

autosomal recessive spastic ataxia of Charlevoix-Saguenay　129

B

brain metastases of lung cancer　137

C

central nervous system fungal infections　73

cerebral amyloid angiopathy related inflammation　179

cerebral amyloid angiopathy　117

cerebral autosomal dominant arteriopathy with subcortical infarcts and leukoencephalopathy　405

Charcot-Marie-Tooth disease　256,368,399

chronic active epstein-barr virus infection　84

chronic lymphocytic inflammation with pontine perivascular enhancement responsive to steroids　244

colony stimulating factor 1 receptor　92

concentric sclerosis　136

cryptococcus gatti　71

cryptococcus neoformans　40

D

dementia with Lewy body　28

dentatorubral-pallidoluysian atrophy　201

dural arteriovenous fistula　232

E

external anal sphincter electromyography　173

F

faciobrachial dystonic seizures　11

familial recurrent polyneuropathy　349

familiar amyotrophic lateral sclerosis　380

fatal familial insomnia　63

flail arm syndrome　382

flail leg syndrome　382

fusarium　9

G

Gerstmann-Straussler-Scheinker syndrome　54

glioblastoma　152

granular osmiophilic extracellular material　410

H

hepatocellular carcinoma,HCC　158

hereditary ataxia　129

hereditary diffuse leukoencephalopathy with spheroids　91

hereditary motor and sensory neuropathy　368

hereditary neuropathy with liability to pressure palsy　334,349

hereditary spastic paraplegia with thin corpus callosum,HSP-TCC　259

hereditary spastic paraplegia,HSP　261,361,366

Hirayama disease　376

hyper creatine kinase emia　392

hypereosinophilic syndrome　389

I

immune reconstitution inflammatory syndrome　72

415

病例诊断

52检